改訂第2版
よくわかる
輸液療法
のすべて

望星病院 院長
著 北岡 建樹

永井書店

序文　改訂第2版にあたって

　よくわかる輸液療法のすべては2003年の初版が上梓されて以後、好評のうちに再販を重ねてきた。しかし年月の経過により医療現場で使用されなくなった輸液製剤が記載されていた反面、新規の薬剤の記載が漏れていることが目に付くようになってきた。さらに学問の進歩により新しい項目や内容を追加せざるを得ない状況になってきたことも否めない。このため遅きに失過ぎた感はあるが、改訂を試みることになったわけである。

　輸液療法は臨床医学の中では基本的な部門であり、特に初心者においては必要不可欠な知識なり情報といえる。この結果、輸液、電解質、酸塩基平衡などを解説する書籍の数は多く、臨床系の雑誌にもしばしば特集号が企画されてきている。輸液の基礎から、体液の生理学、水電解質や酸塩基平衡、腎臓の生理学などは臨床家として是非とも習得しておかねければならない項目であるが、これはなかなか容易なことではない。基本的な事項には大きく変わった部分はないが、理論的な部分が多く、理解を困難とする部分が少なくないからである。電解質とか酸塩基平衡という名前を聞くだけで、気持ちが萎え、とっつきが悪いと考える人が多いのが実状であろう。さらに近年の分子生物学の進歩により詳細な電解質輸送機構が解明されてきており、複雑な病態生理学の知識の内容を加える必要性が出てきた。時代に即応した書籍とするために止むを得ないことである。しかし、このような知識は学問的には大切な事柄であるとしても、さらに内容が複雑化することになってしまう。

　このようなことからいかにわかりやすく、知識を教授できるかが重要になってくるわけである。医学部におけるこの分野の授業時間が限られているため、極短時間で消化させようとするとどうしても不消化となり、理解不十分なままで卒業してしまう。しかし臨床の現場では、輸液療法はごく日常的な治療法であり、どこの科であろうと点滴をする必要性があり、血液検査での電解質異常を認めることが多々あるわけである。したがって、必要に迫られて勉強をすることになるが、なかなか適当な書籍がなく、多くは先輩医師のやり方を見よう見まねで習得して、事を済ませてしまうのが実状である。

　輸液や電解質に関する書籍は書店に行けば、相当数あるはずである。どの書籍の内容も大きく異なることはないが、その表現の仕方、いかにわかりやすく述べ、理解してもらうかを眼目にすることが初心者に対しての最優先事項である。類書の多い中で、本書は初版以来、わかりやすいとの評判を得ることができ、筆者としては望外の喜びである。初版と同様に、今回の改訂版にも変わらずのご愛顧を切に望みたいものである。

平成22年1月

北岡　建樹

■ 序　文

　輸液療法は日常臨床の場でごく一般的な治療法になっている。この治療法は50年も前の戦後の医療として主として米国からもたらされ、当時の医療知識を刷新する体液・電解質の考え方が輸入されたといえるものであった。当時からみれば多数の輸液剤が開発され、輸液操作を簡便にする装置や器具が開発されてきたが、輸液治療の基本的な理論はほとんど変化していない。現在では特別の専門家でなくても簡単に輸液治療が実施され、臨床的な治療効果を上げている。当時からの有名な輸液に関する啓蒙書や専門書も絶版となり、入手できなくなってしまったが、輸液に関する知識は毎年、医学雑誌の特集号でも取りあげられ、輸液の実際的な操作を行う医療スタッフに対する輸液書も出版されている。これほど当たりまえとなった治療法であるが、難しいとか、取っつきが悪いとかで嫌われるようである。体液生理学の膨大な知識を容易に理解できないなどの理由から輸液書や概論が毎年必要とされることになるようである。

　このように輸液療法はごく日常的な治療法として確立したとしても、毎年新しい医師やナースが誕生するわけで、輸液の参考図書は必要となるわけである。多数の輸液書が出版されている中で、本書を新たに出版するというのは屋上屋を架す感もないわけではないが、輸液の考え方をわかりやすく初心者に理解してもらいたいという願いから平易な解説を試みた。著者もこれまでいくつかの輸液に関する啓蒙書や雑文を書いてきたが、どのようにして輸液を行えばよいのかという基本的な知識がまだ十分に理解されていないように感じるからである。特に水・電解質代謝に関する知識や実際的な症例の解釈にはベテラン医師でも困惑することも少なくないし、理解が不十分である。まして、これから臨床の世界に足を踏み込む初心者においては困難な分野である。輸液療法は特に水・電解質の異常に対して有用な治療手段であり、臨床各科で必要となる輸液を勉強する意味があるといえる。

　最近では従来の水・電解質に関する輸液法に加えて栄養輸液法の比率が増してきている。外科領域のみならず、慢性疾患や末期状態での栄養改善を目的に中心静脈栄養法が盛んに実施されるようになっている。実施が一般化するほど安易な輸液法になりがちで、その危険性に関しては鈍感になりがちである。栄養法における手技やその組成あるいはカテーテルに関する副作用、長期投与における栄養学的な合併症などが問題として存在する。栄養輸液は長期間継続されるために、それだけ副作用の発生には注意が必要であろう。

　近年では医療のさまざまな分野で医療事故の問題が生じている。特に輸液療法というのは血管の中に直接溶液を注入することや医療器具を使用すること、溶液注入量とか速度などの技術的な問題もあり注意が必要になる。ヒヤリハットといわれるインシデントの中で頻回にみられ

るのは輸液に関する問題である。輸液の組成、投与速度、投与量などの過誤、針の穿刺や固定の問題、混注や併用投与薬のエラーなど限りなく事故の原因となる要素は多い。輸液治療の実施にはリスクマネジメントの必要性が指摘されている。輸液療法という治療が医原的疾患を生じさせたり、医療事故の元凶にならないようにするためにも輸液療法の考え方を習熟して、意味のない輸液をなくしていくことが大切である。

　以上の問題点を十分理解して、輸液療法の目的と適応を考えて誤りのない、少なくとも害を及ぼさない治療法に心がけること、そのためには輸液の基本をしっかりと修得することが臨床に携わるわれわれ医療従事者の使命であるということができる。

　本書がこれから輸液を学ぼうとする初学者の一助となれば幸いである。

平成15年2月吉日

北岡　建樹

目 次

CHAPTER 1　輸液の歴史と概念　1
- Q1　輸液とはどのような治療か……………………………………1
- Q2　輸液治療はどのように進歩してきたのか……………………3
- Q3　輸液治療は難しいのか、注意することは……………………6
- Q4　輸液治療はどのようなときに行われるのか…………………8

CHAPTER 2　体液生理学の基礎　10
- Q1　体液というのはどのような液体か……………………………10
- Q2　体液はどのように区分されるのか……………………………12
- Q3　体液の量はどの程度あるのか…………………………………14
  - MEMO　体内の海　15
- Q4　細胞外液と細胞内液の違いというのは………………………16
- Q5　電解質というのは………………………………………………17
- Q6　電解質の役割は…………………………………………………18
- Q7　濃度を表現する単位には………………………………………19
- Q8　輸液に必要な単位、mEqがなぜ使用されるのか……………20
- Q9　アニオンギャップというのはどのような概念か……………21
- Q10　アニオンギャップの臨床的な意義というのは………………22
- Q11　浸透圧とは………………………………………………………23
- Q12　オスモラールギャップというのは……………………………24
- Q13　スターリングの法則というのは………………………………25
- Q14　膠質浸透圧とは…………………………………………………26
- Q15　血漿浸透圧というのはどのように調節されるのか…………27
- Q16　tonicity（張度）というのは……………………………………28
- Q17　高浸透圧血症と低浸透圧血症の原因は………………………29
- Q18　腎機能の評価……………………………………………………30
- Q19　FENa（ナトリウム排泄率）というのは………………………31
  - MEMO　濃縮力・希釈力と輸液の関係は　31
- Q20　尿からどのような情報が得られるか…………………………32
  - MEMO　尿中Na/K比というのは　33
- Q21　％TRPというのは………………………………………………34
  - MEMO　尿のpHについて　34
- Q22　尿浸透圧にはどのような意味があるのか……………………35
  - MEMO　浸透圧クリアランス　35
  - MEMO　尿浸透圧ギャップ　36
- Q23　尿アニオンギャップの概念とは………………………………37

① 体液のホメオスターシス ——————————————38
- Q1 水分の調節はどのようになされるのか ……………38
- Q2 水分のバランスはどのように維持されるのか ………39
- Q3 電解質のバランスはどのように調節されるのか ……40
- Q4 浸透圧調節系とは …………………………………41
  - MEMO 抗利尿ホルモン(ADH)の役割とは 41
- Q5 容量調節系とは ……………………………………43
  - MEMO 心房性ナトリウム利尿ペプチド(ANP)とは 44
  - MEMO 水分・電解質と腎臓の役割 44

CHAPTER 3 輸液治療の実際 45
- Q1 何を目的に輸液するのか …………………………45
- Q2 輸液にはどのような種類があるのか ………………47
- Q3 輸液の手技、血管へのアプローチ …………………48
- Q4 輸液に必要な器具、使用法に習熟する ……………49
  - MEMO 輸液バッグ 50
- Q5 投与経路はどこから？ ……………………………51
- Q6 輸液時に必要な検査と注意事項 …………………52
- Q7 輸液治療の計画とその手順は ……………………54

CHAPTER 4 水・電解質の維持輸液療法 56

① 水・電解質輸液製剤の特徴 ——————————————56
- Q1 輸液製剤はどのように分布するのか ………………58
- Q2 生理食塩液というのはどこが生理的なのか ………59
- Q3 なぜ5％糖液なのか ………………………………60
  - MEMO 5％ブドウ糖の浸透圧 60
- Q4 輸液製剤にはどのような種類があるか ……………61
- Q5 電解質輸液製剤の種類にはどのようなものがあるか …63
- Q6 細胞外液類似液はどのような輸液製剤のことか ……64
- Q7 乳酸リンゲル液(ハルトマン液)というのは ………65
  - MEMO リンゲル液はどのようなときに使用するのでしょうか 65
  - MEMO 消化液類似液 66
  - MEMO 酢酸リンゲル液と重炭酸リンゲル液 66
- Q8 低張性複合電解質液というのはどのような製剤か …67
- Q9 輸液製剤の組成というのは ………………………70
- Q10 単純電解質輸液製剤にはどのような種類があるか …71
  - MEMO アルカリ化剤の投与に関する注意事項 74

② 水・電解質輸液製剤の使用の考え方 ——————————75
- Q1 水・電解質の維持輸液療法の考え方は ……………75
- Q2 日本人の平均的な食事というのは …………………76
- Q3 水分のバランス調節はどのように行われるのか ……77
- Q4 維持量というのは …………………………………78
- Q5 維持輸液療法における投与量とは …………………80
- Q6 具体的な水・電解質維持輸液法は …………………81

CHAPTER 5 栄養維持のための輸液療法 84

① 栄養学の基礎 ──84
- Q1 三大栄養素とは ……………………………84
- Q2 TCAサイクルというのは……………………87
  - MEMO ブドウ糖──脂肪酸回路 87
- Q3 低栄養状態とは ……………………………88
- Q4 ケトン体というのは ………………………88
- Q5 乳酸の代謝 …………………………………89
  - MEMO 乳酸 89
- Q6 食事摂取と輸液治療の関係は ……………90
  - MEMO 栄養輸液法の功罪 90

② 栄養輸液製剤の特徴 ──91
- Q1 栄養輸液製剤というのは …………………91
- Q2 糖質輸液製剤の種類と特徴 ………………92
- Q3 5%糖液の投与は熱量補給の意味があるのか ……93
  - MEMO ブドウ糖液の濃度と投与の問題点 93
- Q4 糖質の種類には違いがあるのか …………94
- Q5 糖質輸液製剤の種類にはどのような特徴があるのか ……95
- Q6 脂肪製剤というのは ………………………98
  - MEMO 脂肪製剤の投与 98
  - MEMO 脂肪製剤の投与による問題点は 99
- Q7 脂肪製剤の投与について …………………100
- Q8 アミノ酸製剤 ………………………………101
- Q9 アミノ酸製剤のE/N比、cal/N比というのは ……102
  - MEMO アミノ酸とタンパク質 102
- Q10 アミノ酸の組成はどのように決められるのか ……103
- Q11 分岐鎖アミノ酸というのは ………………106
- Q12 フィッシャー比というのは ………………106
  - MEMO カチオンギャップというのは 106
- Q13 微量元素というのは ………………………107
  - MEMO 微量元素の問題点 108
- Q14 ビタミン製剤の役割と必要な量は ………109
  - MEMO ビタミンB_1欠乏症 110

③ 栄養維持輸液法の実際 ──111
- Q1 静脈栄養法の適応というのは ……………111
- Q2 末梢静脈栄養法というのは ………………113
- Q3 末梢静脈栄養輸液法の方法 ………………115
  - MEMO 栄養状態の評価 115
- Q4 高カロリー栄養輸液製剤というのは ……116
  - MEMO 高カロリー栄養輸液法の投与方式 116
- Q5 高カロリー輸液基本液の使用の注意は …117
- Q6 高カロリー輸液の副作用 …………………121
  - MEMO 高カロリー輸液の注意点 122

CHAPTER 6　血漿増量輸液療法　123
- Q1　血漿増量薬の適応と特徴は……………………………………123
- Q2　血漿増量薬に求められる条件というのは……………………125
- Q3　市販の血漿増量薬の種類は……………………………………126

CHAPTER 7　体液・電解質異常の診断と治療方針　128
- Q1　体液・電解質異常の診断の進め方は…………………………128

① 体液量の異常 ─────────────────────130
[1 体液量の欠乏]
- Q1　水分欠乏と水分過剰の原因は…………………………………130
- Q2　体液量の減少というのは………………………………………132
- Q3　脱水症の原因は…………………………………………………134
  - MEMO　脱水症の臨床　134
- Q4　臨床的な脱水症の種類と病態…………………………………135
  - MEMO　小児科領域での脱水症の概念　135
- Q5　脱水症の分類……………………………………………………136
- Q6　細胞内脱水と血管内脱水というのは…………………………137
- Q7　脱水症の治療法の基本的な方針………………………………138

[2 体液量の過剰]
- Q8　体液の過剰とその症候は………………………………………139
- Q9　溢水というのは…………………………………………………140
  - MEMO　心房性ナトリウム利尿ペプチド(ANP)とは　141
  - MEMO　頸静脈拍動　141
- Q10　浮腫の分類は……………………………………………………142
- Q11　浮腫の成因は……………………………………………………143
- Q12　浮腫の臨床的な特徴は…………………………………………144
  - MEMO　特発性浮腫というのは　144
- Q13　浮腫の治療方針…………………………………………………145
  - MEMO　主な利尿薬の種類と特徴　146

② 血清電解質の濃度異常 ────────────────147
- Q1　高浸透圧血症と低浸透圧血症の原因…………………………147
- Q2　低ナトリウム血症は低浸透圧血症といえるのか……………149

③ ナトリウム ─────────────────────150
- Q1　ナトリウムの調節系というのは………………………………150
- Q2　高ナトリウム血症はナトリウムの過剰といえるか…………151
- Q3　高ナトリウム血症の原因は……………………………………152
  - MEMO　中枢性高ナトリウム血症というのは　152
- Q4　高ナトリウム血症の症候は……………………………………153
- Q5　高ナトリウム血症の治療方針とは……………………………154
- Q6　低ナトリウム血症というのは…………………………………155
- Q7　低ナトリウム血症の原因………………………………………156

Q8　低ナトリウム血症の治療方針……………………………159
　　　　　　M⋯M⊙ 抗利尿ホルモン分泌異常症（SIADH）と
　　　　　　　　　　脳性塩分喪失症候群（CSWS）　161
　　　Q9　中心性橋髄鞘融解症というのは……………………………162
　　　　　　M⋯M⊙ 運動や市民マラソン後などにみられる
　　　　　　　　　　低ナトリウム血症　162

④ カリウム ――――――――――――――――――― 163
　　　Q1　カリウムの調節……………………………………………163
　　　Q2　カリウムの摂取量と排泄量のバランス……………………164
　　　Q3　細胞内外へのカリウムの移動………………………………165
　　　Q4　高カリウム血症……………………………………………166
　　　Q5　偽性高カリウム血症というのは……………………………167
　　　Q6　高カリウム血症の症候は……………………………………167
　　　Q7　高カリウム血症の鑑別………………………………………168
　　　Q8　致死的な高カリウム血症の緊急的な治療法………………169

⑤ 低カリウム血症 ―――――――――――――――― 171
　　　Q1　低カリウム血症の原因は……………………………………171
　　　Q2　低カリウム血症の症候とは…………………………………172
　　　Q3　低カリウム血症の鑑別………………………………………173
　　　Q4　低カリウム血症の治療法について…………………………174
　　　　　　M⋯M⊙ 低カリウム血症の薬物療法　175

⑥ クロール ―――――――――――――――――― 176
　　　Q1　血清クロール濃度の異常は…………………………………176
　　　　　　M⋯M⊙ Bartter症候群とGitelman症候群　178

⑦ カルシウム ――――――――――――――――― 179
　　　Q1　カルシウムの役割は…………………………………………179
　　　Q2　カルシウムの調節系というのは……………………………179
　　　　　　M⋯M⊙ PTHとビタミンD　180
　　　Q3　高カルシウム血症……………………………………………181
　　　　　　M⋯M⊙ 高カルシウム血症性クライシス　181
　　　Q4　高カルシウム血症の症候……………………………………182
　　　Q5　高カルシウム血症の鑑別診断………………………………182
　　　Q6　高カルシウム血症の治療の基本は…………………………183
　　　Q7　低カルシウム血症というのは………………………………184
　　　Q8　低カルシウム血症の原因……………………………………185
　　　Q9　低カルシウム血症の症候は…………………………………185
　　　Q10　低カルシウム血症の緊急的輸液法…………………………186

⑧ リン ――――――――――――――――――― 187
　　　Q1　リンの役割は…………………………………………………187
　　　Q2　リンのバランスとは…………………………………………188
　　　Q3　腎臓におけるリンの輸送と調節……………………………189

	Q4	血液中のリン濃度	189
	Q5	高リン血症の原因	190
	Q6	高リン血症の症状は	190
	Q7	高リン血症の治療法は	191
	Q8	低リン血症の原因と治療法は	192

MEMO 慢性低リン血症症候群とは　193

⑨ マグネシウム — 194

	Q1	マグネシウムの役割は	194
	Q2	マグネシウムの輸送・調節	195
	Q3	高マグネシウム血症	195
	Q4	低マグネシウム血症	196

MEMO 低カリウム血症と低マグネシウム血症の関係　196

	Q5	低マグネシウム血症の症候	197
	Q6	マグネシウム欠乏とは	197

MEMO マグネシウム欠乏の診断法　198

⑩ 薬剤による体液・電解質異常 — 199

| | Q1 | 薬剤による体液・電解質異常というのは | 199 |

CHAPTER 8　酸塩基平衡異常の診断と治療方針　203

	Q1	酸塩基平衡というのは	203

MEMO H^+濃度の求め方　204

	Q2	酸とは、アルカリとは	205
	Q3	酸塩基平衡の調節というのは	206

MEMO 炭酸-重炭酸系の緩衝系の重要性　207

| | Q4 | 酸塩基平衡障害の種類は | 208 |

① 酸塩基平衡異常の診断 — 209

	Q1	アシドーシスというのは	209
	Q2	代謝性アシドーシスの原因は	209
	Q3	代謝性アシドーシスの分類	211
	Q4	代謝性アシドーシスの診断	212

MEMO アシドーシスの病像　212

	Q5	代謝性アシドーシスの治療方針	213
	Q6	アルカリ化剤の使用法は	214
	Q7	一般的なアシドーシスの治療方針	215
	Q8	アルカリ化剤の投与量の求め方	216
	Q9	代謝性アシドーシスの緊急輸液療法	217
	Q10	乳酸性アシドーシスの治療の問題点	218

MEMO 乳酸性アシドーシス　218

| | Q11 | 乳酸性アシドーシスにアルカリ化剤の使用が禁忌というのは | 220 |

MEMO 乳酸性アシドーシスの治療の基本　220

- Q12 アルカローシスというのは …………………221
- Q13 代謝性アルカローシスの病態 …………………221
- Q14 代謝性アルカローシスの種類は …………………222
  - MEMO アルカローシスの症候 222
- Q15 代謝性アルカローシスの診断 …………………223
  - MEMO 単純性酸塩基平衡異常における代償性変化 223
- Q16 代謝性アルカローシスの治療方針 …………………224
  - MEMO Liddle症候群 225
- Q17 緊急的な代謝性アルカローシスの治療 …………………226
- Q18 呼吸性の酸塩基異常とは …………………227
  - MEMO 混合性酸塩基平衡障害 227
- Q19 呼吸性アシドーシスの治療方針 …………………228
- Q20 呼吸性アルカローシスの治療方針 …………………229

CHAPTER 9 水・電解質の欠乏量輸液法 230

- Q1 体液・電解質異常の診療には …………………230
- Q2 欠乏量輸液療法の考え方とは …………………232
- Q3 脱水症の診断の要点 …………………233
  - MEMO 熱中症について 234
- Q4 ナトリウムおよび水分の欠乏量はどのように推定されるのか ……235
- Q5 カリウム欠乏量はどのように推定されるのか …………………237
- Q6 アルカリ欠乏量の求め方 …………………238

① 脱水症における輸液療法 ———————————239

- Q1 脱水症の輸液療法の進め方 …………………239
- Q2 欠乏量輸液法の投与量と投与速度とは …………………241
- Q3 実際の輸液処方の組み立て方 …………………242
  - MEMO 輸液の安全限界というのは 243
- Q4 輸液の速度はどのようにして決めるのか …………………244
  - MEMO 輸液速度 245
  - MEMO 輸液の滴下速度 245
- Q5 輸液治療のモニタリングとは …………………246
- Q6 輸液の副作用・合併症というのは …………………248
  - MEMO 静脈炎を防止するには 250
  - MEMO 輸液製剤の配合変化と禁忌 251

CHAPTER 10 特殊な病態・疾患における輸液療法 252

① ショック時の輸液療法 ———————————252

- Q1 ショックに対する処置 …………………253
  - MEMO ショックの種類 254
- Q2 ショック時における循環動態は …………………255
- Q3 低容量性ショックに対する輸液療法とは …………………256
- Q4 アナフィラキシーショックに対する輸液療法とは …………257
- Q5 敗血症ショック …………………257

Q6　多臓器不全の輸液……………………………………258
　　Q7　多臓器不全の栄養輸液法の特殊性……………………258
　　　　　　MEMO　全身性炎症反応症候群(SIRS)　258

② 意識障害の輸液療法 ─────────────────────259
　　Q1　意識障害とは………………………………………259
　　Q2　意識障害時の鑑別診断は……………………………260
　　Q3　急性期意識障害に対する輸液療法…………………261
　　Q4　意識障害時の維持輸液療法とは……………………262
　　　　　　MEMO　脳性塩分喪失症候群(CSWS)　262

③ 脳血管障害の輸液療法 ───────────────────263
　　Q1　脳浮腫に対する輸液療法……………………………263
　　Q2　グリセオール®の特徴………………………………264
　　Q3　抗血栓療法の投与……………………………………265
　　Q4　脳血管障害の体液・栄養維持輸液とは……………265
　　　　　　MEMO　脳血管障害時にみられる体液・電解質異常　265

④ 心不全の輸液療法 ─────────────────────266
　　Q1　心不全にみられる体液・電解質異常………………266
　　Q2　心不全にみられる病態………………………………267
　　　　　　MEMO　カテコラミン製剤の使用法　268
　　Q3　心不全にみられる体液性因子の特徴………………269
　　Q4　Forrester分類とは …………………………………270
　　Q5　臨床的な心不全の病型分類…………………………271
　　Q6　急性心不全の診断は…………………………………272
　　Q7　急性心不全の輸液治療………………………………273
　　Q8　慢性うっ血性心不全の輸液治療……………………274

⑤ 呼吸器疾患の輸液療法 ───────────────────275
　　Q1　呼吸不全にみられる体液・電解質異常……………276
　　　　　　MEMO　CO_2ナルコーシス　276
　　Q2　喘息時の輸液療法の注意事項は……………………277
　　　　　　MEMO　急性(成人)呼吸促迫症候群(ARDS)というのは　277

⑥ 腎疾患の輸液療法 ─────────────────────278
　　Q1　ネフローゼ症候群というのは………………………278
　　Q2　腎不全とは……………………………………………279
　　Q3　急性腎不全の分類と原因は…………………………280
　　Q4　急性腎機能障害に対する輸液療法の注意…………281
　　Q5　急性腎不全における輸液の適応というのは………281
　　Q6　腎前性高窒素血症の輸液の特殊性…………………282
　　Q7　腎前性高窒素血症と腎性急性腎不全の鑑別診断…283
　　Q8　急性腎不全乏尿期の輸液の特殊性…………………284
　　Q9　急性腎不全利尿期の輸液の特殊性…………………285

	Q10	慢性腎不全とは……………………………………………286
	Q11	慢性腎不全のナトリウム・カリウム代謝は………………287
	Q12	慢性腎不全におけるカルシウム・リン・マグネシウム代謝は
		……………………………………………………………288
	Q13	腎不全にみられる電解質異常……………………………289
	Q14	腎不全におけるタンパク・アミノ酸代謝…………………290
	Q15	透析期腎不全の輸液療法…………………………………290

⑦ 糖尿病に対する輸液療法 ——————————————292

	Q1	糖尿病にみられる低ナトリウム血症の原因は……………292
	Q2	糖尿病にみられるカリウム、酸塩基平衡異常には………293
	Q3	糖尿病患者にみられる意識障害・昏睡には………………294
	Q4	低血糖性昏睡に対する治療法は…………………………295
	Q5	高血糖高浸透圧症候群とは………………………………296
	Q6	糖尿病性ケトアシドーシスの病態は……………………297
	Q7	糖尿病性ケトアシドーシスの治療方針…………………299
	Q8	糖尿病と乳酸性アシドーシス……………………………300
	Q9	糖尿病患者への輸液療法…………………………………300
		MEMO 糖尿病性末期腎不全　300

⑧ 肝疾患における輸液療法 ——————————————301

	Q1	肝障害の重症度の判定は…………………………………301
	Q2	急性肝炎とは………………………………………………302
	Q3	急性肝炎の輸液療法の特徴は……………………………302
	Q4	低タンパク血症時の輸液…………………………………303
	Q5	肝硬変症の体液異常というのは…………………………304
	Q6	腹水の成因というのは……………………………………305
	Q7	肝硬変症に対する輸液療法………………………………305
	Q8	肝性昏睡の原因と治療は…………………………………306
	Q9	肝不全というのは…………………………………………306
	Q10	急性肝不全の輸液療法……………………………………307
	Q11	急性肝不全の合併症とその対策…………………………308

⑨ 嘔吐・下痢時の輸液療法 ——————————————309

		MEMO 消化液の特徴　310
	Q1	嘔吐あるいは胃液の持続的吸引の病態…………………311
	Q2	重症下痢の病態……………………………………………312
	Q3	嘔吐・下痢に対する輸液治療の方針……………………312
	Q4	嘔吐時の輸液製剤の投与量と投与速度…………………313

⑩ 副腎皮質不全の輸液 ————————————————314

	Q1	急性副腎不全の原因は……………………………………314
	Q2	副腎不全の症候は…………………………………………314
	Q3	副腎不全にみられる電解質異常…………………………315
	Q4	急性副腎皮質不全の治療方針……………………………316

⑪ 小児の輸液治療の特殊性 ─────────────────────────317
　　Q1　小児における体液の特殊性……………………………317
　　Q2　脱水症となりやすいのは………………………………318
　　Q3　乳幼児脱水症の治療方針………………………………318
　　　　MEMO　経口補液剤　319

⑫ 高齢者への輸液療法 ───────────────────────────320
　　Q1　高齢者の調節機能の特殊性とは………………………320
　　　　MEMO　高齢者の体液・電解質異常の原因　322
　　Q2　高齢者における輸液にあたっての注意事項…………323
　　Q3　高齢者の脱水症に対する注意は………………………324

⑬ 悪性腫瘍 ──────────────────────────────────325
　　Q1　悪性腫瘍にみられる電解質異常………………………325
　　Q2　悪性腫瘍の患者の輸液療法……………………………326
　　Q3　長期輸液療法の管理について…………………………327
　　Q4　在宅輸液療法とは………………………………………327
　　　　MEMO　protein calorie malnutrition（PCM）というのは　327

⑭ 熱　傷 ─────────────────────────────────328
　　Q1　熱傷の重症度はどう評価する…………………………328
　　　　MEMO　広範囲熱傷に投与する輸液製剤　329
　　Q2　熱傷の輸液療法…………………………………………330

CHAPTER 1 輸液の歴史と概念

　輸液治療というのは現在の日常臨床においては不可欠な治療法であり、どのような臨床の科においても必要な治療法です。病室をみてみると輸液バッグをぶら下げて点滴している光景を必ずといっていいほど目にします。このため輸液療法というのは、医療人のみならず素人の人にも馴染みがありますが、そもそも輸液というのはどのような治療法なのでしょうか。

　輸液という用語は英語では parenteral fluid therapy とか fluid replacement therapy あるいは fluid infusion therapy などと表現されます。parenteral というのは非経口的ということです。輸液という語を解釈すると輸というのは物を運ぶこと、送ることであり輸送とか運輸という語がこれに相当します。ですから輸液というのは液体を送る、すなわち身体の中に液体を投与するということになるわけです。また、類似した用語として補液とか点滴などの用語も用いられます。

TRANSFUSION Q.1　輸液とはどのような治療か

　広辞苑などの辞書で輸液の項目を調べてみますと、"液体を皮下、血管内、腹腔内などに投与すること、栄養の補給、脱水症状の治療などの目的で行われ、血管への点滴によることが多い"と記されています。同じ言葉をマイペディアという百科事典から引用してみますと、"ショック、脱水症、低栄養状態などに対して血液と等浸透圧の大量の液体を消化管以外の経路から注入すること、またそれに用いる液体(輸液剤)"とあります。"生理食塩水、リンゲル液、その他各種の電解質液、栄養補給の目的ではブドウ糖液、果糖液などが用いられる。注入経路は主として静脈内(この場合は点滴という)であるが、皮下に注入することもある"と説明されています。このような一般人に対しての説明では一部誤った記述のある点に留意してください。

　医療人を対象とした医学辞典を参照してみますと"輸液とは主として経静脈的に水、電解質、糖質、アミノ酸、脂質あるいは高分子化合物などを投与する治療行為をいう。一般に水、電解質のアンバランスによって生じた異常状態を急速に改善するために行われる水、電解質を主とする輸液と経口的栄養補給が不十分である患者の栄養状態を改善するために行われる高カロリー輸液を主とする栄養

輸液(維持輸液)と血漿の浸透圧を改善させるために行われる浸透圧輸液に大別される。また抗生物質や抗がん剤などを一定の速度で投与するために薬剤を溶かした輸液の持続点滴が行われることもある"とあります。

　このように、輸液というのは現在では血管の中に特別しつらえた水分や電解質などの溶液(輸液製剤)を投与することと考えられます。溶液の浸透圧は必ずしも血液の浸透圧と同じではありません。ところがここで考えてみたいのですが、実際には小児科領域では粉末の電解質剤を水溶液に溶解して経口的に摂取させる治療も行われており、これを経口補液法と称しています。ですから必ずしも経静脈的に投与するというものではないことになります。皮下投与という方法は以前乳幼児に行われたことがありますが、現在では特殊な状況でない限り、実施されることはほとんどありません。

　また血管内に投与するといっても、比較的大量に投与することになります。血管内に投与する量についての定義はありませんが、常識的に100〜200ml以上の量を時間をかけて投与する場合を輸液とします。100ml以下の量を一気に経静脈的に投与する場合は輸液と区別することになります。

　経静脈的に血液を投与することを輸血といいますが、それでは血清のアルブミンを投与することは、あるいは血小板などの血液成分を投与することはどのように区別していけばよいのでしょうか。後者の場合は成分輸血という用語により輸血の一部として考えていいのですが、アルブミンの場合にはちょっと異なると思われます。現在では栄養輸液剤として脂肪製剤やアミノ酸製剤が使用されますが、このような分子量の大きな物質を投与した場合には輸液であるのに対して、タンパク質(アルブミン)を投与するときには輸液ということはできないのでしょうか。人工的な素材と生体のアルブミンという違いがありますが、将来分子生物学的手法により人工的にアルブミンが合成されると困ったことになりかねません。

　本書では**輸液療法というのは体内の内部環境を維持するために主として経静脈的に水・電解質・糖質・脂質・アミノ酸、ビタミン・微量元素、高分子物質などを投与する治療法であり、体液の恒常性の保持と栄養の維持を目的に行われる治療法**であるとしておきます。治療法により欠乏量輸液、補充輸液、維持輸液、不完全栄養輸液、完全栄養輸液、浸透圧輸液、血漿増量輸液などの用語もあります。このような用語は本書を読み進むうちに解説されることになります。

表1. 輸液療法とは(体液の恒常性管理)

非経口的に溶液(輸液製剤)を投与して
　①体内の水・電解質代謝の維持、是正
　②栄養の補給と保持
　③なんらかの体液ホメオスターシスの障害をきたす病態を改善する
　④血管確保、薬剤投与ルートの場合もある

TRANSFUSION Q.2　輸液治療はどのように進歩してきたのか

　輸液療法はいつ頃から医学の治療として行われてきたのでしょうか。医学の歴史をみてみますと、血管の中に溶液を直接注入することは容易ではなかったようです。19世紀の中頃に入るまでの医学では、病気の原因として外因性の毒素が影響すると考えられ、輸液のように身体の中に溶液を注入するということは行われることはありませんでした。このため瀉血といって汚れた血液を体外に取り出すという治療法が行われていたわけです。

　19世紀にコレラが流行した時期に輸液を用いたという記録が残されています。Latta（1832）はコレラに輸液が有効であると医学雑誌に報告したのが輸液の歴史の始まりとされています。脱水症の改善はみられたのですが、救命させることはできず、それほど大きな注目を集めることにはならなかったとされています。

　特に輸液の有効性が認められたのは20世紀に入ってから、特に1920年頃から小児下痢症に対して小児科医が輸液治療を積極的に行い、死亡率を90％から驚異的に10％にまで下げることができたという報告からです。その後も小児科医を中心に輸液療法の研究が盛んに行われ、1930年代には現在でも使用されている低張性電解質輸液剤とかカリウム投与の重要性について検討されていました。それまでの輸液製剤は生理食塩液やリンゲル液あるいは5％ブドウ糖液などが存在していたに過ぎませんでした。

　その後、研究者により独自の輸液組成をもつ製品が多数つくられ、1932年にはHartmannが輸液製剤のリンゲル液に乳酸ナトリウムを加えてアルカリ化輸液剤を開発し、アシドーシスの治療に応用しています。この当時、体液の浸透圧、体液生理学、酸塩基平衡などの研究も行われるようになり、電解質異常とか酸塩基平衡異常などの病態の解明も精力的に研究され、このような体液の異常を改善させるために輸液療法が進歩してきたといえます。体液生理学を専門とする小児科医の中でもGamble、Butler、Talbot、Darrowらも独自の輸液製剤を考案し、これらは今日の輸液製剤の組成の原型となっています。

　1940年頃には輸液製剤の成分をさまざまな濃度の異なる組成とした電解質輸液剤がつくられ、臨床に応用されました。輸液製剤の開発は水・電解質の知識の進歩と連動しており、さらに輸液器具の改良などと相俟って発展してきたといえます。戦後（1945）になり、このような知識はようやくわが国にも普及し始め、アメリカの医学が導入されることになるわけです。欧米には多種類の輸液製剤が存在し効果的に利用されていたわけですが、難解な電解質代謝の知識を持ち合わせていなかったため、どのように使用するかという不便さがありました。

　1962年には東京大学小児科高津教授らにより有名なわが国独自のソリタシリーズという輸液製剤が開発され、特殊な専門家でなくても誰にでも小児の脱水症の治療が行われることを目的に簡便な輸液療法を実施させることができるようになったわけです。1号液から使用して、2号液から3号液で

維持するという方式です。これを契機に、わが国に低張性複合電解質輸液剤による輸液療法が本格的に実施されることになります。その名称にとらわれ過ぎて、必ずしも目標どおりの的確な輸液療法が普及、発展したのかというとやや疑問な点もあります。

その後もさまざまな組成を有する輸液製剤が各社から発表されることになり、ブドウ糖しかなかった糖質液にもキシリトールやソルビトールなどの5炭糖の製剤が1965年頃に市販されるようになりました。点滴セットとしてもプラスチックスのディスポーザブル製品がつくられ、簡便性という点から普及することになりました。アミノ酸輸液製剤とか脂肪乳剤の輸液製剤も1960年代に開発されています。

1970年代後半から1980年頃には水・電解質製剤に加えて、栄養補給を重視した高カロリー輸液療法(IVH)が外科系領域で盛んに行われるようになり、それまでの末梢から不十分なカロリー補給しかできなかった輸液治療に代わり食事と同等ないしそれ以上の熱量を供給することが可能になり、中心静脈から投与する完全静脈栄養法が完成することになったわけです。長期間非経口的に栄養を投与することから、脂肪製剤、ビタミン類、微量元素、アミノ酸製剤などの生体に必要な栄養素も開発され、経静脈的に投与できることが可能になったことになります。これと同時に長期間の経静脈的な栄養補給からビタミンや微量元素の欠乏などによる病態の研究が盛んになりました。生体に必須の成分の投与がなされないことを避けるために近年では、これらの栄養素のすべてをバックの中に含有させる製品が市販されるようになりました。

その一方で、カテーテルを長期間留置させることによる副作用などの医原的な合併症が問題になってきたことになります。また、特殊な病態である肝不全などの治療として肝不全用のアミノ酸製剤と

表2．輸液療法の歴史

年	事　項
1832年	Latta：コレラの治療に電解質輸液を使用、脱水症の改善
1915〜20年	Marriott, Blackfan, Schloss S：小児下痢症に輸液療法使用 死亡率を90%から10%程度にする
1930年〜	Hartmann：乳酸ナトリウム液の開発 Talbot：低張性輸液剤の開発 Darrow, Butler：カリウムの重要性から高カリウム輸液剤
1950年〜	リンゲル液、5%ブドウ糖液、生理食塩液の使用から多種類の製剤が作成される 水・電解質に関する知識の進歩
1960年〜	高津らのソリタT1〜T4号シリーズ開発
1965年	ソルビトール、キシリトールなどの輸液剤、脂肪製剤の開発 disposableの輸液セット
1980年〜	高カロリー輸液剤、完全栄養輸液法の始まり 特殊アミノ酸製剤、微量元素製剤の開発 栄養代謝の研究

か腎不全用のアミノ酸製剤の開発などが試みられ、現在臨床使用できるようになったわけです。

このように輸液の歴史を振り返ってみますと、先人の苦労が偲ばれます。現在では当たりまえの治療となった輸液治療にも電解質輸液法から栄養輸液法へと変遷して進歩してきているということがわかります。

しかし、輸液治療の恩恵ばかりではありません。長期使用による輸液の危険な副作用などにも注意して治療にあたるということを再確認する必要があります。近年では医療事故の問題が社会的に注目されています。医療の内容が複雑化するほど医療ミスを生じやすくなりますが、生命を直接的に取り扱う医療の分野においては、このような事故は決して生じさせてはなりません。しかし現実的には、医療事故の原因の多くは誤薬とかヒヤリハットといわれるちょっとした操作ミスによるものといえます。輸液療法は血管の中に直接輸液を注入する治療法であり、輸液内容、投与量、投与速度などの誤りがあれば生命の危険を招くことになってしまいます。個々の症例において輸液の注意事項を考え、より適正な輸液法は何かを考えながら治療にあたらなければなりません。

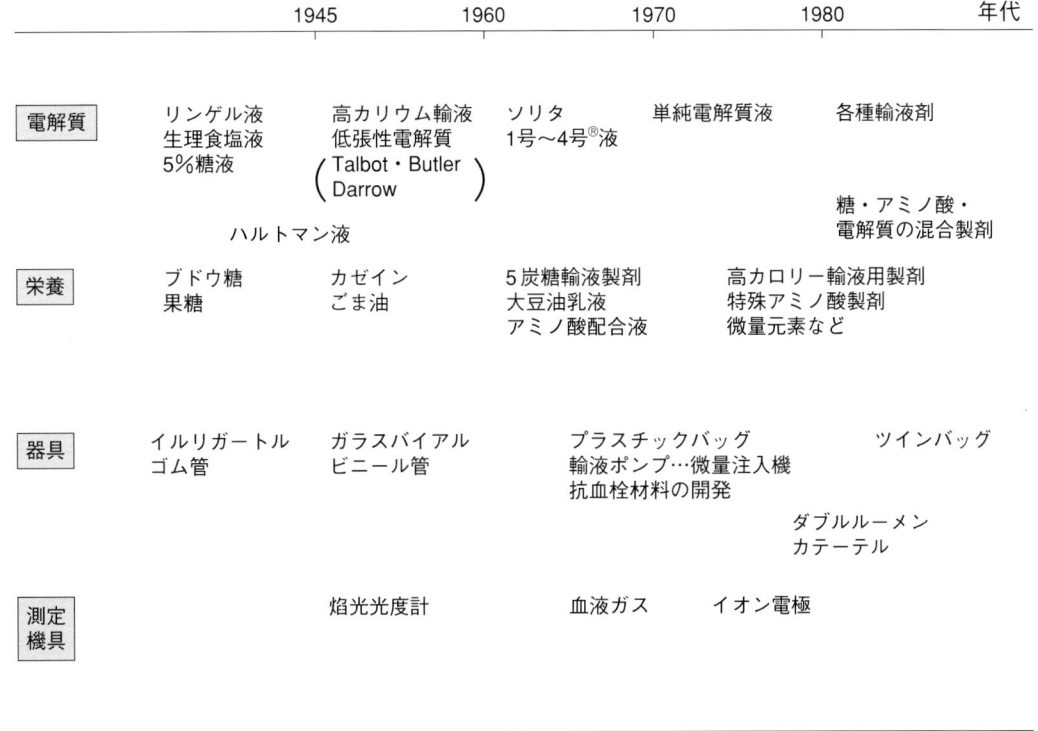

図1. 輸液法の変遷

TRANSFUSION Q.3　輸液治療は難しいのか、注意することは

　さて輸液治療はこのように進歩してきましたが、臨床の現場ではどのようにして輸液治療を始めることになるのでしょうか。輸液療法が日常臨床の場ではいとも簡単に行われるようになったわけですが、これほど日常的な治療法となり、確実な効果を上げるようになった現在でも輸液というのは難しいといわれます。この理由の1つは輸液を行うにあたっての病態の解釈、特に水・電解質代謝異常の病態生理を理解することが困難であるからです。患者さんに本当に必要とする組成と量はどの程度か判断することは専門家でも実は困難なことなのです。また、血清電解質などの検査結果を解釈するには、専門的な知識を必要とする場合も少なくありません。

　しかしこの一方では、輸液療法は簡単であるといった相反する考えがあります。確かに腎臓の働きに問題がなければ、多少の誤った輸液法であっても腎臓が体内のバランスを崩すことなく上手に処理してくれるために治療効果が認められるためです。これは輸液治療法が正しく行われ、その方針が正しかったという証明にはならないのですが、結果オーライということで治療効果があったと解釈されてしまうためです。ところが、腎機能の障害されている腎不全とか複雑な病態を示す場合にはこのような考え方は通用しません。輸液療法が難しいというのは、実はこのような困難な病態時に輸液を間違いなく行えるかどうかを経験しているかどうかという点にあるのです。

　このためには水・電解質の知識をどの程度理解しているのか、その病態生理に即した正しい治療方針で輸液治療が行われているのかどうかが重要といえます。また最近の医療事故の多発と合わせて、輸液療法の怖さも理解しておかなければなりません。輸液療法というのは輸液製剤を直接血管の中に注入するという点から、その組成、量、注入速度などにも留意しないと非常に危険なことになるのは言うまでもないことです。以上のように、輸液療法というのは治療効果の相当の部分を腎臓の機能に依存した治療法であるといえます。このため腎機能障害を起こす病態時には十分輸液理論に基づいた方針で行われなければなりません。

　輸液は日常臨床のごく一般的な治療法となったため、患者の中には輸液に対する絶大な信頼をもっている人がいます。ちょっと疲れた場合とか、風邪のような場合にも、安易に点滴をしてくださいと要望する人がいたりします。外来でちょっと点滴するというような場合に、輸液で投与できるカロリー補給量はどの程度と考えているのか不思議になります。口から少しでも飲食物を摂取できるのであれば、輸液よりもはるかにカロリーを摂取することができるのです。輸液への過剰な信仰を避けるという患者教育が必要になります。

　また、中心静脈栄養法が一般的に行われるようになりましたが、経口的な食事の摂取が少しでも不良になると安易に高熱量輸液法を実施する傾向にあります。このような場合でも、まず適応を検討しなければなりません。経管栄養法などによる栄養補給法が難しいなら、末梢からの不完全な熱量補給法などを考慮してからでも遅くありません。栄養輸液治療の適応という問題についても検討する必要

があります。この一方で、効果の絶大な輸液治療であっても、点滴時の患者の苦痛という面を医療スタッフは経験しておくことも大切です。輸液治療に伴う副作用や合併症についての知識を理解し、不適切な輸液、誤った輸液をすることにないように絶えず自問自答するという謙虚な姿勢を忘れてはならないといえます。

表3. 輸液治療は難しいか？

事　項	コメント	対　策
・輸液理論が複雑で、電解質・酸塩基というだけで億劫になる。	体液・電解質・酸塩基に関する基礎知識が理解されていない。従来の参考書の記述内容が複雑専門的であった。	本書で勉強する。最低限の要点を理解することしかない。低ナトリウム血症の実際の症例では、専門家によっても解釈が難しいこともある。
・欠乏量計算や投与量の単位や用語などがわからない。	mEq/l という単位を使い慣れてないため。換算法は小学生の算数程度である。	mg/dl は理解できても mEq/l がわからないというのはどうにも理解できない。欠乏量の計算もだいたいの目安をつける概算量と考える。
・輸液製剤が多岐にわたり使用法がわからない。	専門家でもどのくらいの種類があるかわからない。ましてその組成など記憶していない。	自分の使い慣れた、組成のわかっている輸液剤を使用する。手元に輸液製剤の組成一覧をもっていること。
・輸液により著効が認められたことがない。副作用の経験は多い。	大部分は腎臓の働きにより著効しているが、自分の輸液法により成功したと思っている人が多い。副作用の経験を活かして、今後の誤ちを防ぐことは大切である。	輸液治療が難しいと考える人は自分に厳しい人かも知れない。腎機能や全身状態が不良な場合にも、大きなミスがなく輸液できるようになれば、輸液の仮免許は取れたといえる。

TRANSFUSION.Q.4　輸液治療はどのようなときに行われるのか

さて本来の輸液治療が行われる状況、すなわち適応はどのような場合でしょうか。

輸液の目的は大きく、①体液の管理、②栄養補給、③血管確保、に分類できるといえます。体液の管理というのは、体内の水分量の不足（脱水症）や各種電解質異常時、酸塩基平衡の異常などの病態があり、それらの是正を目的に輸液療法が行われるわけです。また、体液の欠乏などの異常がなくても経口的な食事や飲料水などの摂取ができないとき、あるいは経口的に食事の摂取が不足しているとき、または食事摂取が不可能な病態においては、日々必要とする水分、電解質などの維持が重要です。このように、輸液治療は体液恒常性の維持を目的に行われる体液の管理と同時に栄養の補給を目的に投与されることにもなります。さらに、経静脈的な薬剤の投与時の希釈液あるいはショックなどの場合に血管確保を目的に輸液が試みられることもあります。

ですから、何を目的に投与するのかを考えることが大切です。なんの目的もなく漫然と輸液治療を施行しているのでは困るのです。現実の、一般医療としてみた場合、治療として何かをしておかないと拙いというような意味から輸液がなされていることが少なくありません。このような意味のない輸液をしていると、患者の輸液信仰とかあるいは儲け主義の医療だとかいわれてしまうことになるのです。治療にあたってなんのために輸液をしているのか、輸液の必要があるのかをまず最初に考えることが大切になります。

また、経口摂取が困難な高齢者などをベッドに縛りつけて無選択的に高栄養輸液を投与して栄養管

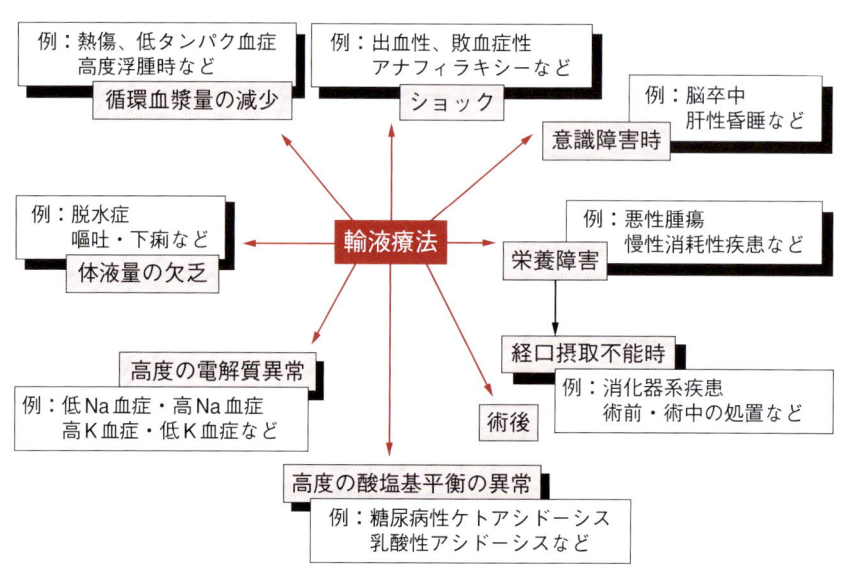

図2．輸液治療が必要な病態

表4. 輸液の目的

```
1. 水分・電解質の維持
2. 酸塩基平衡の維持
3. 栄養分(糖質・アミノ酸・脂肪など)の補給
4. 循環血漿量・血漿浸透圧の維持
5. 著しい体液・電解質異常の是正
6. 静脈確保(血圧、輸液ルート確保)
7. 薬剤投与時の希釈液
8. とりあえずの治療
```

輸液治療というのは経口摂取が不可能な場合、あるいは不十分な場合の水分・電解質代謝の維持、栄養の保持を目的として経静脈的に投与される治療法である。

理をしていると非難された施設もマスコミで報道されたことがありました。輸液治療をなぜ行っているのかを常に考えながら治療の適応、効果、副作用などを検討していく姿勢が大切なのです。しかも輸液による治療効果があるのか、ないのであれば輸液内容に問題があるのかを振り出しに戻って検討する必要があります。輸液は血管の中に直接さまざまな溶質を含有している輸液製剤を投与するということから、多数の副作用や医原的な合併症を伴いやすく、特に誤った輸液法などでは生命への危険性に及ぶこともあります。経口的な投与が可能であれば、できる限り経静脈投与を中止して、鼻管栄養あるいは経口栄養などに変更することが大切です。

CHAPTER 2 体液生理学の基礎

　この章では体液生理学の基礎知識を概論することにしましょう。しかしあまりにも専門的な体液生理学的内容に偏り過ぎますと、複雑で理解困難となりかねません。この章で嫌気をさしてしまって、最後まで読んでもらえなければなんにもなりません。ここでは輸液治療に必要な最低限度ともいえる内容に限って概略をお話することにしましょう。

TRANSFUSION.1　体液というのはどのような液体か

　体液（body fluid）というのは、身体の中に含まれる液体のことです。私たちの身体の成分を調べてみますと液体成分と固形物に大別されます。水分以外の固形物には、炭水化物、脂肪、タンパク質、無機質などがあります。これらの体重あたりの比率は図1に示されるとおりです。水はこの中でも最大で、体重の約60％を占めることになります。水は体内の物質代謝における媒体（溶媒）として重要であり、水分の欠乏は生命の存続を危うくすることになります。生物にとって水は命の源なのです。

　この水分は体内の諸臓器に広く分布していますが、量的にみると筋肉組織に最大に存在し、脂肪組織には極めてわずかしか存在していません。脂肪組織にはせいぜい重量の10％程度しかありません。硬いといわれる歯や骨には20％程度の水分が含有されているだけですが、その他の臓器・組織には70％以上含有されています。

　脂肪組織は年齢、性別、肥満の程度などにより体内含有量は異なります。脂肪組織には水分含有量は少ないため脂肪組織の増加により体重が増加したとしても体重あたりの体内水分量は多くなりません。体重あたりの水分量として計算してみると肥満者ではやせた人に比べると水分量は少ないことになるのです。このようなことから体重だけから体内水分量を算出するのは誤りを生じることになるのです。最近では体脂肪率という測定装置が普及してきていますが、これを参考にして脂肪を除いたlean body mass（LBM）をもとに水分量を算出することが行われます。体脂肪率測定から体内脂肪の割合を判別することが可能です。体脂肪計算法として身長や腹囲から計算する方法があります。

　最近ではbody composition analyzerという特殊な機械によりインピーダンス法を用いて体内の水分量を測定する方法があります。

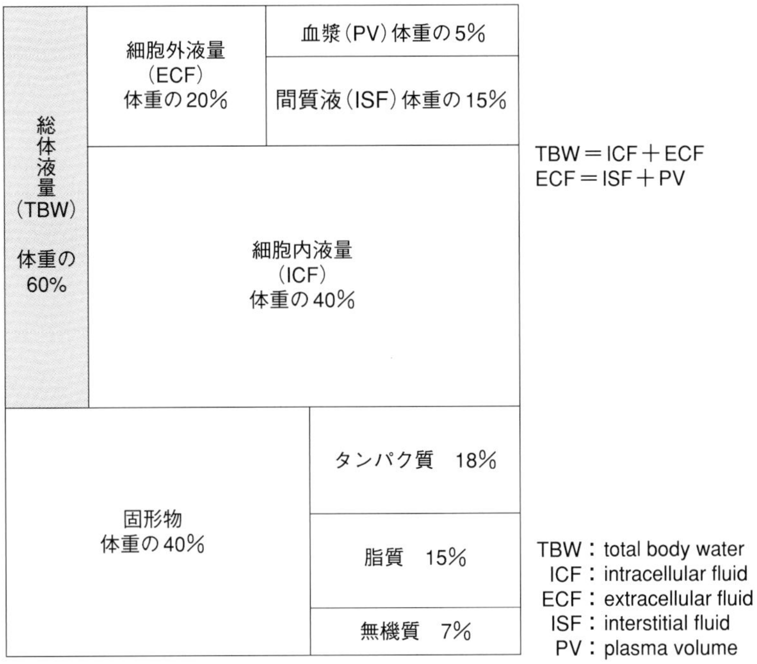

2 体液生理学の基礎

総体液量(TBW) 体重の60%	細胞外液量 (ECF) 体重の20%	血漿(PV)体重の5%
		間質液(ISF)体重の15%
	細胞内液量 (ICF) 体重の40%	

TBW＝ICF＋ECF
ECF＝ISF＋PV

固形物 体重の40%	タンパク質　18%
	脂質　15%
	無機質　7%

TBW：total body water
ICF：intracellular fluid
ECF：extracellular fluid
ISF：interstitial fluid
PV：plasma volume

図1．体液量の区分と生体に占める割合

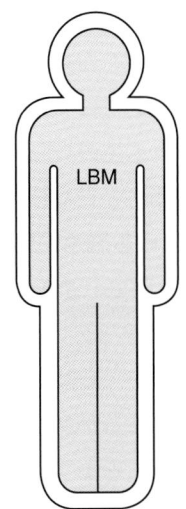

∴ LBM＝体重－脂肪量

脂肪量＝90－0.795×(身長－腹囲cm)
(％体重)

総体液量＝LBM×0.732(％体重)
(TBW)

LBMの概算値
　　男子：体重×0.85
　　女子：体重×0.70

注）体内水分量(総体液量：TBW)を体重あたりの％表示で示すと、肥満の程度(脂肪含有量の違い)により差違を生じるためLBMで比較する。

図2．Lean Body Mass(LBM)：体組織より脂肪を除いた部分

TRANSFUSION.2　体液はどのように区分されるのか

　体内に含まれる水分は大きく細胞内に存在する細胞内液（ICF）と細胞の外側に存在する細胞外液（ECF）に区分されます。細胞外液はさらに血管の中に存在する血漿水分（plasma）と組織間液あるいは間質液と呼ばれる水分に区別されます。

　細胞内液というのは体液の第一区画で、細胞の中に存在し、細胞膜により隔てられていますが、組織や臓器を構成する細胞の総和としての水分量を意味する概念です。この量は体重あたり40％を占めることになり、体液の最大区画です。しかしこの量を求めることは実際的には不可能で、総体液量から細胞外液量を引いた量となります。細胞内の代謝活動を行ううえで水分は溶媒として重要であり、また細胞は体内水分の貯留場所ともなっているわけです。

　細胞外液というのは細胞の外側に存在する水分のことで、いわば細胞が海水中に浮かんでいる状態ということができます。細胞外液は生命の誕生した原始の海の成分を引き継いできたわけで、からだの中の海といわれるものです。クロード・ベルナールはこの細胞外液を内部環境と呼んでいます。この区画は第2区画ということになりますが、これには血管の中に含まれる血漿中の水分と細胞と細胞の間に存在する間質区域の水分（間質液あるいは組織間液）に分けられ、さらに少量の関節液や脳脊髄液などの部分があります。

　循環血漿量と間質液を合わせたものを細胞外液といいますが、この中でも血漿量、特に有効循環血漿量が最も重要であり、この量が欠乏すると循環不全、血圧低下を招くことになり、逆に血漿量の増加は心不全を生じやすくします。血漿量の異常がみられるいずれの場合も生命の危険性が脅かされることになります。間質液の著しい増加はいわゆるむくみ（浮腫）を生じることになります。

　体液量の異常な病態としては、心不全や肝硬変などにおいて認められる胸水や腹水などがあります。イレウスでは腸管内に大量の消化液が貯留することがみられます。さらに広範な火傷では皮下に大量の滲出液という体液が貯留することになりますが、これらは体液の第3の区画（third space）の増加といえます。このような場合、身体全体の水分量は増加していますが、しばしば有効循環血漿量が低下することが知られています。ですから体液量全体は増加した状態にもかかわらず、体内には循環血漿量が減少しているという情報が優先的に生じ、体内に体液を貯留するような防御反応が生じることになるのです。これは体液の分布の異常と考えることができます。このように体内の水分の区画は区分されているのですが、輸液を行うにあたっては患者の病態、どの区画の体液異常が存在するのかを知る必要があるのです。

2 体液生理学の基礎

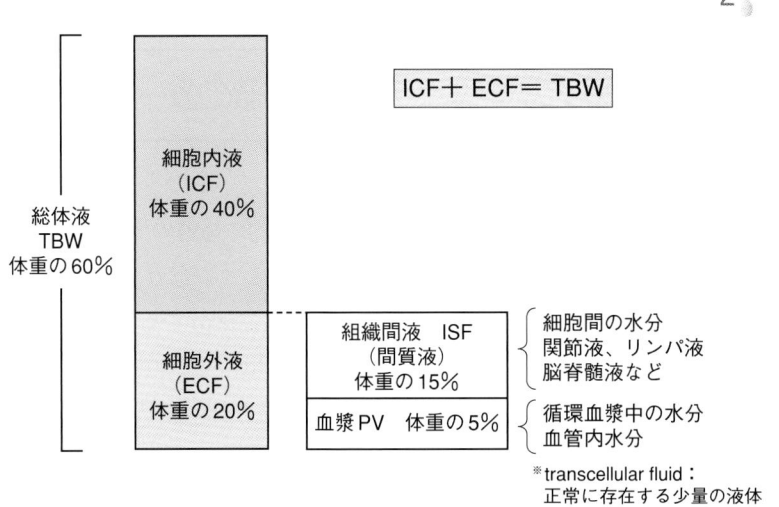

図3．体液の区画

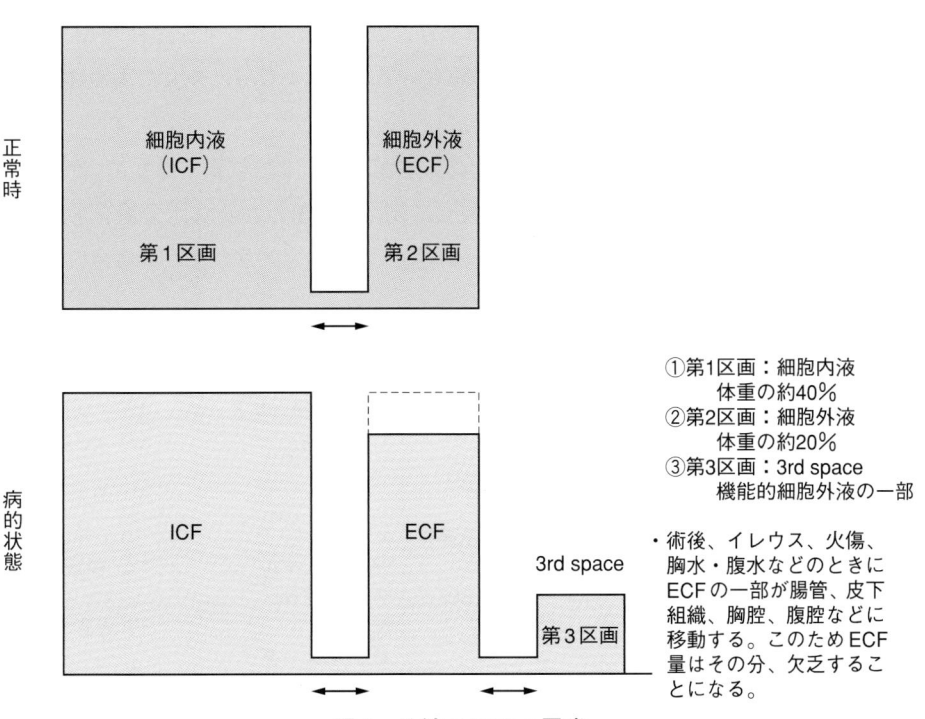

図4．体液の区画の異常

TRANSFUSION.3 体液の量はどの程度あるのか

　体内の水分の総量は総水分量(TBW)といわれ、これは一般的に体重の60%と考えられています。細胞内液量は体重の40%、細胞外液量は体重の20%ということになります。このように細胞内液と細胞外液は2:1の割合で存在しています。細胞外液をさらに区分すると、血漿中の水分が体重の5%、間質液が体重の15%になります。このような値はいわば平均的な数値であり、年齢、性差、肥満の程度により異なるのです。この大きな理由は、筋肉の量と体内脂肪の程度により影響を受けるためと考えられます。

　乳幼児では皮膚はスベスベとし、みずみずしいといわれるように体内水分量は多いことが容易に理解できます。これに対して、高齢者では皮膚は乾燥し、潤いの乏しい皮膚となり、枯れてくるといわれるように体内水分量は加齢に伴い減少してきます。乳幼児では総水分量は体重の65～70%であり、高齢者では体重の55%程度になるといわれます。また、女性と男性では体重あたりの水分量は異なり、男性の方が多く60%程度ですが、女性では50%程度とされます。この理由は男女により身体に占める脂肪含有量の多寡によると考えられます。これと同様に、肥満者とやせた人を比べると、肥満者では脂肪の量が多いため体重あたりの総水分量は少なくなり、やせた人では相対的に総水分量は多くなるというわけです。

　体液量を細かく正確に測定するためにいくつかの方法があります。検査するために特殊な物質(ロダンナトリウム、放射性アイソトープなど)を投与して細胞外液量とか全体水分量を求めることができますが、臨床的には一般的ではありません。特殊な臨床研究の目的とか特別の場合に行われるだけ

表1. 体液量の測定法

	総体液量(TBW)	細胞内液量(ICF)	細胞外液量(ECF)	循環血漿量(PV)
簡易法	TBW＝体重×0.6 (l)　　(kg) 男女・年齢・肥満度などにより異なる。	ICF＝体重×0.4 (l)　　(kg)	ECF＝体重×0.2 (l)　　(kg)	PV＝体重×0.05 (l)　　(kg)
精密法・研究用	重水(D_2O) トリチウム(T_2O) アンチピリン NAAP (N-acetyl-4-aminoantipyrin) などの指示薬による希釈法	特異的な指示薬はないため、 ICF＝TBW－ECF より求める。	イヌリン マンニトール チオ硫酸Na 庶糖 ロダンソーダ 放射性元素 (^{36}Cl、^{24}Na、^{82}Br)など	^{131}I アルブミン(RISA) ^{51}Cr 標識赤血球 エバンスブルー ^{22}P 標識赤血球など

注)　輸液療法に用いる体液量は簡易法による値でよい。
注)　指示薬の希釈法
　　特定の体液区画に分布する指示薬を静脈投与し、この量(I)がその区画中に分布した濃度(C)を求めV＝I/Cとして計算する。
　　測定値は区画中だけに分布するわけでもなく、指示薬の違いにより値は不一致となるため使用した指示薬の区画として表現する(ロダンスペース、Clスペースなど)

です。手術時には循環血漿量などを求めるために放射性ヨードのアイソトープ(RISA)を利用して測定されることもあります。

しかし、輸液療法の場合には特殊な検査により詳細な体内水分量を求めることはありませんし、その必要もありません。水分欠乏量の概算量とか輸液投与量の指標には体重あたりの水分量を計算する大まかな値だけでよいのです。この理由は実際の投与量は安全係数などを考慮して投与することになり、かなり大まかな数値で投与されることになるからです。この概算的な数値により不足量を判断して、この量を計算することが欠乏量輸液の第一歩といえます。年齢、性別、肥満の程度の違いにより総水分量は異なりますが、輸液療法を行うときには成人男子では60％、成人女子では50％、高齢者では55％という概算の数値をもとに計算することでよいとされます。

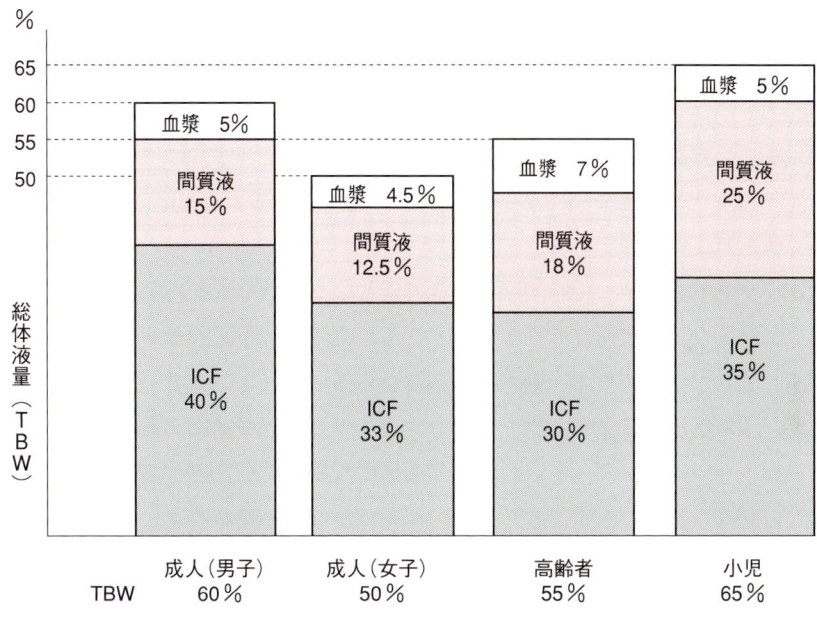

図5. 年齢と体液区分(体重比)
注) 年齢、性別、体脂肪量の違いにより異なる。肥満者では水分比率は減少する。

TRANSFUSION MEMO ─── 体内の海

生命は海水中より発生したといわれ、海は生命の母といわれます。生命が出現した当時の海水の組成が、現在の生物の血液中に引きつがれているというわけです。現在の海水の組成は当時より3倍くらい濃くなっていますが、これは雨や川により大地が侵食されて、溶質が海水中に溶け出した結果なのです。ヒトを含めて脊椎動物の細胞外液の組成は進化の過程でも引きつがれ、一定の値を示すことになります。このような内部環境が維持されることにより生命・代謝が円滑に行われるわけです。生命を育んだ原始の海が、われわれの身体の中に存在しているというわけです。

TRANSFUSION.4 細胞外液と細胞内液の違いというのは

　体内に存在する水分を総体液量として体重の約60％を占めますが、これは細胞内液量と細胞外液量とに大きく区分することができます。細胞内液というのは総体液量の2/3を占め、体重の約40％に相当します。細胞外液というのは総体液量のうちの1/3を占め、体重の約20％に相当することになります。細胞外液はさらに組織間液（15％）と血管の中に存在する血漿（5％）とに区分されます。これらの体重あたりの体液の量は加齢、体内脂肪含有量により影響を受けるわけです。

　細胞外液中ではナトリウム（Na）が主要な陽イオンであり、細胞内液ではカリウム（K）が主要な陽イオンとなります。細胞内にはタンパク質が多いためドナンの平衡から、細胞内の総イオン量は細胞外液よりも大きくなります。また、細胞内の陰イオンではリン酸（HPO_4）が最も多く、クロール（Cl）や重炭酸・バイカーボネイト（HCO_3）は少ないという特徴があります。細胞内外でのイオン組成の違いは細胞内の代謝に必要なものであると考えられます。細胞内のマグネシウム（Mg）の多くはタンパク質、核酸、ATPなどと結合し、ミトコンドリア内ではカルシウム（Ca）、マグネシウム、無機リン酸塩などが多く含まれているのです。

　このような違いがありますが、細胞内液と細胞外液というのはそれぞれが独立して存在しているのではなく、互いに動的な平衡状態にあります。ところが細胞内外を区別するのは細胞膜という隔壁ですが、これがバリアとなっています。細胞膜は脂質から構成されていますが、電荷されているものは通過しにくいという特徴があります。ナトリウムやカリウムなどが通過するには細胞膜に通路となるチャネルあるいはトランスポーターといわれる運搬体になるタンパク質があり、これが細胞内外の移動に関与することが知られています。もしもこの運搬体がないと膜を通過しにくいということになります。

　これに対して、水には水チャネル（アクアポリン）というのが存在していて、容易に細胞内外を移動することができます。浸透圧の差により水分は自由に細胞内外を通過、移動することができるわけです。

表2．細胞内液と細胞外液の比較

	細胞内液 ICF	細胞外液 ECF
意味	細胞の中に含まれる体液 　主として筋肉細胞内の部分が大きい。 　栄養素の代謝や酵素反応の場。	細胞の外側に存在する体液 　組織間液あるいは間質液と血漿水に大別され、3：1の割合である。 　この中には脳脊髄液、関節液などの液体も含まれる。 ・循環の維持により栄養素、酸素、老廃物の運搬
量	総体液量の2/3 　体重の約40％	総体液量の1/3 　体重の約20％
組成	Kが主要な陽イオンで、陰イオンとしてリン酸が多い。	Naが主要な陽イオンで、陰イオンとしてCl、HCO_3が多い。

注）細胞内液と細胞外液とは互いに動的平衡状態にあり、浸透圧変化などにより細胞内外に移行しうる。

TRANSFUSION.5 電解質というのは

　電解質というのは溶液の中でイオン化するものをいいます。体内の電解質にはナトリウム(Na)、カリウム(K)、カルシウム(Ca)、マグネシウム(Mg)、クロール(Cl)、バイカーボネイト(HCO_3)、リン酸(P)、有機酸、タンパク質などがあります。溶液に電極を入れた場合に、マイナス電極に移動する性質のある電解質を陽イオン(cation)といい、ナトリウム、カリウム、カルシウム、マグネシウムがあります。プラス電極に移動する性質のある電解質を陰イオン(anion)といい、クロール、バイカーボネイト、有機酸、タンパク質があります。それぞれの電解質には電荷といって、相対するイオンを取り込む手のようなものがあり、1つの手をもつものを1価といい、化学記号の右肩に陽イオンであれば+あるいは陰イオンであれば−をつけることになります。ナトリウムはNa^+と表し、1価の陽イオンであることを意味します。同様にカリウムはK^+となります。カルシウムはCa^{++}、マグネシウムはMg^{++}となり、2価の陽イオンを意味します。これに対してクロールはCl^-、バイカーボネイトはHCO_3^-となり、1価の陰イオンを示します。ところがリン酸は$H_2PO_4^-$とHPO_4^{--}、1価と2価の種類がありますが、正常の血液pH(7.40)ではそれらの存在比から1.8価として計算されます。

　また、アミノ酸はプラス電極とマイナス電極の両方を有するため両性イオンとして存在します。タンパク質も両性荷電を示し、生体のアルカリ側では陰イオンとして作用しています。タンパク質の等電点はpH<7.40であるため、正常血漿中では陰性に荷電していることになるのです。しかし、日常臨床での電解質というのは主としてナトリウム、カリウム、クロール、バイカーボネイト、カルシウム、マグネシウム、リン酸が一般的です。アミノ酸とか有機酸あるいはタンパク質については電解質から省かれるのが慣例といえます。

　また、電荷をもたないブドウ糖、脂質、尿素などは非電解質といいます。

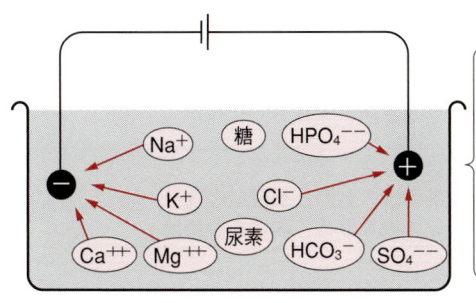

電解質(electrolyte)：溶液中で解離してイオンとなる物質

陽イオン(cation)：Na^+、K^+、Ca^{2+}、Mg^{2+}
陰イオン(anion)：Cl^-、HCO_3^-、HPO_4^{2-}、SO_4^{2-}、有機酸など
両性イオン：アミノ酸

非電解質：ブドウ糖、尿素、脂質、ビタミンなど

図6. 電解質とは

TRANSFUSION.6 電解質の役割は

　臨床的に電解質を測定するのは血漿中の濃度ですが、電解質の役割は細胞内外の代謝活動、生命の維持などに重要なことが知られています。細胞内に主として存在する電解質の場合では、血漿中の濃度から評価することは必ずしも妥当というわけではありませんが、臨床的に細胞内電解質を容易に測定できないため、止むを得ないことになります。血漿電解質の値から類推して評価することになります。ナトリウムは細胞外液の浸透圧の維持、細胞外液量の維持に重要な役割があります。カリウムは細胞内の主要な電解質であり、神経筋肉の興奮性、細胞内代謝やホルモン作用に必要です。カルシウムは骨・歯などの硬組織の成分、神経筋肉の機能発現、細胞内酵素の補助などに重要な役割があります。マグネシウムは補酵素としての役割、リン酸は細胞内の主要な陰イオンとして高エネルギー発現の作用、骨の成分などに重要です。バイカーボネイトは細胞外液のアルカリ化作用として血液のpHの保持、酸塩基平衡の維持に作用しています。

表3. 電解質の特徴と作用

	電解質	化学記号	電荷	原子量/分子量	作　用
陽イオン	ナトリウム	Na	1	23	細胞外液中の主要な陽イオン 細胞外液の浸透圧、細胞外液量の維持 血圧保持
陽イオン	カリウム	K	1	39	細胞内液中の主要な陽イオン 神経・筋肉の興奮性、細胞内代謝 酵素反応、内分泌作用
陽イオン	カルシウム	Ca	2	40	骨歯の形成、体内Caプール 神経筋肉細胞の興奮・伝達、血液凝固機能 酵素活性、細胞膜での物質輸送
陽イオン	マグネシウム	Mg	2	24	細胞内の陽イオン、骨鉱質 細胞内酵素活性、触媒作用、膜の興奮性
陰イオン	クロール	Cl	1	35.5	細胞外液の主要な陰イオン 酸塩基平衡
陰イオン	バイカーボネイト（重炭酸）	HCO_3	1	61	酸塩基平衡、アルカリ化作用
陰イオン	リン酸（無機リン）	HPO_4 H_2PO_4	1.8	31	骨歯の形成、細胞内高エネルギー供給 酵素活性の調節、膜形成の成分 血球の機能保持、酸塩基の調節

TRANSFUSION.7 濃度を表現する単位には

　輸液製剤の組成を表す場合に用いられる濃度には、パーセント濃度、重量濃度、モル濃度、等量濃度などがあります。パーセント濃度というのは溶液 100 ml に溶解している溶質のグラム数を表すものです。生理食塩液は 0.9% 食塩水のことで、溶液 100 ml 中に塩化ナトリウムが 0.9 g 溶けていることを示します。5% ブドウ糖液というのは 100 ml 中にブドウ糖が 5 g 溶解している溶液を意味します。グラム濃度というのはある溶液 100 ml 中に溶解するある物質の重量 g が溶解している溶液の濃度を意味します。

　モル濃度というのは物質をモルで表現して、それが溶液 1,000 ml 中にどれだけ溶解しているのかを示すことを意味します。モルというのは物質の粒子数を単位で、ある物質の 1 モルの重さというのはその物質の原子量または分子量のグラム数を表すことになります。例えば、ナトリウム 1 モルというのはナトリウムの原子量グラム 23 g ですから、ナトリウム 1 モル濃度というのは 1,000 ml 中にナトリウム 1 モル（23 g）が溶解していることを意味します。医学における単位は濃度そのものが少ないため、mg とか mmol などの 1/1,000 の値を用いるのが一般的です。

重量濃度　mg/dl ＝ $\dfrac{\text{物質の重量（mg）}}{\text{水 100ml}}$

モル濃度　mM/l ＝ $\dfrac{\text{1l 中に溶解している物質の重量（mg）}}{\text{物質の分子量}}$

等量濃度　mEq/l ＝ mM/l × 電解質のイオン電荷数

％濃度　vol% ＝ $\dfrac{\text{物質の重量（g）}}{\text{水 100ml}}$ × 100

mEq と mg/dl の換算法

$$mEq/l : mg/dl \times 10 \times \dfrac{原子価}{原子量}$$

- Na : mg/dl × 10 ÷ 23
- K : mg/dl × 10 ÷ 39
- Ca : mg/dl × 10 ÷ 40 × 2
- Mg : mg/dl × 10 ÷ 24 × 2
- Cl : mg/dl × 10 ÷ 35.5
- HCO$_3$: mg/dl × 10 ÷ 61
- PO$_4$: mg/dl × 10 ÷ 30 × 1.8

CHECK!
Na 1mEq → Na 23mg
NaCl 1g 中の Na 17.1mEq
Ca 10mg/dl → 5mEq/l

図 7．電解質と単位

TRANSFUSION.8 輸液に必要な単位、mEqがなぜ使用されるのか

　血清電解質の濃度を評価することは大切です。それぞれの電解質の正常値を理解しておくことは臨床医としての基本的知識です。血清電解質の異常を知るためには、正常値を知っていないと判断できなくなるからです。高ナトリウム血症であれ低カリウム血症であれ、どの濃度で異常値になるのかを記憶しておかなければならないのです。臨床的に使用する電解質は限られたものですから、頭の中にしっかり記憶しておきましょう。濃度というのはある物質が溶液中にどの程度の濃さで溶解しているのかを示す概念です。一般的には mg/dl とか g/dl という単位で表現されますが、電解質の場合には mEq/l で表されることが多いのです。

　なぜ電解質の場合に mEq/l で表現されるのかということを説明する前に、等量(Eq)という概念を知っておく必要があります。医学の世界では Eq の 1/1,000 である mEq を用いるのが一般的です。等量というのはある物質が化学反応をする場合に、その量を均一化するために用いられるものです。例えば、ナトリウム(Na)とクロール(Cl)が反応して NaCl ができる場合、Na 23 mg と Cl 35.5 mg が反応して NaCl が生じることになりますが、これを Na 1 mEq と Cl 1 mEq が反応して NaCl を生じるという表現の方が簡単です。同じ量が反応してある物質が生じるという意味から等価 equivalent というわけです。ですから mEq で表現しても、それを mg へ換算することは可能なことになります。

　例えば、さきほどの例を元にすれば、1 mEq の Na は 23 mg であり、1 mEq の Cl は 35.5 mg ということになります。このようにグラム濃度であれ、等量濃度であれ、内容は同じことですから、等量(Eq)という概念になれておくことが大切です。また、互いの換算方法を知っておくことも必要なわけです。特にカルシウムやリン酸は施設の検査法によっては mEq/l で表されるときや mg/dl で表現されるときもあるからです。電解質を mEq/l で表現すると、陽イオンの総和と陰イオンの総和は等しく、これを Gamble の柱といいます。

表4. 体液区分における電解質組成

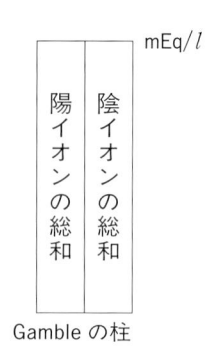

		細胞外液(ECF)			細胞内液(ICF)
mEq/l		血漿	血漿水分	間質液	
陽イオン	Na	142	151	144	15
	K	4	4.3	4	150
	Ca	5	5.4	2.5	2
	Mg	3	3.2	1.5	27
イオン合計		154	163.9	152	194
陰イオン	Cl	103	109.7	114	1
	HCO$_3$	27	28.7	30	10
	PO$_4$	2	2.1	2.0	100
	SO$_4$	1	1.1	1.0	20
	有機酸	5	5.3	5.0	—
	タンパク質	16	17	0	63
イオン合計		154	163.9	152	194

mEq/l

陽イオンの総和 ｜ 陰イオンの総和

Gamble の柱

TRANSFUSION Q.9 アニオンギャップというのはどのような概念か

アニオンギャップ(anion gap：AG)というのは、血清電解質を mEq/l の単位で表現した場合に、陽イオンの総和と陰イオンの総和は等しくなるという関係をもとに導き出される概念です。細胞外液中の陽イオンはナトリウム(Na)、カリウム(K)、カルシウム(Ca)、マグネシウム(Mg)があり、陰イオンにはクロール(Cl)、バイカーボネイト(HCO_3)、リン酸(P)などの有機質、タンパク質などがあります。ここでナトリウム以外の陽イオンをまとめてその他の陽イオンとし、クロールとバイカーボネイト以外の陰イオンをその他の陰イオンとすると次のような関係式が得られます。

　　Na＋その他の陽イオン＝Cl＋HCO_3＋その他の陰イオン

式を一部変更すると、

　　Na−(Cl＋HCO_3)＝その他の陰イオン−その他の陽イオン

となります。すなわち、(その他の陰イオン)−(その他の陽イオン)をアニオンギャップ(AG)といい、臨床的には Na−(Cl＋HCO_3)から求めることができます。正常値は 12±2(10〜14)mEq/l となります。血清電解質を測定したら常に AG を計算する習慣を付けることが大切になります。電解質の異常が疑われる場合には、ナトリウム、カリウム、クロールの測定と同時にバイカーボネイトの測定が必要ということになります。バイカーボネイトの測定には動脈血のいわゆる血液ガス検査による特殊採血が必要ですが、バイカーボネイトだけであれば静脈血のバイカーボネイトでも代用できます。

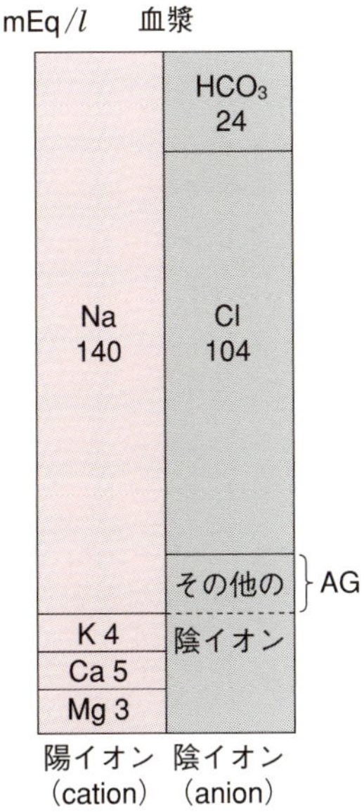

電解質を mEq/l の単位で表示すると、陽イオンの総和と陰イオンの総和は等しいことから次式が成立する。

Na＋K＋Ca＋Mg＝Cl＋HCO_3＋その他の陰イオン

K＋Ca＋Mg をその他の陽イオンとすると

Na＋その他の陽イオン＝Cl＋HCO_3＋その他の陰イオン
Na−(Cl＋HCO_3)＝(その他の陰イオン)−(その他の陽イオン)

∴ AG＝Na−(Cl＋HCO_3)

正常値 12±2mEq/l

CHECK! 血清電解質異常の疑われる場合、特に酸塩基平衡異常の存在するときには Na、K、Cl、のほかに HCO_3 の測定を同時に実施すること。

図8．アニオンギャップ(AG)

TRANSFUSION Q.10 アニオンギャップの臨床的な意義というのは

　アニオンギャップ（AG）が増加する場合は、尿毒症、糖尿病性アシドーシス、乳酸性アシドーシスなど陰イオンとして有機酸とかリン酸とかの陰イオンが血液中に増加するような病態の場合です。

　AG が減少する場合は、ルーチンに測定されない陰イオンが減少するというばかりでなく、ナトリウム以外の陽イオンが増加する場合もあります。この場合には酸塩基平衡障害を伴うことはないのです。低アルブミン血症の場合にはアルブミンが 1 g/dl 低下するに伴い、アニオンとして約 3 mEq/l 減少します。多発性骨髄腫の場合にも IgG が陽性に荷電していることから電気的な平衡を維持するために、陽イオンのナトリウムが減少することになり AG は低下します。ブロム中毒（睡眠剤であるブロバリンや鎮痛剤のあるもの）においても AG が低下することが報告されています。この理由はクロールの測定にブロムが影響することから、見かけ上血清クロール濃度が高値に測定されることになるためです。

　未測定陰イオンの減少（低アルブミン血症、貯留体液による希釈）、未測定陽イオンの増加（高マグネシウム血症、高カルシウム血症、リチウム中毒、多発性骨髄腫）、測定干渉（ブロマイド、ヨード、高トリグリセライド血症）などで AG が低下することが報告されています。

　このようなことから電解質の測定時には、できる限り同時に動脈血の血液ガスの検査または静脈血の重炭酸濃度を測定して、AG を計算する習慣を付けることが大切です。

表 5．アニオンギャップの意義

アニオンギャップの減少（AG＜10）	アニオンギャップの増加（AG≫14）
Cl、HCO₃ 以外の陰イオンの減少 　低アルブミン血症	Cl、HCO₃ 以外の陰イオンの増加 　腎不全（リン酸、硫酸など） 　糖尿病性ケトアシドーシス（有機酸、ケト酸） 　乳酸性アシドーシス（乳酸、有機酸） 　薬物中毒（サリチル酸、エタノール、エチレングリコールなど）など
Na 以外の陽イオンの増加 　高 K 血症＋高 Ca 血症＋高 Mg 血症 　IgG の増加（多発性骨髄腫） 　リチウチ中毒 　ブロム中毒など	Na 以外の陽イオンの減少 　低 K 血症＋低 Ca 血症＋低 Mg 血症

注）AG の臨床的意義は、代謝性アシドーシスの鑑別診断に有用であること。
　　AG の増加する代謝性アシドーシスには尿毒症、糖尿病性ケトアシドーシス、乳酸性アシドーシス、薬物中毒などがあり、尿細管性アシドーシス（RTA）では AG の増加がみられない代謝性アシドーシスの特徴がある。

TRANSFUSION.11 浸透圧とは

　半透過性の膜を境にして濃度の異なる溶液が存在する場合に、濃度の濃い方の溶液中に水分が移動する現象が認められます。例えば、漬け物をつけるときにぬかの中に塩を入れるため、なすびやキュウリなどから水分が出てきて、ぬかが水浸しになるのはこのためです。このように水分を引き寄せる力を浸透圧といいます。浸透圧はその溶液の粒子の数を表す単位というものです。浸透圧の高い方に水分が移動し、溶液の浸透圧を等しくすることになります。このため半透過性の膜を通過する物質であれば、いずれの区画の物質の濃度も最終的には等しい平衡状態になります。

　浸透圧は身体の中ではどの場所も本来同じであるはずですが、唯一腎臓の髄質の部分は浸透圧が高くなっていますが、これは尿を濃くするために必要なためです。浸透圧は細胞のサイズを一定に維持するために必要になります。もしも浸透圧の差が存在すると、高浸透圧の方へ水分が移動し、細胞のサイズは正常に戻ることになります。

　臨床的に血漿浸透圧を測定するには浸透圧計を用います。そのほかに計算によって浸透圧を求めることができます。浸透圧計は高価な装置ですが、使用方法は簡単で氷点降下法による原理により自動的に表示されます。正常時の血漿浸透圧は 285 mOsm/kgH$_2$O（280-290）となります。計算式による方法は次に述べることにしましょう。

定義：溶液中の粒子の「数」を表す単位。
　　　浸透圧の異なる溶液が半透過膜を境にして存在すると高浸透圧の方に水分が移動し、両方の溶液の浸透圧が等しくなる。この現象を浸透（osmosis）という。
　　　このような水分を引っ張る力を浸透圧といい、これは溶液中の粒子の大きさや粒子の性質とは無関係である。
意義：生体内では細胞内外の浸透圧は等しく、細胞サイズが等しく一定に保たれている。

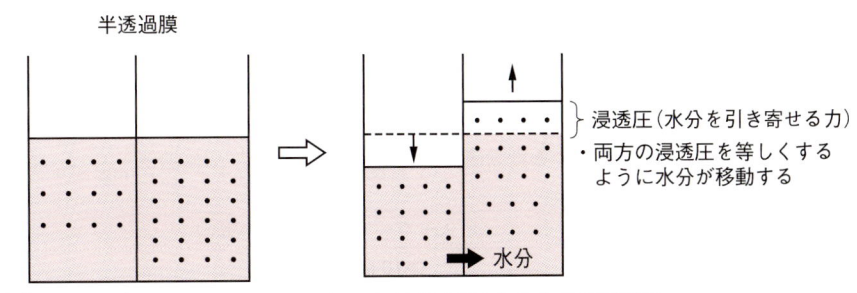

単位：mOsm/kg H$_2$O　osmolarity：水1kgに溶質を溶かしたときの浸透圧
　　　mOsm/l　osmolarity：溶液1lに溶質を溶かしたときの浸透圧
注）臨床的にはいずれもほぼ同じ値を示す。オスモメーター（浸透圧計）により測定する。

図 9. 浸透圧の概念

TRANSFUSION.12 オスモラールギャップというのは

　通常では浸透圧計により求めた実測の血漿浸透圧と計算により求めた浸透圧の値はほぼ一致します。しかし、これが不一致を示した場合をギャップが存在するといいます。血漿の浸透圧は細胞外液のナトリウム濃度に依存するため、血清ナトリウム濃度の2倍として求めることができます。ブドウ糖の濃度や尿素濃度が異常高値を示す場合には浸透圧への影響があります。したがって計算により浸透圧を求めるには、**血漿ナトリウム濃度(mEq/l)×1.86＋ブドウ糖(mg/dl)/18＋尿素窒素値(mg/dl)/2.8**から計算できます。

　一般的に実測値と計算値の浸透圧のギャップは 10 mOsm/KgH$_2$O 以内ですが、それ以上のギャップが存在する場合には通常の検査(ナトリウム、血糖、尿素窒素)で測定されていない溶質の存在を意味しています。このような物質として、エタノール、メチルアルコール、マンニトール、エチレングリコール、乳酸、ケト酸などの特殊な物質が存在することになります。著しい高脂血症や高タンパク血症にみられる偽性低ナトリウム血症の場合にもギャップが増加する点に注意しなければなりません。このような浸透圧ギャップの測定は高脂血症、高γグロブリン血症、薬物中毒、急性腎不全の診断に有用であるといえます。

表6. 血漿浸透圧の求め方

(1) オスモメーターによる測定法
　　a) 氷点降下法
　　b) 蒸気圧を利用した方法　　　　正常値：285±5 mOsm/kg H$_2$O
(2) 計算による測定法

$$Posm = 血漿Na濃度(mEq/l) \times 1.86 + \frac{血糖値(mg/dl)}{18} + \frac{尿素窒素値(mg/dl)}{2.8}$$

注) オスモラールギャップ＝(1)－(2)
　　正常では 10 mOsm/kgH$_2$O 以内の値であるが、それ以上の場合は Na、血糖や尿素以外の
　　浸透圧物質の存在することを意味する。

表7. オスモラールギャップ(osmolar gap；OG)

$$オスモラールギャップ(OG) = (浸透圧計による実測値) - \left(\underset{計算による浸透圧値}{1.86 \times [Na]mEq/l + \frac{血糖値}{18} mg/dl + \frac{BUN}{2.8} mg/dl}\right)$$

正常	オスモラールギャップの異常
<10 mO$_{sm}$/kg H$_2$O	≫10 mO$_{sm}$/kg H$_2$O
正常時	1) 外因性浸透圧活性物質の増加 　　ソルビトール、マンニトール、グリセロール、エタノール、メタノール、 　　エチレングリコール、造影剤など 2) 偽性低 Na 血症 　　高度の高脂血症や高タンパク血症 3) 測定の誤差 　　浸透圧 Na、血糖、BUN の測定ミス

TRANSFUSION Q.13 スターリングの法則というのは

　毛細血管における水分移動はスターリング（Starling）の法則により行われます。これに関与する因子は血管内から水分を押し出す力（静水圧）、血管内に水分を引き留めようとする血管内の膠質浸透圧、組織から血管内に押し返す力（組織圧）、組織側に水分を引き留めようとする組織膠質浸透圧からなり、これにリンパ流が作用しています。毛細血管の動脈側では血管内から間質側に水分が押し出され、静脈側では血管内に水分を引き込むことになり、血管内と間質組織との間の水分平衡が維持されています。

　毛細血管では60～65Åの大きさの窓（孔）を通して物質交換が行われるため、アルブミン以上の大きな分子の血漿成分は血管の外へ出ていけないため、血管内外で膠質浸透圧差ができることになります。毛細血管の動脈側では流れてきた血液の静水圧で毛細血管の窓を通って水や小分子が血管の外へ出ようとします。これに対抗する力が血漿膠質浸透圧です。血管内にとどまっているアルブミンなど膠質浸透圧を形成する物質は、血管内に水分を引きとどめるように作用することになります。

　組織の側では組織圧により血管内に水分を戻すような力が働きますが、一方、間質組織側に水分を引きとどめようとする組織膠質浸透圧が作用します。このような力のバランスにより毛細血管と間質組織間での水分平衡が維持されることになるというのが、スターリングの法則というわけです。これにリンパ流が作用して、間質の中に存在する水分を静脈に戻すことも行われて組織の水分平衡が維持されます。このような因子になんらかの異常が存在するときには間質組織に水分・ナトリウムなどの体液が貯留して浮腫が出現することになります。

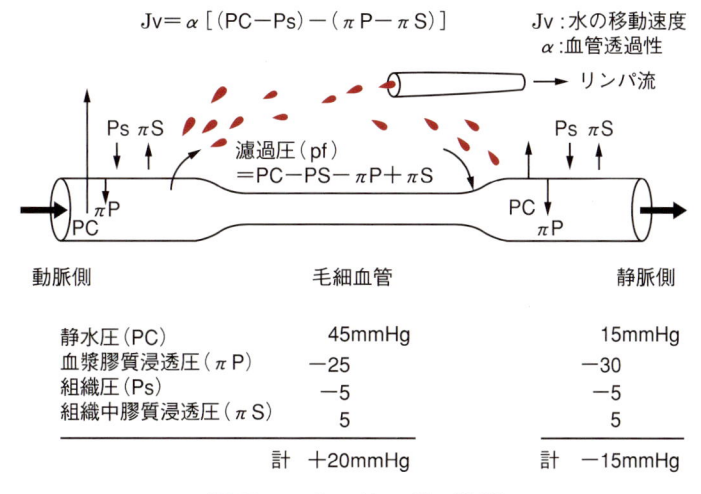

$$Jv = \alpha\,[(PC - Ps) - (\pi P - \pi S)]$$

Jv：水の移動速度
α：血管透過性

濾過圧（pf）＝ PC － Ps － πP ＋ πS

	動脈側	静脈側
静水圧（PC）	45mmHg	15mmHg
血漿膠質浸透圧（πP）	－25	－30
組織圧（Ps）	－5	－5
組織中膠質浸透圧（πS）	5	5
計	＋20mmHg	－15mmHg

図10．スターリングの法則

注）毛細血管内外の水分移動はスターリングの法則による。血管内への水分の移動は血漿膠質浸透圧の影響が大きい。この法則とリンパ流により動脈側から組織間質に漏出した体液は静脈側に戻る。血管壁の透過性の異常のある病態においては水分が間質に漏れやすくなる。

TRANSFUSION.Q.14 膠質浸透圧とは

　膠質浸透圧というのは晶質浸透圧に対する用語で、主としてタンパク質などのコロイドにより生じる浸透圧を意味します。血管の中に存在するアルブミンなどのコロイド物質により水分は血管内に引き寄せられ、この水分を血管内に引き寄せる浸透圧のことを膠質浸透圧といいます。毛細血管における体液平衡状態はスターリングの法則により決まり、局所組織の水分移動が調節されますが、血管内に水分を引っぱり込む力として、膠質浸透圧と局所間質の組織圧が知られています。

　分子量の大きな物質は重量濃度（g/dl）が大きくても、溶液中に含まれる粒子の数は少ないため、その浸透圧は小分子量物質に比べて極めて少なくなります。分子量が小さいほど浸透圧は大きくなります。アルブミン1g/dlでは膠質浸透圧は6mmHg、グロブリン1g/dlの膠質浸透圧は1.5mmHg以下となります。膠質浸透圧は約2mOsm/kg程度ですが、水圧では25〜30mmHgの圧力を示すことになります。膠質浸透圧の大きいタンパクはアルブミンで、タンパク質の中でアルブミンは約50％を占めていることから膠質浸透圧に影響するのはアルブミンということができます。つまり膠質浸透圧の異常というのはアルブミン濃度の異常と考えられます。

　血清アルブミン濃度が低下している低栄養状態では浮腫傾向が著しくなりますが、これは膠質浸透圧の低下により間質組織に漏れ出た水分が血管内に引き寄せられないことから生じるためです。低アルブミン血症の原因はアルブミン合成低下（肝硬変、栄養障害）、アルブミン喪失（高度タンパク尿、浸出液の喪失）、異化亢進状態（炎症、腫瘍）でみられることになります。ネフローゼ症候群や肝硬変では低アルブミン血症が存在する結果、浮腫が持続することになります。

　膠質浸透圧を測定するにはオンコメーターという装置を必要としますが、特殊な機械であり、どこの施設にもあるというものではありません。簡易計算式により求める方法として血漿アルブミン濃度を利用した方法があります。

表8. 血漿膠質浸透圧の求め方

(1) オンコメーターによる測定
　　正常値　25〜30 mmHg（1.5〜1.8 mOsm/kg H₂O）

(2) 計算による測定
　　a) 血漿膠質浸透圧＝6.0×アルブミン濃度＋1.5×グロブリン濃度
　　b) 血漿膠質浸透圧(mmHg)＝2.1×C＋0.16×C²＋0.09×C³
　　　 但し、C＝血漿タンパク質濃度(g/dl)

(3) 簡易計算式として
　　血漿膠質浸透圧(mmHg)＝5.23×C－2.6

注）膠質浸透圧は血漿タンパク濃度、特にアルブミン濃度により規定される。
　　間質液中のタンパク濃度は0.1〜0.5 g/dlと低く、血漿タンパク濃度の影響を強く受けることになる。

TRANSFUSION Q.15　血漿浸透圧というのはどのように調節されるのか

　血漿浸透圧は正常では 280～290 mOsm/kgH$_2$O に維持されています。この調節は浸透圧調節系により厳密にコントロールされています。浸透圧が存在するのは細胞のサイズを一定に維持するために必要であるからです。細胞の機能が正常に作用するうえで、細胞の大きさが変化してしまうことは好ましくありません。もしも細胞内外で浸透圧の差が存在すると、水分が浸透圧の高い方に移動して浸透圧差をなくすことになります。このような点から血漿の浸透圧が厳密に調節されるわけです。これが浸透圧調節機構です。すなわち、渇中枢により調節される渇感と下垂体後葉による抗利尿ホルモンと腎臓の濃縮力と希釈力による二重の支配を受けているのです。

　例えば、血漿浸透圧が増加すると視床下部に存在する浸透圧受容体の細胞のサイズが変化することにより異常が感知され、口渇を生じ、この結果、水分摂取量が増します。さらに下垂体から抗利尿ホルモン（ADH）の分泌が亢進して腎臓から自由水の再吸収が行われ体内に水分が補給されることになります。このため血漿浸透圧は正常に維持されます。逆に血漿浸透圧が低下すると、渇感は生ぜず、抗利尿ホルモンの分泌も抑制されるために腎臓からの水分再吸収はなく、体内に過剰に存在する自由水が排泄され、血漿浸透圧は一定に保たれることになります。

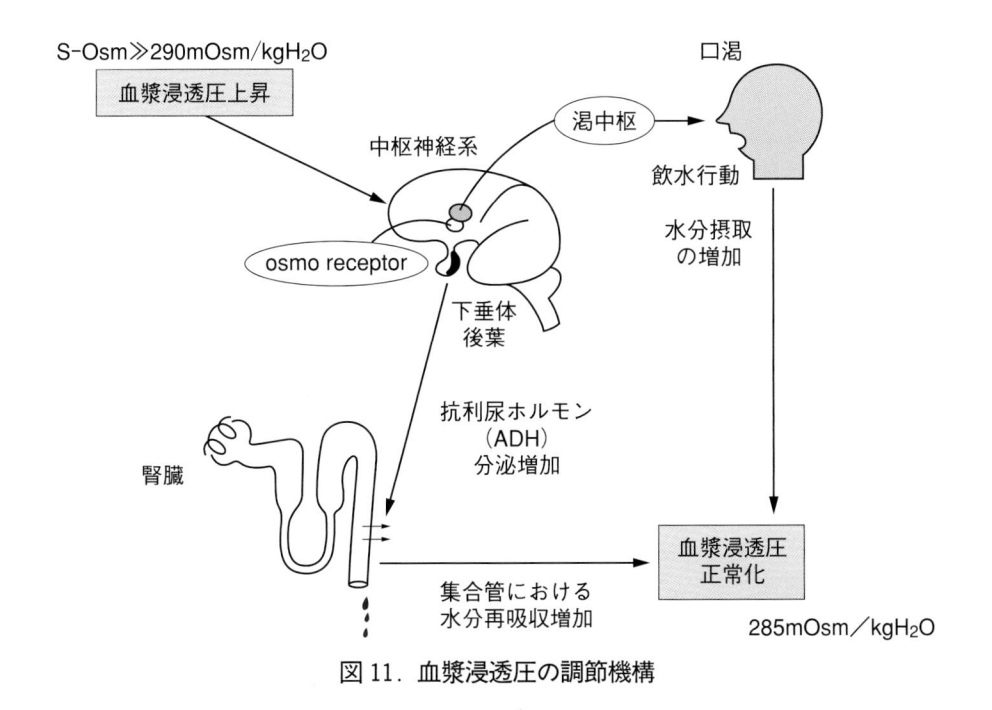

図 11．血漿浸透圧の調節機構

TRANSFUSION.16 tonicity（張度）というのは

　体液の浸透圧が一定に保たれることは細胞のサイズを正常に維持するために必要なことです。もしも血漿の浸透圧が増加すると、浸透圧差から細胞から水分が血漿中に移動するため細胞のサイズは小さくなり、逆に血漿浸透圧が低下すると細胞の中に水分が入り込み細胞のサイズは大きくなります。このようなことから浸透圧調節系により血漿浸透圧が一定に維持されることになるのです。細胞外液の浸透圧は主としてナトリウムとクロールなどの電解質のほかに、ブドウ糖や尿素、その他の溶質が影響します。これらを浸透圧物質といい、主として小分子の晶質量物質からなります。

　しかし、尿素というのは細胞の膜を自由に通過することができるため、細胞内外での尿素の濃度は等しいことが認められます。この結果、浸透圧差を生じることはなく水分の移動はみられません。このため細胞のサイズには影響しないことになるのです。このようなことから尿素は有効な浸透圧を形成しない無効浸透圧物質といえるのです。したがって細胞のサイズに影響する浸透圧物質は細胞膜を自由に通過できない物質が関係することになるのです。

　正常の血漿浸透圧と同じ浸透圧を示す場合を等張性 isotonic といい、正常血漿浸透圧よりも高い場合を高張性 hypertonic といい、正常血漿浸透圧よりも低い場合を低張性 hypotonic といいます。高張性の場合は、細胞内液より細胞外液に水分が移動し、細胞は収縮することになり、低張性の場合は、細胞外液より細胞内液に水分が移動し、細胞は膨張することになります。このような細胞のサイズに影響する有効浸透圧を意味する用語が tonicity（張度）という概念です。

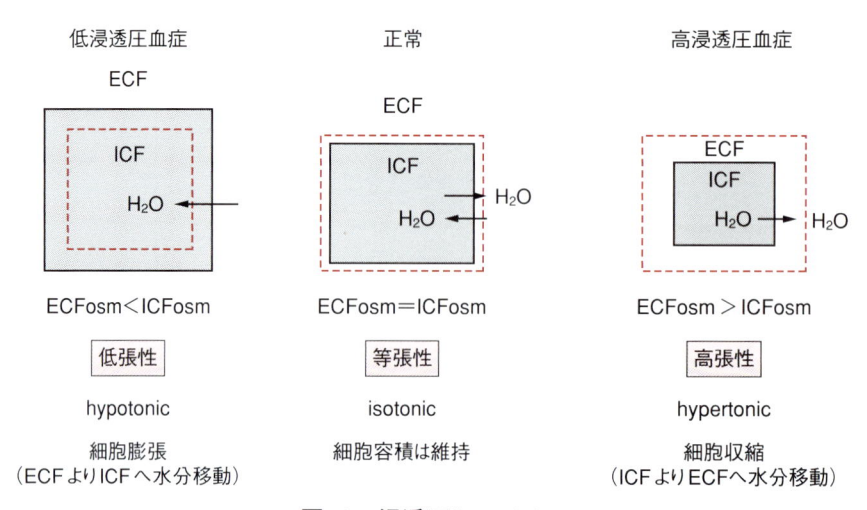

図 12．浸透圧と tonicity

注）正常の血漿浸透圧は 285±5 mOsm/kgH$_2$O であり、これとほぼ等しい浸透圧を示す液体を等張液という。これよりも低い浸透圧の液を低張液、高い浸透圧の液を高張液という。浸透圧差により細胞内外への水分の移動が生じて、浸透圧が等しくなる。

TRANSFUSION Q.17 高浸透圧血症と低浸透圧血症の原因は

　血漿浸透圧が 290 mOsm/KgH$_2$O 以上に増加した状態を高浸透圧血症といい、280 mOsm/KgH$_2$O 未満に低下した状態を低浸透圧血症といいます。高浸透圧血症とは体液中に浸透圧活性物質が増加している病態です。増加する物質としてナトリウム、ブドウ糖、尿素のような生体内に本来存在する物質だけでなく、外から加えられて物質による場合もあります。例えば、マンニトール、グリセリン、メタノール、エタノール、エチレングリコールなどの場合があります。

　低浸透圧血症というのは浸透圧活性物質が減少した病態ですが、生体内に存在する浸透圧活性物質が著しく減少するとしてもブドウ糖や尿素が極度に低下することはあり得ません。たとえ低血糖という状態でも著しく低浸透圧血症となることはありません。臨床的な低浸透圧血症というのは低ナトリウム血症の場合といえます。しかしながら逆に低ナトリウム血症が常に低浸透圧血症とは限らないことに注意しなければなりません。低ナトリウム血症には真性の低ナトリウム血症と偽性低ナトリウム血症があり、低浸透圧血症を示すのは真性低ナトリウム血症の場合だけです。

　ブドウ糖は有効浸透圧物質ですが、正常ではインスリンにより血中のブドウ糖濃度は著しく高値となることはありません。このため血漿浸透圧への影響は少ないのです。糖尿病ではインスリン分泌不足の結果、血中ブドウ糖濃度は著しい高値（高血糖）となるため、高浸透圧血症を示し、細胞内より水分を移動させます。糖尿病においてはブドウ糖は有効浸透圧物質となります。

表 9. 浸透圧の異常の原因

280 mOsm/kgH$_2$O＞低浸透圧血症	高浸透圧血症≫290 mOsm/kgH$_2$O
低 Na 血症 　水分過剰 　SIADH 　副腎不全 　高度浮腫 Na 欠乏 　利尿薬過剰投与 　浸透圧利尿 　極度の Na 制限など	高 Na 血症 　水分欠乏（高張性脱水症） 　中枢神経系障害（渇感障害など） Na 過剰 　高張食塩水過剰投与 　原発性アルドステロン症など 高血糖 高窒素血症 薬物中毒（エタノール、メタノール、エチレングリコールなど） 外因性浸透圧活性物質の投与 　マンニトール、グリセオールなど 高張液の輸液 高 Na 透析法

TRANSFUSION.18　腎機能の評価

　腎臓の機能を評価するために臨床的に実施される検査として糸球体濾過機能を評価する糸球体濾過値（GFR）や尿細管の機能を評価する検査が行われます。GFRは詳しくはイヌリンクリアランス（Cinulin）により行われますが、臨床的にはクレアチニンクリアランス（Ccr）が一般的です。正常値は100～120 ml/分となります。また血清クレアチニン濃度により代用することもありますが、血清クレアチニン濃度は腎機能が正常の50％以下にならないと異常を示しません。腎機能が正常であるかどうかを判定するには、少なくともCcrのチェックが必要になります。最近ではCKD（chronic kidney disease；慢性腎臓病）の概念より、血清Cr濃度によりGFRを計算により求める方法が提唱されるようになりeGFR（推算GFR）として知られています。計算機により簡単に求めることができます。

　Ccrの計算は尿中クレアチニン濃度（mg/dl）×分時尿量（ml/分）を血漿中のクレアチニン濃度（mg/dl）で割ることにより求めることができます。Ux・V/Pをクリアランス（C）の式といいます。クレアチニン以外にも、ナトリウムとかカリウムについても計算することができ、それぞれナトリウムクリアランス（C_{Na}）とかカリウムクリアランス（C_K）といいます。

　尿細管の機能は尿濃縮力の検査が一般的です。水分制限（Fishberg尿濃縮試験）をして最大尿濃縮力を浸透圧あるいは比重で評価するものです。尿浸透圧は800 mOsm/kgH₂O以上が正常値です。そのほかに腎血漿流量（RPF）の測定としてはパラアミノ馬尿酸（PAH）のクリアランス（C_{PAH}）がありますが、臨床的には実施が容易でないためPSP検査（15分値）で代用することもあります。腎血漿量は正常では600 ml/分となります。

糸球体機能
1) 濾過能（GFR）

$$GFR = \frac{Ucr \cdot V}{Pcr} = Ccr$$

（ml/分）

GFR：糸球体濾過値
Pcr：血清クレアチニン濃度（mg/dl）
Ucr：尿中クレアチニン濃度（mg/dl）
V：分時尿量（ml/分）
Ccr：クレアチニンクリアランス

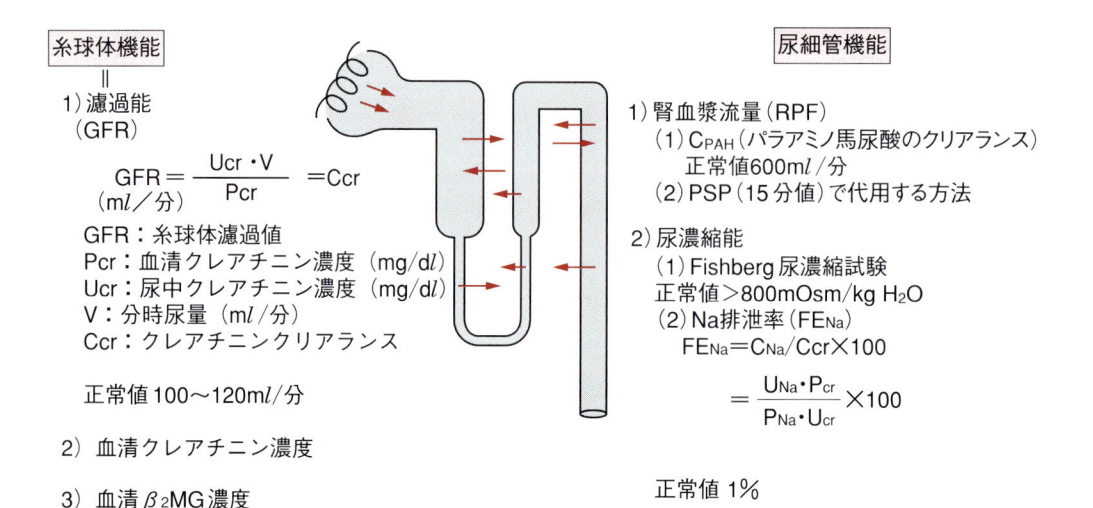

正常値 100～120ml/分

2) 血清クレアチニン濃度
3) 血清β₂MG濃度

尿細管機能
1) 腎血漿流量（RPF）
　(1) C_{PAH}（パラアミノ馬尿酸のクリアランス）
　　正常値600ml/分
　(2) PSP（15分値）で代用する方法
2) 尿濃縮能
　(1) Fishberg尿濃縮試験
　　正常値＞800mOsm/kg H₂O
　(2) Na排泄率（FE_{Na}）
　　$FE_{Na} = C_{Na}/Ccr \times 100$
　　$= \dfrac{U_{Na} \cdot P_{cr}}{P_{Na} \cdot U_{cr}} \times 100$

正常値 1％

図13．腎機能評価法

TRANSFUSION Q.19 FENa（ナトリウム排泄率）というのは

　体液電解質の検査でしばしばナトリウムの排泄分画（排泄率）FENa という概念が検討されます。これは糸球体で濾過されたナトリウムが尿中にどの程度の割合で排泄されたかをみる検査法です。この計算はナトリウムクリアランス（CNa）をクレアチニンクリアランス（Ccr）で割ることにより求めることができます。正常値は 1% 程度ということになります。つまり糸球体で濾過されたナトリウムの 99% は尿細管のいずれかの部位で再吸収され尿中に排泄されるのは 1% 程度であるということになります。ナトリウムは生体には重要な電解質であり、できる限り体内に保持しなければならないためと考えられます。体内のナトリウムが欠乏した脱水症の状態では極力体内に保持されるため FENa は 1% 以下となります。

$$FE_{Na} = C_{Na}/C_{cr} \times 100 = (U_{Na}/P_{Na})/(U_{cr}/P_{cr}) \times 100 = \frac{U_{Na} \cdot C_{cr}}{P_{Na} \cdot U_{cr}} \times 100 \; (\%)$$

　計算式から理解できるようにクリアランス式の分時尿量は分子、分母で相殺されますから 1 日の蓄尿の必要はなく、血漿と随時尿中のクレアチニン、ナトリウムを測定することにより計算できます。この FENa の意義は腎前性急性腎不全、脱水症では著しく低下し（＜1%）、急性腎不全（急性尿細管壊死）や慢性腎不全、利尿薬の投与では 1% 以上（＞3〜5%）増加することが知られています。

TRANSFUSION MEMO ——— 濃縮力・希釈力と輸液の関係は

　腎臓の尿濃縮力と希釈力という働きは重要です。特に腎臓の機能に依存した治療法ともいえる輸液療法においては大切なことは言うまでもありません。もしも必要な水分量よりも多い輸液量を投与したとした場合、腎臓の希釈力が障害されていれば過剰な水分の排泄が行われなくなります。逆に、必要とする水分よりも投与すべき量が少なければ、腎臓がなるべく水分喪失を防止するように尿を濃くして喪失を避けなければなりません。このような水分量を適切に調節する能力が尿濃縮力と希釈力です。

　この機能は単に腎臓の作用だけで決まるのではなく、抗利尿ホルモン（ADH）の影響があります。ADH が分泌されても、その作用が発揮されなければ尿濃縮力は認められません。特に尿細管障害のある場合、高齢者、腎機能障害などでは濃縮力の障害がみられます。希釈力障害は副腎不全や腎不全の場合にみられることになります。また腎臓に存在するヘンレ係蹄という構造は尿濃縮機構に深くかかわっています。この尿濃縮機構は生物が水分の乏しい陸上に移動してきたときに獲得した防御機構といえます。実際、砂漠にすむネズミでは尿濃縮は著しいことが知られ、ヘンレ係蹄はよく発達しています。

TRANSFUSION Q.20　尿からどのような情報が得られるか

　尿は腎臓の働きを反映する有用な情報源となります。尿検査は検体の採取において特別の技能を必要とせず、苦痛を伴わずに簡単に大量に得ることができ、しかも重要な情報を提供してくれます。生体の体液量、浸透圧、電解質バランス、酸塩基平衡などの腎臓の内部環境の恒常性を知るうえでの重要な情報源となるのです。

　採取方法によって、随意尿、早朝尿、1日尿、時間尿などの区別があり、尿検査の目的によりいずれかが選択されます。このような尿の検査結果は生体の水電解質の状況、食事や飲水量により大きく変動するために、一般的な血清電解質検査のような正常値というものは存在しません。ある生体の条件により、自動的に規定されるために、予測値として評価されるだけです。実際の尿の検査と予測値との差異により、生体にどのような変化、病態が生じているかを判断することが可能になるわけです。この解釈のためには水・電解質の病態に関する知識が必要になります。ヒトでは1日に水分0～30 l、ナトリウム0～400 mEq、カリウム10～400 mEqなどの摂取量を許容することができるとされます。このような負荷に対して腎臓は体内の体液状態に応じて余分な物質を尿中に排泄することができるのです。

　腎臓の作用は最終的には尿中に反映されます。体液量、体液浸透圧、酸塩基平衡などの調節はその恒常性を維持するために尿中に過剰分を排泄し、過小分は排泄を減少させバランスを維持することになるのです。このため尿中の電解質を測定することにより体液の異常、体液量の異常や血清電解質の異常を確認することもできることになります。

　体液のバランスがとれているとき（病的状態にないとき）には、尿中へのナトリウム排泄量と体内への負荷量はバランスがとれています。このため排泄量を知ることにより、逆に食塩の摂取量を判定することができるのです。例えば、尿中ナトリウム濃度が50 mEq/lで、1日尿量が1,000 mlであれば、尿中へのナトリウム排泄量は50 mEq/l×1 l＝50 mEqとなります。NaCl 1 gがNa 17 mEqですから50/17≒3すなわち食塩3 gが排泄されていることを知ることができます。

　体液量の減少した場合（脱水症）には、腎臓はできる限り体液の喪失を防止するために再吸収が亢進し、尿中への排泄が低下することになります。低ナトリウム血症の場合には尿中ナトリウム濃度の測定により診断的な価値があります。循環血漿量の減少している低ナトリウム血症（低張性脱水症）では、尿中ナトリウム濃度は＜10 mEq/lを示します。ところが循環血漿量の増加している低ナトリウム血症（抗利尿ホルモン不適切分泌症候群など）では＞10 mEq/lとなります。一方、尿中クロール濃度はナトリウムと同じように変動しますが、これ以外にも有用性があります。特に酸塩基平衡異常の場合（代謝性アルカローシス）には価値があり、一般的なクロール反応性の代謝性アルカローシスの場合には、尿中クロール濃度は＜15 mEq/lを示しますが、クロール抵抗性の代謝性アルカローシスの場合には＞15 mEq/lとなるのです。

2 体液生理学の基礎

体液量の状態 → 内部環境
電解質代謝 → 内部環境
酸塩基平衡 → 内部環境
腎機能の変化 → 内部環境
体内代謝の影響 → 内部環境

体内への負荷の許容量の範囲
水分	0〜30 l/日
Na	0〜400mEq/日
K	10〜400mEq/日

体内の水・Na・Kの過不足状態に応じて尿として排泄される。
通常化では摂取量と同程度が排泄される。

尿量（水分）	500〜1,500ml/日程度
Na	80〜200mEq/日
K	40〜60 mEq/日

体内環境の鏡

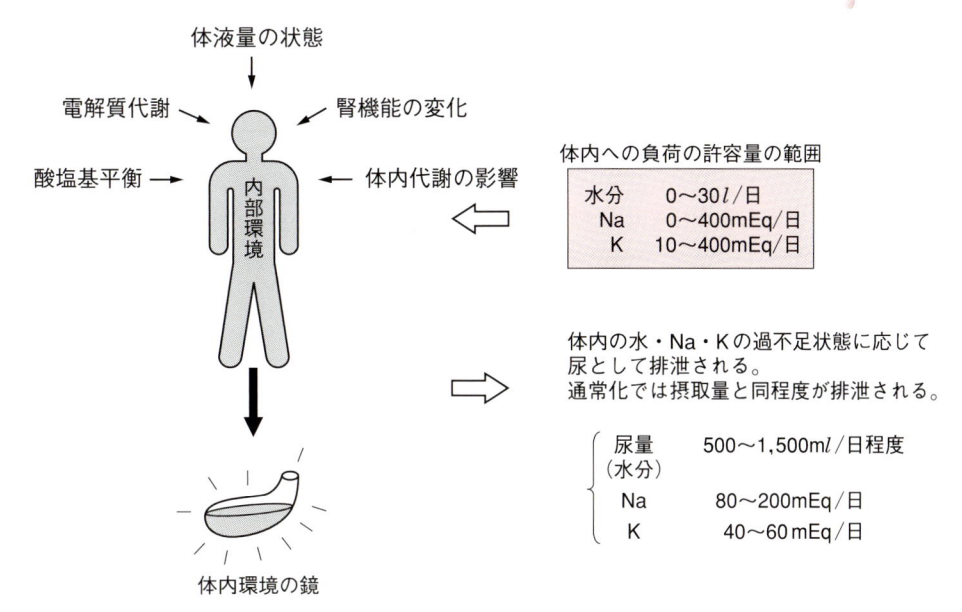

図14. 尿中電解質の測定の意義

注）尿の量、組成の正常値という概念は存在しない。摂取量と体内環境の状態に応じて排泄量が決まる。

表10. 尿中電解質の測定値の解釈

病態	病態下での尿中電解質測定値(mEq/l)	解釈
脱水症	Na 濃度＜10 Na 濃度≧10	腎外性 Na 喪失（嘔吐・下痢など） 腎性 Na 喪失・副腎不全
急性乏尿	Na 濃度＜10 Na 濃度＞30	腎前性高窒素血症 急性尿細管壊死
低 Na 血症	Na 濃度＜10 Na 濃度≧10	重症脱水症、高度浮腫 副腎不全、ADH 不適切分泌症候群（SIADH）
低 K 血症	K 濃度＜10 K 濃度＞15	腎外性 K 喪失（消化管からの喪失） 腎性 K 喪失
代謝性アルカローシス	Cl 濃度＜15 Cl 濃度≧15	Cl 反応性代謝性アルカローシス Cl 抵抗性代謝性アルカローシス

TRANSFUSION MEMO ── 尿中 Na/K 比というのは

　尿中に排泄されるナトリウム（Na）とカリウム（K）の比をみることがしばしば行われます。脱水症などにより腎血流量が低下すると近位尿細管でのナトリウム再吸収は増すため尿中ナトリウム濃度は低下します。体液量の減少した状態ではレニン・アルドステロン系は亢進しているため尿細管におけるカリウム分泌とナトリウム再吸収の亢進が生じることになります。この結果、このような状態での尿中 Na/K 比をみると低値を示すことになります。副腎皮質ホルモン、アルドステロンの分泌状態が促進しているときには、尿中 Na/K 比が低下するということがみられるわけです。現在では血漿レニン活性（PRA）とか血清アルドステロン濃度の測定が可能ですから副腎皮質機能亢進の状態を簡単に評価することができますが、尿のナトリウムとカリウムをみることにより推測することができるわけです。

TRANSFUSION Q.21 %TRPというのは

　尿細管におけるリンの再吸収は副甲状腺ホルモンの影響を受けることが知られています。尿細管でのリン再吸収率（%TRP）は糸球体で濾過された部分の何％が再吸収されているのかを意味するものです。これは次の式により求めることができます。
　　%TRP＝（1－Cp/Ccr）＝［1－（Pcr×Up）/（Pp×Ucr）］
Ccrはクレアチニンクリアランス、Pcrは血清クレアチニン濃度、Ucrは尿中クレアチニン濃度、Cpはリンクリアランス、Ppは血清リン濃度、Upは尿中リン濃度を意味します。この値の正常値は80％以上とされています。もしも%TRPが低値であれば副甲状腺ホルモンの過剰を意味することになります。現在では日常臨床において副甲状腺ホルモン（PTH）の測定は可能ですから、この計算式により二次性副甲状腺機能亢進症の診断をすることは少ないのですが、尿の情報の重要性という点から理解しておくことが必要です。二次性副甲状腺機能亢進症以外にも、近位尿細管の機能を推定することもできます。

TRANSFUSION MEMO ──── 尿のpHについて

　尿のpHは正常では4.6～7.5の範囲にあります。早朝尿では通常は酸性ですが、これがpH＞6.0の場合には尿の酸性化障害が疑われます。これは尿細管性アシドーシスの場合にみられます。また高度のカリウム（K）欠乏では奇異性酸性尿といって代謝性アルカローシスにもかかわらず、尿が酸性を示すことになります。この理由は遠位部尿細管のカリウムとH分泌部位においてカリウム欠乏ではカリウムに代わりHの分泌が促進されるためと考えられています。尿pHの測定は新鮮尿で検査することが必要で、長時間放置した状態ではアルカリ性に傾いてしまいますから無意味になってしまうため注意することが大切です。

表11．尿のpH

4.5　　　　　　　　　　7.0　　　8.0
酸性尿 ／ アルカリ尿
酸負荷 　塩化アンモニウム、希塩酸、 　塩化カルシウム負荷 酸性食品 代謝性アシドーシス 奇異性酸性尿 　高度のK欠乏 　原発性アルドステロン症	アルカリ負荷 　重曹・有機酸塩の投与 　アルカリ食品の長期摂取 細菌尿（尿素分解による炭酸アンモニウム） 代謝性アルカローシス 尿細管性アシドーシス（type Ⅱ）

注） 1） 食事内容により尿pHは4.5～8.0の範囲を変動する。
　　 2） 早朝尿では通常尿pHは酸性を示す（尿pH＜6.0）。
　　 3） 酸負荷によっても尿pH＞5.5を尿酸性化障害といい、尿細管性アシドーシス（typeⅠ）、Fanconi症候群などでみられる。

TRANSFUSION Q.22　尿浸透圧にはどのような意味があるのか

　尿の浸透圧は正常では 50〜1,200 mOsm/kgH₂O という幅広い範囲、通常では 500〜800 mOsm/kgH₂O にあります。なぜこのような広範囲の値を示すのかというのは、体内の水分状態により変化するためです。飲食物からの水分摂取量が多いと、体内の水分平衡を維持するために過剰な水分を排泄することが必要になり、尿浸透圧は低下します（希釈尿）。逆に、水分摂取量が少なければ、体内から水分を喪失しないように体内水分を保持するような作用がみられ、尿浸透圧は上昇します（濃縮尿）。これは水分調節機構の働きが影響するためで、腎臓の尿希釈力あるいは尿濃縮力の作用によります。

　尿の中に存在する浸透圧物質は電解質、尿素などからなりますが、これらの排泄量は食事や代謝によりほぼ一定の量ですが、水分の排泄量の状態により尿の浸透圧が決まることになります。体内水分が過剰であるときには、尿希釈力により尿浸透圧は低値となります（低張尿）が、体内水分が欠乏傾向のときには尿濃縮力により尿浸透圧は高値を示すことになります（高張尿）。このようなことから尿浸透圧は体内水分の状態を反映したものといえます。尿浸透圧が著しく増加した原因の明らかでない場合には、尿の中に浸透圧物質例えば、エチレングリコールとか造影剤などが含まれている可能性があります。尿浸透圧は体液の恒常性の維持のために変化するわけですが、腎機能の低下した状態では濃縮力も希釈力も低下してきます。腎不全では血漿浸透圧と同程度の尿浸透圧しか示さないことになり、これを等張尿といいます。

TRANSFUSION MEMO ── 浸透圧クリアランス

　浸透圧クリアランス（Cosm）というのはクリアランスの式において、尿浸透圧×尿量（m*l*/分）/血漿浸透圧により求められ、結果は m*l*/分で表現されます。

　尿浸透圧が血漿浸透圧よりも高値を示していれば、濃縮尿を意味していますが、Cosm は尿量よりも大となり、逆に尿浸透圧が血漿浸透圧よりも低値であれば、これは希釈尿を意味し、Cosm は尿量よりも低値を示すことになります。

　自由水クリアランス（CH₂O）というのは尿量−Cosm で求められます。希釈尿では尿量＞Cosm であり、自由水クリアランスは正を示すことになります。これに対して濃縮尿では尿量＜Cosm であり、自由水クリアランスは負となるのです。等張尿では尿量＝Cosm ということになります。自由水クリアランスが負の場合には体内水分の欠乏した状態になっているわけですから輸液においては自由水を多く含む内容、低張性輸液製剤にしておかなければなりません。

抗利尿ホルモン

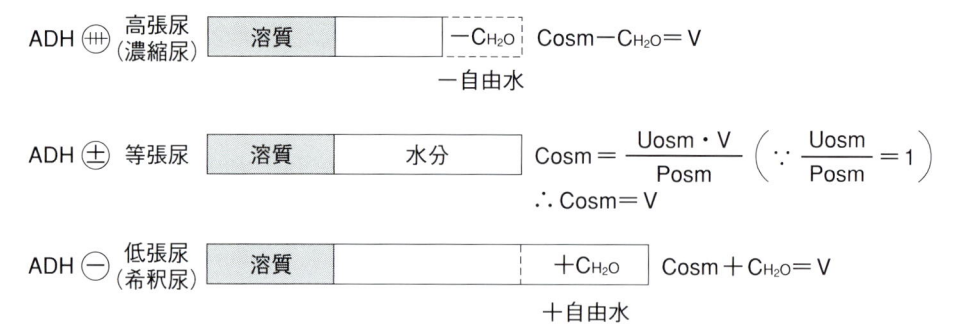

ADH ⊕ 高張尿（濃縮尿） | 溶質 | －C_{H2O} | Cosm－C_{H2O}＝V
－自由水

ADH ± 等張尿 | 溶質 | 水分 | $Cosm = \dfrac{Uosm \cdot V}{Posm}$ $\left(\because \dfrac{Uosm}{Posm} = 1\right)$
∴ Cosm＝V

ADH ⊖ 低張尿（希釈尿） | 溶質 | ＋C_{H2O} | Cosm＋C_{H2O}＝V
＋自由水

図 15．尿の浸透圧

- 尿の浸透圧は腎臓の尿濃縮・希釈機構により決まり、これは生体全体の浸透圧調節機構の反映である。
- 尿浸透圧が血漿浸透圧と同じである場合（等張尿）、尿浸透圧が血漿浸透圧よりも増加している場合（濃縮尿）、尿浸透圧が血漿浸透圧よりも減少している場合（希釈尿）という。

注）尿中に排泄された浸透圧活性を示す物質の量(Uosm・V)、血漿浸透圧(Posm)とすると、浸透圧クリアランス(Cosm)＝Uosm・V/Posm となる。等張尿では尿量は Cosm と等しい。濃縮尿では等張尿より自由水を減じたもの V＝Cosm－C_{H2O}、希釈尿では等張尿に自由水を加えたもの V＝Cosm＋C_{H2O} となる。

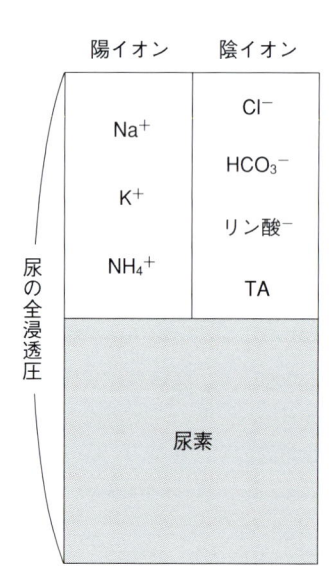

陽イオン　　陰イオン

Na⁺　　　Cl⁻
　　　　　HCO₃⁻
K⁺　　　　リン酸⁻
NH₄⁺　　　TA

尿素

尿の全浸透圧

図 16．尿浸透圧成分

注）尿素は尿浸透圧の形成上大きな部分を占めることになるが、細胞膜を自由に通過する性質があるため有効浸透圧とはならない。

TRANSFUSION MEMO ――― 尿浸透圧ギャップ

血漿浸透圧ギャップと同様に、尿についても尿浸透圧ギャップという概念があります。これは尿中に排泄される主要な溶質であるナトリウム(Na)、カリウム(K)、尿素窒素を用いて、次の式より求めることができます。

尿浸透圧ギャップ＝尿実測浸透圧－[2×(Na＋K)mEq/l＋尿素窒素/2.8 mg/dl]

TRANSFUSION.23 尿アニオンギャップの概念とは

　これは尿中に排泄されるアンモニウム（NH_4）濃度を推測するために利用されるものです。血液中のアニオンギャップ（AG）と同じように、電解質の濃度を mEq/l の単位で表すと尿中の陽イオンの総和と陰イオンの総和は等しいという関係があります。この関係から尿中電解質の AG を求めることができます。随意尿の尿中に排泄された電解質において陽イオンと陰イオンの平衡関係から次のような関係式が成立します。

$$[Na]+[K]-[Cl]=80-[NH_4]$$

　この[Na]+[K]-[Cl]を尿アニオンギャップといいます。

　代謝性アシドーシスにおいて血液中の AG が正常の場合、すなわち高クロール血症性代謝性アシドーシスでは[Na]+[K]＞[Cl]であれば NH_4 の排泄が低下していることを意味します。これは遠位型尿細管性アシドーシスの診断の根拠となるのです。この理由は近位型尿細管性アシドーシスや高アニオンギャップ性代謝性アシドーシスでは尿中 NH_4 排泄は 80 mEq/日以上増加するためです。トルエン吸入では体内に馬尿酸が増加して、尿中に大量に排泄されます。この場合に尿中 AG の測定により増加していることが示されることになります。

表 12. 尿アニオンギャップ（尿 AG）

血液中の AG の概念と同じように、mEq/l で表すと
- 尿中の陽イオン＝尿中の陰イオン
- Na＋K＋（Ca・Mg などの陽イオン）＋NH_4＝Cl＋HCO_3＋（リン酸、硫酸などの陰イオン）
- 通常の食事下では Ca・Mg などの陽イオンとリン酸、硫酸、HCO_3 などの陰イオンの排泄量はほぼ一定で、これらの差は 80 mEq/日とされる。
   ∴ Na＋K＋NH_4＝Cl＋80
   （Na＋K－Cl）と NH_4 には直線的な相関関係があり、尿中 NH_4 排泄量を推定することが可能

このことから
- Cl＞Na＋K ならば
  NH_4 排泄量＞80 mEq/日と正常
- Cl＜Na＋K ならば
  NH_4 排泄量の障害（尿酸性化障害）

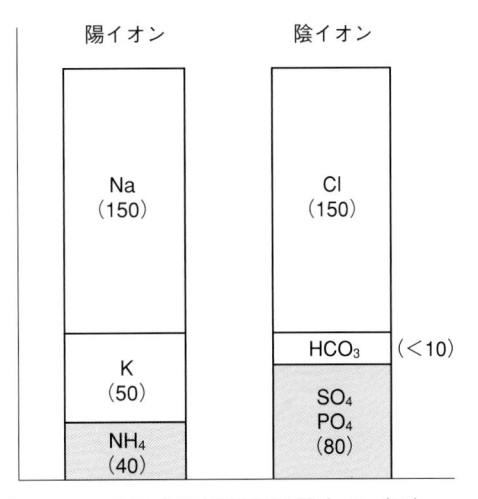

図 17. 1 日尿中電解質排泄量（mEq/日）

陽イオン：Na（150）、K（50）、NH_4（40）
陰イオン：Cl（150）、HCO_3（＜10）、SO_4・PO_4（80）

測定されない陽イオンとして NH_4 があり、測定されない陰イオンとしてリン酸、硫酸、有機酸などがある。

体液のホメオスターシス

TRANSFUSION.1 水分の調節はどのようになされるのか

　水分は体液の主要な成分として体重の60%体内に存在しています。通常の状態においては飲食物として体内に取り込まれる摂取量と尿、不感蒸泄、便などにより体外に排泄される水分との間でバランスがとられています。このために体内においては浸透圧調節系や容量調節系の作用により下垂体から分泌される抗利尿ホルモンやナトリウム調節ホルモンと腎臓を中心として調節されます。

　このように体液、特に細胞外液は水分と不可欠な関連のあるナトリウム量と濃度の影響を受けることになります。血漿浸透圧 280 mOsm/kgH$_2$O とすると、1 mOsm の溶質は 1,000 ml/280 mOsm＝3.5 ml の水を付加していることになります。つまりナトリウム 1 mEq は 1 mOsm ですから 3.5 ml の水の運搬をしていることになります。ナトリウムに対をなす陰イオンが同時に移動すると、合計 7 ml の水分の移動を伴うということになるのです。

　このようなことから食塩を過剰に負荷して浸透圧を上げると、水分の移動を伴って体液量の増加を示すことになり、逆にナトリウムを喪失すると水分を同時に失い体液量の減少、脱水症を示すことになるわけです。つまり、水分とナトリウムというのは互いに深い関係にあるということができます。

　ところが純粋に水分だけが増加したり、喪失したりすることがあります。これは渇感の障害、抗利尿ホルモン（ADH）の分泌異常あるいは水分負荷の異常がみられる場合が考えられます。

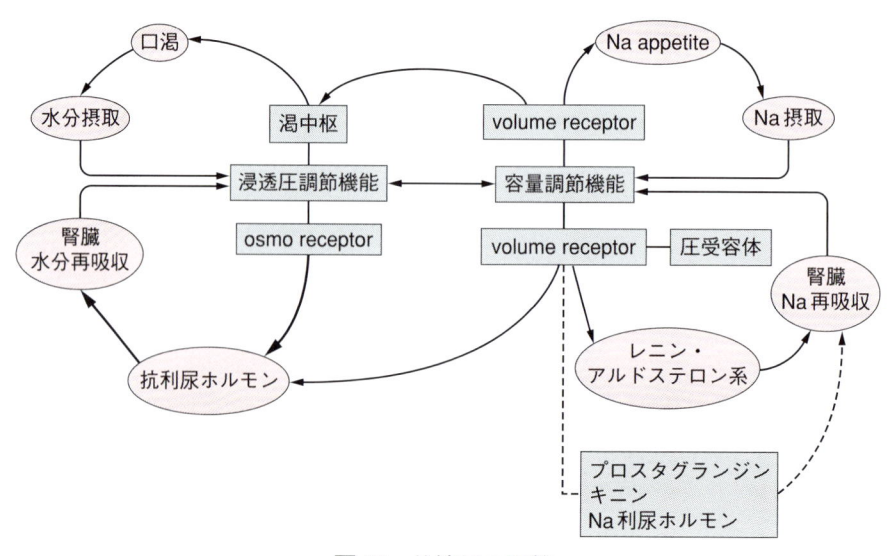

図18. 体液量の調節

TRANSFUSION.2 水分のバランスはどのように維持されるのか

　生体では体内の水分平衡を維持するために摂取量と排泄量のバランスが保たれており、内部環境の恒常性が維持されることになります。このために体内に浸透圧調節系といわれる調節機構が存在します。一般的に水分の1日摂取量は通常の飲食物から摂取されますが(約2,000 ml)、このほかに体内の代謝(食物の体内酸化)により生じる代謝水という水分が体内において250〜300 ml程度負荷されることになります。

　このような体内に負荷された摂取量と同じ量が排泄されることにより体内の水分平衡が維持されるわけです。糞便中には約100〜150 ml、尿中には1,200〜1,500 ml、このほかに皮膚や気道から不感蒸泄として800〜900 ml喪失することによりバランスがとれているのです。不感蒸泄は発汗とは区別され、体温、運動量、外界の温度・湿度などの外界の影響を受けますが、不感蒸泄と便中に排泄される量はほぼ一定であるため尿量を変化させることによりバランスが維持されることになるのです。発熱、高温環境では呼吸数や発汗の増加により喪失量は時に数lにもなるといわれます。体温1℃上昇することにより不感蒸泄は15%増加するとされています。なんらかの理由により水分の摂取量が多ければ、尿量を増加させることによって体内水分平衡を維持し、逆に水分摂取量が減少すると濃い尿をつくることにより尿量を減らして体内水分の喪失を防止するように作用します。

表13. 水分バランス

供給量(ml)		喪失量(ml)	
飲水量	1,400	尿量	1,500
食物中の水分量	800	不感蒸泄	900
代謝水	300	便	100
合計	2,500	合計	2,500

摂取量＝排泄量
注）尿量を変化させて水分バランスを維持する。

表14. 不感蒸泄・発汗の喪失量

	水分喪失量(ml)	Na 喪失量(mEq)
無熱、発汗なし、室温＜28℃	900	0
発熱＞38℃		
軽度発汗、室温28〜32℃	1,000〜1,500	10〜20
中程度発汗、室温＞32℃	1,500〜3,000	20〜40
高度発汗、室温が著しく高温	＞3,000	＞40

注）不感蒸泄量(ml/日)：15 ml 体重kg(成人)
　　　　　　　　　　(30－年齢)ml×体重kg(15歳以下)

TRANSFUSION.Q.3　電解質のバランスはどのように調節されるのか

　正常の状態においては水分と同じように、電解質も摂取量と排泄量の間にバランスがとれています。摂取量は飲食物から体内に入る量であり、排泄量は尿あるいは便、汗から体外に喪失する量といえます。通常の食事から摂取されるナトリウムは食塩として10g程度（ナトリウムとしては170 mEq/日）、カリウムは2,000 mg/日程度とされています。体外へのナトリウム喪失は主として尿から排泄される部分（＞99%）であり、正常の状態では便中には10 mEq/日程度しか排泄されません。カリウムも摂取量の90%以上は尿中に排泄され、便中には10 mEq程度以下とされています。病的な場合として嘔吐、下痢、大量発汗、吸引などにより喪失する量が加わることになります。この量が多いと、電解質のバランスの乱れの原因になるわけです。

　電解質の代謝の特徴は摂取量と排泄量のバランスがとれていることですが、1日の摂取量と排泄量を比較してみると必ずしも一致しません。特にそれまで摂取している量を急激に変化させてみるとよくわかります。例えば、1日のナトリウム摂取量を10gから5gに急激に減少させると、その当日は尿中に排泄されるナトリウム量は5gというのではなく、7g程度になります。これはナトリウムを調節する機構に時間的な遅れがみられるからです。しかし数日経つと5gというバランスが達成されることになります。この時点で新しいナトリウムの平衡状態 new steady state がみられることになるのです。ここで再び、ナトリウムの摂取量を10gに増加させてみると、急激に変化させた当日はまだ5〜6g程度しか排泄できませんが、数日経つと尿中に10g程度排泄可能になり、この時点においてまた新しい平衡状態がみられるということになるのです。このような調節の遅れはナトリウム調節に関係する内分泌の作用が数日かかるということを意味しています。

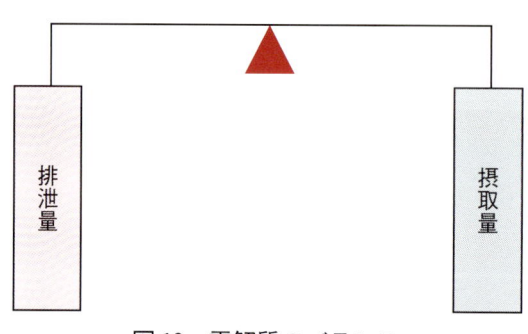

図19．電解質のバランス

TRANSFUSION Q.4　浸透圧調節系とは

　体液の浸透圧は正常では280～290 mOsm/kgとして維持されています。これは細胞のサイズを一定に保つために必要なことであり、しかも体内環境の恒常性の維持として各種電解質の濃度を保つためにも大切な役割であるといえます。中枢性浸透圧受容機構は第3脳室前腹側部に存在し、血漿浸透圧の上昇によりosmo receptorが異常を感知し、第3脳室室傍核、視索上核で産生され下垂体後葉に貯えられている抗利尿ホルモン(ADH)の分泌を促進すると同時に渇感を刺激するというメカニズムがあります。このように、浸透圧の調節系において重要な因子は抗利尿ホルモンと腎臓における濃縮力および喉の渇きを感じる渇感といえます。抗利尿ホルモン(ADH)＝アルギニンバゾプレシン(AVP)は下垂体後葉から分泌されるホルモンで、血漿浸透圧の増加した状態で分泌刺激を受けます。これは腎臓の遠位部尿細管・集合管に作用して水分の再吸収を促進することになります。この作用により尿量を調節して、体液量、血漿浸透圧の調節・維持が行われるのです。このADHの作用により尿は濃縮されますが、腎臓の尿濃縮力が障害されてないことが必要条件になります。尿細管障害とか腎不全ではADHの作用が発揮できず、有効な尿濃縮が認められないことになるからです。

　一方、血漿浸透圧が増加すると視床下部に存在する渇中枢の細胞が収縮することが刺激になり、渇感を感じることになります。この結果、水分を摂取することができる環境、状態であれば水分を摂取し、体内に水分が補給され浸透圧が正常になります。

　このようなADH分泌と渇感は浸透圧の変化だけでなく、体液量の変化によっても影響を受けま

TRANSFUSION MEMO　抗利尿ホルモン(antidiuretic hormone；ADH)の役割とは

　抗利尿ホルモン(ADH)は血漿浸透圧を感知するosmo receptorからの情報により血漿浸透圧の上昇時に下垂体後葉から分泌されるホルモンです。渇中枢を刺激して飲水行動を促すこと、腎臓に作用し水分再吸収を促進して尿量を減少(濃縮尿を形成)させること、血管に作用し血管収縮から血圧を上昇させる作用を示すことになります。このような作用は体内に水分を負荷することになり血漿浸透圧は正常化する方向に作用することになります。

　このうち腎臓に作用する尿濃縮メカニズムが重要になります。ADHがレセプターに結合後、Gタンパクを介してadenylate cyclaseの活性化を起こし、サイクリックAMP(cAMP)を産生させます。cAMPはprotein kinaseを賦活し、microtubulesやmicrofilamentsの機能を介して粘膜上皮内で膜内集合体を形成することになります。水分再吸収を行う腎臓の集合管にはアクアポリンという水チャネルがあり、この部から水分再吸収が行われ、尿は濃縮されることになります。

　このような機構により集合管において水分再吸収が促進され、体内に水分が補充され浸透圧が正常化することになります。

す。特に著しい体液量の減少時にはADH分泌と渇感が刺激されるために体内への水分負荷が増し、同時に容量調節系の作用によりレニン・アルドステロン系が刺激されることになり、ナトリウムの再吸収も増加することから水分とナトリウムの体内への負荷量が増し、体液量が回復するというメカニズムが働くことになるわけです。

表15. 体液量の調節因子

影響	分泌抑制	調節因子	分泌刺激	影響
腎における水分再吸収抑制	浸透圧減少(低浸透圧血症、低張液輸液) 血液量増加 血圧上昇、PCO_2低下 低温環境 薬剤[ノルエピネフリン、アルコール、ステロイド、ハロペリドール、モルヒネ(少量)]	抗利尿ホルモン(ADH バゾプレシン)	浸透圧増加(高浸透圧血症、高張液輸液) 血液量減少(脱水、出血、陽圧呼吸、心不全) 血圧低下・PCO_2上昇 嘔気・ストレス・疼痛・低血糖 薬剤(アセチルコリン、ニコチン、インスリン、アンジオテンシン、プロスタグランジン、エピネフリン)	腎における水分再吸収増加
アルドステロン抑制	細胞外液量増加 血液量増加 薬剤(β遮断薬、アンジオテンシン変換酵素阻害薬など)	レニン(PRA)	細胞外液量減少(Na欠乏) 血液量減少 腎灌流圧低下 交感神経の刺激、カテコラミン分泌 薬剤(ループ利尿薬)	アルドステロン刺激
腎におけるNa再吸収抑制	レニン分泌抑制 抗アルドステロン薬 低K血症	アルドステロン(ald)	レニン分泌刺激 ACTH分泌 血漿K濃度増加	腎におけるNa再吸収促進
腎からのNa排泄抑制	循環血液量の減少 心房圧の低下 Na欠乏	心房性利尿ペプチド(h-ANP)	循環血液量の増加 心房圧の上昇	腎からのNa排泄促進

2 体液生理学の基礎

TRANSFUSION.5 容量調節系とは

　体液量を調節するために生体には容量調節系という機構が存在しています。循環血漿量の変化を感知する volume receptor という装置が体内の各所に存在します。例えば、頸動脈洞、心房、大動脈弓、傍糸球体装置などがあります。これらの装置により血管内の容量が変化すると、その刺激により血管収縮反応、レニン-アルドステロン系が作用し、血圧の維持と体液量を維持するように作用します。

　レニン-アルドステロン系というのは、体液量の欠乏刺激により輸入細動脈壁と周囲の遠位尿細管から構成される腎臓の傍糸球体装置(JGA)において、レニン顆粒から分泌されたレニンは、流血中においてアンギオテンシノーゲンに作用してアンギオテンシンⅠとなり、これが肺循環の間に変換酵素(ACE)の働きによりアンギオテンシンⅡとなります。これはそれ自体で昇圧作用を示しますが、同時に副腎皮質に作用してアルドステロン分泌を促進することになります。アルドステロンは腎臓の遠位部尿細管においてナトリウム再吸収を増加させることにより体内にナトリウムを蓄積させることになり血圧の上昇と体液量の確保を行うことができるのです。このような調節系をレニン・アルドステロン系といいます。

　もしも体液量の増加した状態であると、心房からナトリウム利尿ホルモン（心房性ナトリウム利尿

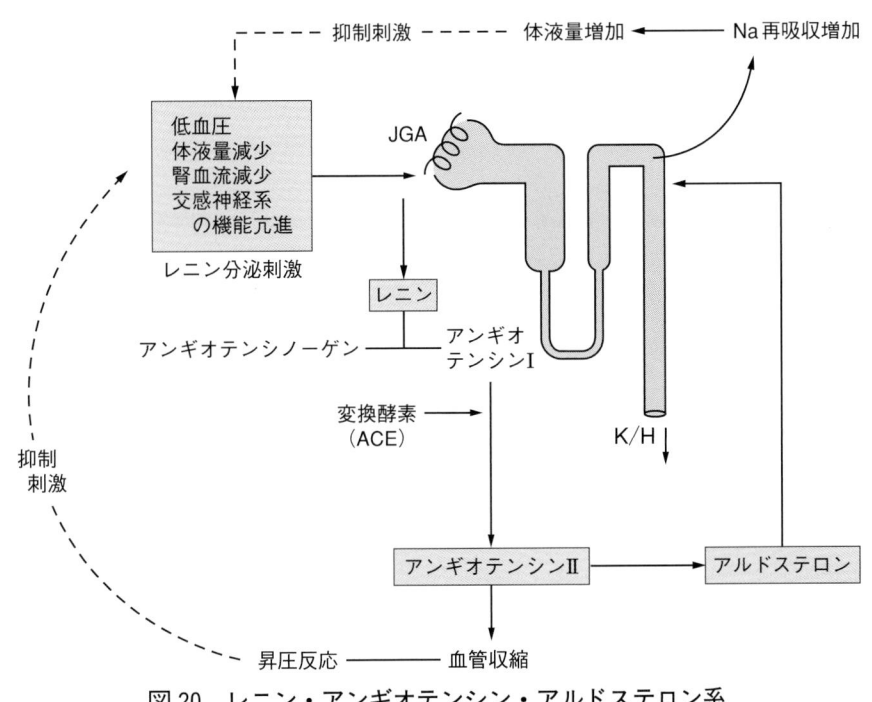

図20. レニン・アンギオテンシン・アルドステロン系

ペプチド：ANP)が分泌され、腎臓からナトリウム排泄を促進させるようになり、過剰な体液を排泄するように作用することになります。

TRANSFUSION MEMO ── 心房性ナトリウム利尿ペプチド(atrial natriuretic peptide；ANP)とは

心房性ナトリウム利尿ペプチド(ANP)というのは、心房より分泌される利尿ペプチドのことで、心房圧を介して循環血漿量の状態が感知されます。循環血漿量が増加すると、心房圧が上昇しANPが分泌されることになります。逆に、心房圧が低下するとANP分泌が抑制されます。ANPは腎臓に作用して利尿を助け、尿中へのナトリウム排泄を増加させ、血管に作用して血管拡張により血圧が低下することになります。つまりANPは体液量の過剰時に分泌され、過剰な体液を排泄させて体液の恒常性を維持する作用のあることがわかります。現在では、心不全の治療としてα型ヒト心房性ナトリウム利尿ペプチド(hANP)が臨床応用されています。

TRANSFUSION MEMO ── 水分・電解質と腎臓の役割

体液の調節は主として腎臓において行われています。特に輸液で最も重要な水分、ナトリウム、カリウム、酸塩基平衡などの調節は腎臓の内部環境の恒常性という役割から重要なものです。水分とナトリウムに関係の深い体液量に関しては容量調節系と浸透圧調節系が連動して神経・内分泌の作用により体液のバランスを維持し、血液中の浸透圧やナトリウム濃度が調節されることになります。カリウムは主として腎臓において調節が行われるため、腎機能障害が著しいときに血清カリウム濃度の異常が出現することになります。

このように体液の恒常性は最終的に腎臓の作用を受けることにより巧妙に調節されていることがわかります。もしも腎機能が障害されていると、内部環境を正常に維持することができず、さまざまな体液、電解質異常を生じることになるわけです。これは末期腎不全・尿毒症において認められ、体液量の過剰、高カリウム血症、低カルシウム血症、高リン血症、代謝性アシドーシスなどが出現することがよく知られています。したがって、腎機能がどの程度であるかを評価することが重要になります。

表16. 浸透圧調節系と容量調節系の特徴

	浸透圧調節系 Osmo regulation	容量調節系 Volume regulation
感受される因子	血漿浸透圧	有効循環血漿量
受容体	視床下部の浸透圧受容体	頸動脈洞 糸球体輸入細動脈(JGA) 心房
効果発現のシステム	抗利尿ホルモン(ADH) 渇感	レニン・アンジオテンシン系(RAA) Na利尿ペプチド(hANP) 交感神経系 圧利尿(ホルモン)
効果	水分排泄 水分摂取による浸透圧の維持 尿浸透圧 水分バランスの調節	Na排泄による 体液量・血漿量の維持 ナトリウムバランスの調節

CHAPTER 3 輸液治療の実際

　輸液療法を実施するには何を目的に輸液をするのかをまず考えることです。なんの目的もなく治療することはあり得ないはずですが、どのような目的で輸液治療を行っているという考えがあれば、輸液による副作用などを軽減できるはずです。輸液は血管の中に直接輸液製剤といわれる溶液を注入する治療法ですから効果が適面である反面、副作用も生じやすく、危険な面もあります。このため適応と何を目的に投与するのか、経過観察と評価が大切になります。効果がみられない場合には、最初に戻って考え直す必要があります。

TRANSFUSION.1　何を目的に輸液するのか

　輸液本来の目的は体内の水・電解質の代謝、酸塩基平衡を維持し、内部環境の恒常性を維持するために経静脈的に溶液（輸液製剤）を投与することです。このため経口的に飲食物の摂取が不可能ないし制限されるとき、あるいは水分、電解質、酸塩基平衡の異常があるときに実施されることになります。しかし、経口的に食事などの摂取が不可能であるときには体液の恒常性の維持だけでなく、栄養の面でも不足・欠乏の状態になります。このような状況が、ごく短期間であれば栄養補給というのは最低限の量を投与することで生命には影響は及びません。ところが長期間、栄養の面を無視するわけにはいきません。このため水分や電解質以外に熱量、糖、タンパク（アミノ酸）、脂肪、ビタミン、微量元素という栄養素が必要になります。このような輸液は食事の代用としての意味があります。

　近年ではこのような栄養という面を強調した輸液療法が一般的に行われるようになり、食事と同じような熱量、栄養を可能とする高カロリー栄養輸液（IVH）が中心静脈から投与されるようになっています。技術的に簡単に行われるようになったため、外科手術後、内科の場合でも長期間の経口摂取ができない病態でも、この方法が普及しています。

　一方、高度の体液量の異常時、電解質濃度の異常時、酸塩基平衡の異常時には、内部環境の恒常性を維持するために輸液療法が試みられます。このような輸液がオーソドックスな水・電解質輸液といわれるものです。高度の脱水症に対して適切な輸液療法が実地されますと、その治療効果は著しく、輸液療法の醍醐味を味うことができるのです。

以上の点から輸液を必要とする疾患や病態は次のような場合があります。

①水分・電解質の喪失時：脱水症、嘔吐・下痢、発熱などによる大量の発汗、浸透圧利尿や尿崩症による多尿などの場合の水分・電解質の補給

②酸塩基平衡の異常時：糖尿病性ケトアシドーシスなどの代謝性アシドーシスあるいは胃液喪失時などによる高度の代謝性アルカローシスなどの場合の是正

③循環血漿量の減少：大量出血やアナフィラキシーショックあるいは熱傷や高度の低タンパク血症による血圧低下などの場合

④栄養の欠乏：手術時、術後、慢性消耗性疾患、経口摂取が障害されている消化器系疾患、意識障害時などの場合の栄養補給

などです。

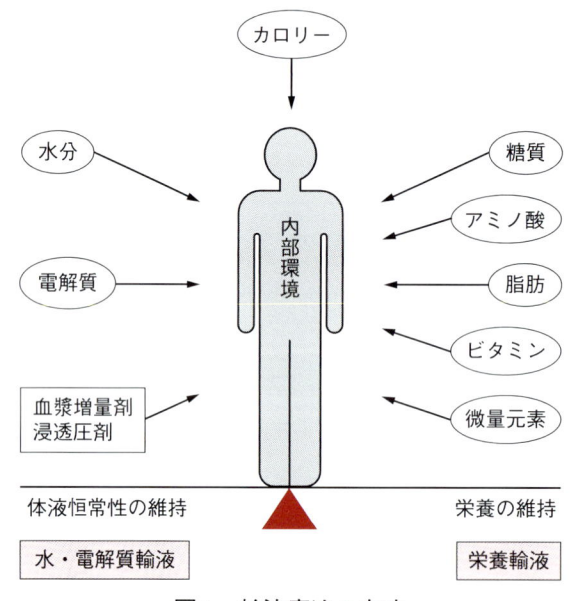

図1. 輸液療法の意味

TRANSFUSION Q.2　輸液にはどのような種類があるのか

　輸液療法には投与の目的から次のような分類がされています。投与する内容から
　①水・電解質の治療を目的とする水・電解質輸液法
　②栄養の補給を第一の目的とする栄養輸液法
　③循環血漿量の維持とか血漿浸透圧の保持を目的とする特殊輸液法
などが区分されます。

　水・電解質輸液法についても、体液の恒常性を維持するために実施される維持輸液とか既に水・電解質代謝の異常が存在する場合に、その欠乏量を補うため、あるいは補充改善する目的で投与される欠乏量輸液、補充量輸液などの用語があります。また、急激なショック時などに投与される緊急輸液法とか原因不明の脱水症の場合に最初に投与される開始輸液などの種類があります。

　栄養輸液法というのは食事と同等の内容を示す経静脈性完全栄養輸液法（IVH）、いわゆる高カロリー栄養輸液法ととりあえず最低限の熱量を確保するために末梢静脈から投与される不完全栄養輸液法とに大別されます。近年では特に外科領域とか慢性消耗性疾患、悪性腫瘍の治療時などではIVHといわれる高カロリー栄養輸液法が長期間に実施されるようになっています。この場合は輸液の内容が相当の高浸透圧組成を有する輸液製剤であるため中心静脈から投与されることになります。

　まず最初に体液の異常のない状態での輸液療法、いわゆる維持輸液療法について考えることにしましょう。

表1．輸液療法の分類

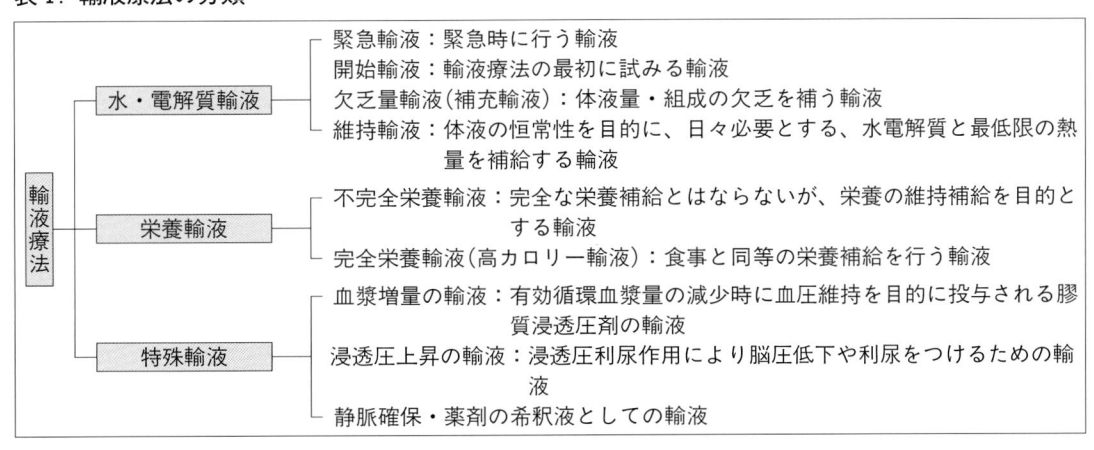

輸液療法		
水・電解質輸液	緊急輸液	緊急時に行う輸液
	開始輸液	輸液療法の最初に試みる輸液
	欠乏量輸液（補充輸液）	体液量・組成の欠乏を補う輸液
	維持輸液	体液の恒常性を目的に、日々必要とする、水電解質と最低限の熱量を補給する輸液
栄養輸液	不完全栄養輸液	完全な栄養補給とはならないが、栄養の維持補給を目的とする輸液
	完全栄養輸液（高カロリー輸液）	食事と同等の栄養補給を行う輸液
特殊輸液	血漿増量の輸液	有効循環血漿量の減少時に血圧維持を目的に投与される膠質浸透圧剤の輸液
	浸透圧上昇の輸液	浸透圧利尿作用により脳圧低下や利尿をつけるための輸液
	静脈確保・薬剤の希釈液としての輸液	

TRANSFUSION.3 輸液の手技、血管へのアプローチ

　輸液を安全にしかも効果的に行うためには輸液製剤の特徴と輸液の手技に熟達しておかなければなりません。末梢静脈からの投与であれば、それほど困難なことはありませんが、中心静脈から投与する経静脈性完全栄養輸液法（IVH）の場合は特に注意が必要です。解剖学的な知識によりどの部位から、どの方向に針を穿刺していくのかなどのテクニカルな点を修得しておかなければなりません。鎖骨下穿刺法と大腿静脈からの穿刺法に区別されますが、経験を積んで熟練していくのが一番の早道です。

　末梢静脈への血管穿刺の場合は、穿刺が容易というだけで血管を選択すべきではありません。後の固定ということや患者の苦痛ということも考慮して行うべきです。穿刺する血管はなるべく太い血管を選択することです。溶液の内容によっては血管痛を生じるものもあります。血栓性静脈炎を防止するためにも大切と思われます。

　静脈穿刺に利用される穿刺針には金属針、カテーテル針、翼状針の種類があります。金属針は固定を長期間するには困難であるため長時間の輸液には不適当です。採血用として使用されます。カテーテル針は外套カテーテル型が一般的で、血管内にプラスチックのカテーテルの部が残ることになります。多少の体動でも問題なく、長時間の点滴や血管確保などに便利といえます。翼状針は翼をもって穿刺しバネを利用して固定することができるため長時間留置しておくことができます。いずれの針も急速注入が必要な場合は、18Ｇ以上の太い針を用いることになります。

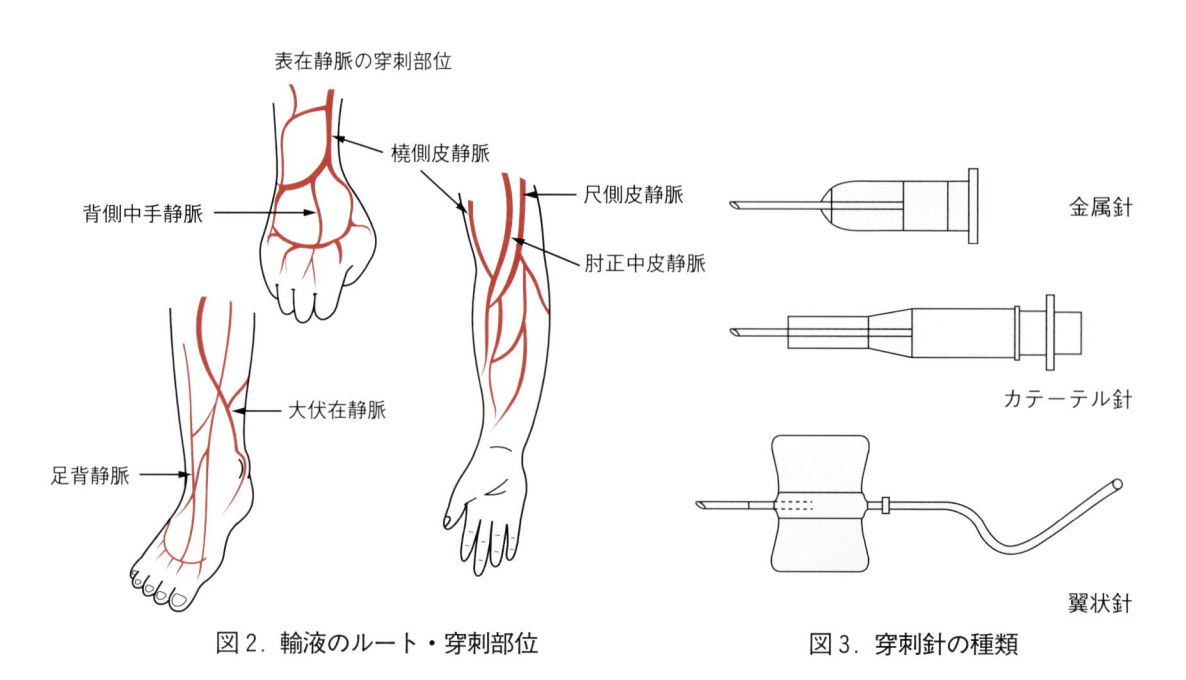

図２．輸液のルート・穿刺部位

図３．穿刺針の種類

TRANSFUSION.4 輸液に必要な器具、使用法に習熟する

　輸液に必要な器具は、正しい使用法と安全面について注意する必要があります。末梢静脈から投与する一般的な輸液と完全栄養輸液のように中心静脈から投与しなければならない輸液法では準備する器具に違いがあります。一般的には穿刺針、翼状針、静脈留置針、輸液チューブのセット(チューブへの接続部品、ドリップチャンバー、クランプ、三方活栓)、輸液バッグなどからなっています。正確な滴数で輸液製剤を投与するために輸液ポンプやシリンジ注入ポンプ、滅菌フィルター、連結管、加温器、中心静脈圧測定セットなどを用意します。

　穿刺針には多種類あります。針の外径の太さはゲージ(G)により色分けされ、Gが大きくなるほど細くなるのです。使用する血管の太さに従って選択することが必要で、25Gは約0.5mm、19Gは約1mmとなります。テフロン製の留置針が多用されますが、1週間以内に留めるべきです。

　輸液回路には輸液バッグと接続する部分、ドリップチャンバー、クランプ、三方活栓、タコ管などからなります。接続を確実にして治療中に外れないように注意すること、ゴム管の部から薬剤を注入する際に消毒に気をつけること、逆流に注意すること、気泡が入らないようにすることなどが必要です。三方活栓は側注とか別の輸液ラインの接続に便利な付属品ですが、コックの位置によりどの方向

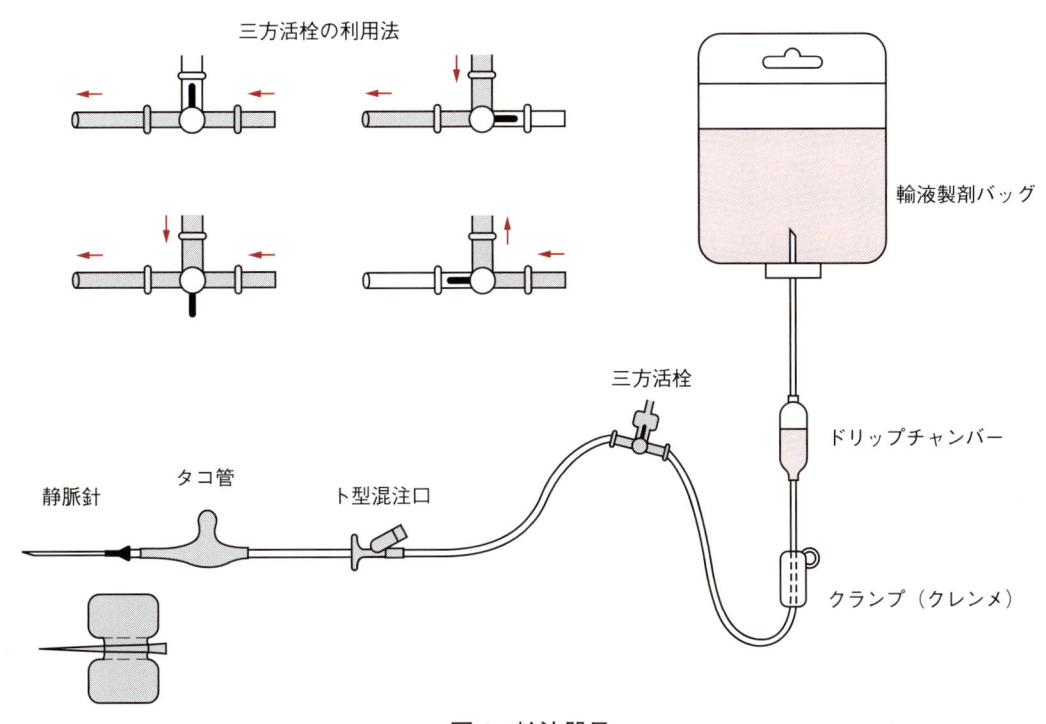

図4. 輸液器具

に流れるのかを確認しておかなければならないことになります。

　ドリップチャンバーは気泡の流入防止や滴数の確認のために利用されます。通常の輸液セットでは1mlが15滴となり、もしも1秒に1滴とすると1分で4mlという計算になるわけです。最近では輸液注入ポンプの活用により時間あたりの輸液注入量を自動的に調節するようになりつつあります。

　昔のガラス製の輸液瓶に代わって、最近ではプラスチック製の輸液バッグが一般的になっています。これはエア針を使用しなくてすみ、血管内への空気の混入を防止でき、汚染を避けることができるなどの利点があるだけでなく、廃棄物の問題、保管にかさばらないなどの有用性があるためです。抗生物質の投与においても生理食塩液と抗生物質が隔壁で分けられたダブルバッグのようになった製品が開発されました。2液を使用直前に混合する方法で便利になっています。

　中心静脈から投与する場合には中心静脈へのダブルルーメンカテーテルの挿入の手技から始めなければなりません。

TRANSFUSION MEMO────輸液バッグ

　ガラス製の輸液瓶に代わり硬質プラスチック製や軟質プラスチック製のバッグが主流となっている。硬質製の型は通気針を使用しなければならないが、この場合はフィルター付きの通気針が推賞される。現在では通気針が不用な軟質製の型が頻用される。このような輸液バッグの特徴としてワンバッグのものとツインバッグのものとがある。特に高カロリー輸液用の輸液製剤はアミノ酸液と糖液・電解質が既に混合されているワンバッグのものと、アミノ酸液と糖液・電解質が隔壁で分離されたツインバッグのものがある。ツインバッグの開発された経緯はアミノ酸と高濃度糖液を混合するとmaillard反応を生じて褐色になるため、使用時に混合調整するという必要があった。このような混合は従来はクリーンベンチ下で混合操作されるのが原則であったが、ツインバッグ形式は無菌的に簡便に実施することを可能とした。しかし投与前に両液が十分混和される必要がある。このような方式は操作が無菌的に安全で、しかも省力化される利点がある。施設によってはアミノ酸液と糖液・電解質液を連結管で投与する方式をとっているところがあるが、ツインバッグ方式は有用性が高い。しかし種々の輸液製剤を併用する必要があるときや配合禁忌の薬剤もあり、従来の連結方式も必要性があるといえる。

TRANSFUSION.5 投与経路はどこから？

　輸液製剤を体内に投与する経路は静脈とするのが原則です。以前は皮下投与という方法が小児科領域で行われたことがありましたが、現在では実施されません。トンボ針といわれる細い翼状針を小児の末梢静脈に穿刺することはかなりの技術が必要になります。

　末梢静脈から投与する場合に注意しなければならない点は次のようなことです。穿刺の部位は針の固定が容易な部位で、痛みなど患者の苦痛の少ない場所（前腕内側部）、穿刺しやすい場所を選ぶことです。穿刺の場所が決まったら、その周辺を十分消毒します。このようなことから穿刺は上肢の正中肘静脈、橈側皮静脈、尺側皮静脈、手背中手静脈が使用されるのが一般的です。下肢では大伏在静脈、脛骨内側前方部、足背静脈などが用いられます。翼状針ではさらに細い皮静脈を穿刺することも可能になります。穿刺は遠位部から実施し、もしも失敗しても、その上方の部位で行うことができるためです。

　中心静脈の穿刺は鎖骨下静脈、内頸静脈、大腿静脈などで行うのが普通です。穿刺がうまくでき、血液の逆流を確認後、テープによる固定を十分に注意して行い、針が抜けないこと、針の位置がずれないようにすることが大切です。液が皮下組織に漏れていないことを確認すること、血栓による閉塞、感染に注意すること、テープなどの皮膚のかぶれ（皮膚炎）の有無を観察していくことが必要になります。カテーテルの先端が中心静脈の正しい位置に存在することをX線検査により確認する必要があります。

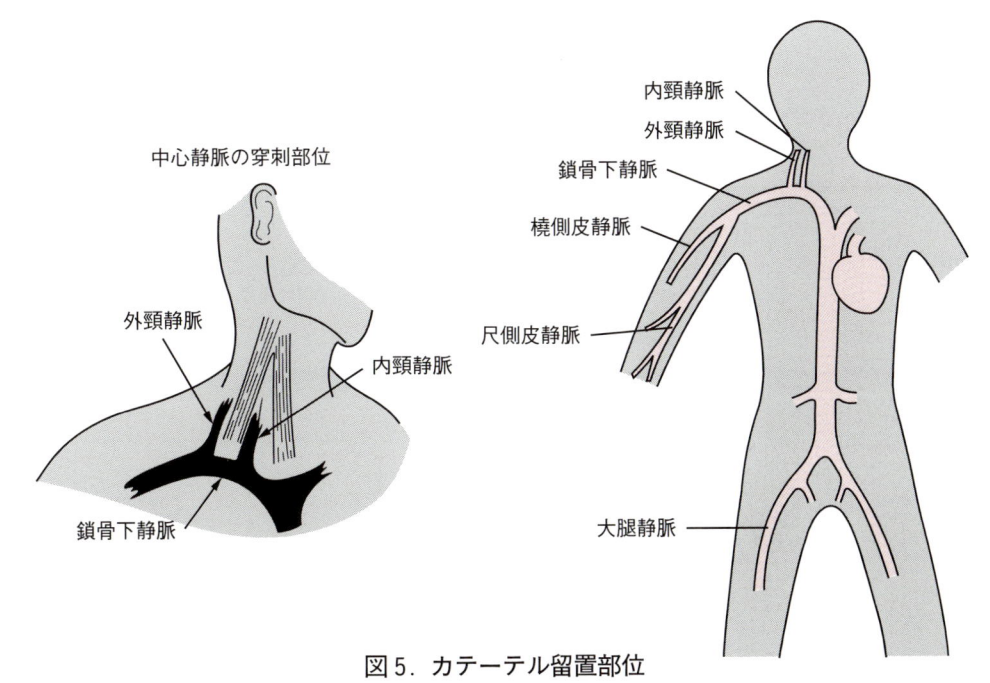

図5. カテーテル留置部位

TRANSFUSION.6　輸液時に必要な検査と注意事項

　輸液の投与時のモニターとして、血圧、体温、脈拍、呼吸状態などのバイタルサインの経過を観察していくのは当然ですが、輸液量とか投与速度の過剰により心不全症状が出現しないようにチェックしていくことが必要です。特に循環器機能の低下している高齢者、術後、心・肺・腎の障害を有している患者への輸液は注意が必要です。高濃度の輸液製剤の投与、大量投与時、急速投与時には容易に肺浮腫や心不全を惹起してしまうことになります。たとえ体液異常が存在していても生体は異常ながらもなんとか平衡を保とうとしているものです。このような状態に対して、輸液により急速に是正することはその均衡を崩してしまうことになるわけです。循環血液量の急激な負荷は心血管系と体液のホメオスターシスへの悪影響を招き、心不全や肺浮腫の原因となります。

　例えば、心不全の徴候としては呼吸困難、チアノーゼ、血圧の上昇、頻脈、肺の湿性ラ音の聴取、胸部 X 線写真上の肺紋理の増強、びまん性の点状陰影、頸静脈の怒脹、浮腫の存在などがあります。このため重症患者への輸液時には血圧、呼吸、脈拍などのバイタルサインの定期的なチェックや中心静脈圧（CVP）の測定などにより経過を綿密に観察していかなければなりません。CVP の値は症例による変動があり、絶対値としての信頼性は乏しいかも知れませんが、同じ患者であればその経過を知ることにより有用性があるといえます。CVP が 20 cmH$_2$O もある場合は心不全や肺浮腫が疑われるわけです。

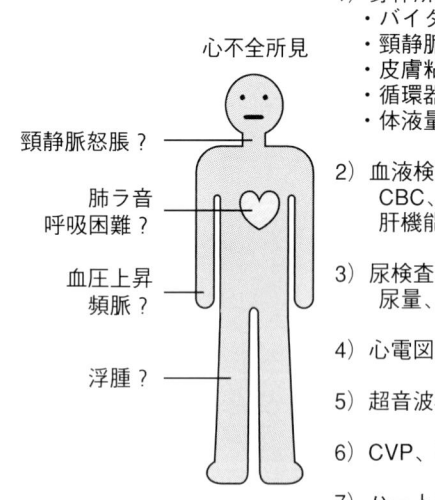

心不全所見
- 頸静脈怒脹？
- 肺ラ音 呼吸困難？
- 血圧上昇 頻脈？
- 浮腫？

1) 身体所見
   - バイタルサインのチェック（意識レベル、血圧、脈拍、呼吸状態、体温）
   - 頸静脈の状態：怒脹、平担、拍動
   - 皮膚粘膜の状態：乾燥、緊張度
   - 循環器系の状態：心音、肺雑音
   - 体液量の状態：浮腫、腹水、肝腫張

2) 血液検査
   CBC、電解質検査、腎機能（BUN、Cr）、血液ガス、血糖、浸透圧、肝機能、TP、Alb、ADH、レニン、ANP など

3) 尿検査
   尿量、尿中電解質、浸透圧、Cr、FE$_{Na}$ など

4) 心電図、X 線検査

5) 超音波検査（UCG）

6) CVP、PCWP など

7) ハートモニター

8) バランスシートのチェック

図 6．輸液時の検査とチェック項目

投与速度についても輸液療法時には、その成分による一定の制限規定があります。循環機能への影響以外にも、生体の処理能力以上に投与すれば、その物質の代謝障害や尿中に排泄されてしまい利用効率において無駄を生じることになるわけです。このようなことから各種輸液製剤には適正な輸液速度や輸液量が決められているのです。患者の循環機能に応じた投与方法を日頃から把握しておくことが大切であるといえます。輸液を安全にかつ効果的に行うために安全限界という概念がありますが、この方式に従って輸液の1日投与量と輸液製剤の総電解質濃度がどの範囲にあるのかをチェックしていく習慣をつけることが望まれるのです。

また、輸液治療の効果を確認するために血液生化学検査、電解質検査、腎機能検査などが必要に応じて実施されることになります。

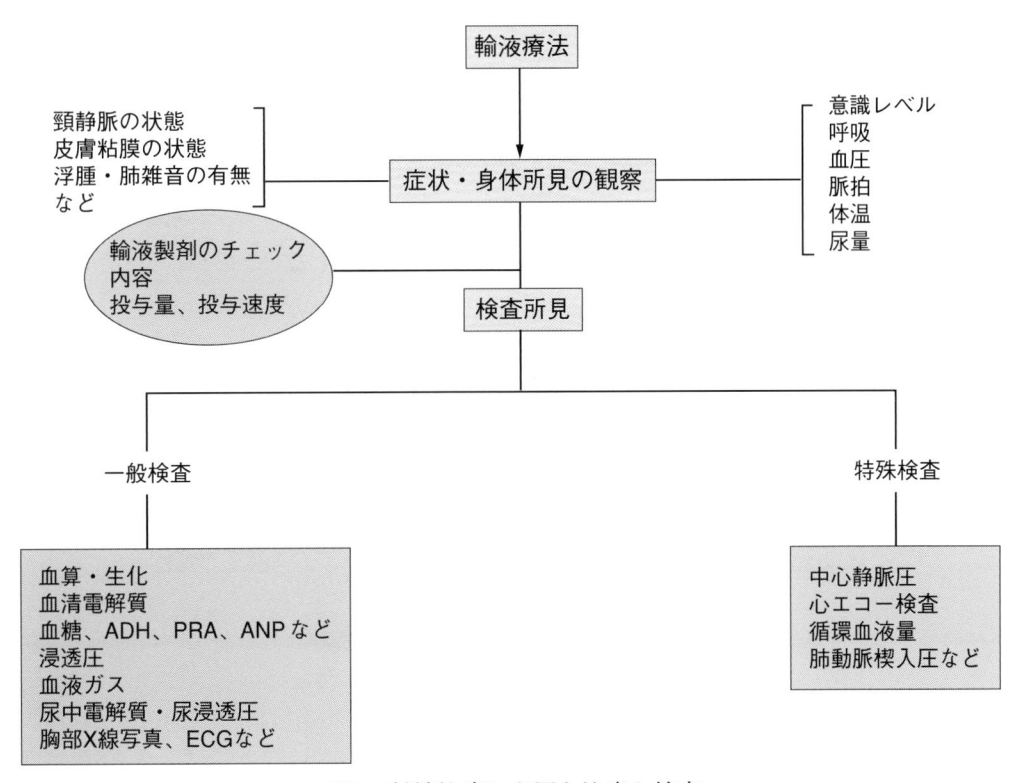

図7. 輸液治療に必要な注意と検査

TRANSFUSION.7　輸液治療の計画とその手順は

　輸液治療を効果的に行うには、輸液の適応となる病態を十分に把握し、欠乏した体液量や電解質量を正しく評価することです。この際必要になる輸液の基礎知識には欠乏量の評価法、正常の体液・電解質代謝の生理などがあります。

　輸液治療を開始する手順は図8のようなシェーマに従って行われます。一般的には病歴聴取によりなんらかの体液・電解質異常が疑われたり、身体所見から体液異常が疑われたり、さらに臨床検査によりそれらの異常を確認することになるわけです。

　このような手順から体液電解質異常が発見されるだけではありません。偶然の医療機関への受診時に、一般的な臨床血液検査から電解質異常が発見されることもあります。自覚症状に乏しい場合や特殊な薬物による電解質異常の場合には、たまたま見つかることも少なくないのです。この場合にも、病歴の聴取、身体所見の確認、検査の再検などを行ってみることが大切です。病歴、身体所見、検査成績などを総合的に解釈して、問題となる体液電解質異常の診断を行います。診断を行いつつ、同時にその異常が緊急治療を必要とするのか、それほど緊急性を必要としないかの判断が大切になるのです。

　緊急性や重症度については、医師としての経験がものをいいますが、これらは病歴の聴取の間、身体所見におけるバイタルサインなどの異常からも判断を下すことができるものです。もしも、緊急性の疑われる場合には、緊急輸液が行われます。特に重症の脱水症、高度の心不全、著しい電解質異常

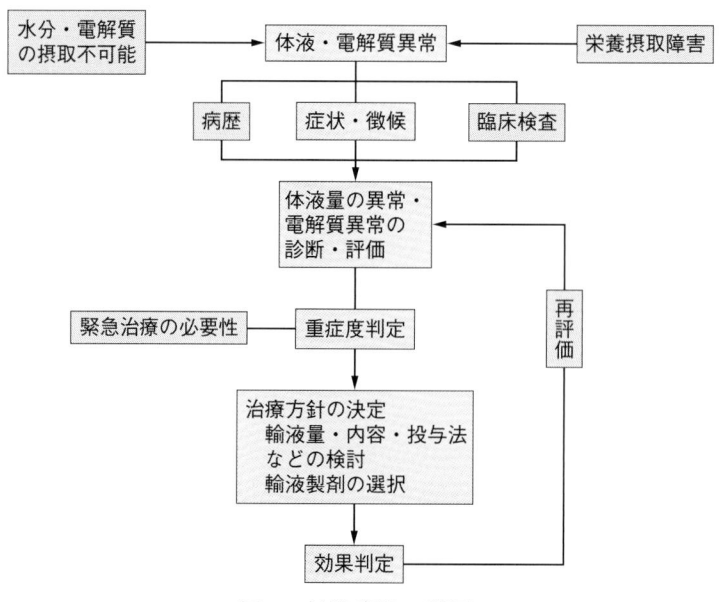

図8. 輸液療法の計画

などでは時期を失せずに治療する必要が生じます。病歴により慢性に経過しているのか、急激に出現したのかを知ること、およびその程度の判断が決め手になるのです。

輸液治療の方針には、

1. どのような輸液を行うのか（①緊急輸液、開始輸液としてしばらく様子をみる、②電解質輸液—欠乏量輸液か維持輸液、③栄養輸液—不完全栄養輸液か完全栄養輸液も考慮に入れるなど）
2. その内容はどうするのか（①市販の輸液製剤で間に合わせるのか、②処方輸液とするのか）
3. 1日の輸液量をどの程度にするのかや輸液速度をどうするのか
4. 投与の部位はどこからかという投与法の検討

など、より実際的な問題があります。

このような問題が決まれば、実際患者に輸液治療が行われるわけですが、常に治療の効果の有無を判定しつつ、輸液に伴う副作用の出現にも注意する必要があります。輸液の治療効果が明らかでない場合には、再度振り出しに戻り、症状、身体所見、検査成績を見直し、再検査により診断を再評価していくことになります。常に治療とその効果をフィードバックさせることにより最終的に患者の状態を改善させ、治癒させることが目的になるのです。

しばしば問題となることは、とかく電解質濃度の正常化のみにとらわれて治療していると、患者の自覚症が一向に改善せず却って病態を悪くしているということがあります。特に慢性に経過した電解質異常の改善は早急にしないことが肝要です。医師は常にデータだけを見るのではなく、患者を診ることが大切といえます。

CHAPTER 4 水・電解質の維持輸液療法

　輸液療法というのは脱水症などに対して輸液製剤を投与して、体液の恒常性を維持する治療法と考えられてきましたが、最近では食事の代用としての治療法である栄養輸液法が一般的に実施されるようになっています。しかし、オーソドックスな水・電解質に対する輸液療法についても十分理解しておかないと栄養輸液療法についても的確に行えないことになります。

　最初に体液の恒常性を維持するために必要な水・電解質の維持輸液法について考えていくことにしましょう。これは体液の質・量に大きな異常が存在しませんが食事摂取が不可能あるいは短期間の栄養障害などの場合に、体液の恒常性を維持するために行われる輸液療法です。このため欠乏量を求めるとか、電解質の異常を是正するなどの複雑なことは必要ありません。比較的画一的に行われる輸液療法です。しかし、簡単といっても、輸液の基礎となる考えが必要になります。輸液療法を行うにあたっては輸液製剤が必要です。最初に市販されている多種類の輸液製剤についてお話しましょう。

1　水・電解質輸液製剤の特徴

　輸液療法というのは非経口的に溶液(輸液製剤)を投与して、体液電解質バランスを維持・回復させ栄養を維持する治療法であるといえます。輸液を必要とする理由はさまざまで、脱水、体液・電解質バランスの異常、なんらかの理由で経口摂取ができない場合や各種ドレナージなどで体液が喪失する場合、栄養摂取が困難な場合、循環血漿量の維持、浸透圧利尿を目的に投与する場合、血管確保の必要な場合などいろいろな状況が想定されます。このような患者の状態に応じて輸液計画をして輸液製剤をどのように使用するのか、どの製剤を組み合わせて投与すればよいのかなどを検討することになるのです。

　したがって輸液治療は漫然と行うのではなく、病態を把握し、何を目的に輸液をするのかという輸液の目的をはっきりして治療する必要であるのです。つまり何が欠乏しているのか、脱水を回復させるのか、ほかの電解質補給が必要なのか、経口摂取が不能のための維持輸液が目的なのか、体液喪失

4 水・電解質の維持輸液療法

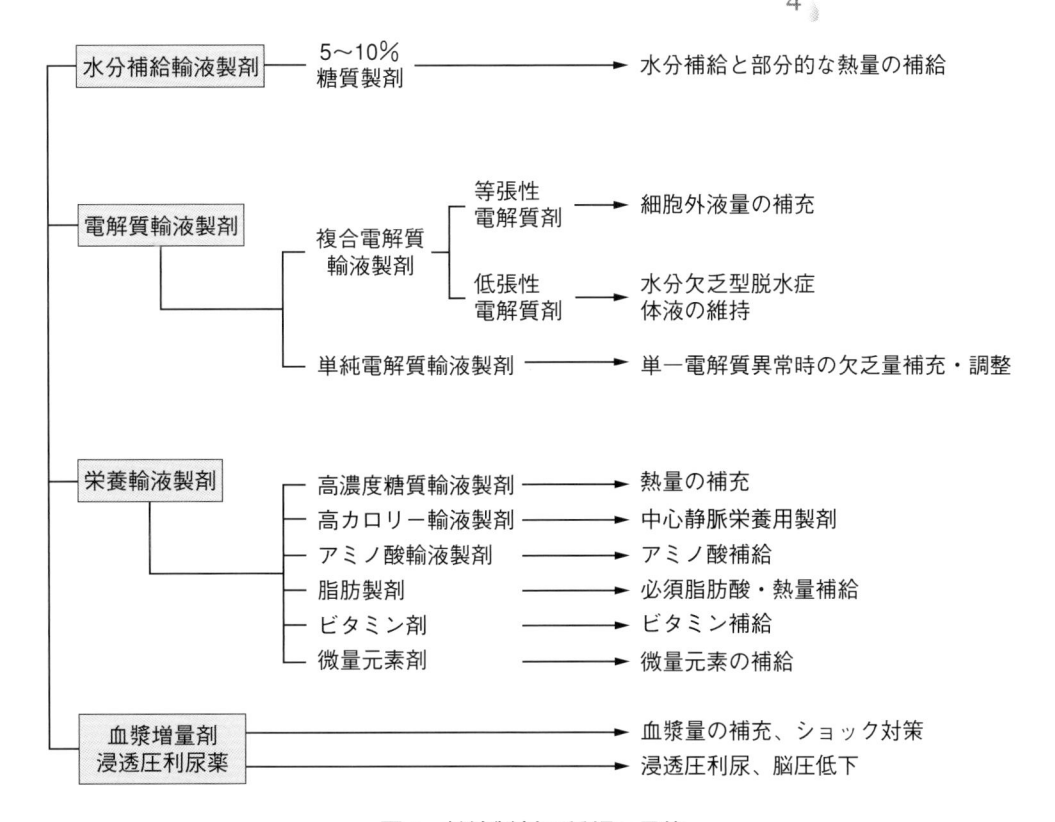

```
水分補給輸液製剤 ─── 5〜10%糖質製剤 ─────→ 水分補給と部分的な熱量の補給

電解質輸液製剤 ─┬─ 複合電解質 ─┬─ 等張性電解質剤 ──→ 細胞外液量の補充
                │   輸液製剤    └─ 低張性電解質剤 ──→ 水分欠乏型脱水症
                │                                      体液の維持
                └─ 単純電解質輸液製剤 ─────────→ 単一電解質異常時の欠乏量補充・調整

栄養輸液製剤 ─┬─ 高濃度糖質輸液製剤 ──→ 熱量の補充
              ├─ 高カロリー輸液製剤 ───→ 中心静脈栄養用製剤
              ├─ アミノ酸輸液製剤 ─────→ アミノ酸補給
              ├─ 脂肪製剤 ─────────────→ 必須脂肪酸・熱量補給
              ├─ ビタミン剤 ───────────→ ビタミン補給
              └─ 微量元素剤 ───────────→ 微量元素の補給

血漿増量剤 ───────────────→ 血漿量の補充、ショック対策
浸透圧利尿薬 ─────────────→ 浸透圧利尿、脳圧低下
```

図 1. 輸液製剤の種類と目的

の程度はどうかなどをいつも念頭において輸液を行うことが大切であるといえます。その目的に応じて、つまり何をどれだけ投与したいかによって使用する輸液製剤を選択することになります。

　輸液製剤には多数の市販製剤があり、その組成を記憶するだけでも煩雑ですが、輸液製剤の分類に従って身近にある数種類の輸液製剤の特徴を把握しておけば上手に使いこなすことができるようになります。どのような場合にどのような輸液製剤を使用すればよいのかという原則を理解しておくことが大切です。多種類の輸液製剤の細かな組成、濃度などはすべて覚え切れるものではありませんし、覚える必要はありません。使用にあたって必要に応じて一覧表を参照することにより対処できます。うろ覚えの記憶に頼っていては、輸液治療の誤りを招くことになりかねませんが、使い馴れた製剤を何度となく使用することにより、次第に自然と覚えてしまうものです。

TRANSFUSION.1 輸液製剤はどのように分布するのか

　輸液製剤には多数の種類がありますが、輸液製剤の基本といえる生理食塩液と5%ブドウ糖液についてまず考えてみましょう。この輸液製剤の特徴は次のような違いがあるのです。
　この2つの輸液製剤は血管内に投与すると体内への分布状態に違いがあります。生理食塩液というのは0.9%の食塩水で、ナトリウム(Na)とクロール(Cl)から成り立っています。これに対して5%ブドウ糖液というのはブドウ糖が5%の濃度で含有されている溶液で、体内への水分供給が主な目的になる溶液です。いずれもその浸透圧は正常の血漿浸透圧に類似した値を示すことになります。ここで生理食塩液を経静脈的に投与すると、溶液は細胞外液中に分布するだけで細胞内液には影響がありません。浸透圧は細胞内外で同じですから、細胞内からの水分の移動は生じませんし、細胞外液から水分が細胞内に移動することもありません。この理由は細胞膜をナトリウムなどのイオン化した電解質が自由に通過できにくいからです。この結果、生理食塩液の投与は細胞外液を増加させることになり、血圧の上昇や浮腫を生じることになるわけです。
　これに対して、ブドウ糖液を投与すると、浸透圧は血漿と同じですが、ブドウ糖は細胞内で速やかに代謝され水分だけが供給されたのと同じことになります。細胞外液の浸透圧が低下するため浸透圧差から細胞内に水分が移動する結果、水分の分布は細胞内外に均等に生じることになります。この理由は細胞膜を水分が自由に移動することができるためと説明されます。

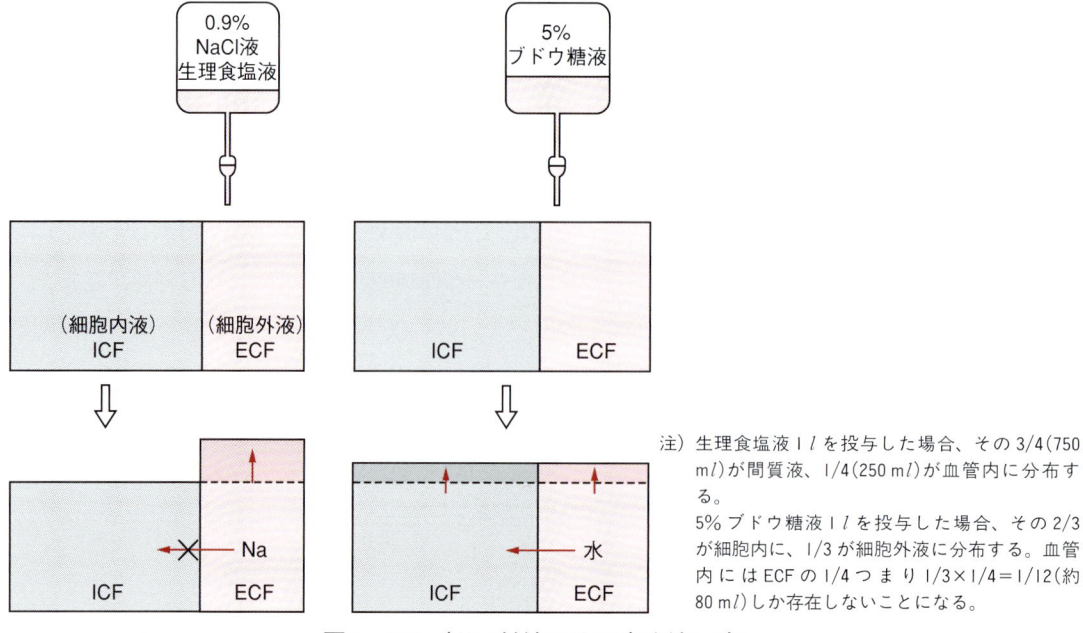

注）生理食塩液1lを投与した場合、その3/4（750ml）が間質液、1/4（250ml）が血管内に分布する。
5%ブドウ糖液1lを投与した場合、その2/3が細胞内に、1/3が細胞外液に分布する。血管内にはECFの1/4つまり1/3×1/4＝1/12（約80ml）しか存在しないことになる。

図2．5%ブドウ糖液と生理食塩液の違い

TRANSFUSION.2　生理食塩液というのはどこが生理的なのか

　生理食塩液は輸液治療の基本となる輸液製剤といえます。生理食塩液は細胞外液の主たる電解質であるナトリウム(Na)とクロール(Cl)だけからなり、0.9% NaCl の溶液です。したがって輸液製剤のナトリウム濃度は 154 mEq/l、クロール濃度 154 mEq/l とまったく非生理的な濃度となるのです。このような非生理的な濃度であるのに、なぜ生理食塩液というのかというと、この輸液製剤の浸透圧が正常の血漿浸透圧と等しいからです。理論的に浸透圧を計算すると 308 mOsm/kgH$_2$O となりますが、ナトリウムとクロールすべてが解離して浸透圧として作用するわけでないのです。解離度からみると、その 0.93 倍の 283 mOsm/kgH$_2$O となり、正常の血漿浸透圧となるのです。生理的というのは、浸透圧が正常であるという点にあるだけです。生理食塩液は 500 ml に 4.5 g の食塩が含まれていることを忘れてはなりません。本液を 1 l 投与すれば、食塩を 9 g 投与しているということになるのです。食塩制限をしている患者に安易に生理食塩液を投与すると、塩分過剰になってしまうことになるわけです。

　細胞外液の欠乏が明らかで電解質異常の詳細が不明の状態では緊急の輸液製剤として使用でき、またほとんどあらゆる薬剤が混注可能なため薬剤の溶解液としても用いられます。実際の血漿には他の陽イオンや陰イオンが含まれているわけですから、生理食塩液のナトリウム濃度もクロール濃度も血漿より高くなってしまうことになります。これを細胞外液の補充を目的として投与すると食塩過剰、高クロール血症をきたし、他の電解質が不足し希釈されてしまう問題があります。輸液製剤にアルカリ化剤を含有しないことから大量に投与すると高クロール血症性アシドーシスを招くことがあります。またカルシウム(Ca)やカリウム(K)も含有されず、完全な細胞外液類似液とは言えません。輸液を必要とする病態で、電解質異常の病態が明らかとなった場合には、速やかに病態に適合した適切な他剤に変更すべきです。

表 1. 生理食塩液と 5% ブドウ糖液の特徴、比較

生理食塩液		5% ブドウ糖液
0.9% NaCl 液 NaCl　9 g/l (Na 154 mEq/l、Cl 154 mEq/l)	組成	5% ブドウ糖液 ブドウ糖 50 g/l
理論上、308 mOsm/kg H$_2$O	浸透圧	278 mOm/kg H$_2$O
Na の補給 細胞外液の補充	目的	水分の補給 投与熱量は 200 Kcal/l
Na 欠乏性脱水症 ショック時 薬剤の希釈液	適応	水分欠乏性脱水症

TRANSFUSION Q.3　なぜ 5% 糖液なのか

　輸液療法において糖質製剤、特に 5% ブドウ糖液の投与はごく一般的に試みられますが、どのような目的で投与されているのでしょうか。熱量を補給するためと考えているのか、水分投与の目的で投与するのか、あるいはなんらかの薬剤の投与のために希釈液として利用して投与しているのでしょうか。このような使用の目的を考えなければなりません。

　輸液療法の目的の 1 つに脱水症の治療があります。主として水分欠乏の型を示す高張性脱水症においては、欠乏した水分を補給する必要があります。経口的に水分を投与できなければ、経静脈的に投与するしかありません。この場合に輸液用蒸留水をそのまま投与することはできません。なぜなら、もしもこのような水分を大量に投与すれば浸透圧の関係から血管内の溶血を生じさせることになるからです。

　輸液製剤は少なくとも血漿浸透圧と等張性ないしそれ以上の浸透圧をもたなければならないのです。このため水分補給という目的であれば、水分に 5% の糖質を添加することにより浸透圧を等張性に保つことが必要になるわけです。5% ブドウ糖の濃度は 5,000 mg/dl であり、その浸透圧を求めるには mg/dl の値を 18 で割ると求めることができますから、278 mOsm/l を示すことになり、血漿浸透圧と等張性となります。

　このように 5% 糖液の浸透圧は細胞外液の浸透圧と等張であり、溶血を起こすこともなく末梢の静脈から投与することができることになります。さらに糖質は細胞内で代謝されると、ブドウ糖 1 g につき 0.6 ml の水分が形成されることになります。したがって、この製剤の投与の目的は主として水分（自由水）の補給であるといいます。もちろん水分の補給は他の低張性電解質輸液製剤によっても自由水としての水分補給は可能です。供給する熱量は 5% 糖液を 1,000 ml 投与すると最低限の 200 kcal のカロリー補給となります。

TRANSFUSION MEMO ── 5% ブドウ糖の浸透圧

　ブドウ糖（$C_6H_{12}O_6$）の分子量は 180.16 ダルトンです。5% ブドウ糖液は 1 l 中に 50 g（50,000 mg）溶解している水溶液となり、この溶液 1 l 中に 50000÷180.16＝277.5 mMol 含有されることになります。溶質 1 mMol が水 1 l に溶解している場合、その浸透圧は 1 mOsm/kgH$_2$O であるから、5% ブドウ糖液は、277.5 mOsm/kgH$_2$O、約 278 mOsm/l ということになります。つまり 5% ブドウ糖液は血漿浸透圧とほぼ等しい、等張液です。ところが点滴により体内に投与されると、インスリンの作用によりブドウ糖は速やかに代謝されるため結果として溶質を含まない水分を投与したことになります。つまり 5% ブドウ糖の投与は自由水といわれる浸透圧 0 の溶液を投与するということになります。

TRANSFUSION.4 輸液製剤にはどのような種類があるか

　輸液製剤は大きく水・電解質輸液製剤、栄養輸液製剤、特殊輸液製剤に区分されます。水・電解質輸液製剤には水分の供給源となる5%糖質輸液製剤、細胞外液類似の輸液製剤、低張性複合電解質輸液製剤、高張性単純電解質輸液製剤があります。栄養輸液剤には熱量補給を目的とする高濃度糖質輸液製剤、脂肪製剤、アミノ酸の補給を目的とするアミノ酸製剤、食事と同等の意味を有する高カロリー輸液用の製剤、微量元素、ビタミンの補給となる輸液製剤があります。特殊輸液製剤には循環血漿量を増加させる血漿増量剤や浸透圧利尿を目的にする浸透圧利尿剤などに区分されます。まずここでは水・電解質輸液製剤についてお話しましょう。

　日常臨床で使用可能な多数の輸液製剤が市販されていますが、それらをどのように選択し、利用するかが大きな問題です。患者の病態に応じた適切な製剤を使用することが大切といえます。このためには各々の輸液製剤の特徴を理解しておかなければなりません。

　複合電解質輸液製剤の中で低張性電解質輸液製剤を臨床上使用する機会が多いものです。これらの輸液製剤は電解質濃度は血漿濃度に比べると低値ですが、ブドウ糖を配合することにより輸液製剤の浸透圧を正常ないし、それ以上としています。これらの輸液製剤には使用に便利なような名称がつけられています。例えば開始液、維持液などの名称がありますが、このような名称にとらわれると、開始液というのは輸液治療を行う最初の場合にしか使用できないとか、維持液はそれを使用すれば体液

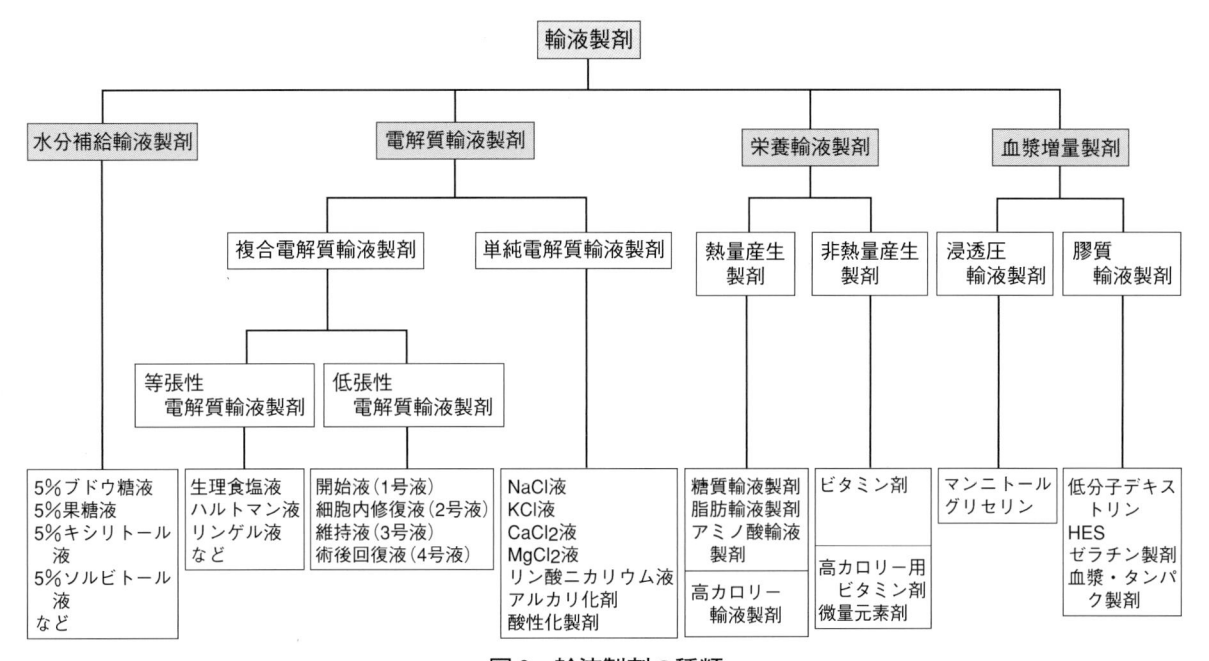

図3. 輸液製剤の種類

表2. 主要な複合電解質輸液製剤の組成(理論値)

	製剤 \ mEq/l	Na	K	Ca	Mg	Cl	乳酸	P	ブドウ糖(g/dl)	総電解質濃度	例
細胞外液類似液	生理食塩液	154				154				308	
	リンゲル液	147	4	5		156				312	
	ハルトマン液	130	4	3		109	28			274	ラクテック ハルトマン ラクトリンガー
低張性複合電解質輸液製剤	開始液1号液	90				70	20		2.6	180	(ソリタT1号 EL1号)
	1/2生理食塩液1号液	77				77			2.5	154	KN1A
	細胞内修復液2号液	60	25		2	49	25	13	2.35	174	KN2A
	2号液	84	20			66	20	18	3.2	208	(ソリタT2号 ハルトマンG₂)
	維持液3号液	35	20			35	20		4.3	110	ソリタT3号
	3号液	35	20		3.0	38	20		10	126	フィジオゾール3号
	3号液	40	35			40	20	15	5	2.7	EL3号
	3号液	50	20			50	20		2.7	140	KN3B
	術後回復液4号液	30				20	10		4.3	60	(ソリタT4号 KN4A)
	4号液	30	8			28	10		3.75	76	KN4B
	熱量補給維持液	50	30	5.0	3.0	48	20	10(mM/l)	12.5	166	ソリタックスH

の恒常性は常に維持できると思い込んでしまうのではないかと心配になります。決して開始液といわれる輸液製剤は輸液治療の開始の時点だけに使用するだけでなく、病態に応じて輸液治療中でも使用することができます。また、すべての病態においていわゆる開始液が最も適切な輸液製剤であるといえない場合もあります。維持液といわれる輸液製剤を長期間投与していても、特に成人に投与するときには低ナトリウム血症を招くことがあり、必ずしも体液の恒常性の維持に問題がないとは言えないことが指摘されています。輸液製剤の理解を深めるためには、その組成と意義を記憶し、病態に応じて変幻自在に使用することができるようになることが重要なことです。名称にとらわれて使用すべきではありません。

　もしも、そのような既成の輸液製剤がなくても、その組成に合致した内容の輸液製剤を糖液と生理食塩液を適当な比率で混合すれば作製できるということを知っておかなければなりません。

Q TRANSFUSION.5 電解質輸液製剤の種類にはどのようなものがあるか

　電解質輸液製剤は数種類の電解質が配合された複合電解質輸液製剤と単一の電解質を含む単純電解質輸液製剤に大別できます。さらに複合電解質液剤は電解質組成として血漿浸透圧と同じ浸透圧を示す等張性電解質輸液製剤と血漿浸透圧よりも浸透圧の低い低張性電解質輸液製剤とに分けられます。

1 複合電解質輸液製剤

1．等張性電解質液（細胞外液類似液）
　　a）生理食塩液
　　b）リンゲル液
　　c）乳酸加リンゲル液（ハルトマン液）
　　d）消化液類似液

2．低張性複合電解質液
　　a）1号液（開始液）
　　b）2号液（細胞内修復液）
　　c）3号液（維持液）
　　d）4号液（術後回復液）

2 単純電解質輸液製剤

　　a）ナトリウム輸液剤
　　b）カリウム輸液剤
　　c）カルシウム輸液剤
　　d）マグネシウム輸液剤
　　e）リン輸液剤
　　f）アルカリ化剤
　　g）酸性化剤

などの種類があります。これらを次に解説することにしましょう。

TRANSFUSION.6 細胞外液類似液はどのような輸液製剤のことか

　細胞外液類似液というのは、その電解質組成が血漿の浸透圧とほぼ同等の浸透圧（285 mOsm/l）を有する輸液製剤をいいます。最も簡単な組成を示す製剤は生理食塩液で、さまざま用途に利用できる汎用性の高い輸液製剤です。細胞外液の喪失時、食塩欠乏性脱水症、低血圧発作時、抗性物質などの希釈剤などに利用されます。生理食塩液 500 ml 中には食塩が 4.5 g 含有されます。この生理的食塩液のナトリウム、クロールの濃度は正常の血清濃度に比べると異常に高値ですが、その浸透圧が正常の浸透圧を示すことから生理的といわれるに過ぎません。この高濃度のクロールは逆に、体液量の欠乏したクロール欠乏性の代謝性アルカローシスに利用すると、効果的で、過剰投与は体液量の増加、浮腫を招くことになります。

　電解質組成を血漿成分に類似させた製剤にはハルトマン液（乳酸リンゲル液）やリンゲル液があります。これらは外科手術時や細胞外液の補充時にしばしば使用されます。ハルトマン液 500 ml 中には食塩約 3.8 g、リンゲル液の 500 ml 中には食塩は約 4.3 g 含まれます。ハルトマン液というのは細胞外液の組成に最も類似しており、乳酸リンゲル液といわれるようにアルカリ化剤として乳酸が使用されています。

表3. 等張性・複合電解質輸液の適応と特徴

	細胞外液類似液		
名称	生理食塩液 （0.9% NaCl 液 Saline）	リンゲル液 （Ringer 液）	ハルトマン液 （乳酸リンゲル液 Hartmann 液 lactated Ringer 液）
特徴	Na と Cl からなり、NaCl 含有量 4.5 g/500 ml Na 濃度 154 mEq/l Cl 濃度 154 mEq/l と非生理濃度 浸透圧は正常の血漿浸透圧と同等	生理食塩液に K と Ca を加えたため、Cl 濃度は 156 mEq/l となっている NaCl 含有量 4.3 g/500 ml 浸透圧は細胞外液と同等となっている	細胞外液の組成に最も類似した組成を有する 陽イオンとして Na、K、Ca を含有し、陰イオンは Cl と乳酸を含有する 乳酸は体内代謝によりアルカリ化作用を示す NaCl 含有量約 4 g/500 ml
使用	単独投与では自由水がないため高 Cl 血症、高 Na 血症を生じうる。過剰投与は NaCl の過剰、心不全、浮腫、高血圧を招く	生理食塩液と同じ注意点があるが、Cl 濃度の高いことから胃液喪失時の病態に適した輸液製剤	肝障害、末梢循環障害時には乳酸性アシドーシス発生の危険がある 過剰投与は NaCl の負荷に注意
適応	細胞外液量の補充 hypovolemic shock 糖尿病性昏睡 その他一般的使用	細胞外液量の補充 低張性脱水症、特に低 Cl 血漿性アルカローシスの病態	低 Cl 血症性アルカローシス以外の細胞外液量の補充 手術時、熱傷、急性出血時など

TRANSFUSION Q.7　乳酸リンゲル液(ハルトマン液)というのは

　ハルトマン液というのは、乳酸リンゲル液(lactated Ringer液)のことで、アルカリ化剤の含有されていないというリンゲル液の欠点を乳酸を加えることによりクロール濃度を正常の細胞外液濃度にした製剤です。リンゲル液のナトリウム濃度を下げ、陰イオンとしてアルカリ化剤である乳酸を加えることによりクロール濃度を下げた溶液です。アルカリ化剤としての$NaHCO_3$は不安定で、カルシウムと沈殿を生じるために混合液として使用できないためアルカリ化剤として乳酸が加えられているのです。乳酸は体内に流入すると肝臓において代謝され乳酸1モルが同量の重炭酸(HCO_3)を生じ、アルカリ化作用を示すことになります。この輸液製剤は日常臨床で頻繁に使用される製剤です。特に外科系では最も使用されることが多いと考えられます。血漿の電解質組成に最も近い輸液製剤といえます。アルカリ化作用として乳酸の代わりに酢酸を利用する輸液製剤もあります。酢酸(アセテート)は代謝が比較的速く、しかも筋肉内でも代謝され、肝臓の機能が不良でも代謝されることから乳酸よりも有用性があるといわれます。酢酸1モルが同量の重炭酸を生じることからアルカリ化作用を示すわけです。

　したがって細胞外液喪失時の補液に最も適しており急性出血や手術、熱傷時の輸液に適していることになります。500 ml 中に Na 65 mEq を含み、この量は約3.8 gの食塩に相当するので大量投与は心不全やナトリウム負荷となります。また、末梢循環不全や肝障害があって乳酸の代謝に異常があるときは乳酸が重炭酸に代謝されずに乳酸性アシドーシスをきたす恐れがある点に注意することが大切です。

TRANSFUSION MEMO────リンゲル液はどのようなときに使用するのでしょうか

　リンゲル液は輸液製剤として有名な製剤といえます。小説やTVなどにおいて輸液を意味する言葉として、しばしばリンゲルという名前が使用されます。しかし現実にはリンゲル液はそれほど使用されるわけではありません。この液体はイギリスの生理学者 S. Ringer(1835〜1910)が動物から摘出した器官を長く残生させるために用いたのが始まりで、リンゲル液にブドウ糖を加えたものをリンゲルロック液といいます。

　リンゲル液は生理食塩液をより生理的な細胞外液組成に近づけるために、ナトリウム、クロールのほかにカルシウム、カリウムを少量加えた溶液です。ナトリウム濃度は生理食塩液よりもやや低い値ですが、陰イオンはクロールのみで生理食塩液よりもクロール濃度は高くなります。アルカリ化剤を含まず、したがってクロールが欠乏している代謝性アルカローシス(胃液の大量喪失時など)に適しています。しかしカリウム、カルシウム濃度は維持量としては不足なのでクロール欠乏以外の状況ではあまり用いられません。アルカリ化剤が含有されていないため使用頻度は少なく、現在では乳酸リンゲル液(ハルトマン液)がもっぱら臨床的に利用されています。

表4. 細胞外液類似液(電解質 mEq/l)

名称	Na	K	Ca	Mg	Cl	lactate	ブドウ糖(%)	総電解質浸透圧	全浸透圧(mOsm/l)
ソリタ「シミズ」	130	4	3		109	28	―	273	273
ラクテック	130	4	3		109	28	―	273	273
ソルラクト	130	4	3		109	28	―	273	273
ハルトマン液 wf	131	4	3		110	28	―	273	273
ソリタ S	130	4	3		109	28	ソルビトール 5	273	547
ソルラクト D	130	4	3		109	28	5	273	550
ラクテック D	130	4	3		109	28	5	273	550
ソルビットハルトマン	130	4	3		109	28	ソルビトール 5	273	547
ソルラクト TMR	130	4	3		109	28	マルトース 5	273	419
ポタコール R	130	4	3		109	28	マルトース 5	273	419
ヴィーン D 注	130	4	3		109	アセテート 28	5	273	550
フィジオ 140	140	4	3	2	115	酢酸 25 / グルコン酸 3 / クエン酸 6	1		280
ヴィーン F	130	4	3		109	酢酸 28	―	273	273
ビカーボン	135	4	3	1	113	クエン酸 5 / 重炭酸 25	―	290	290
リンゲル液	147	4	4.5		155.5			309	309
生理食塩液	154				154			308	308

TRANSFUSION MEMO ――― 消化液類似液

特殊輸液製剤として各種消化液の組成をもつ、胃液類似液、十二指腸類似液、Fox 液、Darrow 液などの消化液類似液があります。消化液のドレナージや瘻孔形成時に利用されることができますが、実際にはあまり使用されません。実際的には消化液内容に合わせていくつかの輸液剤を混合して作製して投与することが多いといえます。

TRANSFUSION MEMO ――― 酢酸リンゲル液と重炭酸リンゲル液

細胞外液類似液として、最近市販されている酢酸リンゲル液と重炭酸リンゲル液があります。前者はアルカリ化剤として酢酸を、後者はクエン酸と重炭酸を配合した製剤です。酢酸は乳酸に比べて代謝が速やかであり、高乳酸血症時にも使用できるという利便性があります。また乳酸に比べて脂肪酸の動員を抑制することも報告されていますが、循環動態への影響には大差がないと考えられています。これに対して重炭酸リンゲル液は生理的なアルカリ化剤としての重炭酸が含有されたものですが、含有されるカルシウムと反応して沈澱することが危惧され、クエン酸を加えて沈澱を防止するように配合されています。代謝性アシドーシスの補正のためのアルカリ化作用として適切なものといえます。

TRANSFUSION.8　低張性複合電解質液というのはどのような製剤か

　細胞外液類似液という生理食塩液やハルトマン液はナトリウム含有量が多いため単独で、大量投与するとナトリウム負荷量が多くなってしまうという欠点があります。維持輸液療法として細胞外液類似液を単独で長期間投与すると、水分（自由水）の補給にも問題が生じます。ナトリウム負荷を抑えてしかも自由水の補給が必要となるため電解質濃度の低い低張液が必要となるわけです。適度に電解質を補給すると同時に自由水の供給も可能とする製剤です。低張性複合電解質輸液製剤は日常臨床でしばしば利用される製品で、これには1号液から4号液まで、その組成により区別され、しかも利用に便利なように輸液開始液とか維持輸液製剤とかの名称まで付けられています。この名称は当初小児の脱水症に対して、1号液から順番に使用していけば脱水症の治療が病態生理学的に誤りなく、簡便に行われるというために付けられたのです。

　しかしながら、この維持輸液製剤という名称を信じて、成人に長期間使用し続けると、低ナトリウム血症を出現させてしまうことがあります。成人の維持輸液製剤としては、その組成はかなり低張性であり、熱量を補給しようとして5％ブドウ糖液を併用するようなことがあれば、さらに低ナトリウム血症の発生を招くことになりかねません。このような輸液製剤は何も名称にとらわれずに、組成に応じて単純電解質輸液剤と併用して、病態に適応した輸液製剤を作製することが可能です。

　市販されている低張性複合輸液製剤は1～4号液に分類されます。

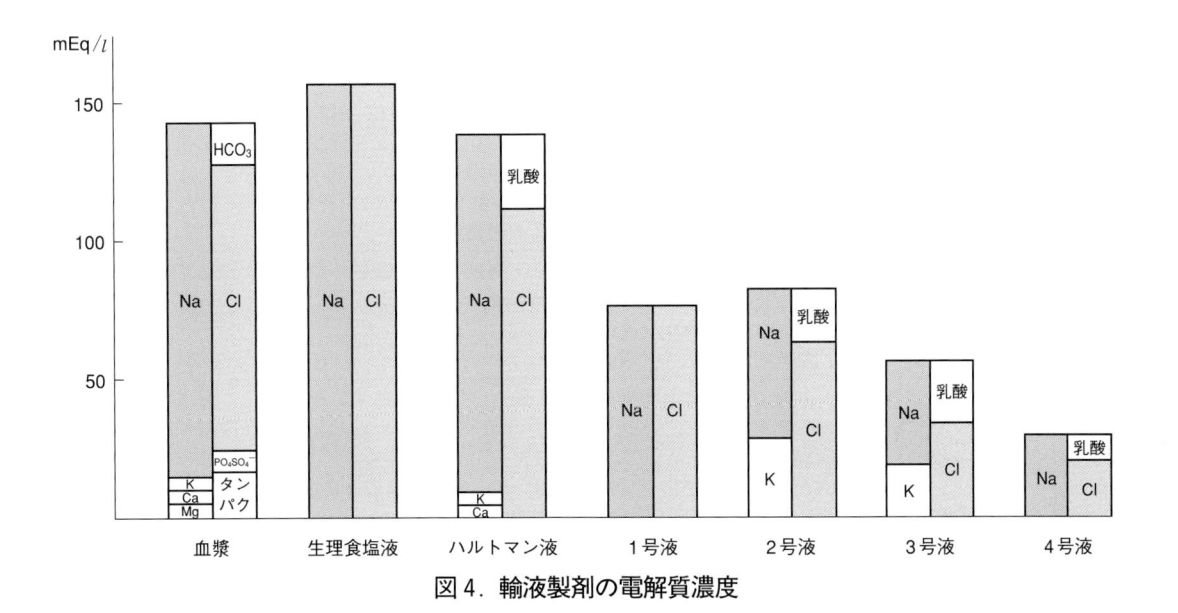

図4．輸液製剤の電解質濃度

1　1号液（開始液）

　1号液は細胞外液類似液を1/3～1/2に希釈した輸液製剤です。水分と電解質の両方を補充する意味をもつことになります。この輸液製剤が開始液とも呼ばれるのは、脱水の初期に輸液を開始する場合に使用するのに便利な液であるからです。脱水症では水欠乏が強いのか電解質喪失の方が強いのかを判定するには、血液検査の結果や尿量の反応をみる必要がありますが、これには時間がかかることになります。このため、まず水分と電解質を適当に投与しながら検査結果が出るのを待ちます。水分欠乏型にもナトリウム欠乏型にも適合するように水分とナトリウムを半々に入れた輸液製剤を意味します。脱水症の原因が明らかでなくても、最初に投与しても間違いがないという点から開始液といわれます。どちらの脱水症の型にも適合するように、適度のナトリウムと水を投与するための補液に1号液が適していることになります。脱水症の程度により、尿量が得られるかわからないため輸液製剤にはカリウムは含まれていません。この製剤にはナトリウム・クロール濃度は77～90 mEq/lで製品によっては少量の乳酸とブドウ糖を有しているという特徴があります。もしもこの溶液の在庫がない場合には生理食塩液500 mlと5％ブドウ糖液500 mlを併用投与すると1号液と同じ意味をもつことになります。

表5．低張性複合電解質輸液製剤の特徴と適応

名称	開始液 各種1号液	細胞内修復液 各種2号液	維持液 各種3号液	術後回復液 各種4号液	熱量補給 維持液
特徴	Kを含有しない低張性電解質液 製品によっては乳酸を含有する 1/2生理食塩液程度の浸透圧を有す NaCl含有量約2.3 g/500 ml	Kの含有量が多い （20～30 mEq/l） 細胞内電解質である P、Mgを含有する製品もある	K含有量が多い （20～35 mEq/l） アルカリ化作用として乳酸が含有される	自由水が多い。 総電解質濃度は低値 熱量は比較的多い	熱量を多くした成人用維持輸液製剤 バランスよく各種電解質を含有する
使用	単独長期大量使用では低K血症 希釈性アシドーシス	乏尿時には高K血症の危険性	長期間の成人の維持輸液ではない 長期使用は希釈性低Na血症発生 乏尿時は高K血症	長期投与は低Na血症を発生する	乏尿時は高K血症の危険性がある
適応	病態不明の脱水症の開始液 乏尿時の開始液 混合性脱水症	低張性脱水症 下痢、嘔吐、アシドーシスなどの細胞内脱水	短期間の水・電解質の維持輸液 高張性脱水症 混合性脱水症	高張性脱水症 術後	成人の維持輸液
製品	ソリタT1号 ソルデム1 リプラス-IS デノサリン1 KN補液1A KN補液1Bなど	ソリタT2号 ソルデム2 KN補液2A KN補液2Bなど	ソリタT3号 EL　3号 ソルデム3A ソルデム3、4 リプラス3号 KN補液3A KN補液3Bなど	ソリタT4号 ソルデム5、6 KN補液4A KN補液4Bなど	ソリタックスH ソリタT3号G ソルデム3AG フィジオゾール3号 KN補液MG3号 など

2 2号液（細胞内修復液）

この製剤にはナトリウム濃度は1号液とほぼ同じ濃度でこれにカリウムとリンを加えてあります。低張性脱水症での細胞内電解質の喪失を補う電解質補給を目標とした輸液製剤です。この溶液が存在しない場合には生理食塩液500 mlと5%ブドウ糖液500 mlに単純電解質剤であるリン酸二カリウム液を添加することにより同じ組成の輸液製剤とすることができます。

3 3号液（維持液）

乳酸加リンゲル液を1/3程度に希釈した液で、水分、ナトリウム、カリウム、乳酸（HCO_3）の含有量が維持輸液の内容になっているため、短期間の水分電解質の維持輸液に用いられます。しかし長期の維持輸液にはカルシウム、マグネシウム、リン、ナトリウムが不足することになるので注意しなければなりません。また、この輸液製剤は高張性脱水症の水分補給にも有用ですが、カリウム含有量が多いので腎機能障害のある場合などには注意が必要で、利尿のあることを確認することが重要です。

4 4号液（術後回復液）

3号液からカリウムを抜いた液で、高カリウム血症や腎機能障害があってカリウム投与を控えたいときに有用であるといえます。

以上の低張性複合電解質輸液製剤には溶液浸透圧の調整のためにブドウ糖を加えてあり、総浸透圧は正常血漿浸透圧とほぼ類似します。

表6. 低張性複合電解質輸液製剤

名称	Na	K	Mg	Cl	lactate	P	ブドウ糖(%)	総電解質浸透圧	全浸透圧(mOsm/l)
ソリタT1号	90			70	20		2.6	180	324
ソルデム1	90			70	20		2.6	180	324
KN補液1A	77			77			2.5	154	293
ソリタT2号	84	20		66	20	10	3.2	200	378
ソルデム2	77.5	30		59	48.5		1.45	215	296
KN補液2A	60	25	2	49	25	6.5	2.35	167	297
KN補液2B	77.5	30		59	48.5		1.45	215	296
ソリタT3号	35	20		35	20		4.3	110	349
ソリタT3号G	35	20		35	20		7.5	110	527
ソリタックス-H	50	30.5	3	48	20	10	12.5	162	856
ソルデム3A	35	20		35	20		4.3	110	349
EL-3号	40	35		40	20	8	5	143	421
ソリタT4号	30			20	10		4.3	60	299
KN補液4B	30	8		28	10		4.0	60	282
フィジオ70	70	4	Ca 3	52	酢酸25		2.5	154	291

TRANSFUSION.9　輸液製剤の組成というのは

　ナトリウムと水分の調節というのは体液量と体液浸透圧の調節の面から重要であるといえます。ナトリウムと水は互いに関連し合っているため、ナトリウムの移動に伴って水分も連動して移動することになります。輸液治療においても純粋な水分欠乏でない限り、ナトリウムと水（5％ブドウ糖液）の併用は不可分な治療手段となります。体液そのものが不足しているナトリウム欠乏性脱水症の場合であれば生理食塩液やハルトマン液といわれる等張性輸液製剤が投与されますし、混合性脱水といわれる状態であれば水分を比較的含有した低張性電解質輸液製剤が使用されることになります。

　低張性複合電解質輸液製剤として市販されている製剤が多数ありますが、これらは生理食塩液と5％ブドウ糖液さらに単純電解質輸液製剤があれば作製することができます。例えば、開始液といわれる1号液は生理食塩液と5％ブドウ糖液を半々に投与すれば同じ内容になります。維持液といわれる3号液は生理食塩液と5％ブドウ糖液を1：3の割合で投与するのと同じ意味をもつわけです。これに単純電解質輸液製剤でカリウムを添加調節すれば市販の複合電解質輸液製剤と同じ内容の輸液製剤を作製できるわけです。簡便性の面から市販の調整された輸液製剤を使用することが多いのですが、輸液の考え方を理解するためにはこのような処方輸液は多少の組成の不一致はあっても投与することは可能です。腎機能の障害が著しくない限り、このような大まかな考えにより輸液製剤を投与したとしても、優れた化学者としての腎臓が体液の調節をして、脱水症を改善させることになるのです。

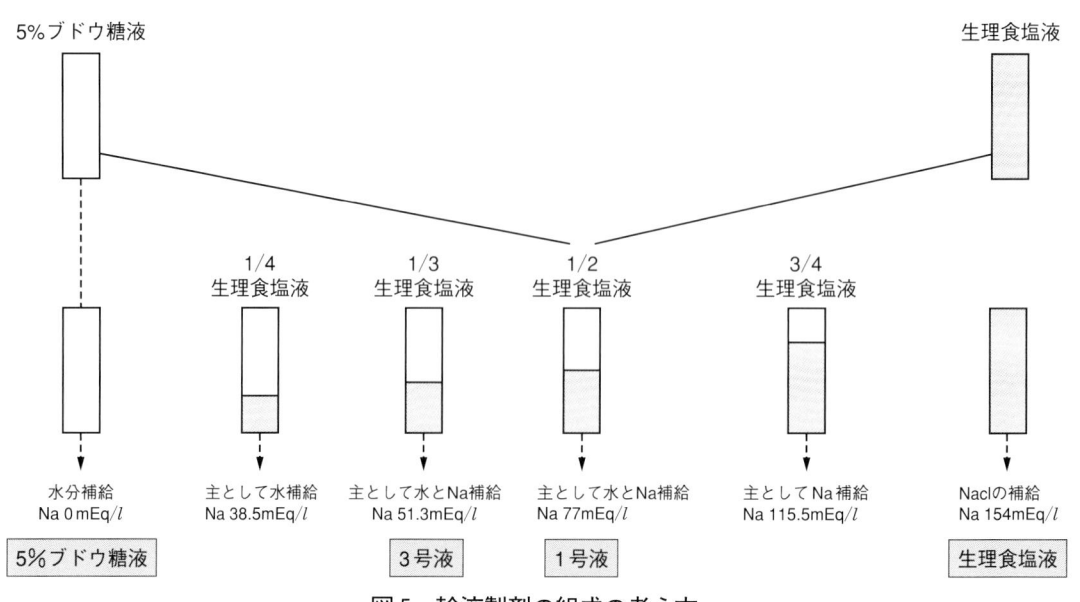

図5. 輸液製剤の組成の考え方

4 水・電解質の維持輸液療法

TRANSFUSION.10 単純電解質輸液製剤にはどのような種類があるか

　単純輸液製剤には、ナトリウム(Na)製剤、カリウム(K)製剤、カルシウム(Ca)製剤、マグネシウム(Mg)製剤、リン(P)製剤、アルカリ化剤、酸性化剤などがあります。単純電解質輸液製剤というのは、いずれも高張性で20 mlのアンプルに入っていることが多く、これらを単独で使用することはなく、常に生理食塩液や5%ブドウ糖液などの他の輸液製剤と希釈して使用するのが原則です。特にカリウム製剤では単独投与は絶対に禁忌であることを肝に銘じておいてください。

　電解質の補充やブドウ糖液に適当量を混注して処方輸液とする場合などに用いられます。使い方は多様なだけに、その投与量や投与速度に十分注意することが大切です。組成に応じていくつかの製品がありますが、各組成の製品を少なくとも1種類について含有量や注意事項などを記憶しておく必要があるといえます。特に単純電解質輸液製剤のアンプルにどの程度の電解質の量が入っているのかを知っておくことが重要です。

1 ナトリウム(Na)輸液剤

　細胞外液の補充、ナトリウムの補給、薬剤の希釈溶解に用いるものです。ナトリウム負荷になるので心機能・腎機能に注意し、経口摂取も含めて1日〜半日の総投与量を常に考慮して使用することです。

　等張性NaCl溶液は0.9%NaCl液であり生理食塩液といわれています。高張性NaCl溶液のうち10%NaCl液であれば10 ml中にNaClが1 g(ナトリウムとして17.1 mEq)含有されることになります。

2 カリウム(K)輸液剤

　急速投与は不整脈や心停止をきたすため注意しなければなりません。カリウム欠乏時に用いられる輸液剤で、ブドウ糖液などに希釈して使用されます。製剤にはKCl剤と有機酸カリウム剤の種類があります。クロール欠乏や代謝性アルカローシスがあるときは塩化カリウム製剤を使用し、代謝性ア

表7. 単純電解質輸液製剤(1)　ナトリウム輸液剤

種　類	濃　度	Na	Cl(mEq/l)	特　徴
等張性NaCl液	0.9%	154	154	生理食塩液、NaCl 4.5 g/500 ml 浸透圧が生理的(血漿と同じ)
高張性NaCl液	5.85%(1 M) 10%(1.7 M) 14.5%(2.5 M)	1,000 1,700 2,500	1,000 1,700 2,500	1 ml＝Na 1mEq 10 ml＝NaCl 1.0 g(Na＝17 mEq) 20 ml＝Na 50 mEq いずれもNa補給のため適宜必要量を添加。過剰投与は渇感を増し、浮腫、心不全を発生させる。輸液投与速度にも注意。

注)　高張性NaCl液には濃度の異なる製品がある。自分に使用しやすいものを記憶する。5.85%製品は1 mlがNa 1 mEqであり、10%の製品は10 mlがNaCl 1.0 g＝Naとして17 mEqである。

シドーシスがあるときは有機酸カリウムを用いるのが理にかなっています。このカリウム輸液剤を使用するにおいては、次のような注意事項を厳守しなければなりません。

①単独投与はしない、②投与速度 20 mEq/時以下、③投与濃度 40 mEq/l 以下、④投与量 60～80 mEq/日以下、⑤尿量 30 ml/時以上を確保、の投与条件を守ることが大切です。必要に応じて心電図、血清カリウム濃度のチェックを行うことです。

表8. 単純電解質輸液製剤(2)　カリウム輸液剤

種　類	濃　度	K	Cl	他(mEq/l)	特　徴
塩化カリウム液	7.5%(1 M) 15%(2 M)	1,000 2,000	1,000 2,000		1 ml＝K 1 mEq 1 ml＝K 2 mEq 含有
アスパラ K 液	1 M	1,000		アスパラギン酸 1,000	尿細管性アシドーシスなどのアシドーシス時のK補給に有用。
リン酸二カリウム液	8.75%(0.5 M)	1,000		リン酸 1,000	Kの補給と同時にPの補給になる。

注) K輸液剤は単独で使用しないこと。必ず希釈して使用する。希釈しても、よく混和して均等に投与する必要がある。高K血症の誘発を避けるため投与速度は 20 mEq/時以下、投与濃度 40 mEq/l 以下、1日投与量は 60～80 mEq/日以下とする。

表9. 単純電解質輸液製剤(3)　カルシウム輸液剤

種　類	濃　度	Ca	Cl	他(mEq/l)	特　徴
塩化カルシウム液 CaCl₂	2% 0.5 M(5.5%)	360 1,000	360 1,000		20 ml 中に Ca 7.2 mEq 含有 20 ml 中に Ca 20 mEq 含有
グルコン酸カルシウム液	8.5%	380		グルコン酸 380	10 ml 中に Ca 3.8 mEq 含有
アスパラカルシウム液	5%	330		アスパラギン酸 330	20 ml 中に Ca 6.6 mEq 含有

注) カルシウム輸液製剤は血管外に漏らすと皮下組織の壊死を起こすことがある。
　　低濃度カルシウム輸液製剤は瘙痒製症、鎮静の効果として皮膚科などでも使用される。
　　投与速度に注意する。

表10. 単純電解質輸液製剤(4)

リン輸液剤

種　類	濃　度	K	P 他(mEq/l)	特　徴
リン酸二カリウム液 (K₂HPO₄)	0.5 M	1,000	1,000	20 ml 中に P 300 mg 含有 K含有のためK輸液の注意事項を厳守、高K血症を避ける 希釈して使用すること
脂肪輸液製剤	10%		35 mg/100 ml	レシチン中のリンを利用 10% 脂肪輸液剤中に 35～40 mg/dl のリン含有

マグネシウム輸液剤

種　類	濃　度	Mg	K	他(mEq/l)	特　徴
硫酸マグネシウム液(MgSO₄)	10%	813		SO₄ 813	20 ml 中に Mg 16 mEq 含有
アスパラギン酸マグネシウム液	5%	350	300	アスパラギン酸 650	20 ml 中に Mg 7 mEq 含有 K 6 mEq、アスパラギン酸 13 mEq

注) 投与速度が速いと灼熱感、顔面紅潮、悪心などを生じる。希釈して使用する。

3 カルシウム(Ca)輸液剤

低カルシウム血症やテタニーの治療、高カリウム血症の緊急治療に用いるものです。不整脈を招くことがあるため心電図をモニターし、投与速度に注意することです。炭酸水素ナトリウム(重曹)との併用は混濁沈殿するため配合禁忌です。塩化カルシウム、グルコン酸カルシウムなどの種類があります。

4 リン(P)輸液剤

リンの補給に用いられる輸液剤で、リン酸二カリウム液では同時にカリウムも投与されることになるので注意が必要です。このためカリウム製剤の投与と同じ注意事項があります。リン酸二カリウム液がしばしば使用されますが、脂肪性剤(レシチン中のリンを利用)を用いることも可能です。

5 マグネシウム(Mg)輸液剤

低マグネシウム血症の治療に用いる製剤ですが、使用機会は稀であるといえます。投与速度が速いと熱感、悪心、顔面紅潮がみられるので注意する必要があります。硫酸マグネシウム、アスパラギン酸マグネシウムカリウムが利用できます。

表 11. 単純電解質輸液製剤(5)

アルカリ化剤

種　類	濃　度	Na	HCO_3	他(mEq/l)	特　徴
重炭酸ナトリウム液(メイロン®)	7%(0.83 M) 8.4%(1 M)	835 1,000	835 1,000		20 ml 中に HCO_3 17 mEq 含有 20 ml 中に HCO_3 20 mEq 含有 直接的生理的なアルカリ化作用
乳酸ナトリウム液	11.2%(1 M)	1,000		乳酸 1,000	20 ml 中に HCO_3 20 mEq 含有 アルカリ化作用は緩徐 乳酸の代謝障害時や肝障害時には lactic acidosis の危険
THAM(tris buffer)	3.6%	—	300		Na を含有しないアルカリ化剤、現在使用されていない

酸性化製剤

種　類	濃　度	NH_4	Cl	(mEq/l)	特　徴
塩化アンモニウム液(NH_4Cl)	5 M	5,000	5,000		20 ml 中に H^+ として 100 mEq 含有 肝臓で NH_3 が HCl を生じることを利用する。肝障害時には禁 臨床的に使用されることはまずない
カチオンギャップの大きなアミノ酸輸液剤			モリアミン、イスポールなどの輸液製剤		高度の代謝性アルカローシスではアミノ酸輸液剤で改善すること多い 本来、原因療法が基本である

6 アルカリ化剤

代謝性アシドーシスの補正に用いられる製剤ですが重炭酸ナトリウム（重曹液）にはナトリウム含有量が多いためナトリウム負荷に要注意となります。7%重曹液では 20 ml 中に HCO_3 は 17 mEq 存在します。

7 酸性化剤

この輸液製剤の適応はアルカローシスの是正を目的とするものです。高度の代謝性アルカローシスや呼吸性アシドーシスの急激な改善後などに使用する製剤ですが、日常臨床では使用する機会はまずないといえます。塩化アンモニウム製剤が高度のアルカローシスに使用されることがありますが、大部分はクロールを大量に含有するアミノ酸製剤の投与により改善することが多いものです。

TRANSFUSION MEMO ─── アルカリ化剤の投与に関する注意事項

代謝性アシドーシスの治療にアルカリ化剤が使用されますが、一般的に重炭酸ナトリウム（重曹、$NaHCO_3$）が用いられます。アルカリ化剤には乳酸ナトリウム剤もありますが、これは乳酸が代謝されて初めてアルカリ化作用を示すもので、作用が発揮されるまでに時間のかかること、乳酸代謝障害を合併しているときには逆にアシドーシスを増悪させることになります。これに対して重炭酸ナトリウムは直接的に HCO_3 を補給することになり生理的なアルカリ化剤です。しかし、重曹投与においても欠点としてナトリウムの過剰負荷になることです。心不全や浮腫時に大量を投与すると肺うっ血、心不全などの体液量の過剰を招くことになります。投与する量のほかに投与速度にも注意が必要です。

急速に大量のアルカリ化剤を投与すると血液 pH が急速に上昇し、イオン化カルシウムの低下からテタニーを誘発することがあり、アシドーシスの急激な改善は細胞内液にカリウムを流入させることから低カリウム血症を生じさせることになります。特にジギタリス使用の患者においてはジギタリス中毒、不整脈を出現させやすくすることに注意しなければなりません。

水・電解質輸液製剤の使用の考え方

　以上のような多種類の水・電解質輸液製剤が存在しますが、日常臨床ではそれらを患者の病態に応じて使い分けることが必要になります。このためには何を目的に輸液療法を行うのかを考えなければなりません。体液の異常とか、電解質異常に対しての輸液療法を理解するには、基礎となる病態を理解する必要があります。まず体液のバランスを維持するための水・電解質維持輸液療法について考えてみましょう。

TRANSFUSION.1　水・電解質の維持輸液療法の考え方は

　維持輸液療法というのは、体液・電解質異常の有無に関係なく、生命を維持するに必要な水分・電解質あるいは栄養を投与することです。飲食物の摂取が経口的に行われていない場合あるいは制限されているときに、非経口的に投与する輸液療法であり、いわば食事の代用としての意味があります。このため本来の食事の内容と同程度の水分、電解質あるいは栄養物を投与すればよいわけです。厳密に食事と同じ程度の熱量を確保するには、通常の輸液療法では不可能であり、高栄養輸液法によらなければなりません。しかし、ごく短期間の輸液療法ということに限れば、水分・電解質を中心にして、最低限の熱量を投与していくことで間に合うのです。

　水・電解質の維持輸液を実施するうえで大切なことは、正常時における水分バランスや電解質のバランスを理解しておくことです。この輸液法はいわば食事の代用（熱量は不完全ですが）としての意味があります。

　成人の食事による平均的な摂取量は次に述べることにしますが、水分・電解質を中心に体液のバランスを保つことが目標になります。もしも水分やナトリウムの補給が不足すれば脱水症を招くことになるからです。この維持輸液法においては体液・電解質の異常のないことが前提ですから（脱水症や電解質の欠乏などは存在しない）、食事により体内に負荷される量を輸液製剤で補給するということになります。

　完全な量を投与しなくても、腎臓が体内バランスを調節してくれるため、大きな誤りを生じることはなく、ほぼ画一的な処方で体液の恒常性を維持することが期待できます。

TRANSFUSION Q.2　日本人の平均的な食事というのは

　食事を摂取するということは栄養の補給という目的だけで行われるわけではありません。国民性、習慣、個人的な嗜好などの影響により何を、どの程度食べるかが決まるわけです。おそらく栄養という面だけを強調するだけであれば、宇宙食のような味気のないものになるに違いありません。必要な熱量やタンパク質、ビタミン、水、ミネラルというような最低限度生きていくに必要な栄養素を投与するということになり、無味乾燥な内容になるはずです。輸液療法における栄養というのも、まさしくこのような内容になるでしょう。しかし無味乾燥というのではなく、相当水っぽい食事にならざるを得ませんが……。

　一般的な輸液療法により栄養素を完全に満足させるように供給することは容易ではありません。末梢静脈からの輸液では不十分になりますから、熱量やその他の栄養素を食事の内容と同程度に維持するには中心静脈から投与する高カロリー輸液療法という方法が試みられます。そこで、どのような内容で、どの程度の量を投与するかを決めるためには経口的に摂取している食事からの栄養素の摂取量を知ることが必要になります。

　日本人の平均的な1日の栄養必要量は次のように報告されています。

必要カロリー　約 2,000 kcal

糖質　300 g

脂肪　60 g

タンパク質(アミノ酸)　80 g(1 g/kg 体重)

食塩　7〜10 g(Na として 120〜170 mEq)

カリウム　60 mEq(40〜80 mEq)

カルシウム　500 mg

水分　2,000 ml(1,500〜2,000 ml)

TRANSFUSION Q.3　水分のバランス調節はどのように行われるのか

　体液の調節を行う機構として、体内の水バランスを維持する機構があります。これは食事あるいは代謝により生じた体内への水分負荷とそれを排泄させる水分の出納および体内の水の分布を調節するメカニズムといえます。

　正常の状態では体内に含まれる水分の量は体重の60%と一定です。この量は静的に一定に維持されているわけではなく、細胞と細胞外との間で絶えず水分の移動が行われているのですが、動的に一定に維持されているのです。

　体内に負荷される水分というのは飲食物に含有されている水分と体内で栄養素の代謝により生じる水分（代謝水）があり、体外に排泄される水分というのは尿、便、不感蒸泄による水分があります。この摂取量と排泄量はだいたい日々バランスがとれています。

　一般的に飲食物の水分量は1,000～2,000 ml、代謝水300 ml、不感蒸泄800 ml、便中に100 ml程度であり、水分バランスを維持できるように尿の量を調節することによりバランスがとれているのです。摂取量が多いときには過剰な水分は希釈尿として排泄され、摂取量が少ないときには濃縮尿としてできる限り水分の排泄を少なくするわけです。尿量としては1,000～1,500 mlが一般的といえます。

　体内の水分代謝の調節は尿量と飲水量により行われ、飲水は渇中枢により、尿量はバゾプレシンの分泌と腎臓の集合尿細管の作用に依存します。体内に水分が摂取されないと水分欠乏性脱水症の原因となるのです。原因としてはいくつかのメカニズムがあります。渇感と飲水行動とは別のことで、文化、習慣などにより渇感がなくても水分摂取行動は行われるからです。

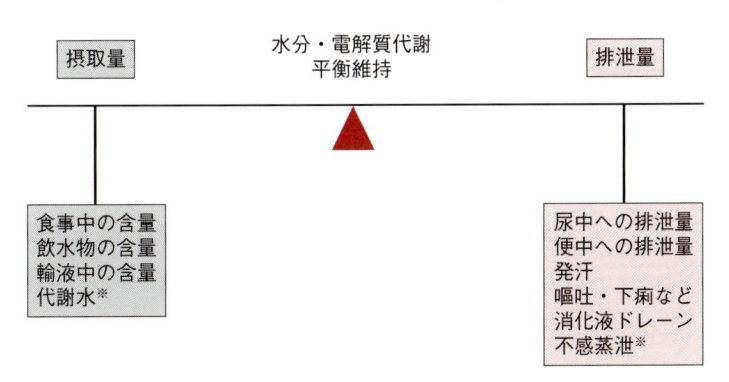

図6. 水分・電解質のバランス
※水分の場合

TRANSFUSION.Q.4　維持量というのは

1 水分の維持量の考え方

　健康時の腎臓の働きに問題なければ、摂取量と排泄量との間にはバランスが取れています。摂取量には飲食物として摂取する水分のほかに、体内の代謝により生じる代謝水があります。排泄量には尿、便のほかに不感蒸泄という皮膚あるいは気道から喪失する水分があります。したがって嘔吐や下痢などの異常な病態のない限り、毎日に必要な水分量は次のように求めることができます。

> 必要水分量＝尿量＋便中水分量＋不感蒸泄量－代謝水

　この場合、便中水分量を約 100 ml、不感蒸泄量を 900 ml、代謝水を約 300 ml とすると、1 日に必要とする水分量は尿量＋700 ml となります。腎臓の濃縮力あるいは希釈力を最大限に発揮させることなく、無理なく溶質を排泄するに必要な尿量は約 900〜1,400 ml/日といわれます。したがって、1 日に必要となる輸液の水分量はおよそ 1,500〜2,000 ml になります。

　当然のことながら、嘔吐、下痢、過剰発汗などにより体外への異常な水分喪失が持続して、今後も認められると予想される場合には、この基礎量に予測排泄量を加えて計算しなければなりません。

2 ナトリウムの維持量の考え方

　健康時のナトリウムも摂取量と排泄量とにバランスがとれています。ナトリウムの摂取量は個人差が大きく、平均的には食塩（NaCl）として摂取する量は 10 g 前後といわれます。生体にはナトリウムを保持する強力な腎臓の働きがあり、摂取量が不足がちになっても腎臓の調節機能の範囲内にあれば、尿中への排泄量を著しく減少させて、体内ナトリウムの平衡を維持することができます。腎臓以

表 12．水・電解質の 1 日必要量（成人）

	許容量（経口摂取）	平均必要量	輸液基準投与量
水分	0.5〜20 l/日	1,500〜2,000 ml/日	35〜50 ml/kg 体重
Na	0〜500 mEq/日	100〜200 mEq/日	2〜3 mEq/kg 体重
K	10〜200 mEq/日	40〜60 mEq/日	1〜2 mEq/kg 体重
Ca	0〜30 g/日	500〜1,000 mg/日	
P	0〜30 g/日	600〜1,000 mg/日	

注）・輸液治療により体液の恒常性を維持するのに必要な水分、電解質（主として Na と K）の量は、水分 1,500〜2,000 ml、Na 100〜170 mEq/日、K 40〜60 mEq/日と考える。
　　・カロリーは体内異化作用を防止し、タンパク節約効果を示すとされる 400 kcal/日以上を確保する。
　　・長期間輸液により維持する場合は完全栄養輸液法として、より大量のカロリー、ビタミン、微量元素などの投与も必要である。

外の部位からナトリウムを喪失するような異常な病態があり、腎臓の調節能力以上の喪失が続けば、ナトリウムの欠乏が生じることになります。

ナトリウム欠乏が出現する可能性のある場合は、腎機能障害時、嘔吐、下痢、利尿薬の過剰使用、過剰発汗などの病態があります。このような異常時でなければ、輸液によるナトリウムの投与量はNaClとして6g程度、ナトリウムとして70〜100 mEq/日程度でよいと考えられます。

3 カリウムの維持量

カリウムも摂取量と排泄量の間にバランスが取れています。平均的な食事からのカリウム摂取量は約60 mEq/日程度です。ナトリウムとは異なり、カリウムは腎臓の保持能力は弱く、摂取量が不足すると容易に喪失、欠乏傾向に陥りやすいのです。カリウムの摂取量が極度に低下すると、数日間は尿中へのカリウム喪失が20〜30 mEq程度続くことになります。このため腎機能の障害のない限り、カリウムの補給が必要になるわけです。過度の嘔吐、下痢、利尿薬の使用時にはカリウム欠乏が出現しやすくなります。血清カリウム濃度の低下は体内カリウム欠乏と必ずしも同じではありませんが、低カリウム血症が慢性的に認められる場合にはカリウム欠乏が存在すると判断してよいとされています。腎機能の障害のある場合にはカリウムの補給は制限する必要があります。

4 熱　量

生体が必要とする熱量を輸液の形で完全に補給するには高栄養輸液法（IVH）によらなければ不可能です。しかし、輸液の目的が主として水・電解質異常に対してして行われ、しかも短期間しか実施しないものとすれば、ブドウ糖1〜2 g/kg体重の投与（>約100 g/日＝約400 kcal）で異化亢進やケトーシスを防止できるといわれています。

末梢の静脈からの投与では限られた熱量しか補給できませんが、輸液剤を適宜組み合わせて可及的に大量の熱量を補給することは好ましいことです。しかし、投与量や投与速度などの制限を伴うことになることを承知しておかなければなりません。

短期間の水・電解質の維持輸液療法においては水、ナトリウム、カリウムと熱量および適量のビタミンについて考慮するだけでよいのです。カルシウムやリンなどの電解質あるいは微量元素などは無視してもかまいません。しかし1週間以上に及ぶ場合にはカルシウム、リン、マグネシウムあるいは微量元素に関して考慮しないと欠乏状態になる可能性があるわけです。

TRANSFUSION Q.5　維持輸液療法における投与量とは

以上のことから水・電解質を中心とした維持輸液の内容は、次のようになります。

```
水　分      1,500～2,000 ml
ナトリウム   70～100 mEq
カリウム     40～60 mEq
糖          100 g（400 kcal）
```

　維持輸液法は、このような組成を含有する輸液製剤を投与するわけです。これに適当量のビタミン類を添加して投与すれば維持輸液内容となるのです。この内容を満足する輸液製剤としてはいわゆる維持輸液製剤といわれる3号液2,000 ml の使用が当てはまります。例えば、ソリタT3G®2,000 ml を投与すると水分2,000 ml、ナトリウム70 mEq、カリウム40 mEq、熱量600 kcal となります。

　しかし既成の市販の輸液製剤を使用しなくても、糖液をベースにナトリウム、カリウムを添加して新たに独自の輸液製剤を作製することもできます。図7のような例が考えられますが、自分の使い慣れた製品をもとに作製しておくと便利であるといえます。

　しかし患者が必要とする熱量はこの程度の量でよいのかを考慮し、浮腫・心不全などの病態が存在しているときには、ナトリウム負荷内容を適宜選択変更しながら作製することが必要です。維持輸液といってもなんの考えもなく、画一的に投与することは避けなければなりません。浮腫や心不全では水分やナトリウムは制限されるのは当然ですし、食事療法と同じように電解質の内容も検討することになります。

表13．維持輸液量の基準（成人）

	基準値	体重40 kg	体重50 kg	体重60 kg	体重70 kg
水分	35～45 ml/kg 体重	1,400～1,800 ml	1,750～2,250 ml	2,100～2700 ml	2,450～3,150 ml
Na	1.5～2 mEq/kg 体重	60～80 mEq	75～100 mEq	80～120 mEq	105～140 mEq
K	0.5～1 mEq/kg 体重	20～40 mEq	25～50 mEq	30～60 mEq	35～70 mEq
糖	2～3 g/kg 体重	80～120 g	100～150 g	120～180 g	140～210 g
アミノ酸	0.5～1.5 g/kg 体重	20～60 g	25～75 g	30～90 g	35～105 g
脂肪	0.5～1.0 g/kg 体重	20～40 g	25～50 g	30～60 g	35～70 g

4 水・電解質の維持輸液療法

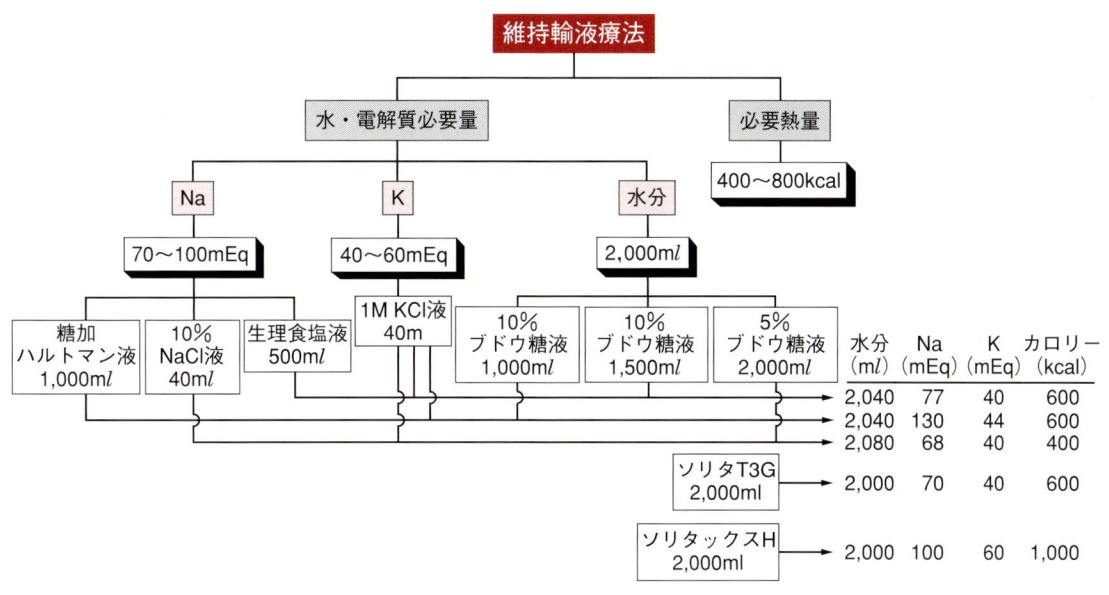

図7. 通常維持輸液療法の組み立て方

	水分(ml)	Na(mEq)	K(mEq)	カロリー(kcal)
	2,040	77	40	600
	2,040	130	44	600
	2,080	68	40	400
ソリタT3G 2,000ml	2,000	70	40	600
ソリタックスH 2,000ml	2,000	100	60	1,000

TRANSFUSION.Q6 具体的な水・電解質維持輸液法は

　体液量の異常のない状態でも、経口的に水分など飲食物の摂取できない病態では、体液の恒常性を維持するために輸液療法を実施する必要があります。短期間の場合であれば、熱量は最小限度で、主として水分と電解質［ナトリウム（Na）とカリウム（K）］を補給することでよいわけです。必要とする水分、ナトリウム、カリウム、熱量を満足するような輸液製剤を組み立てることができます。既成の輸液製剤を利用する場合と処方輸液法として糖液をもとに単純電解質輸液製剤を組み合わせて利用する場合があります。実際の方法は図8に示されるような方法で、ほぼ満足する内容とすることが可能です。

　輸液治療が行われるときには適宜、電解質異常が生じてないことを確認することが必要です。経口摂取が可能になれば、できる限り食事摂取に切り替えて輸液療法で長期間維持することは止めることにします。長期間の経口摂取が不可能な場合には、水・電解質だけでなく栄養と重視した栄養輸液法が実施されます。

```
                          ┌──────────────┐
                          │ 維持輸液療法 │
                          └──────┬───────┘
          ┌──────────┬──────────┼──────────┬──────────┐
        ┌─┴─┐      ┌─┴─┐      ┌─┴─┐      ┌─┴─┐
        │水分│      │Na │      │ K │      │熱量│
        └─┬─┘      └─┬─┘      └─┬─┘      └─┬─┘
```

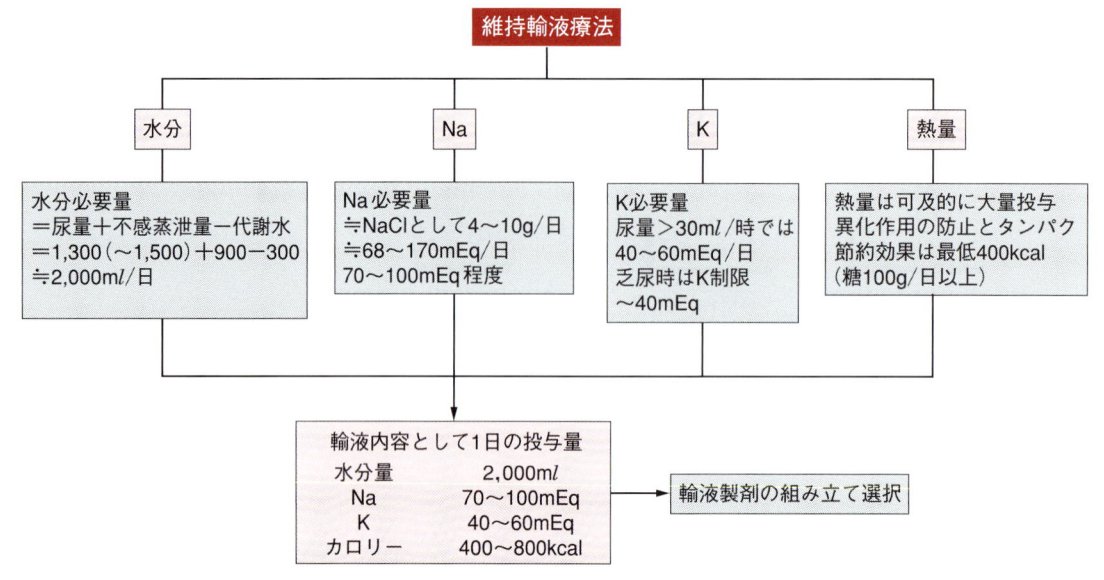

| 水分必要量
＝尿量＋不感蒸泄量－代謝水
＝1,300（～1,500）＋900－300
≒2,000m*l*/日 | Na必要量
≒NaClとして4～10g/日
≒68～170mEq/日
70～100mEq程度 | K必要量
尿量＞30m*l*/時では
40～60mEq/日
乏尿時はK制限
～40mEq | 熱量は可及的に大量投与
異化作用の防止とタンパク
節約効果は最低400kcal
（糖100g/日以上） |

輸液内容として1日の投与量
　　水分量　　　2,000m*l*
　　Na　　　　70～100mEq
　　K　　　　 40～60mEq
　　カロリー　400～800kcal　→　輸液製剤の組み立て選択

図8．水・電解質の維持輸液療法

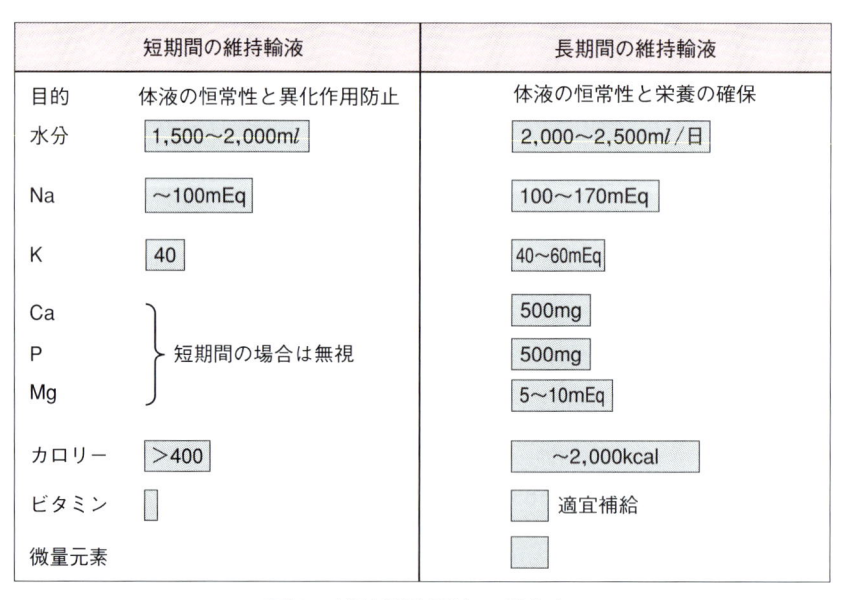

	短期間の維持輸液	長期間の維持輸液
目的	体液の恒常性と異化作用防止	体液の恒常性と栄養の確保
水分	1,500～2,000m*l*	2,000～2,500m*l*/日
Na	～100mEq	100～170mEq
K	40	40～60mEq
Ca	⎱	500mg
P	⎬ 短期間の場合は無視	500mg
Mg	⎰	5～10mEq
カロリー	＞400	～2,000kcal
ビタミン		適宜補給
微量元素		

図9．維持輸液療法の考え方

4 水・電解質の維持輸液療法

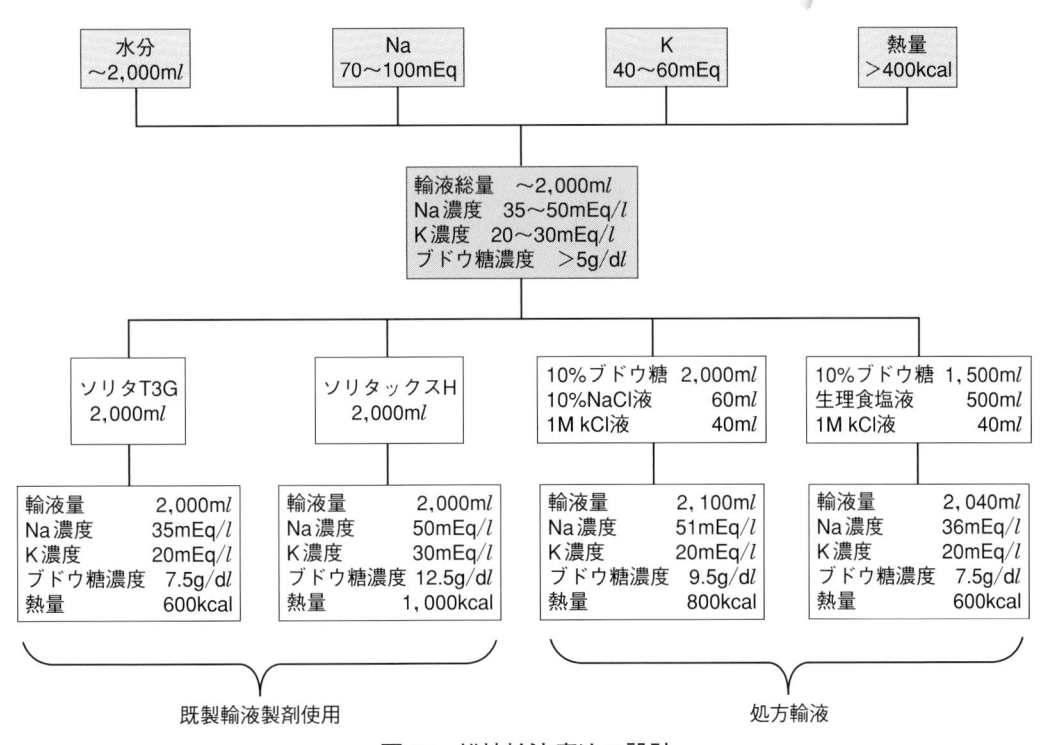

```
水分            Na              K              熱量
～2,000ml    70～100mEq    40～60mEq    ＞400kcal
```

輸液総量　　　～2,000ml
Na濃度　　　35～50mEq/l
K濃度　　　　20～30mEq/l
ブドウ糖濃度　＞5g/dl

ソリタT3G 2,000ml	ソリタックスH 2,000ml	10%ブドウ糖 2,000ml / 10%NaCl液 60ml / 1M kCl液 40ml	10%ブドウ糖 1,500ml / 生理食塩液 500ml / 1M kCl液 40ml
輸液量 2,000ml / Na濃度 35mEq/l / K濃度 20mEq/l / ブドウ糖濃度 7.5g/dl / 熱量 600kcal	輸液量 2,000ml / Na濃度 50mEq/l / K濃度 30mEq/l / ブドウ糖濃度 12.5g/dl / 熱量 1,000kcal	輸液量 2,100ml / Na濃度 51mEq/l / K濃度 20mEq/l / ブドウ糖濃度 9.5g/dl / 熱量 800kcal	輸液量 2,040ml / Na濃度 36mEq/l / K濃度 20mEq/l / ブドウ糖濃度 7.5g/dl / 熱量 600kcal

　　　既製輸液製剤使用　　　　　　　　処方輸液

図10．維持輸液療法の設計

1日に必要な維持量
水分　2,000ml
Na　　85mEq（NaClとして5g）
K　　 60mEq
熱量　600kcal

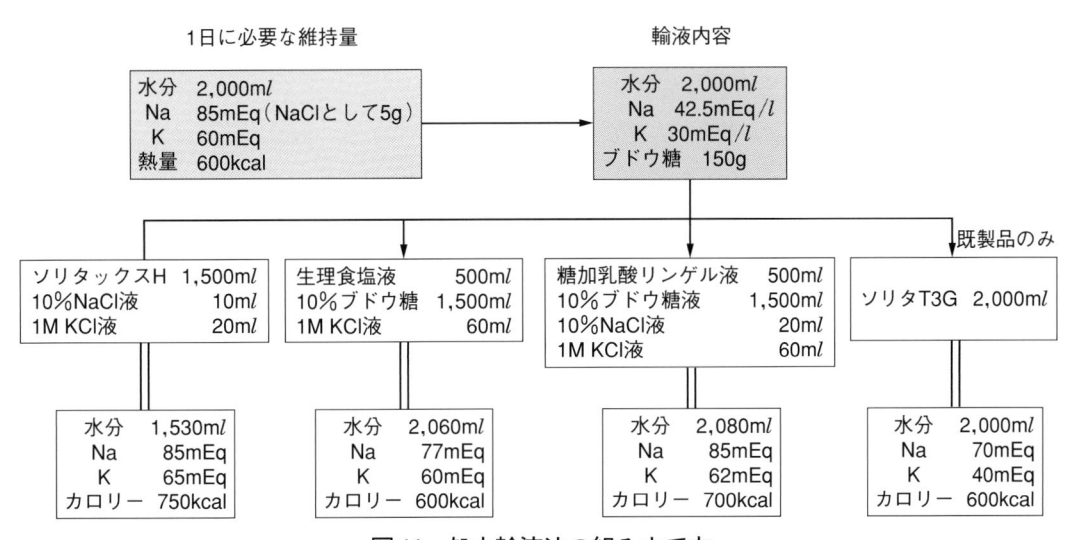

→ 輸液内容
水分　2,000ml
Na　　42.5mEq/l
K　　 30mEq/l
ブドウ糖　150g

既製品のみ

ソリタックスH 1,500ml / 10%NaCl液 10ml / 1M KCl液 20ml	生理食塩液 500ml / 10%ブドウ糖 1,500ml / 1M KCl液 60ml	糖加乳酸リンゲル液 500ml / 10%ブドウ糖液 1,500ml / 10%NaCl液 20ml / 1M KCl液 60ml	ソリタT3G 2,000ml
水分 1,530ml / Na 85mEq / K 65mEq / カロリー 750kcal	水分 2,060ml / Na 77mEq / K 60mEq / カロリー 600kcal	水分 2,080ml / Na 85mEq / K 62mEq / カロリー 700kcal	水分 2,000ml / Na 70mEq / K 40mEq / カロリー 600kcal

図11．処方輸液法の組み立て方

CHAPTER 5 栄養維持のための輸液療法

　輸液療法は水分電解質の異常時や体液バランスの維持のためにだけ使用されているのではなく、むしろ経口摂取が不可能な場合に経静脈的に栄養物、水分、電解質などを投与する目的で使用されているといえます。現在では栄養輸液という部分の比重が増しているといえます。特別の体液の異常がみられない場合に食事に代わる栄養補給としての栄養維持輸液法というのは、ほぼ画一的に行うことが可能であり、比較的理解は容易であるといえます。

　先に述べた体液の恒常性を維持しながら、栄養を補給するという考え方でいいわけです。その前にまず、栄養の基礎知識を復習することにしましょう。

1 栄養学の基礎

　輸液療法において必要となる栄養学の基礎を少し考えてみましょう。輸液療法というのは日々に必要な水分、電解質、栄養素などを経静脈的に投与するという以外は食事の摂取と同じといえます。必要な栄養素を輸液製剤により補給するということになりますが、輸液という特殊性を理解しておかなければなりません。

TRANSFUSION.Q.1　三大栄養素とは

　体内の代謝を維持するためには栄養素を食事から摂取していかなければなりません。糖質、脂質、タンパク質は三大栄養素といわれますが、これにビタミン、水・電解質（ミネラル）、微量元素などが必要なります。

　糖質は最終的にブドウ糖になるわけですが、小腸から吸収されると門脈を経由して肝臓に運ばれます。そこでブドウ糖は解糖系に入り、ミトコンドリア内で酸化的リン酸化によりアデノシン三リン酸（ATP）を産生してエネルギーを供給することになります。ブドウ糖1gにつき4kcalを生じます。

糖質にはブドウ糖以外に、フルクトース（果糖）、ソルビトール、キシリトール、マルトースなどがあります。グルコースは細胞内に取り込まれるのにインスリンが必要になりますが、それ以外に糖質はインスリンを必要としません。

摂取されたタンパク質は腸の中で分解され、最終的にアミノ酸となり小腸から吸収され、門脈を経て肝臓に運ばれます。アミノ酸はタンパク質の構成物質となりますが、20種類のうちの8種類は必須アミノ酸として体内で合成できないアミノ酸です。このため食事などから供給されなければなりません。アミノ酸プールからアミノ酸の活性化によりタンパク質の合成がなされます。アミノ酸分解により尿素回路に入り、尿素やアンモニアとなり窒素代謝産物として尿から排泄されることになりますが、一部がアミノ酸合成に再利用されることになります。さらに過剰のアミノ酸はグルコース、脂肪酸の合成に利用されたりします。

脂質は脂肪酸に代謝され、リンパ管を経て肝臓に運ばれます。脂質はカロリー源として重要で、脂質1gあたり9kcalを供給することになります。エネルギー源というだけでなく、脂肪は生体にとって重要な作用が多数あります。細胞膜や神経組織の構成成分であること、免疫機構、ステロイド合成に関係があり、さらに生理的活性物質としてプロスタグランジンの前駆物質であるアラキドン酸として血管拡張、細胞機能などにも重要です。輸液製剤から長期間脂肪酸が投与されないと、欠乏症を招くことになります。このため必須脂肪酸はビタミンFともいわれ、リノール酸、リノレン酸があります。過剰な脂肪は貯蔵脂肪組織として貯えられ、また過剰な糖質やタンパク質が存在すると中性脂肪として代謝され、貯えられます。このように脂肪は糖代謝とタンパク代謝の仲介作用をもち、必要に応じて変幻自在の役割を有するということになります。

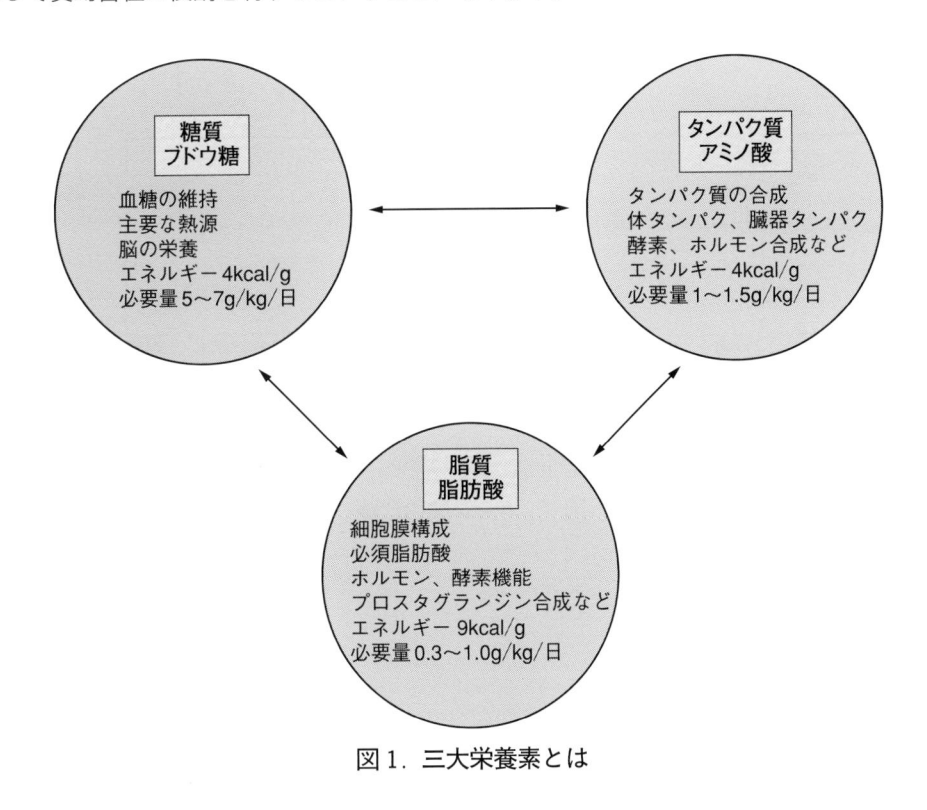

図1. 三大栄養素とは

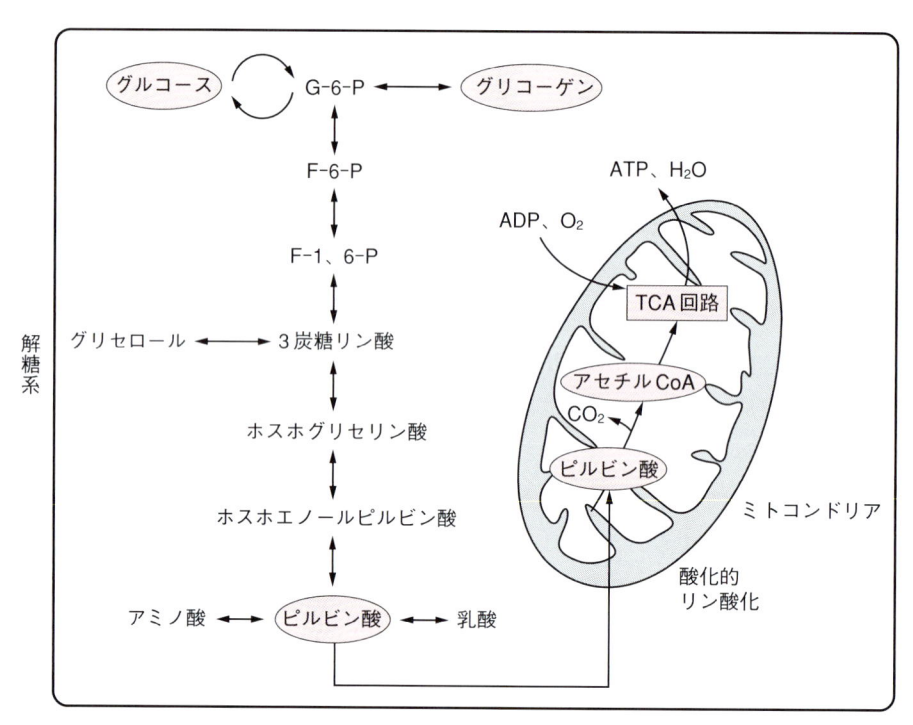

図2. ブドウ糖の代謝 解糖系と酸化的リン酸化

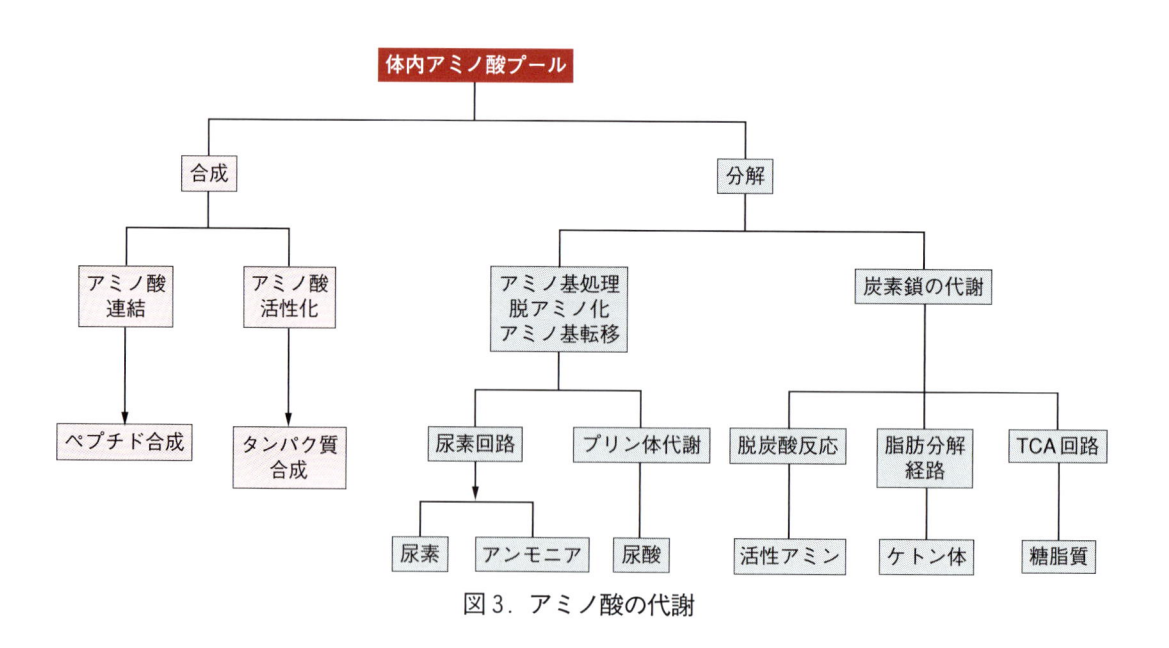

図3. アミノ酸の代謝

TRANSFUSION Q.2　TCA サイクルというのは

　これはクエン酸回路あるいはクレブス回路ともいわれます。この回路は解糖系から連続してアセチルCoAからクエン酸に代謝された部を出発点としています。糖、脂質、アミノ酸などが代謝され、最終的に二酸化炭素と水に分解され、その際に酸化的リン酸化としてアデノシン三リン酸（ATP）が産生され、同時にエネルギーを生じることになります。

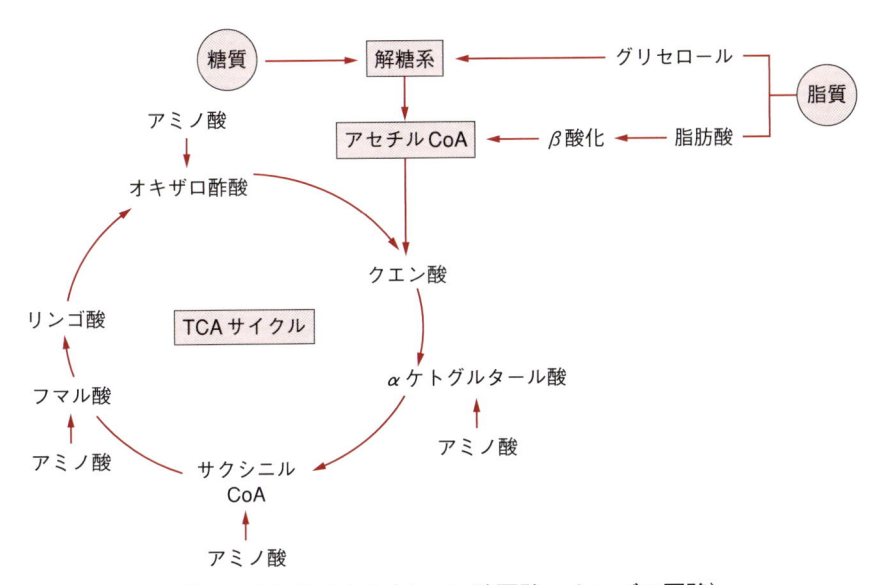

図4．TCAサイクル（クエン酸回路、クレブス回路）

TRANSFUSION MEMO───ブドウ糖──脂肪酸回路

　中枢神経系が利用できる栄養素はブドウ糖であり、これは飢餓時や絶食に関係なく必要になります。生命を維持するうえで体内へのブドウ糖の保持や血糖の維持は極めて重要になります。体内に貯蔵される炭水化物はグリコーゲンとして肝臓や筋肉に少量存在しますが、その量は限られたものでしかありません。飢餓時には簡単に消費されてしまい、貯蔵熱量系としては役割不足といえます。
　このため生命維持のために糖と脂肪の間に相互変換回路がつくられています。飢餓、絶食時には脂肪組織から脂肪酸が生じ、中性脂肪の分解が進みグリセロールとなりエネルギー源としての役割があり、逆に過食など過剰なエネルギーが存在した状態では糖から脂肪酸や中性脂肪に変換されることになります。

TRANSFUSION.3 低栄養状態とは

　栄養素の摂取が不足している状態ですが、どの栄養素が不足しているかにより病態が異なります。長期間の飢餓状態によりエネルギーとタンパク質が欠乏した状態とエネルギーはある程度保たれているのに、タンパク質が著しく欠乏した状態のときに大きく区別されます。特に敗血症、手術後、ストレスなどにより異化亢進状態が高度のときには内蔵タンパク量の減少と免疫能の低下がみられることになります。必要エネルギーも通常の量より多くなります。

TRANSFUSION.4 ケトン体というのは

　糖尿病、激動時、絶食などで必要とするエネルギーが不足し、グルコースがエネルギー源として利用できない場合にケトン体が産生されます。ケトン体というのはアセトン、アセト酢酸、βヒドロキシ酪酸をいいますが、大部分は脂肪酸から由来します。ケトン体はアセチルCoAからTCA回路に入りエネルギーとして利用されます。しかし、この経路が利用できないでケトン体の代謝が働かないと酸(H^+)の貯留状態になりケトーシス、ケトアシドーシスとなり臨床的に問題となるわけです。

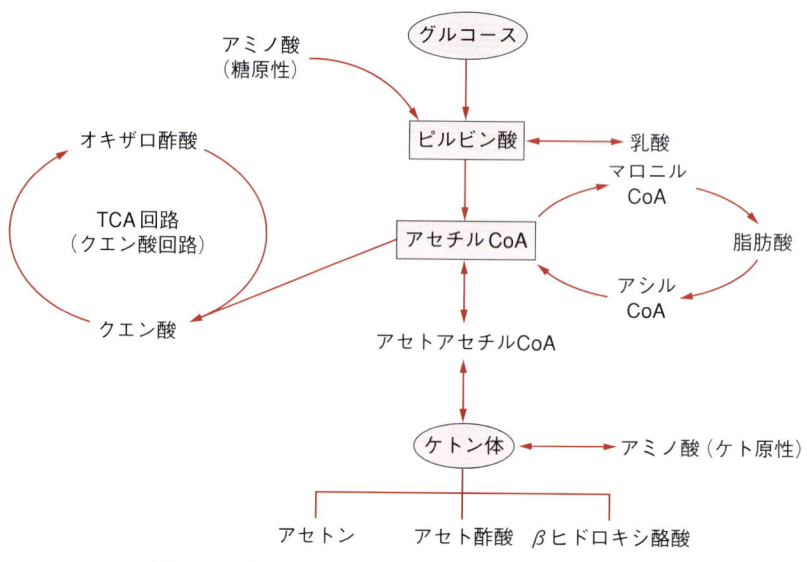

図5. ケトン体の代謝　TCA回路と脂肪酸代謝

TRANSFUSION Q.5　乳酸の代謝

　ブドウ糖代謝経路の中でピルビン酸から乳酸を生じる反応があります。この解糖系は通常の好気的な状態ではピルビン酸はアセチルCoAに代謝され、次のTCAサイクルに移行するのですが、嫌気的な状態ではピルビン酸から乳酸への経路が生じることになります。乳酸はこのように組織の低酸素状態を生じる状態、ショック、末梢循環不全において産生が増加します。同時に生じる酸(H^+)のために乳酸性アシドーシスが問題になります。

　しかし解糖系の促進時や輸液製剤の中に含まれる乳酸が負荷された場合のように解糖系に問題がなければ、乳酸から乳酸脱水素酵素(LDH)によりピルビン酸へ代謝されTCA回路に移行することになります。この場合は酸(H^+)を消費することから乳酸の投与はアルカリ化作用を示すことになります。

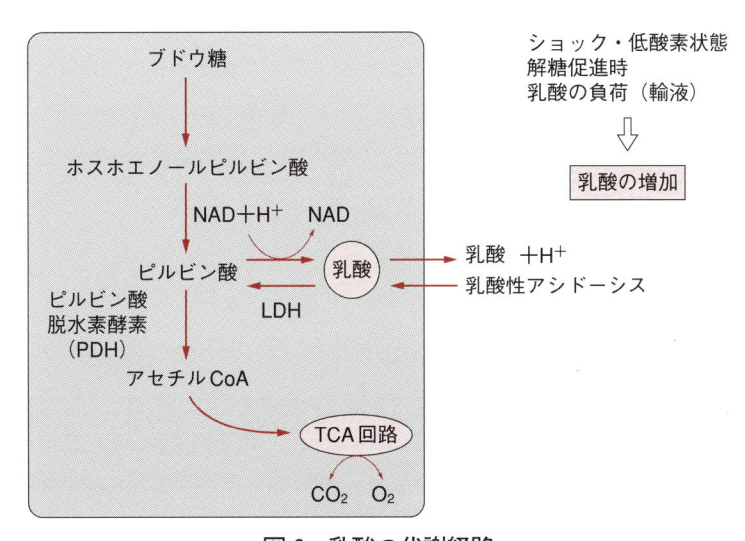

図6. 乳酸の代謝経路

TRANSFUSION MEMO ── 乳酸

　乳酸は広義には α ヒドロキシプロピオン核と β ヒドロキシプロピオン酸をいいますが、狭義には前者をいいます。D、Lの2種類の光学異性体があります。右旋性L-乳酸は疲労物質といわれ、疲労した筋肉中に蓄積されます。糖の代謝過程で生じます。乳酸がピルビン酸からTCA回路内で代謝されると等モルのみCO_2を生じ、アルカリ化作用を示すことになります。

TRANSFUSION Q.6　食事摂取と輸液治療の関係は

　輸液療法は主として水・電解質の補充を目的として経静脈的に投与する治療法と考えられてきましたが、近年では栄養の補給という面が強調されてきています。体液の恒常性を維持するということは水分電解質だけでなく、栄養という面も合わせて考慮していかなければならないわけです。食事の摂取には栄養素が当然のことながら含まれますから、経口的な食事摂取が不可能であれば栄養障害が問題になるわけです。また、嘔吐や下痢などで体液の喪失があれば栄養的な面にも影響が及びます。このような点から輸液治療というのが食事の代用としての意味をもつことになるのです。したがって、経口的な食事の摂取がなければ、輸液により食事の代用をすることが必要になります。どの程度の水分、電解質、熱量などが必要となるのかを知っておかないと栄養輸液というのは実施できないことになります。

　現在では栄養輸液法として輸液製剤だけでほぼ食事摂取と同等の内容を投与することが可能になりました。このため完全栄養輸液法として術後管理を目的に外科領域を中心に発展してきましたが、外科以外の領域においても食事摂取が不可能な病態において簡単に中心静脈から高カロリー輸液が行われるようになってきたわけです。栄養輸液を行うにあたって、まず栄養輸液製剤について理解しておく必要があります。

TRANSFUSION MEMO ── 栄養輸液法の功罪

　生物が生きていくためには水・電解質に加えて栄養素を補給していかなければなりません。本来は経口的に食事を摂取していくのが基本ですが、なんらかの事情で経口的に摂取できない場合もあります。経口的な摂取ができない場合に、単に経静脈的に栄養補給する必要があるかどうかも再検討しておくことが大切です。最近では高栄養輸液法（IVH）が簡便に行われるようになり、安易に食事の代わりに実施される傾向があります。消化管の障害がない場合は、まず経管栄養として経鼻的に投与することと考えることが必要です。場合によっては胃瘻とか経腸栄養という方法もあります。

　IVHの方法は手技上も成分にも欠点が多くある点に注意しなければなりません。

2 栄養輸液製剤の特徴

身体が必要とする栄養素を輸液として投与する輸液剤を栄養輸液製剤といいます。これには、先に述べた水・電解質のほかに糖質、脂肪、アミノ酸などエネルギー源になるものと、ビタミン、微量元素などがあります。投与するカロリー量により使用する輸液製剤に違いがあります。

TRANSFUSION.Q.1 栄養輸液製剤というのは

栄養輸液製剤には高濃度の糖質輸液製剤、脂肪製剤、アミノ酸輸液製剤、微量元素、ビタミン製剤および高カロリー輸液用製剤があります。このような輸液製剤は経口的な食事の摂取が不良あるいは不可能な場合に経静脈的に投与して体内の栄養のバランス、維持を目的にした製剤です。5～10%糖質輸液製剤にもカロリーの補給の意味もありますが、カロリー供給量として少なく、主として水分補給という目的の意味が大きいといえます。食事が摂取されないときには水・電解質の維持というだけでなく、栄養の維持という面から熱量、アミノ酸、ビタミンを経静脈的に投与する必要があります。短期間の輸液療法というのであれば完全な栄養素の補給を満たさなくてもよいのですが、長期間経口的あるいは経腸的な補給ができないときには食事と同等の栄養補給が可能となる高カロリー栄養法を実施する必要があります。高カロリー輸液用製剤というのは中心静脈からの食事とほぼ同等のカロリー補給と電解質の維持を目的に投与可能な製剤です。

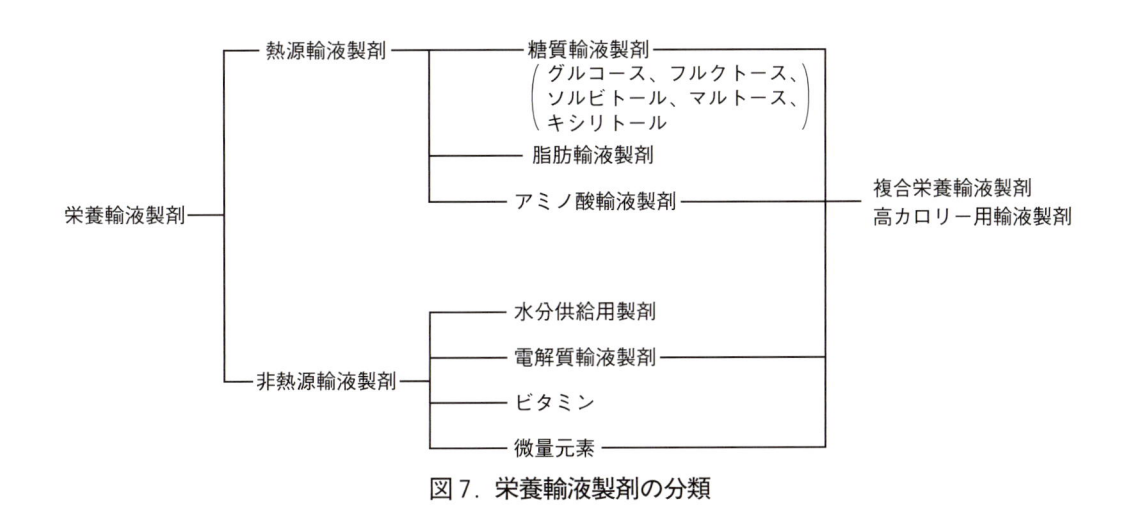

図7. 栄養輸液製剤の分類

TRANSFUSION.2　糖質輸液製剤の種類と特徴

　糖質輸液製剤には多くの種類がありますが、臨床の場において最もポピュラーな基本となる製剤といえます。現在市販されている糖液には、ブドウ糖のほかにフルクトース、キシリトール、マルトース、ソルビトールなどの種類があります。その糖濃度は5%製剤から70%のものまであり、使用の目的に応じて選択されることになります。5%程度の低濃度の糖液は主として水分の補給に用いられますが、20%以上の高濃度の糖液は熱量補給の意味があります。

　食事から摂取される熱量は一般的に体重あたり30〜40 kcal/kgとされています。体重が60 kgの人では1,800〜2,400 kcalが必要になるわけです。活動してない状態、安静時にも20〜25 kcal/kg体重程度の熱量が必要とされます。同様に60 kgの人では1,200〜1,500 kcalが必要になるというわけです。このような量を輸液療法だけで維持しようとするには容易ではありません。特に末梢からの糖液の投与だけでは不可能です。しかし糖液に脂肪製剤を加えることにより可能になりますが、より高熱量を必要とする病的な場合には末梢からの投与では不可能で、中心静脈からの高カロリー栄養輸液法でしか達成できません。

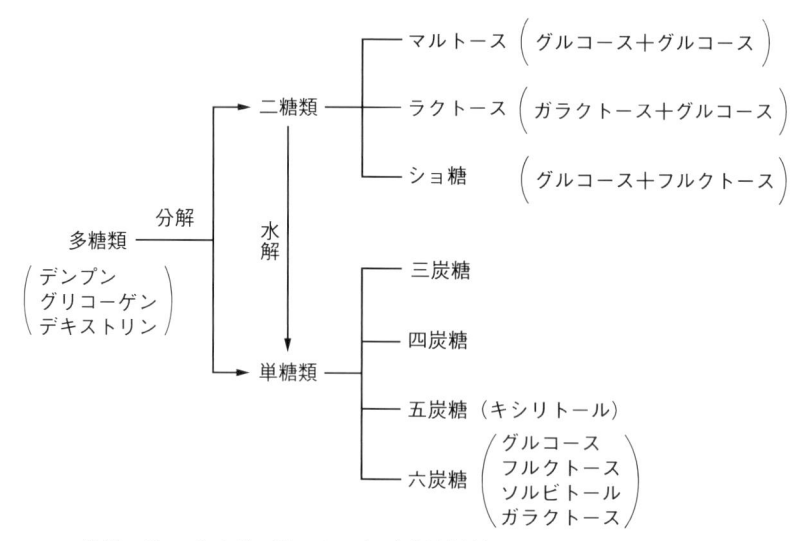

```
                          ┌─ マルトース（グルコース＋グルコース）
              ┌─ 二糖類 ──┼─ ラクトース（ガラクトース＋グルコース）
              │           └─ ショ糖　 （グルコース＋フルクトース）
   多糖類 ─分解┤ 水
  ┌デンプン ┐  │ 解
  │グリコーゲン│ │
  └デキストリン┘ │         ┌─ 三炭糖
              │           │
              └─ 単糖類 ──┼─ 四炭糖
                          │
                          ├─ 五炭糖（キシリトール）
                          │         ┌グルコース ┐
                          └─ 六炭糖 │フルクトース│
                                    │ソルビトール│
                                    └ガラクトース┘
```

作用　1）エネルギー源　4kcal/g（ブドウ糖）
　　　2）細胞構成─糖ネクレオチド
　　　3）核酸、アミノ酸、脂質の合成
　　　4）タンパク節約作用（100g/日のブドウ糖で1/2に抑制）

図8．糖質の種類

TRANSFUSION.3　5％糖液の投与は熱量補給の意味があるのか

　感冒や熱のため食欲不振となり経口的に食事の摂取ができないと、しばしば外来診療の場で輸液をやってほしいと患者さんから依頼がくることがあります。このような場合に5％糖液の輸液によりどの程度の熱量補給が得られるのかを知らないため、このような点滴に対する絶大の信頼という誤解を生むことになるのです。5％ブドウ糖液に含まれる熱量は500 ml で糖質25 g、すなわち100 kalにしかならず、ご飯一杯のカロリー補給にもならない量なのです。経口的に摂取が可能ならカロリーメイトなどの水溶液を摂取した方が点滴投与という苦痛もなく、より多くの熱量を得ることができるでしょう。5％糖液には熱量補給としての意味は少ないといえるのです。患者さんの意味するのは、カロリー補給の真実よりも、点滴をされるという盲目的な信心といえます。これは昔の点滴法としてリンゲル液などの効果を伝え聞いて、現代でも巷では信じられているためと考えられます。

　しかし、1,000 ml の投与では200 kcalとなり、タンパク異化亢進を防止する最低限の熱量となります。より大量の熱量を補給するには高張糖液を投与する中心静脈を利用した高熱量輸液法によるしかありませんが、末梢静脈からも10％製剤や脂肪製剤などを併用することにより1,000 kcal程度の熱量補給は可能となります。しかし高濃度の糖液を末梢静脈から投与すると静脈炎を引き起こすことになり、10％までの製剤としておくべきです。それ以上の高濃度のブドウ糖液は高張液のため末梢静脈からの投与は不可となり、中心静脈からの投与が必要となります。50％や70％の著しい高濃度の製剤は輸液水分量を制限する必要のある腎不全（透析期を含む）や心不全時の栄養補給を目的とする場合に使用されます。高血糖の出現を防止するために必要に応じてインスリンを使用します。使用にあたっては糖濃度の低いものから、高濃度へ漸次移行していくことであり、急激な投与中止は低血糖を引き起こすことに注意します。また、このような栄養輸液時には必ずビタミンB$_1$の投与は必要であり乳酸性アシドーシスやウェルニッケ脳症の出現を防止することが大切です。

TRANSFUSION MEMO──ブドウ糖液の濃度と投与の問題点

　経静脈的に水分（蒸留水）を補給することはできません。これは投与局所の血液の浸透圧が低下し、赤血球中に水分が移動し溶血を生じるためです。このため血管内に投与する輸液剤の浸透圧は正常の血漿浸透圧と同等ないし高くしなければならないのです。5％ブドウ糖液の浸透圧は278 mOsm/kgH$_2$Oとなります。10％であればその浸透圧は555.5 mOsm/kgH$_2$Oとなります。この濃度は末梢静脈（太い）から投与できる最大濃度とされ、それ以上の濃度は中心静脈から投与しなければならないとされます。投与する速度も緩徐にする必要があります。

　しかもブドウ糖を単独で投与すると赤血球の凝集が生じやすくなるといわれます。赤血球表面の陰性荷重がブドウ糖により増加するためとされ、電解質を加えることにより防止できることになります。

TRANSFUSION.4　糖質の種類には違いがあるのか

　現在市販されている糖質輸液製剤にはブドウ糖をはじめとして、フルクトース、キシリトール、ソルビトール、マルトースなどの種類があります。このような多種類の製品が存在するということは、なんらかの意味があるからですが、各糖質に臨床的に大きなメリットが存在するのでしょうか。糖質の種類は多数ありますが、ブドウ糖以外の糖質の使用にどのような利点があるのでしょうか。ブドウ糖は細胞内に取り込まれ、代謝されるのにインスリンというホルモンを必要とします。フルクトースやキシリトールなどはインスリンの助けを必要としません。このことからインスリンの分泌が障害されている糖尿病患者への輸液はブドウ糖以外の製剤が好ましいという考え方があります。しかし、糖尿病といってもインスリンを添加することにより血糖のコントロールは可能であり、糖尿病であるからといっても、ブドウ糖が禁忌というものではありません。

　逆に、ブドウ糖の投与でなければならないというのは低血糖発作における場合であり、この病態には他の糖質輸液製剤では即効的な効果はありません。

表1. 糖質輸液製剤の種類

		濃度(%)	特徴、適応	副作用	
6炭糖	ブドウ糖(glucose) 分子量 180.16	5, 10, 20、30、40、50	・主として水分（自由水）の補給 ・20%以上の糖液は熱量補給の意味がある。4 kcal/g 糖 ・熱量が400 kcal以上あるとタンパク節約効果がある	・血清K濃度の低下 ・20%より高濃度の糖液は末梢静脈からの投与は不可。中心静脈使用・投与速度、<0.5 g/kg/時 ・浸透圧利尿などを生じる ・ブドウ糖の単独投与は微小循環障害、赤血球凝集	インスリン依存性
	果糖(fructose) 分子量 180.16	5, 10, 20、50	・ピルビン酸を増加させる ・インスリンを必要としない	・大量投与は乳酸性アシドーシスの危険 ・高尿酸血症 ・投与速度 0.2 g/kg/時	
5炭糖	キシリトール(xyritol) 分子量 152	5, 10, 20、50	・術直後の熱量補給 ・糖尿病への使用 ・アミノ酸との配合可	・大量投与は乳酸性アシドーシス ・肝障害、高尿酸血症を生じる ・蓚酸カルシウムの沈着	インスリン非依存性
6炭糖	ソルビトール(sorbitol) 分子量 182.17	5	・乳酸の上昇は少ない	・急速投与は浸透圧利尿で尿中へ喪失 ・投与速度<0.15 g/kg 時	
2糖類	マルトース(maltose) 分子量 342.31	10	・10%液が等張性のためブドウ糖に比べて2倍の熱量補給 ・血糖上昇作用少ない	・投与速度が速いと浸透圧利尿 <0.3 g/kg/時	

TRANSFUSION.5 糖質輸液製剤の種類にはどのような特徴があるのか

高カロリー輸液に利用される糖質輸液製剤を除いて、末梢静脈から投与される糖質輸液製剤について現在市販されている製剤を表に示すことにしましょう（表2）。

1 ブドウ糖

グルコースはインスリンの作用下で筋肉や脂肪組織の細胞内に取り込まれ、熱量を得ることができます。最も生理的な糖で、1gあたり4kcalのカロリーを供給することができます。5%ブドウ糖であれば500mlの投与で100kcalの熱量しか得られないため、5%ブドウ糖では熱量の供給というよりは水分（自由水）の補給と考えた方がよいのです。

5%ブドウ糖液は溶液自体は等張性ですが、正常では、体内に入ったブドウ糖は速やかに代謝され、その浸透圧効果を失うことになります。このため自由水の投与が主目的な輸液製剤として扱われます。しかし、糖尿病などの耐糖能異常が存在するときにはブドウ糖の代謝が遅れ、浸透圧物質として作用します。この結果、浸透圧利尿による脱水症の増悪、低ナトリウム血症、低カリウム血症などを引き起こすことになります。インスリンによる血糖のコントロールが重要であるといえます。

注意することは、ブドウ糖の単独投与では微小循環障害や赤血球凝集の原因となるとされます。また、糖質の投与では投与速度を守ることが必要です。投与速度が早過ぎると、尿中に糖を喪失することになり、せっかくの水分や熱量の補給が無意味となってしまうからです。一般的にブドウ糖の投与速度は＜0.5g/Kg/時間が適正であるといわれています。

表2．高濃度糖加電解質液製剤

	ソリタックス-H	ソルデム3AG	フィジオゾール3号	トリフリード	10% EL-3号
ブドウ糖 (g/l)	125	75	100	60	100
果　　糖 (g/l)	—	—	—	30	—
キシリトール (g/l)	—	—	—	15	—
糖 合 計 (g/l)	125	75	100	105	100
熱　　量 (kcal/l)	500	300	400	420	400
Na (mEq/l)	50	35	35	35	40
K (mEq/l)	30	20	20	20	35
Ca (mEq/l)	5	—	—	5	—
Mg (mEq/l)	3	—	3	5	—
Cl (mEq/l)	48	35	38	35	40
アセテート (mEq/l)	—	—	—	6	—
乳　　酸 (mEq/l)	20	20	20	—	20
チトレート (mEq/l)	—	—	—	14	—
P (mmol/l)	10	—	—	10	9
Zn (μmol/l)	—	—	—	5	—
容　　量 (ml)	500	200、500、1,000	500	200、500、1,000	500

2 果糖（フルクトース）

　フルクトースはブドウ糖より代謝が速く、このため尿中への喪失は少ないとされます。しかも細胞膜を通過する場合にインスリンを必要としないという特徴があります。このため糖尿病患者に好んで使用されるということが過去にありました。抗ケトン体生成作用があり、糖源性アミノ酸であるアラニンを増加させる作用があります。ブドウ糖と同じ程度のタンパク節約効果もあります。果糖は80％が肝臓で代謝され、70％がブドウ糖に転化して解糖系で代謝され、30％が乳酸になります。

　果糖は体内でピルビン酸を増加させるという作用があり、肝臓の障害時には大量投与により乳酸性アシドーシスを出現させる可能性があるといわれます。肝臓のリン酸化合物の低下、プリン代謝産物の増加により高尿酸血症がみられることがあります。実際投与する速度は0.2 g/Kg/時間以下で行うことが一般的です。

3 マルトース（麦芽糖）

　マルトースは2分子のブドウ糖が連結して1分子をつくっている2糖類です。このため100 mlにブドウ糖10 gを含む溶液（10％溶液）でも分子の数はブドウ糖の1/2となります。このため10％マルトースの浸透圧は10％ブドウ糖の1/2です。このことから10％マルトース液は等張性溶液で、ブドウ糖の2倍の熱量を供給することができることになるのです。1 gあたり3.9 kcalのカロリーを供給することができます。

　マルターゼによりブドウ糖に加水分解されますが、代謝速度が遅いため尿中への排泄が多いとされ、浸透圧利尿に対して注意が必要です。血糖の上昇は少ないとされています。投与速度は＜0.3 g/Kg/時間までとするのが一般的です。

4 キシリトール

　これは5炭糖アルコールで、果糖と同じようにインスリンに依存しないため糖尿病患者に適応があるとされました。1 gあたり4.06 kcalのカロリーを供給します。タンパク節約効果があり、肝臓でのグリコーゲン合成も速やかに生じます。キシリトールからグルクロン酸が産生され、肝臓の解毒作用に関係します。そのほか術直後のカロリー補給、肝障害などにも利用できます。しかし大量急速投与では乳酸性アシドーシスを招いたり、肝障害、高尿酸血症を引き起こすことがあるので注意が必要です。アスコルビン酸が存在しないと代謝されないことが知られ、併用投与することが必要とされます。投与速度は0.2 g/Kg/時間以下、1日最大100 gまでの投与とするのが一般的です。

5 ソルビトール

　これは糖アルコールの一種で、肝臓でフルクトースとマンニトールに分解されます。代謝は速く、乳酸の上昇は著明ではありません。1 gあたり4 kcalのカロリーを供給します。肝障害時にも代謝が抑制されず、またブドウ糖に比べても血糖の上昇が少ないとされています。このため肝障害、糖尿病

に投与するのが一般的です。尿中への排泄は10〜20％程度と多く、しかも分解産物のマンニトールによる利尿作用に注意することが必要です。投与速度<0.15 g/kg/時間とします。

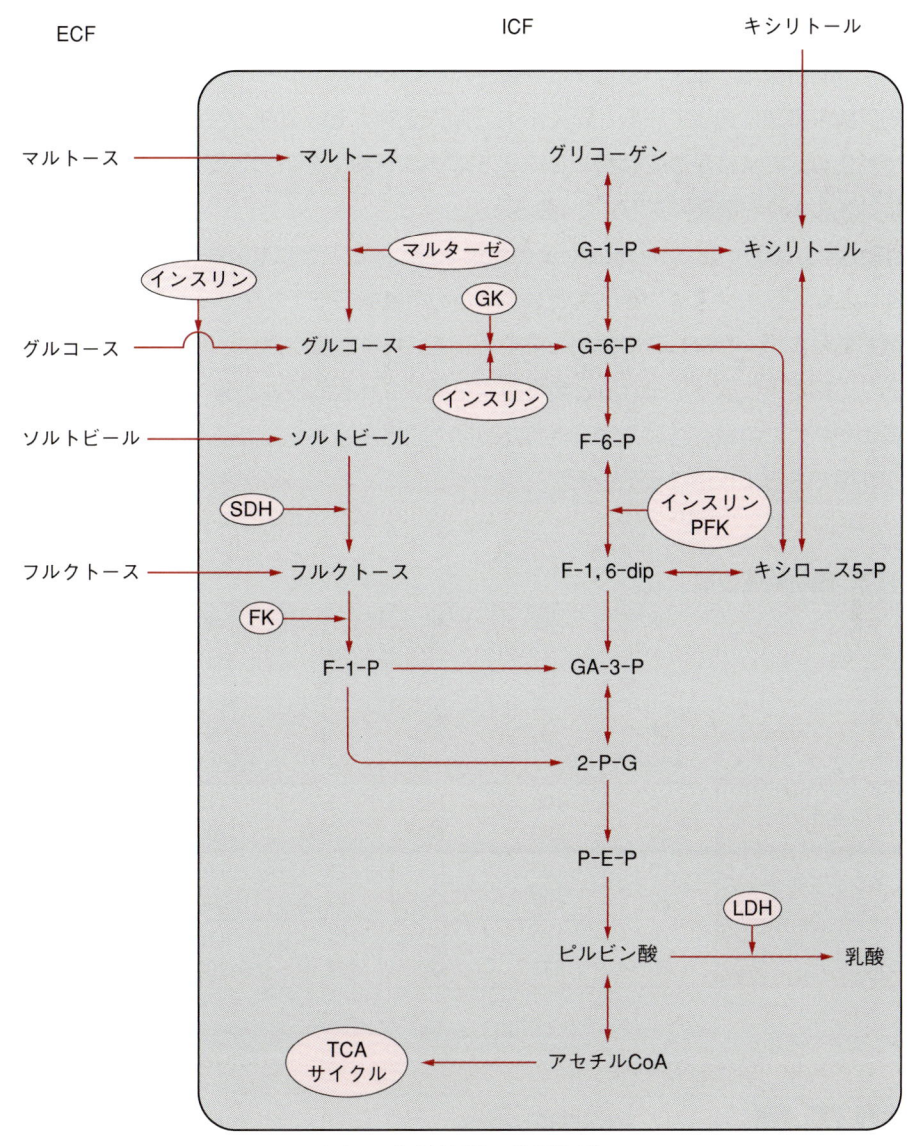

図9. 各種糖質の代謝経路

TRANSFUSION Q.6　脂肪製剤というのは

　脂肪は重量あたりに産生する熱量が最も大きいこと(9 kcal/g)が知られ、糖質の約2倍のカロリーを産生させることができます。しかも必須脂肪酸の供給という面からも脂肪製剤をうまく使用することが大切です。脂肪製剤は血液の浸透圧と等張性のため末梢静脈からの投与が可能です。このような点から末梢静脈栄養法に適しているといえます。脂肪製剤は10〜20％大豆を基本として1.2％卵黄レシチンで乳化し、これに浸透圧調整として2.5％グリセリンを添加して生成された脂肪乳剤です。市販製剤には表のような種類があります(**表3**)。

　10％脂肪製剤は100 m*l*あたり110 kcalの熱量を供給することになります。

　脂肪代謝においてはインスリンを必要としないため耐糖能の低下している病態においても使用可能という特徴があります。しかしこの製剤の欠点として、投与速度が速いと肺に蓄積され呼吸障害を招くことがあり、網内系に取り込まれると免疫機能を低下させる危険性が報告されています。しかし、最近では長鎖脂肪酸に中鎖脂肪酸を混合させた製剤の開発があり、このような欠点を防止する安全な脂肪製剤が利用できるようになっています。

表3．脂肪輸液製剤

	濃度(%)	大豆油(g/*l*)	卵黄リン脂質(g/*l*)	グリセロール(g/*l*)	熱量(kcal/d*l*)	容量(m*l*)
イントラリピッド	10 20	100 200	12 12	25 22.5	110 200	100 100、250
イントラファット	10 20	100 200	12 12	25 22.5	110 200	200、500 100、250
イントラリポス	10 20	100 200	12 12	22 22	110 200	250 50、100、250

TRANSFUSION MEMO ── 脂肪製剤の投与

　脂肪製剤の問題点は呼吸障害、免疫力抑制、肝障害などが過去に指摘されて、使用の障害となっていました。最近は必須脂肪酸の補給の必要性から新しく製剤が開発改良されて、過去の問題点が改善されるようになっています。特に血液凝固障害や肝障害に注意して隔日または週に2日程度10％脂肪製剤200 m*l*を緩徐に投与する方法が勧められます。

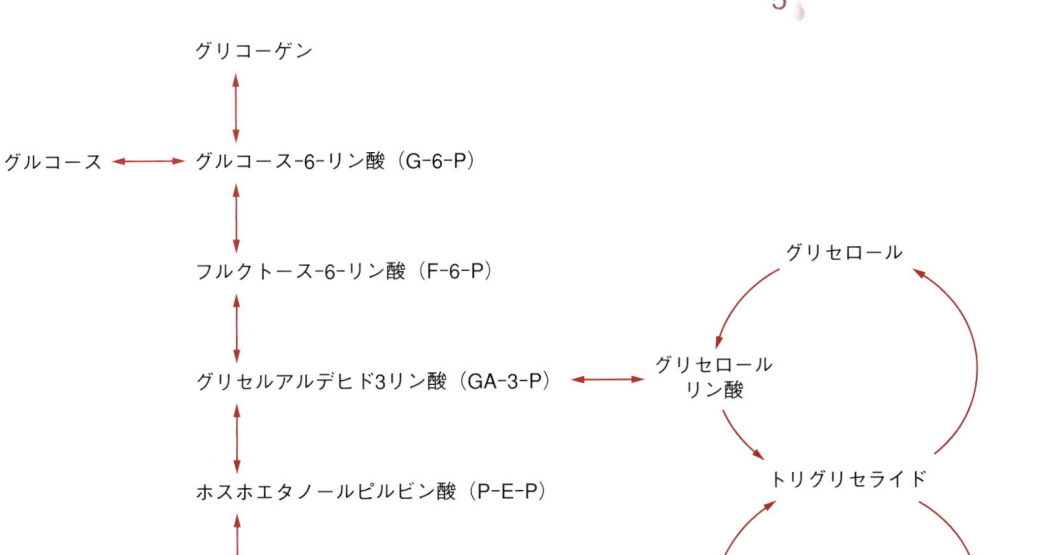

```
                                        グリコーゲン
                                            ↕
        グルコース ⇄ グルコース-6-リン酸（G-6-P）
                                            ↕
                            フルクトース-6-リン酸（F-6-P）
                                            ↕                           グリセロール
                                                                              ↗    ↖
                  グリセルアルデヒド3リン酸（GA-3-P） ⇄ グリセロール
                                            ↕                              リン酸
                                                                              ↘    ↙
                        ホスホエタノールピルビン酸（P-E-P）              トリグリセライド
                                            ↕                              ↗        ↘
                   ピルビン酸 ⇄ 乳酸              アシルCoA    ←    遊離脂肪酸
                        ↕                                    （脂肪酸CoA）            （FFA）
                   アセチルCoA
                            ↘
                              TCA
                            サイクル
```

図10．解糖系（Embden-Meyerhof 経路）

TRANSFUSION MEMO ——— 脂肪製剤の投与による問題点は

　脂肪製剤は熱量の供給以外に、必須脂肪酸の投与という面もあります。リノール酸、リノレン酸、アラキドン酸などの必須脂肪酸が欠乏すると必須脂肪酸欠乏症状が出現することが知られています。発育障害、皮膚炎・皮疹（顔面や体幹部に好発する淡紅色丘疹）、酸化的リン酸化障害による低体温、アノキシアに対する抵抗力の減弱、コレステロールや胆汁酸代謝障害、副腎予備能の低下などが出現するとされています。また、脂肪製剤には脂溶性ビタミンであるビタミンEあるいはリンの供給にもなります。

　逆に脂肪製剤あるいは熱量の供給過剰により脂肪過剰症候群というのがあります。高カロリー輸液療法の開始後あるいはその経過中に出現し、肝機能障害、肝腫大、脂肪肝、循環血漿量の減少などを生じることになります。投与熱量を減じることにより改善する一過性の異常といえます。

| TRANSFUSION.7 | 脂肪製剤の投与について |

　脂肪製剤は通常では 1 g/kg 体重/日の投与量が基準です。通常、10％脂肪製剤 200 ml を 2 日に 1 回投与することが行われます。熱量を可及的大量の投与したい場合には、10％脂肪製剤 200 ml を連日投与することもできます。投与速度は 0.5 g/kg 体重/時間以下で投与します。

　脂肪製剤の投与はカロリー補給源としての目的だけでなく、必須脂肪酸の投与の意味があります。

　投与時には肝機能、凝固系、血清脂質などの検査をします。急性副作用の発生があるかどうか、10 滴/分の割合で 10 分間投与し、問題がなければ 500 ml/2〜3 時間で投与を継続します。肝臓、胆嚢、膵臓、腎臓、糖尿病などの脂肪処理能力の低下時の病態では注意する必要があります。高脂血症、凝固系異常、血栓症、高度の呼吸不全などでは投与を避けます。

適応	禁忌の注意事項
1. 必須脂肪酸の補給 　（リノール酸、リノレン酸、アラキドン酸）	1. 脂肪処理能力低下時 　（肝、胆、膵、腎疾患など）
2. エネルギー補給 　（10％製剤　110kcal/100ml）	2. 高脂血症・糖尿病
3. リンの供給 　（35mg/100ml）	3. 血栓症・高度の呼吸不全
4. 脂溶性ビタミンの補給 　（ビタミンE・K）	4. 血液凝固系の障害時

脂肪輸液製剤

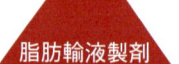

投与量　1g/kg/日
10％製剤200ml　　連日〜隔日
投与速度＜125ml/時

図 11．脂肪輸液製剤の投与法

TRANSFUSION.8　アミノ酸製剤

　タンパク質は細胞の構成成分として重要であり、酵素系、神経系など生体には不可欠な栄養素です。1日に摂取するタンパク質は成人では体重あたり0.8〜1.5 g/kg程度ですが、最低必要量として0.5 g/kg体重とされています。摂取したタンパク質は消化されてアミノ酸に分解され、吸収された後、アミノ酸プールを形成します。その後、タンパク質、ホルモン、核酸、酵素などを合成するのに利用されます。また、飢餓状態ではエネルギー源としても利用されます。

　長期間食事の摂取や経腸的な栄養補給がない場合には、タンパク質の欠乏した状態、栄養不良が生じることになります。このため経静脈的にタンパク質の補給が必要になります。タンパク質でなくても、輸液用のアミノ酸製剤を投与すれば、食事からアミノ酸が補給されるのと同じことになります。

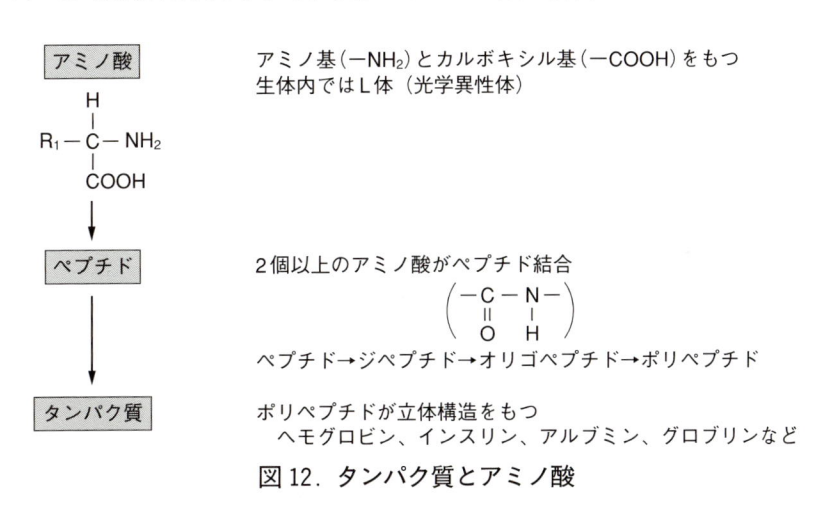

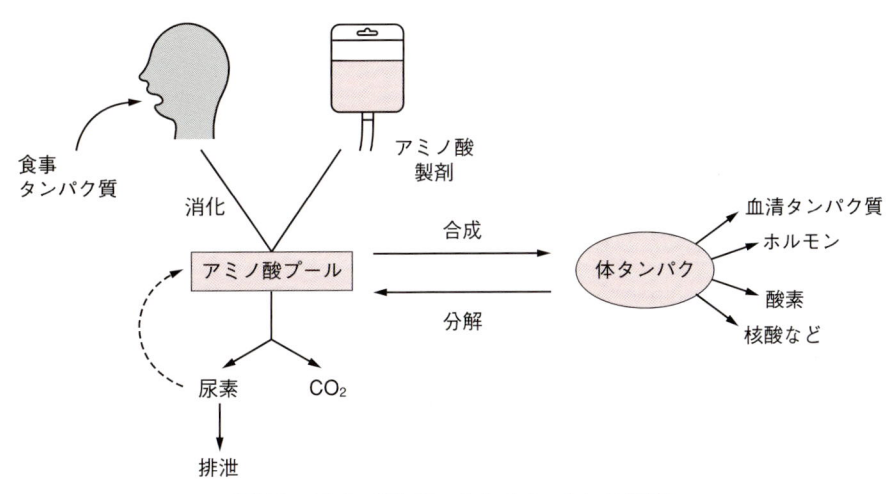

図12. タンパク質とアミノ酸

図13. アミノ酸プールとタンパクの代謝

TRANSFUSION Q.9　アミノ酸製剤の E/N 比、cal/N 比というのは

　アミノ酸は体内でタンパク質の合成に利用される重要な栄養源ですが、アミノ酸には体内で合成されない必須アミノ酸（essential amino acid；E）と合成可能な非必須アミノ酸（nonessential amino acid；N）に区別されます。必須アミノ酸はイソロイシン、ロイシン、リジン、メチオニン、フェニルアラニン、スレオニン、トリプトファン、バリンの 8 種類で、経口摂取ができない場合には必ず補給する必要があります。これに栄養学的準必須アミノ酸として小児では成長に必要なアルギニンとヒスチジンというアミノ酸があります。非必須アミノ酸は 11 種類あります。この必須アミノ酸と非必須アミノ酸の比（E/N 比）は 1 が理想的です。

　アミノ酸がタンパク合成に利用されるには十分なカロリーが存在することが必要です。もしもカロリー不足ではアミノ酸は分解してエネルギー源に利用され、本来のタンパク合成に利用されないことになってしまいます。一般的に窒素 N 1 g に対して 150～200 kcal の非タンパク性熱量を必要とするといわれています。このためカロリー/N 比を 150～200 にすることが推奨されます。

表 4．窒素係数

タンパク質（Pr）に含有される窒素（N）は平均 16％ である。
　このことから　$\dfrac{N}{Pr} = 16 \times \dfrac{1}{100}$
　　　　　　∴ Pr＝6.25 N
つまり窒素係数 6.25 となる。
アミノ酸からタンパク質に合成されるときに結合水が除かれ 1 g のタンパク≒1.23 g のアミノ酸という結果になる。
　このことから 6.25×1.23＝7.7
つまり、アミノ酸の窒素係数 7.7 となる。

TRANSFUSION MEMO ──── アミノ酸とタンパク質

　三大栄養素の 1 つであるタンパク質を構成するアミノ酸は生命維持に必須の物質です。炭素、水素、酸素から構成されますが、アミノ酸の構造上、アミノ基（－NH₂）とカルボキシル基（－COOH）が末端にあります。タンパク質はアミノ酸がペプチド結合して－CO－NH－の構造を示します。

　アミノ酸は 20 種類ほどあり、自分の体内で合成できないため外界補給しなければならない 8 種類の必須アミノ酸があります。アミノ酸は肝臓においてタンパク質に合成させる一方、タンパク質は分解されアンモニアになります。アンモニアは肝臓で尿素サイクルに入りこみ尿素として排泄されることになります。

5 栄養維持のための輸液療法

TRANSFUSION.10 アミノ酸の組成はどのように決められるのか

　アミノ酸製剤の組成は、その処方の違いから Vuj-N 基準、FAO、FAO/WHO、日本人・人乳、TEO、特殊処方の 6 種類があります。Vuj-N 基準というのは Madden らが提唱した Vuj 基準を改良したもので必須アミノ酸の含有率が高いという特徴があり、FAO 基準というのは発展途上国の栄養状態の改善のために国連食料農業機関が勧告したもので、Vuj-N 基準と同じアミノ酸構成ですが、非必須アミノ酸やロイシン、イソロイシン、バリンの分岐アミノ酸（BCAA）の含有量を増加させた処方です。FAO/WHO 基準というのは WHO と FAO が合同で推奨するもので、現在最もバランスのとれたアミノ酸組成とされているものです。これと類似した組成である日本人・人乳組成があります。トリプトファン、メチオニン、リジンの配合比を低くし、非必須アミノ酸の含有量を多くし、全卵あるいは人乳の非必須アミノ酸含有比に準じた必須アミノ酸/非必須アミノ酸比を 1 近くまで低下させた基準となっています。

　TEO 基準というのは外科手術あるいは高度の侵襲時に必要とされる BCAA 含有量を増加させ、必須アミノ酸の含有比率も増加させた処方で、わが国において開発されたものです。また肝不全や腎不全では特殊アミノ酸製剤が市販されています。

　このように現在市販されているアミノ酸製剤はアミノ酸の組成含有量の違いから一般的な栄養補給の意味で投与される総合アミノ酸製剤、手術後など侵襲の大きい場合に投与される分岐鎖アミノ酸を豊富に含有した BCAA rich アミノ酸製剤および肝性脳症とか腎不全などの特殊な病態に投与される特殊アミノ酸製剤に大別することができます。なぜアミノ酸を投与するのかを考えて、病態に適合したアミノ酸を選択して投与することが大切になります。

表 5. 糖加アミノ酸輸液製剤（低濃度アミノ酸製剤）

	アミノフリード	プラスアミノ	アミカリック	マックアミン
総遊離アミノ酸 (g/l)	30	27.2	27.5	29.35
総窒素量 (g/l)	4.71	4.2	4.2	4.6
Kcal/N 比	144	312	138	91
ブドウ糖 (g/l)	75	75	75	30（グリセリン）
Na (mEq/l)	35	34	30	35
K (mEq/l)	20	―	25	24
Ca (mEq/l)	5	―	―	3
Mg (mEq/l)	5	―	3	5
Cl (mEq/l)	35	34	50	41
アセテート (mEq/l)	19	―	―	47
乳酸 (mEq/l)	20	?	40	―
グルコネート (mEq/l)	5	―	―	―
P (mM/l)	10	―	3	7
Zn (μmol/l)	5	―	―	―
容量 (ml)	200、500	200、500	500	200、500

アミノ酸と投与には熱量の確保が基本です。2,000 kcal 投与時にアミノ酸 60〜80 g 投与で cal/N 比は 150〜200 となります。アミノ酸と糖質を含有した輸液製剤（糖加アミノ酸製剤）が市販されています。高カロリー輸液時に使用するのが理にかなっているわけです。

表6. アミノ酸製剤(1)　標準的アミノ酸製剤

商品名	モリプロンF	プロテアミン12	プロテアミン12X	ハイ・プレアミン
遊離アミノ酸濃度(%)	10	11.362	11.362	9.22
アミノ酸処方	FAO/WHO	FAO/WHO	FAO/WHO	FAO
遊離アミノ酸量(g/dl)	10	11.36	11.36	9.22
総窒素量(mg/dl)	1,520	1,815	1,815	1,426
E/N 比	1.09	0.88	0.88	2.43
BCAA/TAA(%)	22.6	21.34	21.34	32.6
Fisher 比	3.01	3.08	3.08	
電解質濃度(mEq/l)				
Na	<5	150	150	8
Cl	0	150	150	137
糖質濃度(%)	―	―	キシリトール 5%	―
pH	5.5〜6.5	5.7〜6.7	5.7〜6.7	
浸透圧比	約3	約5	約6	3.0〜3.4
容量(ml)	200	200	200	20、200

表7. アミノ酸製剤(2)　高濃度分岐鎖アミノ酸製剤

商品名	アミニック	アミゼットB	アミゼットXB	アミパレン
遊離アミノ酸濃度(%)	10	10	10	10
アミノ酸処方	高濃度分岐鎖アミノ酸	TEO	高濃度分岐鎖アミノ酸	高濃度分岐鎖アミノ酸
遊離アミノ酸量(g/dl)	10	10	10	10
総窒素量(mg/dl)	1,520	1,560	1,560	1,570
E/N 比	1.71	1.33	1.33	1.44
BCAA/TAA(%)	36	31	31	30
Fisher 比	6.44	4.95	4.95	5.23
電解質濃度(mEq/l)				
Na	<0.29	0	0	2.0
Cl	0	0	0	0
糖質濃度(%)	―	―	キシリトール 5%	―
pH	6.8〜7.8	6.1〜7.1	6.1〜7.1	6.8〜7.8
浸透圧比	約3	約3	約4	約3
容量(ml)	200	200、300、400	200、300、400	200、300、400

表8. 特殊アミノ酸製剤

用途	腎不全用		肝不全用			小児用
商品名	ネオアミユー	キドミン	アミノレバン	モリヘパミン	テルフィス	プレアミンP
遊離アミノ酸濃度(%)	5.92	7.20	7.99	7.47	7.99	7.60
遊離アミノ酸量(g/dl)	5.925	7.2	7.99	7.47	7.99	7.6
総窒素量(mg/dl)	810	1,000	1,220	1,318	1,220	1,175
E/N比	3.21	2.60	1.09	0.83	1.09	1.26
BCAA(%)	42.37	45.80	35.50	36.90	35.50	39.0
Fisher比	5.98	7.89	37.05	54.13	37.08	12.70
電解質濃度(mEq/l)						
Na	2	2	14	3	14	3
Cl	—	—	94	—	94	—
Acetate	47	45	—	100	—	80
糖質濃度	—	—	—	—	—	—
pH	6.6〜7.6	6.5〜7.5	5.5〜6.5	6.6〜7.6	5.9〜6.9	6.5〜7.5
浸透圧比	2	2	約3	約3	約3	2.3〜2.8
容量(ml)	200	200、300	200、500	200、300、500	200、500	200

TRANSFUSION Q.11　分岐鎖アミノ酸（BCAA）というのは

　ロイシン（Leu）、イソロイシン（Ile）、バリン（Val）などの必須アミノ酸のことで、アミノ酸の分子構造において側鎖を有するアミノ酸を分岐鎖アミノ酸（branched chain amino acid；BCAA）といいます。これらの BCAA は手術や高度の侵襲時に必要なアミノ酸とされ、術後の輸液療法に投与されることになります。

　筋肉で代謝され、アンモニア代謝を改善し、エネルギー源となり、筋タンパクの合成促進・分解抑制、ホルモンの分泌促進などの役割があるとされています。血液脳関門で芳香族アミノ酸と競合し、脳症の発生を防止するとされます。肝硬変では血液中の分岐鎖アミノ酸は低下することが特徴的で、肝性昏睡を防止するために肝不全用のアミノ酸投与が試みられます。

TRANSFUSION Q.12　フィッシャー比というのは

　分岐鎖アミノ酸（BCAA）の量を芳香族アミノ酸（AAA）量で割った比をフィッシャー比（FR）といいます。健康人では、この比は 3〜4 となりますが、肝硬変では 2 以下に低下することが多いとされます。FR＝（Leu＋Iie＋Val）/（Phe＋Tyr）

　肝性昏睡ではこのフィッシャー比が低下することが認められ、この異常を改善する目的で BCAA を増加させ、AAA を減少させた輸液製剤（アミノレバン）を投与することにより昏睡が改善することになります。

TRANSFUSION MEMO ───── カチオンギャップというのは

　アミノ酸製剤の中に含有される Na/Cl 比は比較的低値になっていますが、製剤の種類により Na/Cl 比が 1 より小さいものがあります。このようなアミノ酸では陽イオン（カチオン）に比べて陰イオン（アニオン）が多く、この差をカチオンギャップといいます。ちょうどアニオンギャップの逆ということができます。

　カチオンギャップが大きくなると、代謝性アシドーシスの原因になることがあります。クロール含有の多いアミノ酸製剤を投与すると高クロール血症性代謝性アシドーシスをきたしやすいことになります。これを逆手にとって代謝性アルカローシスの治療としてカチオンギャップの大きなアミノ酸製剤（Na＜Cl）を利用することができます。

Q TRANSFUSION.13 微量元素というのは

　微量元素というのは体内貯蔵量 100 mg 以下または 1 mg/kg 以下の元素です。ごくわずかな量で体内の代謝や生理機能に不可欠な物質であり、体内合成がみられないため食事から補給する必要があります。このため長期間経静脈栄養輸液を行っている場合には微量元素を補給する必要があります。微量元素が欠乏するとさまざまな生理機能の障害あるいは欠乏症状が出現することになります。微量元素は 9 種類が必須微量元素として知られ、鉄(Fe)、銅(Cu)、亜鉛(Zn)、マンガン(Mn)、ヨウ素(I)、クロム(Cr)、セレン(Se)、モリブデン(Mo)、フッ素(F)があります。通常は食事から摂取されますが、長期間経口的に食事が摂取されてない場合、あるいは慢性的な吸収不良症候群などの場合には微量元素の欠乏が生じることがあります。また、高カロリー栄養輸液法で維持されている場合も微

表9. 主要な微量元素の生理作用

	作用	欠乏症
鉄(Fe)	ヘモグロビンの構成(ヘム鉄)	鉄欠乏性貧血(小球性・低色素性)
銅(Cu)	セルロプラスミンとして造血因子 鉄吸収作用、結合織・骨代謝	貧血、白血球(好中球)減少、脾腫 骨異常、皮膚炎、皮膚・毛髪の異常
亜鉛(Zn)	糖・タンパク(アミノ酸)・脂質代謝 DNA・RNA代謝、免疫能 創傷の治癒促進など	発育障害、味覚障害、嗅覚低下、 皮膚炎、性的発育遅延、免疫能低下など
クロム(Cr)	耐糖因子として糖代謝に関係 コレステロールの代謝調節など	耐糖能低下、脂質代謝異常、発育障害、 末梢神経障害
マンガン(Mn)	ムコ多糖類・結合織の代謝 糖脂肪代謝・骨代謝など	発育障害、骨格異常、毛髪変化、 血液凝固能の低下
モリブデン(Mo)	核酸代謝、造血機能	頻脈、頭痛、夜盲症、嘔気など
セレン(Se)	組織における酸化防止	発育障害、筋肉痛、溶血
ヨウ素(I)	甲状腺ホルモン($T_3 T_4$ サイログロブリン)	甲状腺機能低下症
フッ素(F)	石灰化組成の病的脱灰の抑制、う歯の予防	不明

注) 微量元素は分析技術的な問題があったが、現在では原子吸光法などにより検出されることが可能になった ppm (μg/g)以下の含有量の元素をいう。1989年の米国第10次栄養所用量の報告によると、鉄、亜鉛、銅、マンガン、クロム、ヨウ素、セレン、モリブデン、フッ素の 9 種類となっている。平成 11 年のわが国の栄養所用量には鉄、銅、亜鉛、マンガン、ヨウ素、セレン、クロム、モリブデンの 8 種類が載っている。

微量元素の定義

> 1. 体内に 1 mg/kg 体重以下の量
> 2. 鉄より少ない元素
> 3. 1 日の必要量が 100 mg 以下の元素

量元素を添加しないと欠乏症を出現させることになってしまいます。主要な微量元素の生理作用は**表9**を参照してもらうことにしましょう。

　現在、市販されている微量元素製剤には2種類あります。その組成はほぼ同じで、鉄、マンガン、亜鉛、銅、ヨウ素が含有されることになります(**表10**)。使用は1日1アンプル(2ml)使用するのが原則ですが、肝臓や腎臓に障害時には体内に蓄積する可能性があるため適宜血液中の濃度を測定して過剰投与にならないようにする必要があります。長期投与によりマンガンが脳内に蓄積されるとパーキンソン様の症状が出現することがあります。

表10. 微量元素製剤

	ミネラリン注、エレメンミック注	mg/2 ml
Fe	35 μmol	塩化第2鉄　9.46
Mn	20	塩化マンガン　3.958
Zn	60	硫化亜鉛　17.25
Cu	5	硫化銅　1.248
I	1	ヨウ化カリウム　0.166

・いずれも2ml/1Aである。
・長期投与による脳内蓄積の可能性があり、パーキンソン様の症状がみられることがある。
注）他の微量元素製剤としてエレメイト注、バルミリン注があるがマンガンを含有していないが他の組成は同じである。

TRANSFUSION MEMO ── 微量元素の問題点

　微量元素といわれる物質はバランスのとれた通常の食事がきちんと摂取されていれば、欠乏症あるいは過剰症はみられないとされています。

　しかし近年の経静脈栄養の普及に伴って、長期間輸液のみにより維持されることが可能となり、その欠乏症が明らかとなり微量元素の重要性が初めて認識されることになったといえます。微量元素の生理的な作用は多種類ありますが、酵素の触媒作用や補酵素としての働きが重要です。

　特に輸液時にみられる欠乏症の中で亜鉛の欠乏症による栄養障害が注目され、各種微量元素の必要性が知られることになりました。これらの欠乏症は、いわば輸液に伴う医原性副作用といえます。このため輸液時の添加用製剤が市販されることになりました。特に亜鉛については欠乏症の発生が多いためか高栄養輸液製剤の基本液に含有されるほどです。

　このような欠乏症は患者の状態、疾患の違い、病態の違いなどにより必要とする量は千差万別ともいえ、画一的な添加量で十分であるかが問題になります。また排泄障害があれば過剰になる可能性もあります。このため個々の微量元素を細かく調節できるような製剤の開発、配合剤の濃度の異なる製剤の開発などが必要になってくるといえます。

Q TRANSFUSION.14 ビタミン製剤の役割と必要な量は

ビタミンは体内で産生できないため食事から補給する必要がある微量物質で、水溶性の型と脂溶性の型に区別されます。水溶性の型にはビタミンB群、ニコチン酸、葉酸、パントテン酸、ビオチン、Cがあり、脂溶性の型はA、D、E、Kがあります。それぞれの生体における主要な作用や欠乏症または過剰症は**表11**を参照してもらうことにします。

長期間食事を摂取しないで輸液治療により維持されている場合には、ビタミン欠乏症を生じることがないように総合ビタミン製剤を投与しておかなければなりません。投与する量は1日に必要とする量でよいのか、特に水溶性ビタミン類では喪失しやすいため多少多く投与すべきかが問題になっています。脂溶性ビタミンは蓄積性があり、過剰症が問題になります。

ビタミン製剤の基本組成は1975年のAMAのガイドラインの基準によるもので、市販されている製剤はほぼ同じ内容といえます。ビタミンには水溶性のビタミンと脂溶性ビタミンがあります。市販製剤には数種類ありますが、大きく異なるのはビタミンKが含有されているのかどうかという点にあります。

表11. ビタミンの特徴

	生理作用	欠乏症状/過剰症	必要量(成人)
B_1(サイアミン)	酸化的脱炭酸反応 トランスケトラーゼ補酵素	不穏、ウェルニッケ脳症、意識障害、筋肉痛、心機能障害、脚気、神経障害、眼症状	1～1.2 mg/日
B_2(リボフラビン)	電子運搬系酸化 L-アミノ酸の酸化補酵素	口角炎、舌炎、羞明、皮膚炎、発育不良、角結膜炎、眼瞼炎	1～1.8 mg/日
B_6(ピリドキシン)	アミノ酸代謝	痙攣、被刺激性亢進、貧血、皮膚炎、舌炎、口角炎	2 mg/日
B_{12}	核酸合成	悪性貧血、末梢神経障害	3 mg/日
ニコチン酸(ナイアシン)	電子運搬系脱水素	ペラグラ、舌炎、口内炎	15 mg/日
パントテン酸	脂肪酸、ステロイド代謝	協調運動障害、麻痺、筋痙攣、胃腸障害	5～10 mg/日
葉酸	核酸合成、メチル基転位	巨赤芽球性貧血、脱毛	400 μg/日
H(ビオチン)	糖、タンパク、脂肪代謝のカルボキシル化反応	皮膚炎、角結膜炎、知覚過敏、筋力低下、振戦	200 μg/日
C(アスコルビン酸)	コラーゲン合成、チロシン酸化反応の補酵素	壊血病、軟骨、骨形成障害	50～60 mg/日
A	視紅、ムコ多糖類代謝	夜盲症、眼球乾燥、角膜軟化/皮膚炎、骨過形成、肝腫大	200 IU
D	Ca代謝、細胞分化増殖制御	クル病、骨軟化症/高Ca血症、腎障害	100～400 IU
E	生体膜保護作用	溶血性貧血、湿疹、不妊	12 IU
K	血液凝固	貧血・出血傾向	―

ビタミンKは肝臓において凝固因子の産生に必要な因子として知られていますが、腸管内のバクテリアによる合成で産生され、長期間抗生物質の使用をしていると腸内細菌に影響して産生されなかったり、ビタミンKの吸収が不良となることがあります。このため高カロリー栄養輸液を実施している場合には、ビタミンKを含有した総合ビタミン剤の投与が必要になるとされています。

ごく短期間であれば、ビタミンK含有製剤の投与は必ずしも必要不可欠とは言えませんが、出血傾向の有無などをチェックして、適宜ビタミンKを補給することも大切です。

表12. 総合ビタミン製剤

	B_1	B_2	B_6	B_{12}	ニコチン酸	パントテン酸	葉酸	ビオチン	C	A	D	E	K
AMA推奨（成人）	3 mg	3.6 mg	4 mg	5 mg	40 mg	15 mg	400 mg	60 mg	100 mg	3,300 IU	200 IU	10 mg	— mg
M.V.I.-conc.	50	10	15	—	100	25	—	—	500	10,000	1,000	5	
M.V.I.-12	3	3.6	4	5	40	15	400	60	200	3,300	200	10	
ネオM.V.I.-9	3	3.6	4	—	40	15	—	—	100	3,300	200	10	
M.V.I.-3				5			400	60					
ソービタ	5	5	3	30	20	12	1,000	200	100	2,500	200	15	2
ネオラミンマルチ	3	4	4	10	40	15	400	100	100	3,300	400	15	2
マルタミン	5	5	5	10	40	15	400	100	100	4,000	400	15	2

TRANSFUSION MEMO ── ビタミンB_1欠乏症

ビタミンB_1というのはわが国において発見された馴染みのあるビタミンといえます。一般名はチアミンといい、体内組織内でATPの酸化的リン酸化の作用を行うことが知られています。血液中では主として赤血球に存在し、活性型のチアミン二リン酸またはチアミン三リン酸として存在します。水溶液中では極めて不安定でアルカリ、紫外線、化学物質などにより容易に分解するといわれます。正常人の基準値は全血で約20〜50 mg/ml です。このビタミンの欠乏症は脚気として有名ですが、最近注目されているのはウェルニッケ脳症や乳酸性アシドーシスの成因に関係があるという報告がなされたことでしょう。静脈栄養施行時には3 mg/日のビタミンB_1の投与が勧告されています。

脚気は末梢神経炎、全身浮腫、心不全を示し、わが国では白米を主食とすることから江戸時代から大正時代にかけて大流行しました。また最近ではインスタント食品、白米の多食による糖質過剰、清涼飲料水などの普及により流行の兆しをみました。

ウェルニッケ脳症というのは眼球運動麻痺、歩行運動失調、意識障害を主とする中枢神経系のビタミンB_1欠乏症で、アルコール中毒患者に出現しやすいとされました。

ビタミンB_1は糖代謝において解糖系のピルビン酸脱水酵素、TCA回路のαケトグルタル酸脱水酵素、五炭糖リン酸回路のトランスケトラーゼの酵素の補酵素としての役割があります。ビタミンB_1が欠乏するとアセチルCoAからTCA回路に連動せず、ピルビン酸が蓄積することになり、乳酸脱水素酵素により乳酸に変換されます。また果糖やキシリトールはブドウ糖よりも速やかに代謝されピルビン酸から乳酸が産生されやすくなることも知られています。

❸ 栄養維持輸液法の実際

　経口摂取が不良でカテーテルによる経腸的な栄養補給が不可能な場合に、経静脈的に栄養を補給する方法が経静脈的な栄養補給法で、これには末梢静脈から投与される末梢静脈栄養法 peripheral parenteral nutrition（PPN）と中心静脈から投与される中心静脈栄養法 total parenteral nutrition（TPN）に区別されます。末梢静脈から投与する場合は、不完全高熱量輸液法であり、投与される栄養量には限界があります。これに対して中心静脈からは食事とほぼ同じ内容の栄養を補給することが可能であり、完全高熱量輸液法といわれます。近年では中心静脈からの栄養補給が安易に、一般的に行われていますが、本来は経腸管から投与できない場合に限って実施するというべきでしょう。ここでは経腸栄養法については省略します。

TRANSFUSION.1　静脈栄養法の適応というのは

　栄養の補給は本来生理的な消化管から栄養素を摂取させることですが、病態により必ずしも実施できないことがあるものです。食事あるいは経腸栄養成分の補給は消化管の病変により実施不可能であったり、高齢者の嚥下障害や摂食不良などから必要補給量が不十分な場合もあります。このような経口摂取が行えない場合に静脈栄養法が考慮されます。
　米国経静脈経腸栄養学会のガイドラインによると静脈栄養の適応は次のようになっています。
1) 静脈栄養は、十分に食べられない、食べてはいけない、食べる意志がないという場合に考慮される。
2) 末梢静脈栄養法は、経口摂取が不可能あるいは栄養素を吸収できない、中心静脈栄養法が不可能、小児では水分制限のない患者に対して2週間までの期間の栄養補給の場合などに試みられる。
3) 中心静脈栄養法は、経腸栄養法が不可能、静脈栄養が2週間以上続くことが予想される、末梢静脈栄養法に制約がある、水分制限が必要な場合、中心静脈栄養法のメリットがリスクを上回る場合などに試みられる。

　しかし、経静脈栄養法というのは食事に比べると栄養素のバランスの点で劣っていることが多く、しかもカテーテルを長期間留置することによる合併症の出現可能性などから安易に行わないことが大切です。特にカテーテル感染症が疑われる場合には抜去しなければ敗血症や生命の危険性が生じうるということを念頭におく必要があります。
　具体的に静脈栄養の適応となる疾患や病態には次のようなものが挙げられます。
①腸管不全といわれる炎症性腸疾患（クローン病、潰瘍性大腸炎）、短腸症候群、慢性特発性仮性

腸閉塞、小児難治性下痢症、②膵炎、③肝不全、④腎不全、⑤癌治療（栄養補充、化学療法の副作用防止、在宅治療など）、⑥高度な外傷・広範な熱傷、⑦消化管術後、など。

　栄養評価を行ったうえで消化管が利用できる場合は経口摂取や経腸栄養を最優先とし、これらでは栄養必要量の補充や代謝必要量を満たすことができない場合に静脈栄養法というのが補充的に実施されるべきものであるといえます。

表13．栄養輸液法の適応

1．経口摂取不能
　1）消化管の狭窄・閉塞
　　　食道癌、瘢痕性食道狭窄、胃癌、消化管大量出血、クローン病、
　　　大腸癌、イレウスなど
　2）大手術直後
　3）消化管手術の縫合不全

2．経口摂取が不十分
　　　低栄養、癌化学療法時・放射線療法、高度の消化器症状時など

3．経口摂取が好ましくない場合
　　　難治性下痢、急性膵炎、消化管出血、炎症性腸疾患の急性期、
　　　肝性脳症、小腸の広範囲切除など

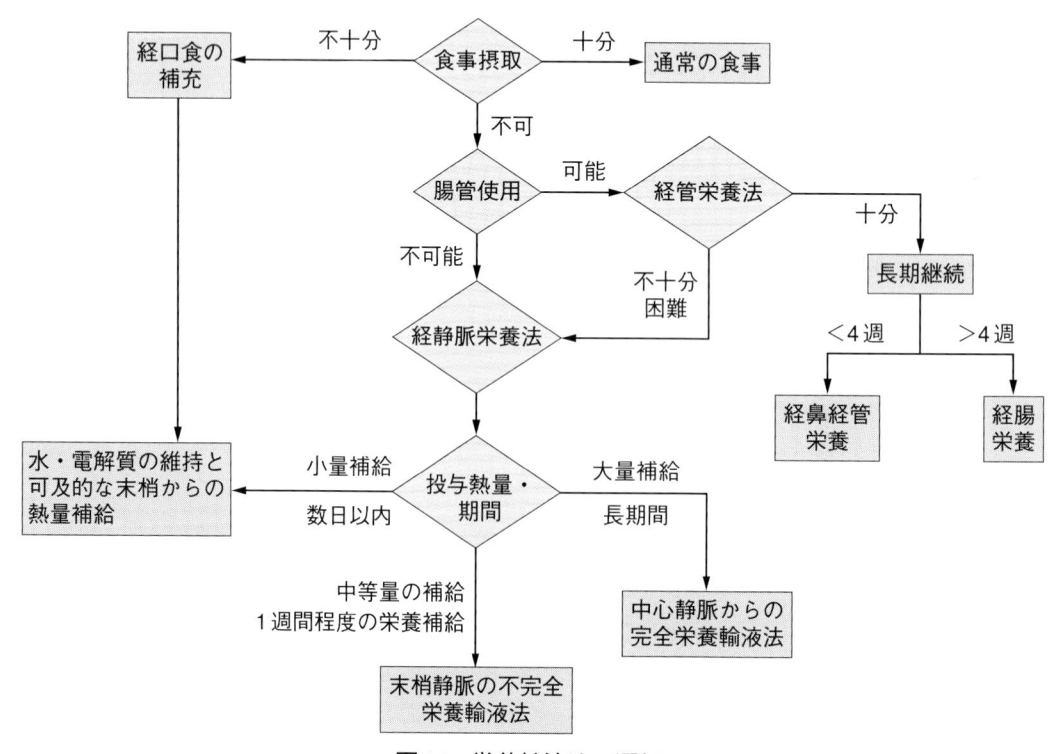

図14．栄養輸液法の選択

TRANSFUSION.2　末梢静脈栄養法というのは

　食事の代用として末梢静脈からの栄養補給として水分・電解質、アミノ酸などを投与して中程度量の栄養補給と栄養状態を維持する方法を末梢静脈栄養法といいます。この方法は軽度の栄養不良患者、軽度ないし中程度の消化管術後侵襲患者、腸閉塞や消化管の急性期などに対して使用されることがあります。一般的に1日に投与されるカロリーは1,000～1,200 kcal程度ですが、この熱量は安静時の必要熱量に匹敵することになり、1～2週間内に限って投与しても支障はないといえます。熱量補給の基本となるブドウ糖は末梢静脈から投与する場合には浸透圧の点から10～13%程度までの濃度でなければなりません。それ以上の高濃度のブドウ糖は中心静脈から投与されることになります。このためカロリー補給の意味から脂肪製剤の併用が行われることになります。

　末梢静脈栄養法は経口摂取を開始するまでのつなぎの栄養輸液、あるいは経腸栄養や中心静脈栄養輸液までの栄養補給を目的に投与されることになります。具体的に、どのような輸液製剤により実施されるのかを検討してみましょう。

　1日投与されるカロリーは1,200～1,500 kcal、脂肪投与量1.0～1.5 g/kg体重、窒素投与量9～10 g、液量2,500 ml程度になります。このような内容にするには、7.5～10%ブドウ糖、3%アミノ酸、20%脂肪製剤を利用することにより達成できます。全体の輸液量は過剰にならないように注意し、50 ml/kg/日以内というのが一般的な基準です。

　末梢静脈からの投与のため数日間で血栓性静脈炎が生じやすくなるため、比較的大きな静脈から投与することが必要であり、局所の発赤、疼痛、腫脹などの観察が大切です。

表14. 末梢静脈栄養法と中心静脈栄養法

末梢静脈栄養法	項目	中心静脈栄養法
手技が簡単 短期間の栄養補給	特徴	手技上の注意、熟練を要す 食事と同等の栄養補給
	組成	
2～3 g/kg/日 200～500 ml/日 1.0～1.2 g/kg/日 700～1,500 kcal	糖質 脂肪 アミノ酸 カロリー	6～8 g/kg/日 200 ml/日 1.0～2.0 g/kg/日 1,500～2,400 kcal
末梢静脈 12時間投与 短期間投与(～10日)	投与	中心静脈 24時間投与 長期間投与(～2.3ヵ月)
比較的容易 比較的太い末梢静脈から投与 血栓性静脈炎に注意	管理	留置カテーテルの清潔操作 カテーテル閉塞注意 合併症が多い カテーテル感染の危険

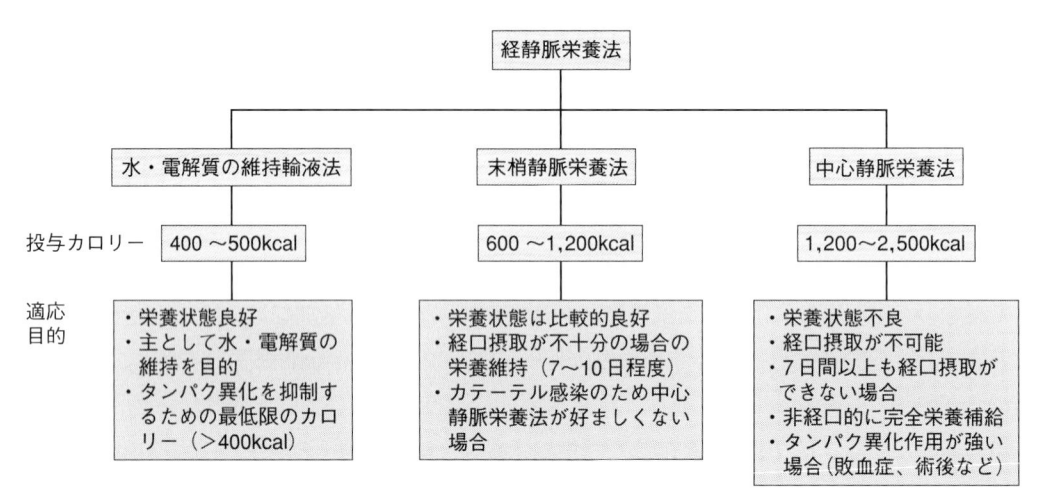

図15．経静脈栄養法

経静脈栄養法

	水・電解質の維持輸液法	末梢静脈栄養法	中心静脈栄養法
投与カロリー	400～500kcal	600～1,200kcal	1,200～2,500kcal
適応目的	・栄養状態良好 ・主として水・電解質の維持を目的 ・タンパク異化を抑制するための最低限のカロリー（>400kcal）	・栄養状態は比較的良好 ・経口摂取が不十分の場合の栄養維持（7～10日程度） ・カテーテル感染のため中心静脈栄養法が好ましくない場合	・栄養状態不良 ・経口摂取が不可能 ・7日間以上も経口摂取ができない場合 ・非経口的に完全栄養補給 ・タンパク異化作用が強い場合（敗血症、術後など）

図15．経静脈栄養法

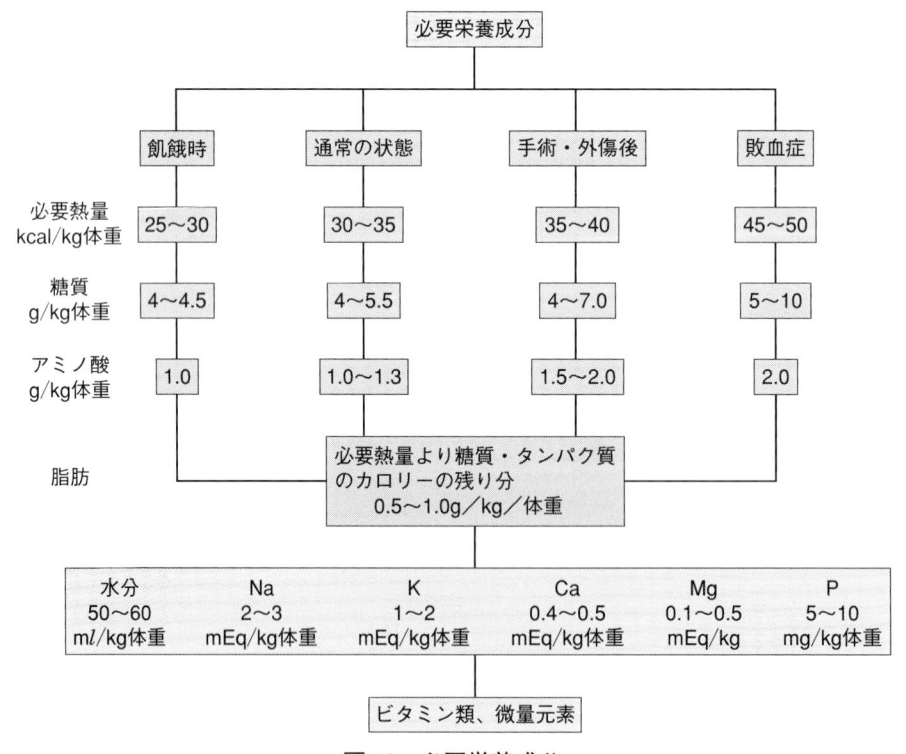

図16．必要栄養成分

必要栄養成分

	飢餓時	通常の状態	手術・外傷後	敗血症
必要熱量 kcal/kg体重	25～30	30～35	35～40	45～50
糖質 g/kg体重	4～4.5	4～5.5	4～7.0	5～10
アミノ酸 g/kg体重	1.0	1.0～1.3	1.5～2.0	2.0
脂肪	必要熱量より糖質・タンパク質のカロリーの残り分 0.5～1.0g/kg／体重			

水分	Na	K	Ca	Mg	P
50～60 ml/kg体重	2～3 mEq/kg体重	1～2 mEq/kg体重	0.4～0.5 mEq/kg体重	0.1～0.5 mEq/kg	5～10 mg/kg体重

ビタミン類、微量元素

図16．必要栄養成分

TRANSFUSION Q.3　末梢静脈栄養輸液法の方法

　市販の輸液製剤により調整することも可能ですが、末梢静脈栄養輸液製剤として高濃度糖加電解質液、高濃度糖加アミノ酸電解質液、糖・電解質・アミノ酸を混合する輸液製剤などが利用できるようになっています。高濃度糖加電解質液いわゆる3号液に高濃度の糖が加えられたものがあります。特に成人では長期間維持液といわれる輸液製剤の使用ではそのナトリウム濃度が低いため低ナトリウム血症を招くことがあり、できればもう少し高濃度の製剤の方が好ましいといえます。このためナトリウム濃度を 50 mEq/l としたソリタックス-H®などが末梢静脈からの栄養（熱量）補給には便利です。

　ソリタックス-H®を 2,000 ml 使用することにより、1,000 kcal、ナトリウム 100 mEq、カリウム 60 mEq を投与することができます。電解質の量はいわゆる維持輸液の量が補給されることになります。製剤によってはリンやマグネシウム、亜鉛を補給することができます。このような輸液製剤の浸透圧比はいずれも 2〜3 となっています。

　低濃度アミノ酸液を末梢静脈栄養輸液法として利用する方法があります。つまり 5〜8% のアミノ酸を高濃度糖加維持液と併用投与する方法です。低濃度アミノ酸液のナトリウム濃度は 10〜47 mEq/l の範囲にあり、併用する輸液製剤の電解質濃度を参考にして、維持輸液製剤のナトリウム許容範囲に入っていることを確認することが重要です。また、多くの製剤はナトリウム濃度に比してクロール濃度が著しく高濃度であることにも注意することが必要です。このようなカチオンギャップが大きなアミノ酸輸液製剤はアシドーシスを誘発する可能性のある点を知っておかなければなりません。

　いずれの製剤も浸透圧比は3以下になっています。低濃度アミノ酸製剤には糖質が添加されている製剤もあり、カロリー補給のうえでの利点があります。糖・電解質・アミノ酸を含有した輸液製剤を末梢静脈栄養法に応用することもできます。アミノ酸を投与することで、タンパク質の合成の利用率を高めることが可能といわれています。特に術後など異化の期間を短縮して術後の侵襲を回復させる意味があるとされています。

TRANSFUSION MEMO────栄養状態の評価

　積極的に栄養輸液が行われる状態はなんらかの原因で栄養摂取量が不足する、栄養素の吸収量が低下する、あるいは栄養消費量が増加している場合が考えられます。このような状態が長く続くと低栄養状態が出現する危険性があります。

　栄養輸液では栄養状態の評価が必要となります。例えば体重の変化（基準体重との差）、皮下脂肪量などの評価、血清アルブミン濃度、総コレステロール、コリンエステラーゼ値、貧血の状態などの検査値を経過観察していく必要があります。また免疫能の検査（補体、免疫グロブリン、総リンパ球数、遅延型過敏反応など）によっても評価されることになります。

　このような点を適宜チェックし、輸液内容（投与カロリー、栄養素、微量元素など）を再検討していくことが重要です。

TRANSFUSION Q.4　高カロリー栄養輸液製剤というのは

　高カロリー栄養輸液法というのは中心静脈から高濃度の糖液、アミノ酸液、電解質液、ビタミン、微量元素など食事と同じような組成内容の輸液剤を投与する方法です。もちろん食事とは栄養学的にまったく同じ内容ではありませんが、経口的な摂取がなくても長期間生命を維持させることが可能になったわけです。特に栄養障害の著しい場合、術後、敗血症などの異化亢進状態の栄養維持・改善などの効果がみられるのです。

　高カロリー栄養輸液法を可能にするのには高濃度の糖質・脂肪などの内容を投与することです。しかし輸液組成が高張性であるため末梢静脈から投与できません。このため中心静脈にカテーテルを留置することが必要であり、その穿刺法とかカテーテルの開発が必要でした。輸液剤についても高濃度のブドウ糖液、アミノ酸液、電解質を混合・調整して利用することができますが、調整に時間がかかること、異物や微生物の汚染の危険あるいは作業に労力のかかる問題が生じました。このような問題点を解決するため、各社が製剤の開発を行い、組成を混合化した製剤が研究され1978年頃に高カロリー栄養輸液剤の基本液として製品化されました。

　基本液の作製においては、投与前に高張アミノ酸液200〜400 mlを混合して調整することにより1日2,000 ml程度の投与により必要とするカロリー、窒素、水・電解質が供給できるように工夫されています。飢餓時、通常の場合、術後・外傷後、敗血症などで必要とするカロリー、タンパク質は異なりますから、病態に応じて使用量を考慮する必要があります。

　栄養補給を目的とした高カロリー輸液療法は外科領域だけでなく、内科領域においてもポピュラーな治療法となってきましたが、市販の製品を利用する場合と高張性糖液をベースに電解質やアミノ酸製剤を併用する場合があります。最近ではアミノ酸やビタミンなどがすべて含有された高カロリー輸液のワンパック製品があり、便利になってます。腎不全や肝不全などの特別の病態時には、後者の処方輸液の方が好ましいといえます。

TRANSFUSION MEMO────高カロリー栄養輸液法の投与方式

　高カロリー栄養輸液法の投与法は、徐々にカロリーを上げていくことが一般的です。この理由は一気にカロリーを高くするとインスリン分泌が不良であったりして著しい高血糖を生じたり、代謝の状態が不安定であるためです。このため導入の数日（〜3日）は高カロリー用栄養輸液の基本液として糖質濃度が低濃度の製品（1号液と書く）が用意されています。投与熱量として700〜1,000 kcalとして経過観察し、その後の維持期（4日以降）には本格的な高カロリー輸液に移行していきます。この場合に使用される輸液剤は高カロリー栄養輸液用の2号液とかHといわれる製品で1,000〜2,000 kcalの熱量を供給することが可能となります。

5 栄養維持のための輸液療法

TRANSFUSION.5 高カロリー輸液基本液の使用の注意は

　各社から高カロリー輸液用の基本液が市販されています。基本液をどれにするかをまず決めなければなりません。基本液とアミノ酸製剤の組み合わせは、投与するナトリウム量を参考にします。アミノ酸液はナトリウムあるいはクロール濃度に違いがあります。ナトリウムよりもクロール濃度が多いもの、ナトリウムもクロールも同等含有されているものなどがあります。基本液の電解質とアミノ酸液の電解質を考慮して組み合わせを決めることになります。

　基本液の成分をよく検討し、患者の病態に必要な製剤を選択することが大切になります。カルシウム、リン、マグネシウム濃度あるいは亜鉛などの投与量を考えておかなければなりません。長期間に及ぶためビタミンや微量元素にも十分注意をする必要があります。

　患者の病態で特に体液・電解質の異常が存在しなければ栄養を主として考えればよいのです。したがって画一的な投与法で済むわけですが、長期間投与することが予想されるため、適宜、電解質検査、全身状態の観察は必要です。しかし体液・電解質異常を合併したり、不安定な病態である場合に高カロリー栄養輸液を実施するときには輸液製剤の選択は困難となりかねません。病態にあった水分、電解質の補正を必要とするわけです。電解質の補充が必要になるときには基本液とアミノ酸製剤だけでなく、単純電解質輸液製剤の添加により改善させることがあります。具体的な処方例は**表16～19**のとおりです。

表15. 食事と高カロリー輸液の比較

	食事	高カロリー輸液 トリパレン1号 600 ml +トリパレン2号 1,200 ml +モリプロンF 200 ml +MVI 10 ml +ミネラリン 2 ml	高カロリー輸液 ハイカリック3号 700 ml×2 +プロテアミン12 300 ml×2 +10% NaCl液 10 ml×2 +アスパラK 20 ml+MVI 10 ml
水分(ml)	2,000 程度	2,012	2,050
Na(mEq)	～170 mEq(NaClとして10 g程度)	73	124
K(mEq)	40～60	81	80
糖質(g)	300	490.2	500
脂質(g)	50	—	—
タンパク質(アミノ酸)(g)	～80	(20 g)	(70)
カロリー(kcal)	2,000	1,960	2,000
ビタミン	必要量	添加量	添加量
微量元素		添加量	適宜追加

表16. 高カロリー輸液用基本液(1)

商品名	トリパレン 1号	トリパレン 2号	ハイカリック 1号	ハイカリック 2号	ハイカリック 3号	ハイカリック NC L	ハイカリック NC N	ハイカリック NC H	ハイカリック RF
液量(ml)	600	1,200	700	700、1,400	700	700、1,400			250、500、1,000
成分含量	600 ml あたり		700 ml あたり			700 ml あたり			500ml あたり
総糖量(g)	139.8	175.2	120	175	250	120	175	250	250
総カロリー量(kcal)	560	700	480	700	1,000	480	700	1,000	1,000
Na(mEq)	3	35	—	—	—	50	50	50	25
K(mEq)	27	27	30	30	30	30	30	30	—
Ca(mEq)	5	5	8.5	8.5	8.5	8.5	8.5	8.5	3
Mg(mEq)	5	5	10	10	10	10	10	10	3
Cl(mEq)	9	44	—	—	—	49	49	49	15
SO$_4$(mEq)	5	5	10	10	10	—	—	—	—
phosphate(mM)	5.9	5.7	4.8	4.8	8.1	8.1	8.1	8.1	—
Zn(μmol)	10	10	10	10	20	20	20	20	10
acetate(mEq)	6	—	25	25	22	11.9	11.9	11.9	—
gluconate(mEq)	5	5	8.5	8.5	8.5	8.5	8.5	8.5	3
citrate(mEq)	12	11	—	—	—	—	—	—	—
L-lactate(mEq)	—	—	—	—	—	30	30	30	15
浸透圧比	6	7	4	6	8	4	6	8	11
pH	4.0〜5.0		3.5〜4.5			4.0〜5.0			4.0〜5.0

表17. 高カロリー輸液用基本液(2)

商品名	カロナリー L	カロナリー M	カロナリー H	リパビリックス 1号	リパビリックス 2号
液量(ml)	700			500	
成分含量	700 ml あたり			500 ml あたり	
総糖量(g)	120	170	250	85	105
総カロリー量(kcal)	480	700	1,000	340	420
Na(mEq)	50	50	50	5	—
K(mEq)	30	30	30	10	15
Ca(mEq)	8.5	8.5	8.5	4	7.5
Mg(mEq)	10	10	10	1	2.5
Cl(mEq)	49	49	49	—	—
SO$_4$(mEq)	—	—	—	—	—
phosphate(mM)	8.1	8.1	8.1	5	10
Zn(μmol)	20	20	20	10	10
acetate(mEq)	11.9	11.9	11.9	1	2.5
gluconate(mEq)	8.5	8.5	8.5	—	—
citrate(mEq)	—	—	—	—	—
L-lactate(mEq)	30	30	30	9	2.5
浸透圧比	4	6	8	4	5
pH	4.0〜5.0			4.8〜5.8	

表18. 高カロリー輸液用キット製品(糖・電解質・アミノ酸液)

組成	商品名	ピーエヌツイン			アミノトリパ				ユニカリック			
		1号	2号	3号	1号		2号		L		N	
糖・電解質液		アリメールと同一組成			トリパレンと類似組成				ハイカリックNCをベースにした組成			
液量(ml)		800	800	800	600	1,200	600	1,200				
アミノ酸液		モリプロンFと同一組成			アミパレンと同一組成				アミゼットをベースにした組成			
液量(ml)		200	300	400	250	500	300	600	1,000	2,000	1,000	2,000
糖質	糖質合計(g)	120.0	180.0	250.4	139.8	279.6	175.2	350.4	125	250	175	350
	糖質濃度(%)	12.0	16.36	20.87	16.45	16.45	19.47	19.47	12.5	12.5	17.5	17.5
電解質	Na^+(mEq)	50	50	51	35	70	35	70	40	80	40	80
	K^+(mEq)	30	30	30	22	44	27	54	27	54	27	54
	Mg^{2+}(mEq)	6	6	6	4	8	5	10	6	12	6	12
	Ca^{2+}(mEq)	8	8	8	4	8	5	10	6	12	6	12
	Cl^-(mEq)	50	50	50	35	70	35	70	55	110	59	118
	SO_4^{2-}(mEq)	6	6	6	4	8	5	10	5	10	5	10
	Acetate(mEq)	34	40	46	44	87	54	107	10	20	10	20
	P(mmol)	8	8	8	5	10	6	12	250mg	500mg	250mg	500mg
	Gluconate(mEq)	8	8	8	4	8	5	10	6	12	6	12
	その他(mEq)	—	—	—	C:10	C:19	C:11	C:23	L:35 M:14	L:70 M:28	L:35 M:17	L:70 M:34
	Zn(μmol)	20	20	20	8	16	10	20	20	40	20	40
総遊離アミノ酸(g)		20.0	30.0	40.0	25.0	50.0	30.0	60.0	25.03	50.06	29.98	59.96
熱量(kcal)		560	840	1,160	660	1,320	820	1,640	600	1,200	820	1640

C:Citrate、L:Lactate、M:Malate、DB:ダブルバッグ、SB:シングルバッグ
(水島 裕(編):今日の治療薬 2009. p 481, 南江堂, 東京, 2009 を一部改変)

表19. 高カロリー輸液用キット製品(糖・電解質・アミノ酸・総合ビタミン液・脂質)

	商品名	フルカリック			ミキシッド		ネオパレン					
組成		1号	2号	3号	L	N	1号			2号		
容量(ml)		①700、1,400 ②200、400 ③3、6 (903)(1,806)	①700、1,400 ②300、600 ③3、6 (1,003)(2,006)	①700 ②400 ③3 (1,103)	900	900	1,000	1,500	2,000	1,000	1,500	2,000
糖質	糖質合計(g)	120	175									
	糖質濃度(%)	13.29	17.45		12.2	16.7						
電解質	Na(mEq)	50	50	50	35	35	50	75	100	50	75	100
	K(mEq)	30	30	30	27	27	22	33	44	27	41	54
	Mg(mEq)	10	10	10	5	5	4	6	8	5	7.5	10
	Ca(mEq)	8.5	8.5	8.5	8.5	8.5	4	6	8	5	7.5	10
	Cl(mEq)	49	49	49	44	40.5	50	75	100	50	75	100
	SO_4(mEq)				5	5	4	6	8	5	8	10
	Acetate(mEq)	11.9	11.9	11.9	25	25	47	71	95	53	80	107
	Lactate(mEq)	30	30	30								
	Gluconate(mEq)	8.5	8.5	8.5	8.5	8.5						
	P(mg)	250	250	250	150	200	5mmol	7.6mmol	10mmol	6mmol	9mmol	12mmol
	その他(mEq)											
	Zn(μmol)	20	20	20	10	10	20mmol	30mmol	40mmol	20mmol	30mmol	40mmol
総遊離アミノ酸(g)		20	30	40	30	30	20	30	40	30	45	60
熱量(kcal)		560	820	1,160	700	900	560	840	1,120	820	1,230	1,640
ビタミン	A(IU)	1,650	1,650	1,650			1,650	2,475	3,300	1,650	2,475	3,300
	D(μg)	5(D_2)	5(D_2)	5			2.5	3.75	5.0	2.5	3.75	5.0
	E(mg)	7.5	7.5	7.5			5	7.5	10	5	7.5	10
	K(mg)	1(K_1)	1(K_1)	1			1	1.5	2	1	1.5	2
	B_1(mg)	1.5	1.5	1.5			1.95	2.925	3.90	1.95	2.925	3.90
	B_2(mg)	2.54	2.54	2.54			2.3	3.45	4.6	2.3	3.45	4.6
	B_6(mg)	2	2	2			2.45	3.675	4.90	2.45	3.675	4.90
	B_{12}(μg)	5	5	5			2.5	3.75	5.0	2.5	3.75	5.0
	C(mg)	50	50	50			50	75	100	50	75	100
	ニコチン酸アミド(mg)	20	20	20			20	30	40	20	30	40
	パントテン酸(mg)	7.5	7.5	7.5			7	10.5	14	7	10.5	14
	葉酸(μg)	200	200	200			200	300	400	200	300	400
	ビオチン(μg)	50	50	50			30	45	60	30	45	60
脂肪量(g)					15.6	19.8						
脂肪濃度(%)					1.7	2.2						

①大室:ビタミンB_1、B_6、ニコチン酸アミド、糖、電解質
②中室:ビタミンB_2、C、パンテノール、アミノ酸
③小室:ビタミンA、D_2、E、K_1、B_{12}、葉酸、ビオチン
注)フルカリックの糖・電解質などの組成について表は1号:903 ml 中、2号:1,003 ml 中、3号:1,103 ml 中の組成量を示しています。倍量投与の場合は各組成を2倍することになります。
(水島 裕(編):今日の治療薬2009. p 482, 南江堂, 東京, 2009を一部改変)

TRANSFUSION Q.6　高カロリー輸液の副作用

　高カロリー輸液法は術後や経口摂取が不可能な場合に経静脈的に栄養素を投与する有用な治療である反面、いくつかの副作用を生じる場合があります。この輸液製剤の浸透圧は正常の血漿浸透圧よりも数倍高値であるため、末梢静脈からではなく鎖骨下静脈などを経由した中心静脈から投与されるわけです。しかしこのような太い血流量の多い静脈に投与したとしても注入速度が過剰にならないようにする注意は必要です。

　中心静脈から持続的に投与するために留置カテーテルを使用することになります。長期間カテーテルを留置すると、静脈血栓、カテーテル感染の原因になります。感染症の原因として穿刺部位やカテーテル挿入部の皮膚からの細菌の侵入、カテーテル周囲のフィブリンなどに細菌が増殖すること、輸液調合時の汚染などの影響があります。このため穿刺部位や皮下カテーテル周辺の感染の有無を十分観察し、定期的に発赤、炎症反応をチェックすることが必要です。特にカテーテル留置後に発熱の出現する場合はカテーテル感染が疑われます。カテーテル先端の細菌培養、あるいは血液培養などによる検査も実施されます。カテーテル感染が濃厚であれば、カテーテルを抜去することが必要であり、感受性のある抗生物質の投与が早急になされなければなりません。

　このような高カロリー輸液における手技上の問題だけでなく、輸液製剤自体の影響も考えられます。例えば、エネルギーを供給するために高濃度の糖質を投与する場合ブドウ糖や果糖が肝臓内でピルビン酸に変化し、アセチルCoAとなってからTCA回路に入ることになります。このピルビン酸からアセチルCoAに変化する際にビタミンB_1を必要とするわけです。もしも高カロリー輸液法において適切な量のビタミンB_1が含有されてないとピルビン酸は乳酸となり、これが体内に蓄積すると乳酸性アシドーシスという病態を生じるということになるのです。また長期間のビタミンB_1の欠乏があるとウェルニッケ脳症の発症の危険性が生じるとされています。

　高カロリー輸液には高濃度の糖質が含有されていますが、注入速度が急激であると高血糖を生じること、それにより浸透圧利尿を誘発することがあります。輸液を急に中止したり、インスリンを過剰に使用していると低血糖を生じることになります。また、種々の電解質異常を招くこともあります。投与する輸液内容としてビタミンはもちろん、脂肪製剤や微量元素の投与も不可欠です。必須脂肪酸の欠乏や微量元素の欠乏にも注意することが大切になります。

表20. 中心静脈栄養輸液の合併症・副作用

	合併症	症 候	対 策
カテーテル関連の原因	カテーテル感染	発熱（38℃以上）、弛張熱	血液培養、感受性のある抗生物質投与、必要ならカテーテル抜去、交換
	穿刺部の感染皮膚病変	カテーテル刺入部の皮膚発疹、疼痛、発熱	穿刺部位の変更、消毒（局所）、抗生物質の投与
	カテーテル血栓血栓性静脈炎	カテーテル近位部の腫脹、疼痛、発熱	抗血栓性のカテーテル、血栓溶解剤、ヘパリンによる洗浄、充填、必要に応じて抗生物質
	カテーテルの位置異常	挿入部の疼痛、腫脹	X線写真によりカテーテルの先端位置の確認、カテーテルの再挿入
代謝異常	血糖異常	高血糖（口渇、浸透圧利尿）低血糖（冷汗、意識障害）	輸液の注入速度注意、インスリンの適正量使用脱水症の防止、インスリンの過剰投与避ける、血糖の維持
	電解質異常	Na濃度異常 K濃度異常	輸液剤組成の検討、電解質測定、補正
	微量元素欠乏	皮疹、口内炎、脱毛、貧血など	微量元素製剤の投与
	ビタミン欠乏	特有の症状（夜盲、くる病など）乳酸性アシドーシス、脳症	総合ビタミン剤の投与
	必須脂肪酸欠乏症	皮膚の乾燥、湿疹、脱毛など	脂肪製剤の投与

TRANSFUSION MEMO ── 高カロリー輸液の注意点

　高カロリー輸液を施行する場合、栄養状態の評価と合併症の有無をチェックしていくことが大切になります。このうち合併症はカテーテルに関連した原因と輸液内容や体内代謝に関係した原因に分けられます。カテーテルの挿入留置という手技に関係する合併症には血胸、気胸、動脈損傷、カテーテル感染、神経損傷などがあります。

　代謝に関係する合併症には血糖異常、電解質異常、肝機能障害、ビタミンや微量元素の欠乏症などがあります。このような合併症の発生する可能性のあることと肝に銘じて、経過観察していくことが大切です。

CHAPTER 6 血漿増量輸液療法

　血漿増量薬とは血管内の容量を増加させ、循環障害を防止し、血圧の維持作用を示します。この輸液療法を実施する頻度は少ないのですが、外科領域や特殊な病態、あるいは透析治療時に行われることがあります。

TRANSFUSION.Q.1　血漿増量薬の適応と特徴は

　血漿増量薬は血管内の循環血漿量を増加させる目的で投与される輸液製剤です。最も効果的に循環血漿量を増加させるには、アルブミンや凍結血漿などの血漿成分を補給することですが、このような血漿成分の投与には自ずと保険医療においては制限があります。このような血液成分の補給に代わる一次的な使用を目的に投与されるのが分子量1万以上のコロイドからなる血漿増量薬といわれる製剤です。急性出血や手術時または後の血圧低下、ショックのときの血圧の維持・改善を目的に、主として外科領域において緊急的に用いられることが多いといえます。また、血管外に血漿成分が漏れ出てしまうような病態、すなわち腹水貯留や浮腫が著明で、血管内の水が間質などに移行してしまうため血管内は脱水になってしまう病態などに使用されることもあります。血漿増量薬は血管内にとどま

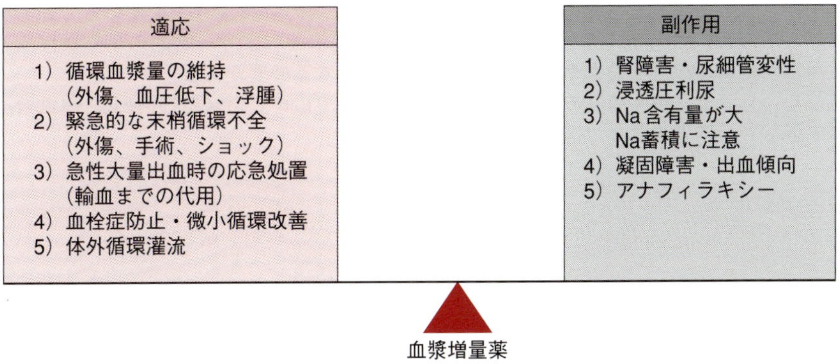

適応	副作用
1) 循環血漿量の維持 　（外傷、血圧低下、浮腫） 2) 緊急的な末梢循環不全 　（外傷、手術、ショック） 3) 急性大量出血時の応急処置 　（輸血までの代用） 4) 血栓症防止・微小循環改善 5) 体外循環灌流	1) 腎障害・尿細管変性 2) 浸透圧利尿 3) Na含有量が大 　Na蓄積に注意 4) 凝固障害・出血傾向 5) アナフィラキシー

血漿増量薬

図1. 血漿増量薬の特徴

り、膠質浸透圧の作用により血管の中の水分を確保して血液循環を回復させる膠質浸透圧輸液剤です。

外傷・手術時などの循環血漿量の維持、輸血の代用、急性出血時の輸血確保までの応急処置、血栓症の治療、手術・ショック時の末梢血行改善、体外循環灌流などの病態が適応とされます。

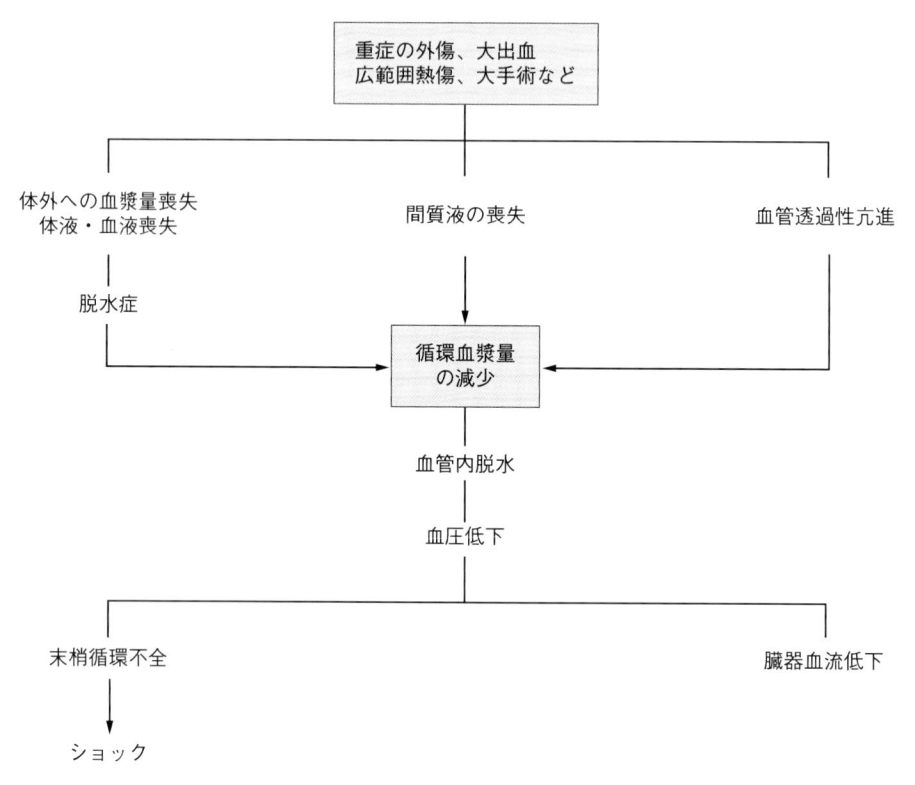

```
                    ┌──────────────────┐
                    │  重症の外傷、大出血  │
                    │ 広範囲熱傷、大手術など │
                    └──────────────────┘
           ┌────────────┼────────────┐
    体外への血漿量喪失      間質液の喪失        血管透過性亢進
    体液・血液喪失
           │             │             │
         脱水症           │             │
           │             ▼             │
           │        ┌────────┐         │
           └───────▶│ 循環血漿量 │◀────────┘
                    │  の減少   │
                    └────────┘
                         │
                      血管内脱水
                         │
                       血圧低下
                    ┌────┴────┐
                末梢循環不全        臓器血流低下
                    │
                  ショック
```

図2．血漿増量薬を必要とする病態

急激な循環血漿量の減少を防止することが早期に必要である。重症の外傷時や大出血であれば輸血を施行することが基本であるが、直ちに投与できることは少ない。輸血施行までの間に循環血漿量を保持し、血圧を維持するために、細胞外液類似液(生理食塩液、ハルトマン液)や代用血漿としての膠質液(血漿増量薬)が使用される。

循環血漿量の保持にはこのような液量を負荷するとともに血管内の膠質浸透圧を高めることも必要である。アルブミンなどの血液製剤も入手に手間どるのであれば血漿増量薬により一時的に切り抜けることも行われる。しかし使用量が過剰にならないように(10〜20 ml/kg 体重)する必要がある。

液量負荷を避けたいショック時、高度の低アルブミン血症(<2.0 g/dl)非代償性肝硬変、急性腎不全を呈するネフローゼ症候群などにはアルブミン投与が好ましい。

TRANSFUSION Q.2　血漿増量薬に求められる条件というのは

　出血などで血液量そのものが減少して有効循環血漿量が確保できないと、血圧の低下を招いたり、低アルブミン血症などのために膠質浸透圧が低下すれば血管内に水が戻らなくなって有効循環血漿量の減少やむくみ（浮腫）を生じたりすることになります。このような循環不全時に血管内の水分を保持するには、毛細血管を通過しないアルブミンや高分子化合物を投与して間質や細胞内から水分を引き込んで循環血漿量を増やすことです。

　出血ならば血液そのものを補給することが治療となります。血漿膠質浸透圧を主に形成しているのはアルブミンですから膠質浸透圧を補うにはアルブミン製剤が最適ですが、これらはすぐに手に入らなかったり使用に制限があったりするので、応急的に血漿増量薬が使われることになります。

　血漿増量薬に求められる性状は
1. 分子量が大きく膠質浸透圧を形成すること
2. 適当な時間血中にとどまること
3. 一定時間後には代謝され、臓器に沈着したり蓄積したりしないこと
4. 生体に有害な影響のないこと
5. 輸液製剤として扱える安定性を有していること

などが必要となります。

表1. 血漿増量薬

商品名		低分子デキストラン糖（低分子デキストランL）	デキストロン	サヴィオゾール	サリンヘス	ヘスペンダー
		デキストラン製剤			HES製剤	
容量(ml)		500(250、500)	500	500	500	300、500
電解質(mEq/l)	Na	—(130)	—	130	154	105.6
	K	—(4)	—	4	—	4
	Ca	—(3)	—	3	—	2.7
	Cl	—(109)	—	109	154	92.3
	lactate	—(28)	—	28	—	20
糖質(%)	ブドウ糖	5.0	5.0	—	—	1.0
	デキストラン40	10.0	10.0	3.0	—	—
	ヒドロキシエチルデンプン	—	—	—	6.0	6.0

TRANSFUSION.Q.3　市販の血漿増量薬の種類は

現在使用されているのはデキストラン、ハイドロオキシエチルでんぷんです。

1 デキストラン

デキストランはブドウ糖分子が α 1-6 結合で連結したもので平均分子量により、3種類に分けられます。分子量が平均 40,000(1〜8万)の低分子デキストラン(Dex-40)と分子量の平均 70,000(5〜10万)が中分子デキストラン(Dex-70)と分子量の平均 150,000(5〜100万)の高分子デキストランがあります。現在臨床使用されているのは 6% Dex-40 と 10% Dex-70 の 2 つです。

デキストランは体内での分解は緩徐で、腎から徐々に排泄されます。平均的な血中半減期は 3〜5 時間とされています。デキストランは血漿に比し膠質浸透圧は大きいのですが、分子量の小さいデキストランは尿中排泄も早いことが知られています。これらの製剤の水分保持能は血漿とほぼ同じと考えられます。輸液製剤として循環血液量を増し、膠質浸透圧を形成して血管内への水分を保持して末梢循環を改善させます。

デキストランには血液の粘性を低下させる作用、赤血球の凝集を解離あるいは防止する作用、組織灌流を増加させるなどの作用があり、血栓症の予防や末梢循環改善に有利といえます。

副作用としては腎障害を引き起こすことがあり注意が必要です。その機序は腎から排泄されるときに尿細管腔で高濃度になると、浸透圧利尿作用から尿細管細胞内の水分を引き出し尿細管細胞変性を起こしたり、尿細管内の粘性が高くなって尿流が妨げられて尿細管が閉塞するためと考えられています。

血漿増量薬は血圧が低下し乏尿のときに投与するので尿細管腔に蓄積し、濃縮しやすいため、腎障害をきたしやすい条件を備えています。血漿増量薬で血圧が上昇し利尿が増せば問題はありませんが、これらの効果が得られない場合は、継続投与を避けて腎障害を防ぐ配慮が必要です。また、血漿増量薬はナトリウム含有量が 130〜150 mEq/l と高いため、ほかの輸液製剤と併用投与する場合には、ナトリウム過剰投与とならないよう注意する必要があるわけです。

2 ハイドロオキシエチルでんぷん(6% HES)

でんぷんのアミロペクチンにエチレンオキサイドを作用させてブドウ糖の OH 基を置換しアミラーゼの作用を受けないようにしたものです。平均分子量 7 万程度の高分子化合物で、アミラーゼによる分解がされにくいこと、血管外に漏れ出ることが少ない特徴があります。このため膠質浸透圧の保持に有用性があります。しかし分子量の小さなものは尿中に排泄され、投与量の 50% が 12 時間で排泄されるといわれます。副作用として凝固障害(線溶系亢進)、アナフィラキシー、腎障害などがあります。

3 その他

その他の特殊輸液製剤には浸透圧利尿を目的に利用されるマンニトールやグリセオールなどがあります。浸透圧輸液製剤は主として外科領域において利用されますが、脳卒中時の脳圧亢進症に対して応用されたり、血漿浸透圧の増加作用により血漿量を維持する目的で血液透析患者の低血圧発作時または不均衡症候群、透析困難症の防止に用いられることもあります。急性腎不全の腎前性高窒素血症の診断と治療にマンニトール試験が行われることがあります。

表2. 浸透圧輸液製剤

種　類	濃　度	特　徴	使用法
マンニトール	15〜20%	・体内代謝がなく、浸透圧上昇作用を示す ・糖アルコールで、単独または果糖、ソルビトールとの配合剤 ・浸透圧利尿作用により水分Naの除去が可能 ・脱水、電解質異常に注意	1) 脳圧亢進時 　300〜400 mℓ　2〜3回／日 2) 急性腎不全(乏尿)時 　マンニトール試験。100 mℓ投与して利尿反応をみる。 　腎前生乏尿時に200〜300 mℓ投与。 　利尿反応ないときは中止。 　体液量過剰心不全に注意。 3) 浮腫時 　水利尿効果を目的に300〜500 mℓ投与。 4) 透析不均衡症候群の防止 　200 mℓ/2時間で投与。
グリセリン	10%	・5%果糖、生理食塩液との配合からなる ・血液脳関門を通過しないため脳圧、眼圧の低下作用 ・体内代謝により4 Kcal/g ・浸透圧利尿効果は少ない	1) 脳圧亢進時 　500 mℓ/2〜3時間　2〜3回/日投与 2) 透析不均衡症候群の防止 　200 mℓ

CHAPTER 7 体液・電解質異常の診断と治療方針

体液・電解質の異常というのは、体液調節系がなんらかの原因により調節ができなくなり体液の量の異常、あるいは体液組成の質的な異常をきたした病態です。これには水分の欠乏ないし過剰、電解質濃度の異常として低下または増加という異常があります。このような病態を理解するためにも正常の体液調節系について理解しておくことが必要になるわけです。

TRANSFUSION.1 体液・電解質異常の診断の進め方は

体液・電解質異常の診断と治療においては基礎疾患や過去の病歴、使用薬剤などの情報をできる限り聴取し、症状や徴候、身体所見を詳しく診察することが重要です。病歴などから現在起こっている体液・電解質異常を予想することができます。体液・電解質の異常の程度が著しいときには、緊急的な輸液療法などが必要になります。重症度の判定はバイタルサイン、意識状態、皮膚粘膜の性状などから推測することができますが、検査によりそれを確認し、欠乏量の計算とか電解質異常の程度を客観的に数値で評価・判定することができることになります。

表1. 体液・電解質異常の検査法

1. 一般的臨床検査 　バイタルチェック：血圧、脈拍、呼吸、体温、意識レベル 　尿検査：尿量、尿浸透圧、電解質、尿pH、クレアチニン、尿素、タンパク、糖、ケトン体 　血液検査：RBC、Hb、Ht、WBC、pl 　血液生化学検査：TP、alb、BUN、クレアチニン、尿酸、浸透圧、電解質、血液ガス(pH、PCO_2、HCO_3)、血糖、ケトン体、肝機能、脂質など 　レントゲン検査：胸部X線写真、CTR 　内分泌的検査：レニン活性(PRA)、アルドステロン、副甲状腺ホルモン(PTH)、抗利尿ホルモン(ADH)、心房性利尿ペプチド(ANP) 2. 特殊検査 　中心静脈圧(CVP)、UCG(心拍出量・心機能)、肺動脈楔入圧(PCWP)、循環血漿量(RISA法)など

7 体液・電解質異常の診断と治療方針

　重症度の判定により緊急的な治療を必要とするか、検査結果を待ってからある程度時間的に余裕のある治療でも可能であるかを判断することができます。ここでは主として体液量の異常と体液の質の異常、すなわち各種電解質の濃度異常に関する基礎知識と診断・治療法について考えることにします。

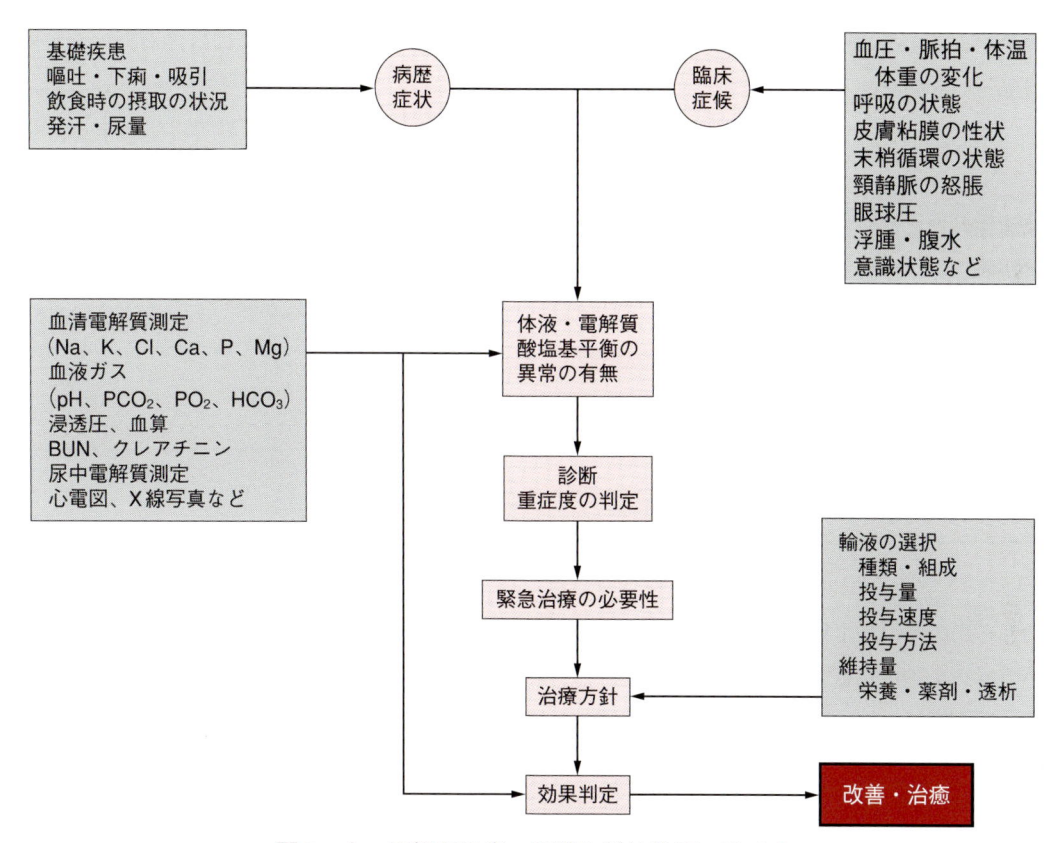

```
┌─────────────────┐                                    ┌─────────────────┐
│ 基礎疾患        │                                    │ 血圧・脈拍・体温│
│ 嘔吐・下痢・吸引│      ╭──────╮        ╭──────╮      │  体重の変化     │
│ 飲食時の摂取の  │─────→│ 病歴 │        │ 臨床 │←─────│ 呼吸の状態      │
│ 状況            │      │ 症状 │        │ 症候 │      │ 皮膚粘膜の性状  │
│ 発汗・尿量      │      ╰──────╯        ╰──────╯      │ 末梢循環の状態  │
└─────────────────┘           │              │         │ 頸静脈の怒脹    │
                              └──────┬───────┘         │ 眼球圧          │
                                     ↓                 │ 浮腫・腹水      │
┌──────────────────────┐     ┌──────────────┐          │ 意識状態など    │
│ 血清電解質測定       │     │ 体液・電解質 │          └─────────────────┘
│ (Na、K、Cl、Ca、P、Mg)│────→│ 酸塩基平衡の │
│ 血液ガス             │     │ 異常の有無   │
│ (pH、PCO₂、PO₂、HCO₃)│     └──────────────┘
│ 浸透圧、血算         │             ↓
│ BUN、クレアチニン    │     ┌──────────────┐
│ 尿中電解質測定       │     │ 診断         │
│ 心電図、X線写真など  │     │ 重症度の判定 │
└──────────────────────┘     └──────────────┘
                                     ↓                 ┌─────────────────┐
                             ┌──────────────┐          │ 輸液の選択      │
                             │緊急治療の必要性│        │   種類・組成    │
                             └──────────────┘          │   投与量        │
                                     ↓                 │   投与速度      │
                             ┌──────────────┐          │   投与方法      │
                             │ 治療方針     │←─────────│ 維持量          │
                             └──────────────┘          │   栄養・薬剤・透析│
                                     ↓                 └─────────────────┘
                             ┌──────────────┐          ┏━━━━━━━━━━━━┓
                             │ 効果判定     │─────────→┃ 改善・治癒 ┃
                             └──────────────┘          ┗━━━━━━━━━━━━┛
```

図1. 水・電解質異常の診断と輸液治療の進め方

1 体液量の異常

　体液の量は容量調節系を中心に一定に維持されますが、なんらかの原因により調節系の範囲を超える負荷が存在すると、体液量の異常が出現することになります。体液量の異常には体液の欠乏と体液の過剰という病態に区分されます。

[1] 体液量の欠乏

　体液量の欠乏というのはいわゆる脱水症といわれる病態ですが、これは水分の欠乏だけでなく、水分と関係の深い細胞外液の主要な電解質であるナトリウムの異常を伴っていることが多いものです。したがって慣例的に使用される用語である脱水症についてはよく検討する必要があります。いずれの成分がどの程度欠乏するかにより脱水症の病態に違いがみられることになります。

TRANSFUSION Q.1　水分欠乏と水分過剰の原因は

　なんらかの原因により体内水分が不足になっても浸透圧調節系などの調節系によりできる限り体内水バランスを維持するように作用しますが、この調節系の範囲を超えた状態になると、水分欠乏という病態が出現します。純粋の水分欠乏の成因として、①渇感の欠如、②飲水不可能な場合、があります。

　①渇感の欠如には
・浸透圧受容器の障害—閾値の上昇、感受性の低下(中枢性高ナトリウム血症)
・体液量増加に伴う口渇の抑制があります。
　②飲水が不可能の場合には、渇感に必ずしも異常がなくても水分欠乏が生じるといえます。
・意識障害(昏睡、麻酔、脳卒中など)
・飲水行動が不可能(乳幼児、高齢者、運動麻痺、嚥下障害など)
・水分入手困難(海洋遭難、砂漠など)
などの場合があります。

　近年注目されている熱中症などの場合に、水分摂取不良から、意識障害など重篤な状態になり死亡することがあります。高齢者では渇感が乏しく、排尿の失敗で粗々をしてしまったという罪悪感や排尿の煩わしさなどから、水分摂取を控えることが多いようです。特に夏場に水分摂取量が少ないと容易に脱水症に陥ることになります。

　これに対して、水分の過剰というのは溢水症といい、これにはいくつかの原因がありますが、腎機

能に問題がなければ希釈機構により過剰な水分は薄い尿として排泄されます。しかし、腎機能が障害されていると体液量の過剰、溢水として体内に貯留します。水分過剰は副腎機能の障害において希釈尿の排泄障害から生じます。

透析患者においては、尿量が 100 ml/日 程度に減少してしまっている場合が多く、過剰な水分摂取は溢水、心不全などを容易に出現させることになります。

表 2．純粋水分欠乏と水分過剰の原因

水分欠乏	水分過剰
1．口渇の欠如〜低下 　1）浸透圧受容器の障害 　　　閾値の上昇 　　　感受性の低下 　2）体液量増加に伴う口渇抑制 2．飲水不可能 　1）意識障害 　　　昏睡、麻酔、中枢神経系障害 　2）飲水行動が不可能 　　　乳幼児、高齢者運動麻痺、嚥下障害 　3）水分入手困難 　　　海洋遭難、砂漠など	1．口渇の刺激 　1）高浸透圧血症 　2）体液量の減少 　3）口腔・咽頭部の刺激 2．水分摂取量の過剰 　1）心因性 　2）習慣 　3）薬剤
脱水症の危険	腎・副腎機能に問題なければ過剰分は排泄される

表 3．体液量の欠乏(hypovolemia)の評価法

- 体重の減少(1日 0.3 kg 以上の減少)
- 尿量の減少
- 皮膚のツルゴール(緊張度)の低下、腋窩乾燥
- 口腔内乾燥、眼球陥凹
- 爪毛細血管再充満の時間延長(>2 秒)
- 頸静脈の虚脱
- 頻脈(>100/分)、血圧低下(<80 mmHg)、起立性低血圧
- 中心静脈圧(CVP)低下(<5 cmH$_2$O)
- 下大静脈(IVC)の虚脱
- ヘマトクリット(Ht)値、アルブミン濃度の濃縮
- 浸透圧変化
- BUN/cr 比 >20
- 尿浸透圧 >500 mOsm/kg H$_2$O、尿比重 >1.020
- FE$_{Na}$<1.0%、尿 Na 濃度低下(<20 mEq/l)
- FE$_{UA}$<10%

TRANSFUSION.2　体液量の減少というのは

　体液量の減少（hypovolemia）というのは一般的に脱水症といわれます。本来は水分のみの喪失を脱水症というべきですが、体液の中には水分以外に電解質が含まれます。特に細胞外液の主要なイオンであるナトリウムも同時に喪失することが一般的なわけですから脱水症という用語には適切でないことになります。身体からナトリウムだけが喪失するようなことはありませんが、ナトリウムの喪失が多い場合には脱塩症という用語を用いなければならなくなってしまいます。体液量の減少した状態を脱水症というのが習わしですから、ここでは脱水症という用語を用いて体液量減少を示すことにします。このため脱水症としては、成因から主として体内水分が欠乏した水分欠乏症の型とナトリウムの欠乏が主となるナトリウム欠乏型に区分されます。

　体内から水分だけが喪失することは少なくないのですが、低張性の体液の喪失により主として水分が喪失した脱水症の型を示すことがあります。この**水分欠乏型脱水症**では特に口渇感が著しくなるのが特徴です。脱水症の結果、細胞外液の浸透圧は高張性になり、細胞内から水分が細胞外液に移動することになり、細胞内の脱水が高度になります。この結果、渇感を感じる細胞の容積の変化により渇感を生じさせることになるわけです。このため、この型の脱水症を小児科領域では高張性脱水症という習わしがあります。

　これに対して**ナトリウム欠乏型脱水症**という区分があります。体内からナトリウムだけが喪失することはなく、同時に水分を伴うわけですが、体液の喪失時にナトリウムを補給しないで水分のみを補給することがあると、結果として体内ナトリウムが欠乏したのと同じことになります。したがって、この型の脱水症は医原的な原因が多いともいえます。細胞外液の浸透圧は低下し、低ナトリウム血症を示すことが特徴です。臨床的には著しい倦怠感、血圧の低下、特に起立性低血圧を示し、渇感は著しくないとされます。小児科領域では、低張性脱水症というのが一般的です。

表4．体液量の減少の成因

1. 水分摂取不能
　　昏睡、脳血管障害、渇中枢障害、嚥下障害、衰弱、水分入手不能など
2. 腎からの水分排泄過剰＋水分摂取不足
　　尿崩症、腎性尿崩症、浸透圧利尿など
3. 腎以外からの水分過剰喪失
　　過呼吸、発熱、気管切開など
4. 腎からの体液喪失・過剰排泄
　　利尿薬、ナトリウム喪失性腎症、Addison病、急性腎不全利尿期など
5. 腎以外からの体液（水分・電解質）の喪失
　　熱傷、大量発汗、嘔吐、下痢、腸液吸引、瘻孔からの喪失など

7 体液・電解質異常の診断と治療方針

多くの臨床的に経験される脱水症は水分もナトリウムも欠乏した、いわゆる**混合性脱水症**という型を示します。病態の理解あるいは治療的な面から、水分欠乏型あるいはナトリウム欠乏型のいずれが優位な脱水症であるのかを区別することが重要になります。このため水分欠乏の型とナトリウム欠乏の型を理解しておく必要があるのです。

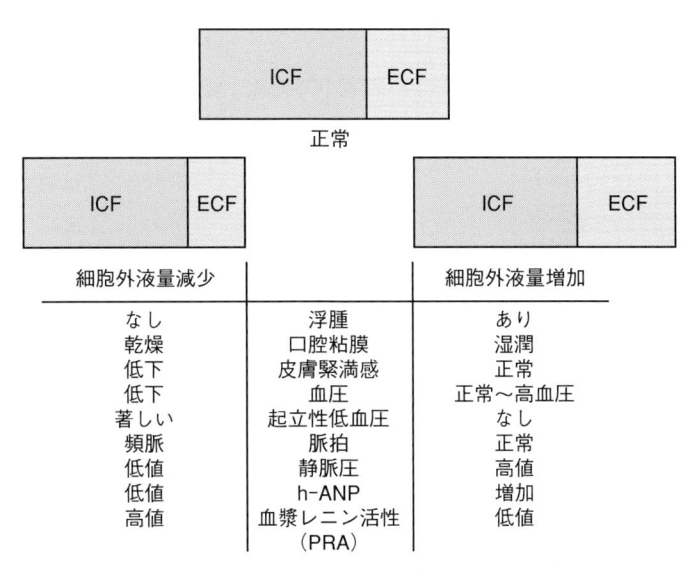

細胞外液量減少		細胞外液量増加
なし	浮腫	あり
乾燥	口腔粘膜	湿潤
低下	皮膚緊満感	正常
低下	血圧	正常〜高血圧
著しい	起立性低血圧	なし
頻脈	脈拍	正常
低値	静脈圧	高値
低値	h-ANP	増加
高値	血漿レニン活性(PRA)	低値

図2. 細胞外液量の変化と臨床所見の関係

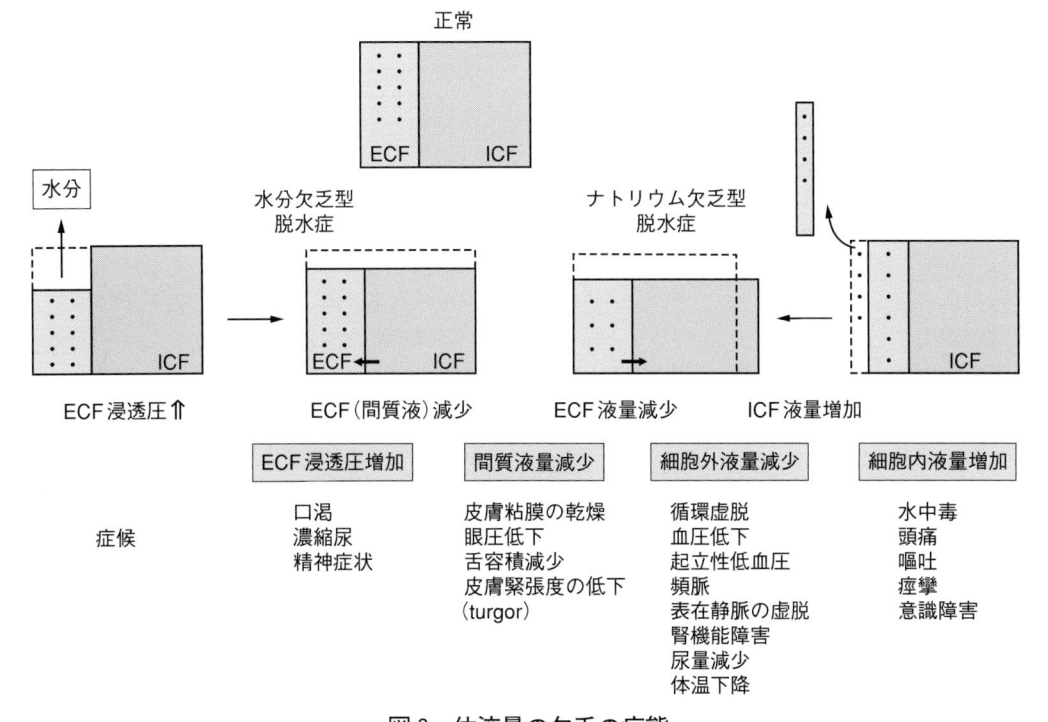

	ECF浸透圧増加	間質液量減少	細胞外液量減少	細胞内液量増加
症候	口渇 濃縮尿 精神症状	皮膚粘膜の乾燥 眼圧低下 舌容積減少 皮膚緊張度の低下 (turgor)	循環虚脱 血圧低下 起立性低血圧 頻脈 表在静脈の虚脱 腎機能障害 尿量減少 体温下降	水中毒 頭痛 嘔吐 痙攣 意識障害

図3. 体液量の欠乏の病態

TRANSFUSION Q.3　脱水症の原因は

脱水症の原因は次に挙げるようなものがあります。

1. **水分摂取不足**
    - 意識障害（脳血管障害、脳炎など）、渇中枢障害（脳腫瘍、脳外傷など）
    - 嚥下障害（重症口内炎、食道疾患など）、全身衰弱
2. **腎性水分喪失**
    - 濃縮力の障害（器質的・機能的）
    - 尿崩症、腎盂腎炎、閉塞性尿路疾患、多発性囊胞腎など
    - 浸透圧利尿：糖尿病、高カロリー輸液、高カロリー経管栄養
3. **腎外性の体液喪失**
    - 不感蒸泄の増加：発熱、過呼吸、高温環境、気管切開
    - 下痢、消化液の吸引、嘔吐、熱傷
4. **腎性の体液喪失**
    - 利尿薬の過剰投与、浸透圧利尿、慢性腎不全、間質性腎炎、ナトリウム喪失性腎症
    - 副腎皮質ホルモン欠乏：Addison 病など

TRANSFUSION MEMO ── 脱水症の臨床

　体液の喪失を意味する脱水症というのは臨床的にはポピュラーな病態です。特に乳幼児や高齢者においては脱水症の出現はしばしば経験されます。この理由は乳幼児では嘔吐や下痢あるいは飲食物の摂取が自由意志により行われることができないことがあり、感染症の併発があれば容易に脱水症に陥ることになるからです。しかも本来的に体内水分量が多いことから、それだけ体内において水分が必要となっています。一方、高齢者においても嘔吐や下痢、摂取不良あるいは意識障害により容易に脱水症に陥りやすいものです。しかも渇感の訴えが乏しいとか、四肢の運動障害などから自由意志により摂取が困難となりやすい状況にあります。さらに、体内水分のプールとしての体液量の減少傾向から余力がなく、腎機能の低下は水分保持能を不良とする因子であるといえます。

　体液量の減少した病態が脱水症ですが、原因により低張性、等張性、高張性の型に区分されます。これらの型により治療の方針が異なるため、いずれの異常の型かを鑑別することが大切になります。また、治療が行われた経過の観察も重要であり、尿量（>30 ml/時）は輸液治療の効果の判定に有用です。さらに随時、血清電解質濃度、浸透圧、尿中の電解質濃度の測定が実施され、異常の改善がみられることを確認していきます。輸液投与時には輸液量や輸液速度に注意して、過剰な負荷になっていないことをチェックすることが必要です。特に心機能に問題のある場合には中心静脈圧の測定が必要で、CVP<12 cmH$_2$O に保つことが大切になります。

TRANSFUSION Q.4　臨床的な脱水症の種類と病態

　体内からなんらかの原因により体液が減少した状態が脱水症で、水分が主として欠乏する型（水分欠乏型）とナトリウムが欠乏した型（ナトリウム欠乏型）があります。臨床的にはこのような純粋な型は比較的少なく、多くは両者が混合した型、いわゆる混合型脱水症を示すのが一般的です。

　水分欠乏型は細胞内液の減少が著しくなり、ナトリウム欠乏型は細胞外液の減少が著しくなるのが特徴です。脱水症の病態は体液の減少の成因により、その後の体液の浸透圧から等張性の型、低張性の型、高張性の型とに区別することがあります。このような分類は主として小児科領域において行われているものです。

　脱水症の原因として嘔吐・下痢などにより喪失する体液の内容が異なるため治療を行ううえでも注意が必要となります。胃液の喪失はH^+、Cl^-が含まれているため、長期間大量の嘔吐などでは体液量の減少、低カリウム血症、代謝性アルカローシスがみられます。ところが大量の下痢あるいは腸液の喪失ではHCO_3の喪失が多く、クロールの喪失はないため体液量の減少、低カリウム血症、代謝性アシドーシスを呈することになります。このように脱水症としても、喪失する体液により病態が異なり、治療上、水、ナトリウムだけでなく、カリウム、酸塩基平衡異常に対しても配慮する必要があります。

TRANSFUSION MEMO ── 小児科領域での脱水症の概念

　脱水症の用語においても、内科領域と小児科領域では多少差異があります。小児科領域の脱水症では患者の体液の浸透圧により、高張性脱水症、等張性脱水症、低張性脱水症という用語を用いるのが慣習です。成人の脱水症では高張性脱水症を水分欠乏型脱水症としたり、低張性脱水症はナトリウム欠乏型脱水症と呼んでいます。小児科では脱水症は急激に進行し、比較的しばしば認められる病態であり、治療を急がないと生命の危険が生じうるのです。高張性とか、低張性とかの用語は治療を行ううえで、高張性には低張性の輸液製剤を用いて体液の浸透圧を是正するとか、低張性には等張性ないし高張性の輸液剤を投与するということが簡単に理解できるという利点があるわけです。

　臨床的には純粋の水分欠乏性脱水症とか、ナトリウム欠乏性脱水症というよりは混合した脱水症が一般的です。しかしこの両者を区別しておくことは、病態生理の理解と治療において有用性があるといえます。

TRANSFUSION.5 脱水症の分類

　研究者によってはこの脱水症をもっと細かく分類したり、臨床的な観点からより簡便に water depletion、saline depletion という用語を用いることもあります。Goldberger は水分欠乏症候群とかナトリウム欠乏症候群という区分をしたり、Marriott は純粋水分欠乏、純粋ナトリウム欠乏、混合性欠乏などの用語で表現したりしています。このような体液量の減少は水分のみが喪失する場合以外に、水分と塩分を同時に喪失する場合があり、多くはその両者を喪失した混合型脱水症ということになってしまうことになります。

　脱水症の臨床においては Marriott の業績を無視することはできません。Marriott のいう混合性という用語には少し混乱した規定があり、ナトリウム欠乏の型と混合型欠乏の違いが困難な場合があります。つまり混合性というのは、①水分と食塩の欠乏があり、しかも水分欠乏の程度が食塩の欠乏に必然的に伴う以上に大きい場合、②純粋の水分欠乏と食塩欠乏の両方が混合した場合、というのです。

　このような Marriott の規定した混合性欠乏の概念は脱水症の分類を混乱させることになります。この混合性の欠乏の意味が不明確であることから、Scribner はナトリウム欠乏と混合性欠乏を合わせて食塩水欠乏 saline depletion と単純化して区分しています。

表5. 脱水症の分類

低張性脱水症	等張性脱水症	高張性脱水症
ECF ↓↓ ICF ↗ S-Osm ↓ U-Osm 300〜500	ECF ↘ ICF 〜 S-Osm 〜 U-Osm ≒500	ECF ↘ ICF ↓↓ S-Osm ↑ U-Osm >500↑
s-Na＜135	s-Na 正常	s-Na＞140
ナトリウム欠乏型脱水症 （利尿薬の過剰投与 　副腎不全 　脱水時の不適切治療など）	短時間の体液の大量喪失 （出血、手術、熱傷、コレラ 　など）	水分欠乏型脱水症 （尿崩症、大量発汗、 　嘔吐、下痢など）

TRANSFUSION Q.6　細胞内脱水と血管内脱水というのは

　脱水症というのは体液の欠乏を示す病態であり、細胞内とか細胞外脱水症の区別をしないで、生体全体から体液の欠乏の程度を表現するのが一般的です。しかし脱水症の型により自ずと、細胞外脱水が主となる型と細胞内の脱水症が主となる型が決まるのです。

　例えば、水分欠乏性脱水症では細胞外液の浸透圧は高値であり、このため細胞内から浸透圧の関係により水分を引っぱり込み細胞外の体液量の減少の程度は少ないといえます。むしろ水分欠乏型脱水症の問題は細胞内の脱水症で説明されます。これに対してナトリウム欠乏型脱水症では細胞外液の浸透圧は低値であり、この結果、細胞内に水分が移動する傾向にあり、細胞内溢水を示すことになるのです。このため細胞外脱水症という状態が著しいのが特徴です。このような細胞内外での体液の変動により、出現する症候に違いが生じることになるわけです。

　しばしば臨床上、血管内脱水という用語を使用することがあります。これは細胞外液の一種である、血管内容量が減少しているものですが、この状態の多くは生体全体からみると体液量の減少がなくてもいいのです。むしろ体液の過剰状態、浮腫を呈していることがあります。つまり血管内脱水というのは、いわゆる有効循環血漿量の減少と同義的に使用されているのです。多くの浮腫性疾患では、細胞外液の増加を示しますが、有効循環血漿量はむしろ減少してくるのです。この結果、体液の是正という点から、抗利尿ホルモン(ADH)の分泌が増し、不適切に腎臓から水分を再吸収するようなメカニズムが作用することになるのです。

　心不全、肝硬変、ネフローゼ症候群などは体液量が増加した、いわゆる浮腫を呈する代表的な疾患です。このような浮腫は体内全体からみると体液量は増加していますが、血管内の水分は欠乏していることが少なくないのです。特に有効循環血漿量を測定してみると明らかに欠乏—減少している病態が存在するのです。この循環血漿量の減少はレニン—アンギオテンシン系やADHを促進する因子であり、この結果腎臓においてナトリウム/水分再吸収の亢進をもたらし、一層体内に水分・ナトリウムが貯留することになります。体内全体からみれば体液の分布の異常であるわけですが、生体は血管内の欠乏の信号から体内に水分・ナトリウムを補給し、循環血漿量を回復させようとするわけです。

　臨床的に浮腫性疾患やショックなどの場合に、血管内脱水という用語を使用し、輸液により循環血漿量を補給することが行われます。これは真の意味からすると脱水症とはいえませんが、体液の分布異常として捉えることができます。

TRANSFUSION.7 脱水症の治療法の基本的な方針

　脱水症の存在を早期に発見して、適切な治療方針を立てることが第一線の臨床医にとって必要です。このためには体液の異常の原因となる病態や薬剤についての基礎知識をできる限り知っておくことが不可欠であるといえます。嘔吐や下痢が持続した場合には常に脱水症の存在を疑うこと、しかもどのような型の脱水症かも予測することができるのです。必要な検査を行い、結果が出るまでの間どのような脱水症にも適合するとされる Half saline といわれる輸液製剤、いわゆる1号液（開始液）により500 ml/1時間で投与して治療を進めることが必要です。ショックの状態にあれば、循環血漿量を増加させ、組織灌流を回復させるため生理食塩液 1～2 l/時を投与します。輸液速度が速いことから中心静脈圧をモニターして心不全を生じさせないように注意します。検査の結果が出れば、病態に適合する輸液製剤に変更し、輸液治療の効果が確認できるのかを評価しなければなりません。

　治療の方針は体液量の是正と電解質濃度の補正が必要です。体液量の是正により腎機能が回復してくれば、自然と電解質の濃度異常も是正されることが期待されます。このため何よりも体液量を改善させることが必要です。尿量が 30 ml/時以上に増加してくれば輸液治療は半分成功していると考えることができます。脱水症の型を鑑別する前に1号液とか生理食塩液とブドウ糖液を半々に投与することにより尿量＞30 ml/時を確保します。次いで高張性の型（水分欠乏型脱水症）であれば3号液 500 ml を2時間程度で輸液すること、低張性の型（ナトリウム欠乏型脱水症）であれば2号液 500 ml を2時間程度で輸液するか生理食塩液を 500 ml 投与することにより経過を観察します。

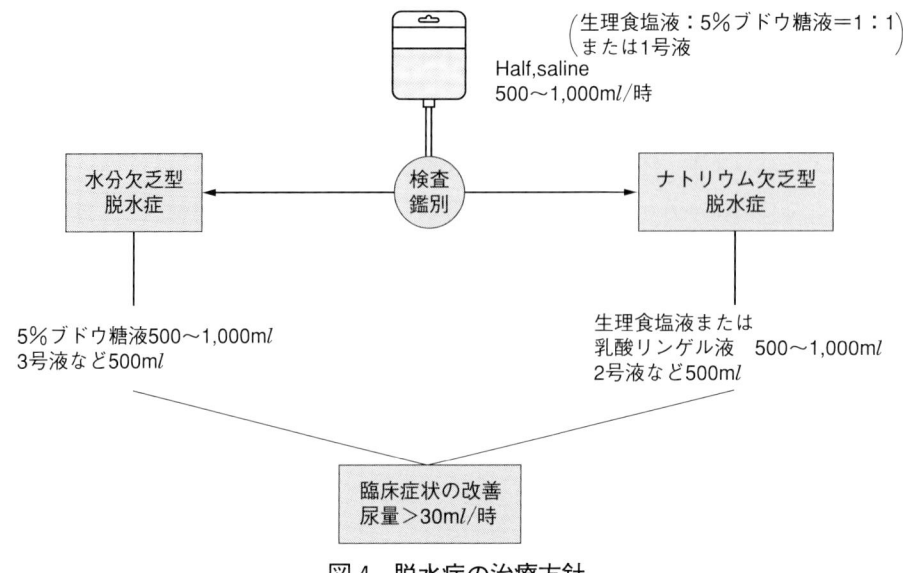

図4. 脱水症の治療方針

[2] 体液量の過剰

体液量の過剰というのはいわゆる浮腫といわれる病態です。水分だけの増加を溢水症ということがありますが、浮腫は一般的に水分の増加だけで生じることはなく、ナトリウムの過剰を伴っています。

> **TRANSFUSION.8** 体液の過剰とその症候は

体液量の過剰というのは主として細胞外液量の過剰を意味します。これは溢水あるいは浮腫として認められ、末梢の四肢の浮腫以外に、著しくなると胸水、腹水を呈するほどになるわけです。浮腫の原因は多数の疾患あるいは病態により生じることになりますが、大きく局所性あるいは全身性の型に区分されます。細かな病態は原因によりさまざまですが、基本的には全身性浮腫では腎臓のナトリウム排泄障害が存在することになります。

体液量の過剰が存在すると容量調節系のうち、レニン─アルドステロン系は抑制され、代わりに心房から心房性ナトリウム利尿ペプチド（ANP）というホルモンが分泌されることになり、腎臓からナトリウムを排泄させるような反応がみられることになります。

臨床的に体液量の過剰が存在すると、浮腫状顔貌、頸静脈怒張、水泡性ラ音などの呼吸音の異常、肺水腫、胸水、心不全、血圧上昇、腹水、四肢の浮腫、陰嚢水腫、尿量減少、体重増加、皮膚の湿潤などがみられることになります。このような症候は自覚的な浮腫感とは区別され、客観的に証明されるものです。特に数日間の内に体重が数 Kg も増加するようであれば体液量の増加したことを意味します。

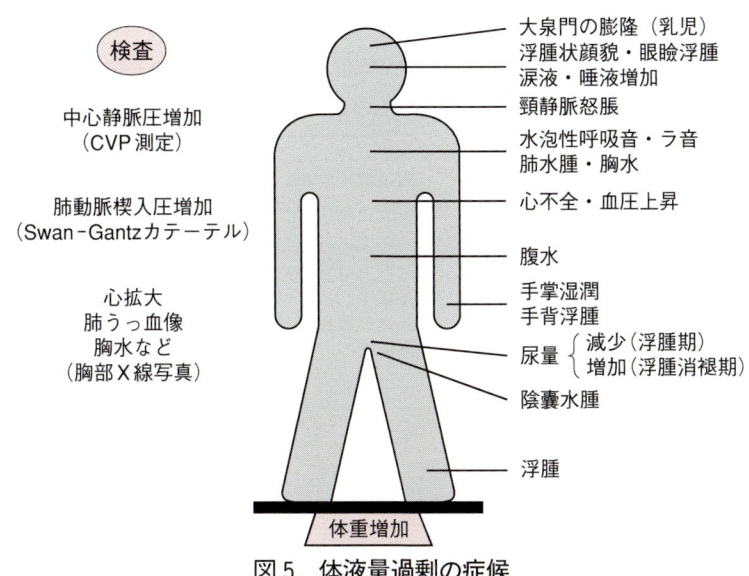

図 5．体液量過剰の症候

TRANSFUSION.9 溢水というのは

　溢水というのは水分過剰状態を意味する用語です。どの体液区画中の水分が過剰に存在するかにより治療方針に違いがあります。動脈内であれば有効循環血漿量の増加であり、心拍出量の増加、血圧上昇がみられ、病態生理的にはレニン-アルドステロン系は抑制され、hANP（α型ヒト心房性ナトリウム利尿ペプチド）は増加すると考えられます。これに対して静脈系に溢水がみられる状態は心不全状態を意味し、中心静脈圧の上昇、肺水腫、四肢浮腫、腹水などがみられることになります。この場合はしばしば血管内から組織間質への水分移動が生じ、有効循環血漿量は減少することになります。病態生理的にはレニン-アルドステロン系は刺激されますが、hANP は増加する状態がみられます。いわゆる血管内脱水といわれる状態です。

　溢水が血管外、組織間質にみられると、いわゆる浮腫となります。高度の低ナトリウム血症では細胞内に水分が過剰に存在することになり、細胞内浮腫、脳浮腫などが典型的なものです。

表6. 体液量の過剰（溢水）

	低張性溢水	等張性溢水	高張性溢水
原因	Naを含有しない糖液またはNaを低濃度しか含有しない輸液製剤を大量に輸液（特に希釈能障害時、ADH分泌増加時）	生理食塩液、ハルトマン液など等張性輸液製剤を大量に輸液（特に腎機能障害時）	高張食塩水、重曹などの高張液を大量・急速に輸液、高Na透析法
病態	ICF ECF ECF ↗ S-Na ↘ ICF ↗　　S-Osm ↘	ICF ECF ECF ↑↑　S-Na ～ ICF ～　　S-Osm ～	ICF ECF ECF ↑↑↑　S-Na ↗ ICF ↘　　　S-Osm ↗
症候	細胞内液量増加 脳圧亢進症状 水中毒	細胞外液量の増加 浮腫 循環血漿量増加 高血圧	細胞外液量の著増 循環血漿量増加 浮腫・高血圧 頸静脈怒張 CVP↑ 肺水腫、心不全

7 体液・電解質異常の診断と治療方針

TRANSFUSION MEMO ―― 心房性ナトリウム利尿ペプチド（atrial natriuretic peptide；ANP）とは

　心不全では心房圧の上昇、心房拡大/伸展、体液量の過剰などにより心房の心筋細胞からANPの分泌が増加します。このホルモンは28個のアミノ酸からなるポリペプチドです。標的細胞の受容体はグアニール酸シクラーゼ活性を有しcGMPを形成します。これは近位尿細管においてアンギオテンシンIIのナトリウム再吸収抑制作用や血管拡張作用により腎臓からナトリウム排泄性に作用することになります。このナトリウム利尿作用は輸入細動脈を拡張し、輸出細動脈を収縮させ、GFRを増加させ、さらに集合管に作用してナトリウム再吸収を抑制することになるわけです。髄質内層の集合管ではANPは管腔側より作用し、ナトリウムチャネルを直接閉じ、レニン-アルドステロン分泌を抑制し、間接的にこの部位でのナトリウム再吸収を抑制する作用もあるといわれます。

　心不全では分泌増加性に作用しますが、正常者に比べてANPの腎における作用は低下していると考えられます。交感神経系やアンギオテンシンIIが拮抗的に作用しているためとされています。ANPはアンギオテンシンIIの血管収縮作用に拮抗し、近位尿細管におけるナトリウム再吸収を抑制し、腎臓からのナトリウム利尿作用を示すことになります。

　ヘマトクリット（Ht）値が増加するのは利尿作用以外の理由として、末梢組織における毛細血管内圧上昇および透過性の亢進により血漿成分の漏出の結果によるもので、体液量の調節の一環として役割があるとされます。遺伝子組み換え技術により臨床使用可能な薬剤（カルペリチド）が開発され心不全に適応があります。

TRANSFUSION MEMO ―― 頸静脈拍動

　頸静脈拍動というのは右房の収縮が頸静脈に伝播されて生じる現象で、循環血漿量の過不足を臨床的に評価するうえで簡単にできる診察法です。この現象は臥位で認められ、座位で消失しますが、約30度の臥位で消失するとされています。臨床的な有用性は、この現象が座位で認められるのは体液量の過剰を意味し、臥位で認められないとすると著しい脱水症が存在していることを意味するわけです。頸静脈の怒脹というのも体液量の増加を示すわけです。

　体液量の状態は中心静脈圧（CVP）でも知ることができるわけで、正常では5〜12 cmH$_2$O程度ですが、CVP<5であれば体液量の欠乏、CVP>12であれば過剰を意味します。個人差が大きいこともあり、絶対値というよりも推移の経過を観察することが大切になります。

TRANSFUSION.10 浮腫の分類は

　細胞外液、特に組織間液が異常に増加した状態を浮腫といいます。臨床的には身体の体液量の過剰として部分的あるいは全身的に貯留し、陥凹性の所見がみられ、その貯留する液体の程度により体重増加がみられます。顔面や眼窩のむくみ、手足のむくみ、手足の腫れぼったい感じなどが浮腫の存在を示します。全身性の浮腫をアナザルカといいます。

　浮腫は全身性の場合と局所性の場合があります。全身性浮腫は心臓性浮腫（心不全）、肝臓性浮腫（肝硬変）、腎臓性浮腫（腎炎、ネフローゼ症候群、腎不全）、内分泌性浮腫（甲状腺機能低下症、月経前浮腫、周期性浮腫）、低栄養性浮腫、薬剤性浮腫、特発性浮腫などが区別されます。局所性浮腫としては遺伝性血管神経性浮腫、静脈性浮腫、リンパ性浮腫などに区分されます。

表7．臨床的な浮腫の原因

全身性浮腫	局所性浮腫
1）心臓性 　　うっ血性心不全、収縮性心外膜炎など 2）肝臓性 　　肝硬変（腹水）、肝炎、Budd-Chiary syndrome など 3）腎臓性 　　急性糸球体腎炎、腎不全、ネフローゼ症候群など 4）内分泌性 　　粘液水腫、甲状腺機能亢進症、月経前浮腫、更年期浮腫、同期性浮腫など 5）特発性 　　特発性浮腫 6）栄養障害性 　　脚気、タンパク喪失性胃腸症、吸収不全症候群など 7）薬物性 　　非ステロイド抗炎症薬、副腎皮質ステロイド、エストロゲン、経口避妊薬、ADH、カルバマゼピン、ビンクリスチン、クロフィブレート、クロルプロパマイド、甘草、Na含有薬（重曹）など	1）静脈性 　　上大静脈症候群、静脈血栓症、血栓性静脈炎、腫瘍などによる静脈圧迫など 2）リンパ性 　　フィラリア、術後、リンパ管閉塞、放射線照射後、慢性リンパ節炎、悪性腫瘍のリンパ節浸潤、リンパ節切除術など 3）血管神経性 　　Quinkeの浮腫、遺伝性血管神経性浮腫（HANE） 4）炎症性 　　炎症、アレルギー、血管炎など

TRANSFUSION.11 浮腫の成因は

　浮腫の成因として次のような機構が考えられます。いわゆる局所性因子といわれるものが関係する局所性浮腫と局所性因子と全身性因子が関与する全身性浮腫に大別されます。全身性浮腫では最終的には腎臓からの過剰体液の排泄が不十分であること、腎機能障害が影響するわけです。

1. 毛細管内静水圧の上昇
    - 腎性ナトリウム貯留による血漿量の増加；腎不全(急性・慢性)など
    - 静脈灌流障害；うっ血性心不全、局所性静脈閉塞など
2. 血漿膠質浸透圧の低下
    低アルブミン血症、ネフローゼ症候群、肝硬変、蛋白喪失性腸症、低栄養など
3. 毛細血管透過性亢進；capillary leak syndrome
    火傷、外傷、アレルギー状態、炎症など
4. 間質膠質浸透圧の上昇
    リンパ管閉塞、毛細管壁透過性の亢進後
5. 特発性浮腫

表8. 浮腫の成因

局所性因子	全身性因子
①動脈側毛細血管静水圧の上昇 ②毛細血管透過性の亢進 ③血漿膠質浸透圧の低下 ④静脈側毛細血管静水圧の上昇 ⑤リンパ流の障害 ⑥組織圧の低下	①心機能低下（心拍出量減少） ②静脈圧上昇 ③循環血漿量の減少 ④二次性アルドステロン症 ⑤抗利尿ホルモン（ADH）分泌増加 ⑥腎機能 　（糸球体濾過値低下 　　尿細管での水分・Na再吸収亢進） ⑦門脈圧亢進 ⑧低タンパク血症 ⑨内分泌障害

> **TRANSFUSION Q.12** 浮腫の臨床的な特徴は

　浮腫の成因は多数の因子により出現しますが、そのメカニズムは局所性因子としてのスターリングの法則の異常と体液量調節の要となる腎臓の異常が関係しています。局所性因子により出現する浮腫を局所性浮腫といいます。身体の局所に浮腫が存在するから局所性浮腫というわけではありません。全身性浮腫というのは局所性因子に加えて腎臓からの水分・ナトリウム排泄に関する調節系の異常を伴って出現する浮腫をいいます。これに毛細血管の透過性の異常も関係することになります。

　うっ血性心不全は最終的に肺うっ血・肺水腫を示すことになります。臨床的な特徴は心濁音界の拡大、心雑音、不整脈などの心疾患が基礎に存在すること、咳、痰、呼吸困難、起座呼吸、頸静脈怒脹、肺の湿性ラ音、肝腫大などの存在は心不全の徴候です。胸部X線検査では心拡大、肺うっ血像、胸水などがみられ、心エコー検査では左室拡張終期容積の増大、駆出分画の減少、血液ガス検査ではPO_2の低下などの異常所見が認められます。

　肝硬変にみられる浮腫は黄疸、腹壁静脈の怒脹、肝腫大または萎縮、腹水、皮膚毛細血管の拡張などの身体所見、血液生化学検査により肝機能障害を呈することから診断できます。肝硬変の浮腫は門脈圧の亢進、肝臓のアルブミン合成の低下による低タンパク血症、肝臓のリンパ漏出による肝静脈灌流の減少などにより有効循環血漿量の減少と腹水の出現が特徴です。

　浮腫をきたす薬剤としては非ステロイド抗炎症薬（インドメタシン）、ホルモン製剤（副腎皮質ステロイド、エストロゲン、テストステロン、経口避妊薬、ADH製剤など）、降圧薬（ヒドララジン、メチルドーパ、βブロッカーなど）、ナトリウム含有薬（重曹、輸液製剤など）、抗脂血症薬（クロフィブレート）、甘草（グリチルリチン製剤）などが有名です。

TRANSFUSION MEMO ──── 特発性浮腫というのは

　特発性浮腫というのは原因が明らかでない全身性の浮腫で、特徴的な病像があります。大部分の患者は思春期から中年にかけての女性であり、神経質で、美容に固執し、肥満を嫌悪するという性格で、さまざまなストレスを有するという特徴があります。1日の体重変化が1.5kg以上あり、腎臓、肝臓、心臓、内分泌性の浮腫の原因となる疾患を有しないこと、頭痛、悪心、神経過敏、抑うつ症などを示すといわれます。

　水負荷試験（体重1kgあたり20mlの水負荷）において臥位では正常の排泄（負荷量の80〜90％）ができますが、立位では負荷量の75％以下しか排泄できないという特徴があります（Streeten）。さらにナトリウム負荷試験として0.14％ NaCl液を30分ごとに150mlずつ計6時間経口投与して後半2時間の立位におけるナトリウム排泄量が前半4時間の臥位におけるナトリウム排泄量の33％以下の場合に起立性ナトリウム貯留と判定することになります。

　この症候群の治療は減塩食（5〜7g）、間欠的な利尿薬の使用、ACE（アンジオテンシン変換酵素）阻害薬、ドパミン作用薬（ブロモクリプチン）の投与が試みられますが、非常に困難です。

TRANSFUSION.13　浮腫の治療方針

　浮腫の原因はさまざまです。心不全、ネフローゼ症候群、肝硬変、腎不全などの主要な全身性浮腫の発生機構にも違いがあります。根本的には、それぞれの原因となる基礎疾患に対する原病の治療が優先するわけですが、高度の腹水、胸水、心不全などの著しい細胞外液量の増加に対して、まず対症的に過剰な体液量を除去することが行われます。過剰な体液の除去として、利尿薬の投与、体外循環により体液を除去する方法として透析による除水、CAVHなどの方法があります。有効循環血漿量の減少により血圧低下、ショックなどがみられる場合はアルブミンなどの血漿製剤の投与が試みられます。食事療法として水分、塩分の制限により体液量の増大を防止します。

　利尿薬は浮腫性疾患に対して臨床使用されますが、あくまでも対症療法に過ぎず、基本的には原因疾患の治療と食事療法が必要です。主要な利尿薬の種類と特徴については次頁の**メモ**を参考にして頂くことにします。

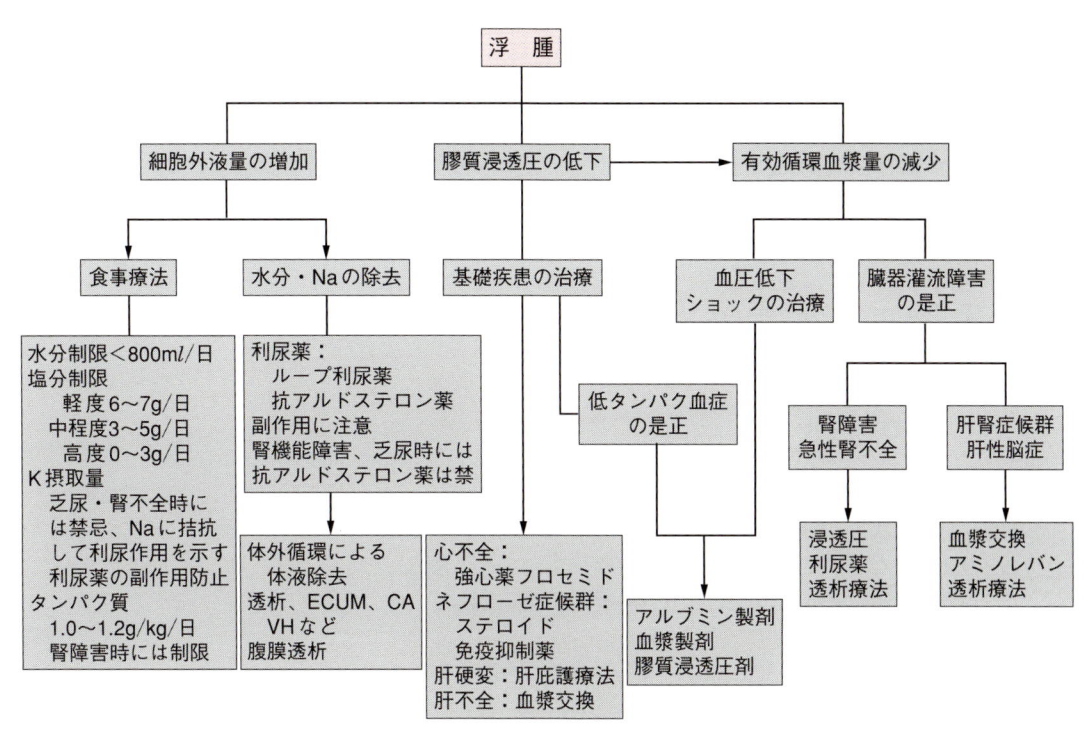

図6. 浮腫の治療方針

TRANSFUSION MEMO ——— 主な利尿薬の種類と特徴

1. 浸透圧利尿薬

マンニトール、グリセリンは糸球体で完全に濾過され、尿細管で再吸収を受けないため浸透圧利尿作用を示します。作用部位は近位尿細管や集合管、脳浮腫（頭蓋内圧亢進症）を抑制するため、薬物中毒や周術期の急性腎不全に使用されます。

　　例：20％マンニトール 200〜500 ml　10〜30 ml/分の速度で点滴投与。

2. 炭酸脱水酵素阻害薬

アセタゾラミドは近位尿細管の管腔側刷子縁に存在する炭酸脱水酵素を阻害してナトリウム再吸収を抑制する作用があります。しかし、代謝性アシドーシスや低カリウム血症の出現を招く。利尿作用は弱く、利尿薬として臨床使用されることは少ないです。

眼房水産生が抑制されるため緑内障の眼圧低下を目的に使用されます。250〜1,000 mg を投与します［静脈投与（iv）、筋肉内投与（im）、経口投与（po）］。

3. サイアザイド系利尿薬

いくつかの種類がありますが、遠位尿細管の管腔側に存在する Na-Cl 共輸送体（ENaC）を阻害することにより、ナトリウム利尿作用を示します。注射製剤はなく、主として高血圧、浮腫時に経口投与されます。腎機能の障害が高度の場合には無効とされます。

4. ループ利尿薬

フロセミド、ブメタニド、ピレタニドの種類があり、ヘンレ係蹄の太い上行脚において、管腔側に存在する Na-K-2Cl 共輸送体を阻害して、ナトリウム・クロールの再吸収を抑制します。最も強力な利尿作用があり、腎機能障害時にも用いられます。うっ血性心不全、肝性浮腫、高血圧、腎不全の浮腫などに使用されます。カリウム・カルシウム・マグネシウムなどの電解質の排泄も促進されます。

　　例：フロセミド 20 mg（iv）；反応が乏しい場合には増量可能（〜200 mg）ですが、大量急速
　　　　投与は聴力障害を招きます。

5. カリウム保持性利尿薬

スピロノラクトンは遠位部ネフロンにおいてアルドステロン作用に拮抗する作用があり、集合管の ENaC を阻害します。トリアムテレンも同様にカリウムの再吸収を促進してナトリウム排泄性に作用します。利尿効果は少ないです。腎機能低下時には高カリウム血症の危険性のため禁忌。注射製剤としては抗アルドステロン作用を示すカンレン酸カリウム（ソルダクトン®）があります。浮腫性疾患にみられる2次性アルドステロン症に対して、他の利尿薬と併用されることが多いです。

　　例：ソルダクトン® 100〜200 mg（iv）1〜2回/日。

6. 心房性ナトリウム利尿ペプチド

カルペリチド（ハンプ®）は体液量の増加、心房圧の上昇により産生された hANP を遺伝子組み換えにより製造されたもので、心不全治療薬としての適応があります。利尿作用と血管拡張作用があり、利尿作用は血管拡張による腎髄質血流の増加とヘンレ係蹄上行脚〜集合管のナトリウム再吸収の抑制によります。

　　例：心不全（Forrester 分類 II 群）に対し 0.1〜0.2 μg/kg 体重を持続点滴します。

2 血清電解質の濃度異常

　血清電解質の総濃度は正常では、ある一定の値に維持されています。各々の電解質も体内調節系により一定の濃度になるよう調節されますが、なんらかの異常な病態が存在すると血清電解質の濃度異常が認められることになります。

　血清電解質濃度の異常を知るためには、まず正常の濃度を知っておかなければなりませんし、その原因や病態についての基礎知識が必要になります。濃度の異常時には正常範囲より著しく逸脱した値を示す場合があり、高値と低値を示す病態が区別されます。

TRANSFUSION Q.1　高浸透圧血症と低浸透圧血症の原因

　高浸透圧血症というのは血漿浸透圧が正常の 290 mOsm/KgH$_2$O よりも著しく増加した病態をいいます。これは一般的には高ナトリウム血症と同義で、高張性脱水症の原因となる発汗や発熱、尿崩症、腎性尿崩症、意識障害による飲水量の不足、口渇感の障害による脱水症、本態性高ナトリウム血症、浸透圧利尿薬の過剰投与による脱水症などは高ナトリウム血症を招き、高浸透圧血症を生じます。それ以外にもいくつかの原因があります。例えば、コントロール不良な糖尿病（特に非ケトン性高浸透圧昏睡）のように著しい高血糖の状態は高浸透圧血症となります。そのほかに浸透圧の形成に関係する尿素窒素の著しい高値を示す尿毒症の場合があります。薬物や毒物など外因性物質の負荷に

表 9. 血清電解質の正常値と異常

	正常範囲	平均
血清 Na 濃度	135〜145	140 mEq/l
血清 K 濃度	3.5〜5.0	4.0 mEq/l
血清 Cl 濃度	98〜106	103 mEq/l
血清 Ca 濃度	8.5〜10.5	9.5 mg/dl
血清 P 濃度	2.5〜4.5	3.5 mg/dl
血清 Mg 濃度	1.8〜2.4	2.0 mg/dl
血液 pH	7.35〜7.45	7.40（H$^+$ 濃度 40 nEq/l）
血漿 HCO$_3$ 濃度	22〜26	24 mEq/l
二酸化炭素分圧（pCO$_2$）	35〜45	40 mmHg
血漿浸透圧	285±5	285 mOsm/kgH$_2$O

より高浸透圧血症がみられることがあります。

　低浸透圧血症というのは一般的には低ナトリウム血症と同義です。原因としては低ナトリウム血症を示す抗利尿ホルモン分泌異常症（SIADH）、心因性多飲症、低張性脱水症の原因となる嘔吐、下痢、副腎皮質機能低下症（アジソン病）、利尿薬の過剰使用、血清ナトリウム濃度を希釈する心不全、肝硬変、ネフローゼ症候群などの浮腫を生じる病態などがあります。

表10．血漿浸透圧の異常

低浸透圧血症	高浸透圧血症
S-Osm＜280 mOsm/kgH$_2$O 浸透圧活性物質の減少 原因：低Na血症（真正） 　但し、高度の高脂血症、高タンパク血症、高血糖にみられる低Na血症では低浸透圧血症とはならない。これらの低Na血症を偽性低Na血症という。	S-Osm＞290 mOsm/kgH$_2$O 浸透圧活性物質の増加 原因：高Na血症、高血糖、高窒素血症 外因物質の負荷 　マンニトール、グリセリン、ソルビトール、造影剤、メタノール、エタノール、アセトン、エチレングリコールなど 注）オスモラールギャップの測定により外因物質の存在を推定

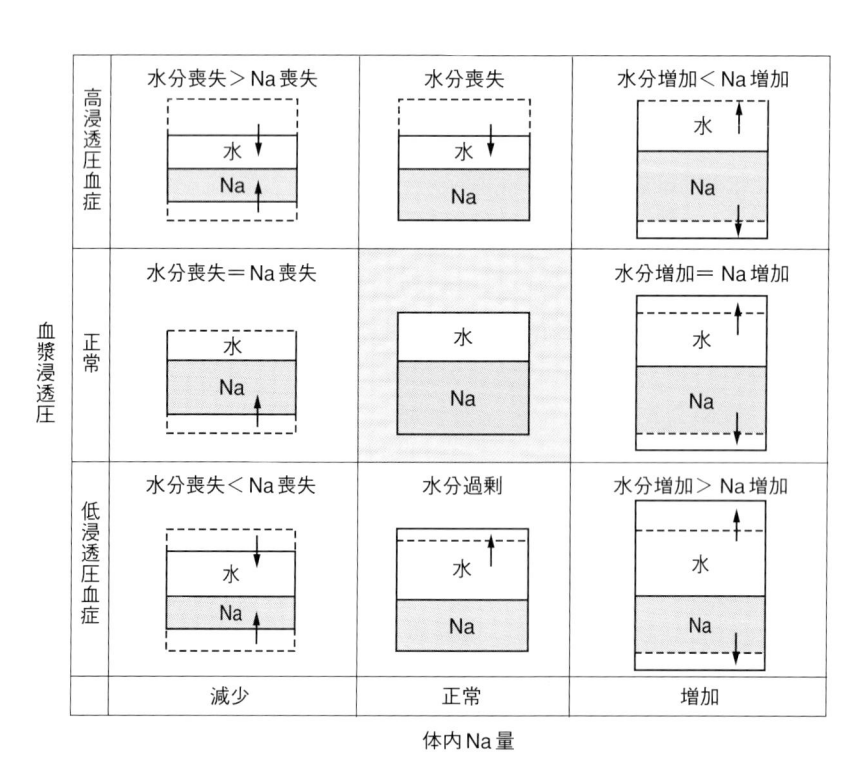

図7．体液Na量と血漿浸透圧の関係

TRANSFUSION Q.2　低ナトリウム血症は低浸透圧血症といえるのか

　真正の低ナトリウム血症では低浸透圧血症を示します。血清ナトリウム濃度が 135 mEq/l 未満の場合を低ナトリウム血症といいますが、この濃度を示すからといって必ずしも真正低ナトリウム血症とはいえません。高度の高脂血症とか高タンパク血症では偽性低ナトリウム血症という状態を示し、血漿浸透圧は低下していません。また、糖尿病などで血糖が著しく高値であるときには血漿浸透圧は高く、低ナトリウム血症を示すことがあります。これは見かけ上の低ナトリウム血症といい、血漿の高浸透圧により細胞内から水分が血漿中に移動し、希釈して低ナトリウム血症を呈することによるとされます。このように低ナトリウム血症をみた場合には、血漿浸透圧を測定することが大切になります。低ナトリウム血症と低浸透圧血症であれば、真正の低ナトリウム血症といえるわけです。真正低ナトリウム血症の原因は次のような病態に区分されます。真正低ナトリウム血症といっても体内のナトリウム量が必ずしも欠乏しているわけではないことに注意することが重要です。

　低ナトリウム血症ということですぐナトリウムを補給するという考え方が誤りであることを認識しておかなければなりません。

表 11. 血清ナトリウム濃度と体液量の異常の原因

血清Na濃度				
上昇	水分欠乏型脱水症 ≒高張性脱水症 　腎性：利尿薬、高血糖、浸透圧利尿 　腎外性：嘔吐、下痢、過剰発汗、火傷	本態性高 Na 血症	原発性アルドステロン症 Cushing 症候群 重曹・甘草大量投与 ステロイド剤過剰 高 Na 透析法
正常	等張性脱水症 　急激な細胞外液喪失、大量出血	正常	等張性溢水症
低下	ナトリウム欠乏型脱水症 ≒低張性脱水症 　腎性：利尿薬、浸透圧利尿、ナトリウム喪失性腎症、 　腎外性：嘔吐、下痢、発汗過剰、火傷	偽性低 Na 血症 ADH 不適切分泌症候群 粘液水腫、糖質コルチコイド欠乏 sick cell syndrome、reset osmostat 薬剤（ビンクリスチン、シクロホスファミド）	浮腫型低 Na 血症 （心不全、肝硬変、ネフローゼ症候群）
	減少	正常	増加
	体液量		

❸ ナトリウム

　ナトリウム(Na)は原子量23の陽イオンであり、細胞外液中に主として存在し、血清濃度は平均140 mEq/l を示します。細胞外液中の陽イオンの90％を占め、体液量の維持と細胞外液の浸透圧を規定することになります。

TRANSFUSION.1 Q　ナトリウムの調節系というのは

　この調節系は浸透圧調節系と容量調節系からなり、中枢神経系、内分泌系、心循環系および腎臓の作用により精妙に調節が行われています。

　血清ナトリウム濃度は135〜145 mEq/l の範囲に保たれていますが、なんらかの異常により高ナトリウム血症あるいは低ナトリウム血症を示すことになります。血清ナトリウム濃度というのは体内のナトリウム量と体内水分量の比を示すものであり、その濃度だけから体内のナトリウム量を推し量ることはできません。一般的に高ナトリウム血症は体内水分量が相対的あるいは絶対的に欠乏-不足していることを意味し、低ナトリウム血症は体内水分量が相対的あるいは絶対的に過剰であることを意味しています。

　血清ナトリウム濃度には年齢や性差の違いは特にありません。総ナトリウム量は約50 mEq/kg体重であり、その30％は結合型で骨に存在し、残りの70％は代謝を受ける非結合型として存在しま

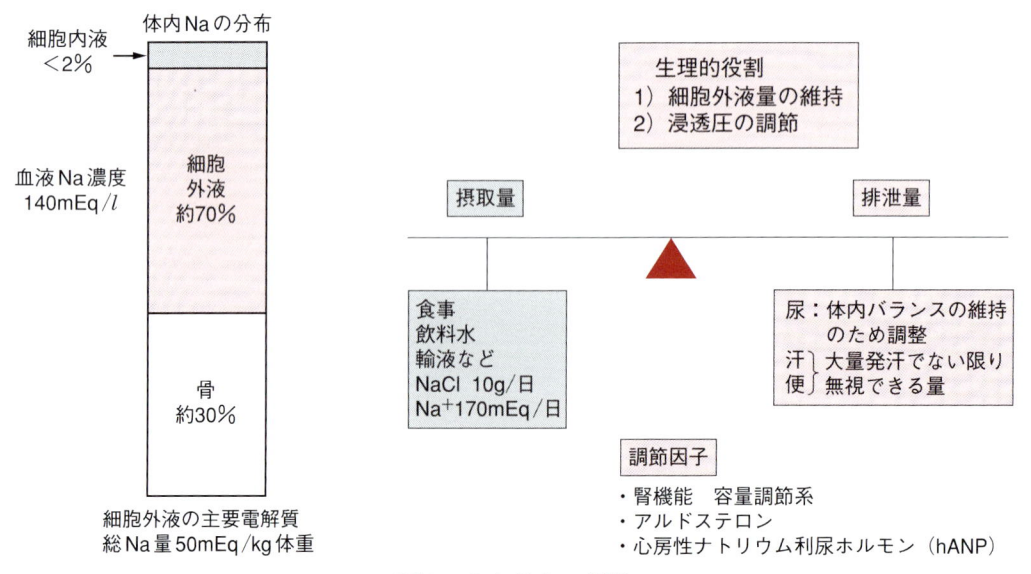

図8. ナトリウム代謝

す。非結合型のうち97％は細胞外液中に、3％は細胞内に存在するとされます。

　電解質のバランスは摂取量と排泄量が等しく保たれるという特徴があります。ナトリウムについても飲食物により摂取される量と主として尿から排泄される量がバランスを維持しています。1日に摂取される量は食塩として平均10〜12g、ナトリウム$^+$として170〜200 mEqになります。体内のナトリウム状況により尿から排泄される量が規定されます。

TRANSFUSION.Q.2　高ナトリウム血症はナトリウムの過剰といえるか

　正常の血清ナトリウム濃度は135〜140 mEq/lの範囲に維持され、この範囲より高い場合を高ナトリウム血症といいます。一般的には血清ナトリウム濃度が145 mEq/l以上を指すことが一般的です。
　この状態は高浸透圧血症を示し、血漿浸透圧は290 mOsm/KgH$_2$O以上を示すようになります。血清ナトリウム濃度というのは体内、特に細胞外液のナトリウム量と体液量の比によって表されます。したがって血清ナトリウム濃度だけから体内ナトリウムの量を判断することはできません。体内水分量を、同時に評価することにより解釈しなければなりません。高ナトリウム血症といっても体内ナトリウム量が多いというわけでなく、多くの場合は水分欠乏状態を意味していることが一般的です。体内ナトリウム量に比較して水分含有量が相対的・絶対的に減少した状態を意味します。

　正常の状態では高ナトリウム血症、高浸透圧血症が存在すれば、まず口渇が起こり、飲水が可能であれば水分摂取の行動をとり、血清ナトリウム濃度は正常化するものです。なんらかの原因で防御調節系が作用しないと、高ナトリウム血症の状態が持続します。

　高ナトリウム血症にはさまざまな原因があります。細胞外液量の減少したもの、細胞外液量はほぼ正常なもの、細胞外液量の増加したものなどに区分されます。

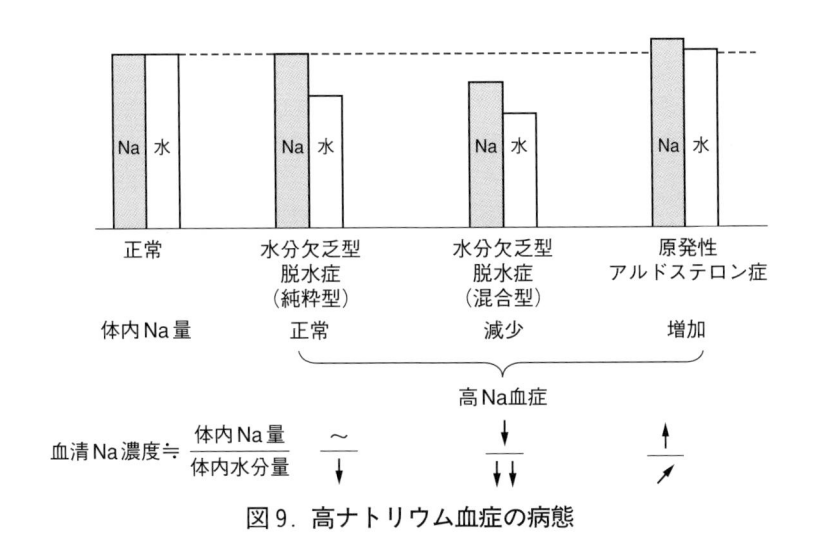

図9. 高ナトリウム血症の病態

> **TRANSFUSION Q.3　高ナトリウム血症の原因は**

高ナトリウム血症の原因は成因から次のように区分されます。

1. **細胞外液量の減少を示す型**
   - 腎外性喪失：消化液喪失（下痢）、発汗過剰
   - 腎性喪失：浸透圧利尿（糖尿病、利尿薬、マンニトール投与、急性腎不全利尿期）

2. **細胞外液量はほぼ正常を示す型**
   - 腎外性喪失：皮膚・呼吸からの喪失、飲水不能、水分摂取制限
   - 腎性喪失：中枢性尿崩症、腎性尿崩症（遺伝性、続発性一腎髄質・間質障害、低カリウム血症性腎症、高カルシウム血症性腎症、リチウム、デメクロサイクリン、メトキシフルなどの薬物）

3. **細胞外液量の増加を示す型**
   - 内分泌性疾患：原発性アルドステロン症、クッシング症候群
   - 医原的原因：高張食塩水投与、重曹過剰使用、高ナトリウム透析、経管栄養

TRANSFUSION MEMO ── 中枢性高ナトリウム血症というのは

　中枢性高ナトリウム血症というのは中枢神経系を原因とする高ナトリウム血症を総称したものです。中枢性高ナトリウム血症には2つの亜型が存在し、①浸透圧受容器の設定が高値に設定されている high level resetting の型と、②浸透圧受容器の感度が低下した感度低下の型、に区分されます。

　前者はADH分泌および渇感の閾値が高値に reset されており、脱水はなく、高ナトリウム血症がみられます。水負荷試験や高張食塩水負荷試験によるADH分泌が存在し、血圧低下や催吐刺激によるADH分泌反応がみられ、この型の特殊型として本態性高ナトリウム血症というのがあります。

　後者は浸透圧受容器の感受性が低下し、浸透圧の変化を感知できにくいものです。ADHの分泌は正常では血漿浸透圧の数％の変化に敏感に反応しますが、この場合は浸透圧の変化に反応しにくく、容量受容器からの刺激に影響を受けることになります。相当量の容量変化がないと反応しないことになり、脱水症がみられる状況となります。ADH分泌には体液量の10％以上の減少が必要になるといわれます。水負荷試験や高張食塩水負荷試験にもADH分泌反応はみられませんが、著しい血圧低下発作などには反応することになります。

7 体液・電解質異常の診断と治療方針

Q TRANSFUSION.4 高ナトリウム血症の症候は

　高ナトリウム血症は高浸透圧血症を意味します。この状態では脳細胞は脱水となり不穏、被刺激性亢進、嗜眠、筋痙攣、振戦、昏睡などの中枢神経症状がみられることになります。血清ナトリウム濃度が 160 mEq/l 以上になると、このような症状が出現することになります。特に急激に高ナトリウム血症が出現するとか、高ナトリウム血症の程度が高度の場合ほど症状は著しくなります。

　高ナトリウム血症が持続すると、高浸透圧血症に対抗するため 24 時間以内に脳細胞内に浸透圧性物質（idiogenic osmols）が生成される反応がみられます。このため脳内の浸透圧が上昇して脳細胞内の脱水が回復するようになります。

　このことから慢性的な高ナトリウム血症の治療は緩徐にすることが必要になります。急激な治療は細胞外液の浸透圧を低下させることになり、脳内の浸透圧物質の存在により細胞内に水分を移動させ、脳浮腫を生じさせることになるからです。48 時間以上経過した高ナトリウム血症の治療は、血清ナトリウム濃度の回復速度を時間あたり 1 mEq/l 以下程度の速度にすることになります。

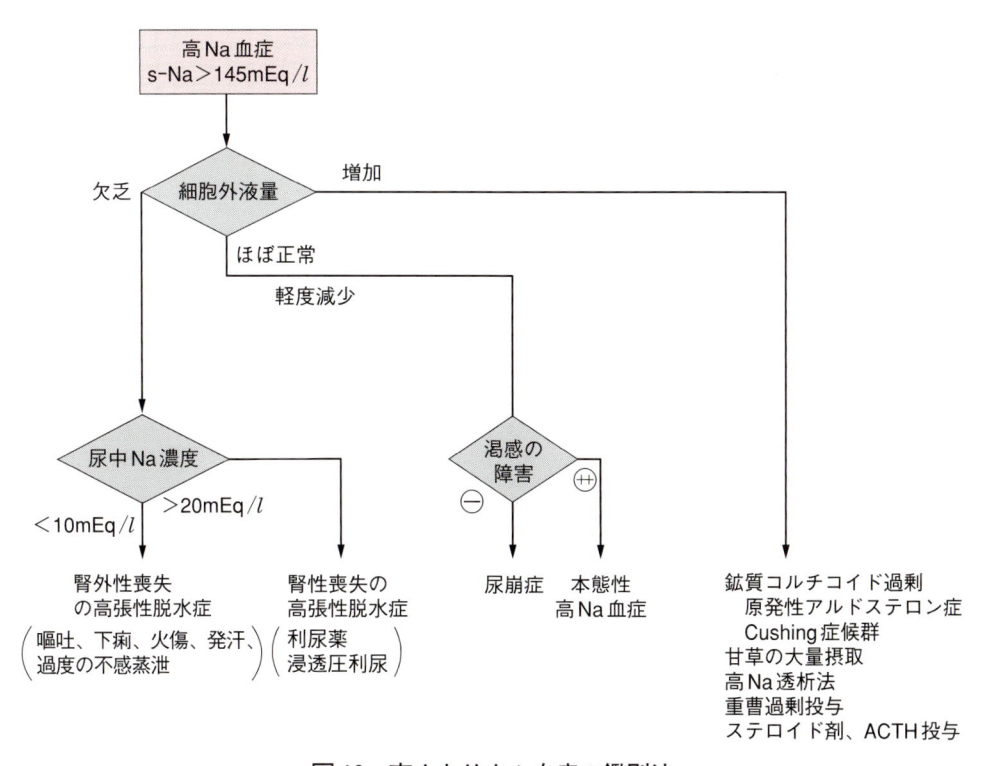

図10．高ナトリウム血症の鑑別法

TRANSFUSION.Q.5　高ナトリウム血症の治療方針とは

　高ナトリウム血症とは相対的ないし絶対的な体内水分量の欠乏を意味します。このため治療方針は自由水の投与というのが基本になります。高ナトリウム血症では急性に出現したか、あるいは徐々に慢性的にみられる高ナトリウム血症かにより治療方針が異なります。急性の型であればなるべく早急に治療して血清ナトリウム濃度の正常化が必要ですが、慢性の型、特に本態性高ナトリウム血症では急速な是正は却って状態を悪くしてしまいかねません。治療は血清電解質濃度の正常化ではなく、患者の病態を改善させることにあるからです。

　治療方針は自由水の補給です。高度の高ナトリウム血症、例えば＞170 mEq/l を超えるような場合には、自由水のみの 5％ブドウ糖液の投与が試みられますが、一般的には高ナトリウム血症には低張液の投与ということになります。

　輸液により血清ナトリウム濃度を低下させますが、まず 160 mEq/l 程度までは急激に是正し、その後はゆっくりと数日かけて 145 mEq/l へと低下させていきます。

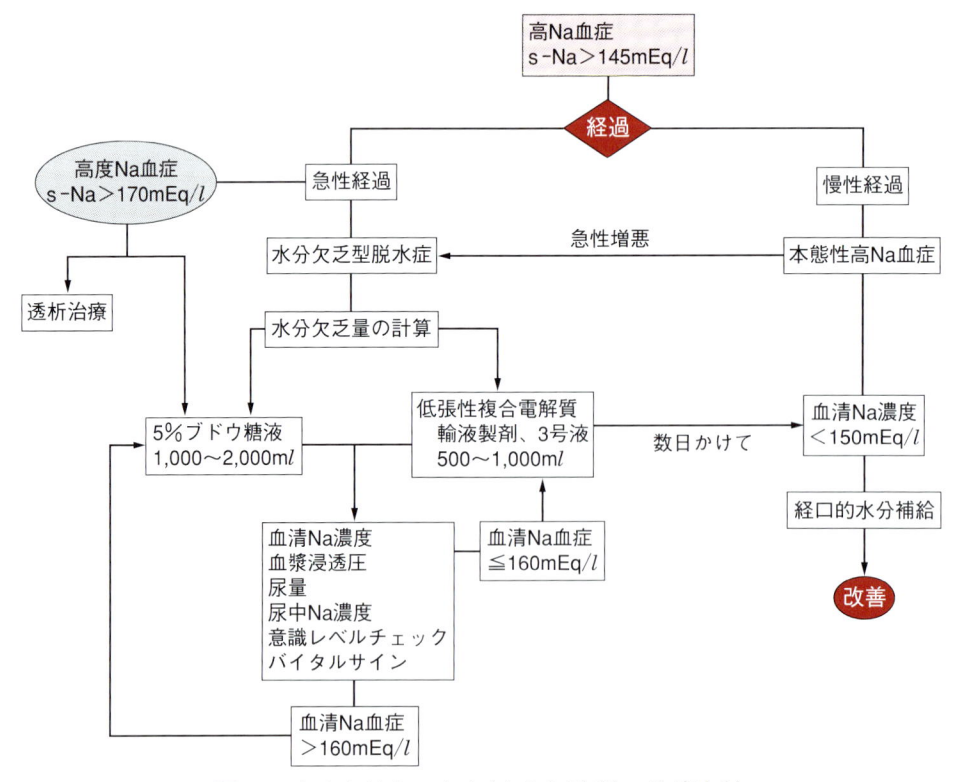

図11．高ナトリウム血症（水分欠乏症）の治療方針

TRANSFUSION.6 低ナトリウム血症というのは

　正常人では血清ナトリウム濃度は 135〜145 mEq/l の範囲に維持されています。この範囲より低い場合（<135 mEq/l）が低 Na 血症です。血清ナトリウム濃度は体内ナトリウム量と体内水分量の比により決まることから、低ナトリウム血症というのは相対的・絶対的に体内水分量が多いことを意味するのです。低ナトリウム血症の原因には細胞外液量の増加した型、細胞外液量のほぼ正常な型、細胞外液量の減少した型に区分されます。このため細胞外液量の状態を把握することが必要です。

　低ナトリウム血症の症状は急激に血清ナトリウム濃度が 120 mEq/l 以下になった場合に出現するのが一般的です。細胞内の浸透圧が細胞外より高値なため水分が細胞内に移動することになり、特に中枢神経系では水分移動により脳浮腫、脳圧亢進症状が出現します。食欲不振、嘔気・嘔吐、筋肉振戦、痙攣、昏睡がみられ、低ナトリウム血症の程度が著しい場合とか急激に出現する場合には症状は強くみられることになります。

　徐々に出現した低ナトリウム血症では中枢神経系の症状の出現は少ないことになります。血清ナトリウム濃度の低下度が大きく、低ナトリウム血症出現の進行速度が急激な場合には頭蓋内圧の亢進による症状（低ナトリウム血症性脳症、脳浮腫）が著しくなります。

　高脂血症や高タンパク血症が著しいと低ナトリウム血症をみることがあります。しかしこの際、血漿浸透圧を測定してみても正常です。この理由は脂肪やタンパクは血漿の水分とは別の分画に存在することが関係しています。血漿浸透圧の測定は水分の分画を測定することになりますが、血清ナトリウム濃度の測定は脂肪やタンパクを含んだ血清全体をみた濃度であることからこのような浸透圧が正常にもかかわらず、低ナトリウム血症が出現することになるのです。高度の高脂血症や多発性骨髄腫においてはこの偽性低ナトリウム血症が認められることになるわけです。

　これと類似したものに見かけ上の低ナトリウム血症というのがあります。正常の血糖値（100 mg/dl）では 5.5 mOsm/l の浸透圧を示しますが、低値であり、著しい浸透圧効果を示しません。著しい高血糖を示す糖尿病患者ではブドウ糖による浸透圧効果がみられるため血漿浸透圧が上昇します。この結果、細胞内より細胞外に水分が移動し、電解質（特にナトリウム）の濃度を希釈させるため低下することになります。このナトリウム濃度の低下は希釈性変化であり、ナトリウムの減少を意味するものではありません。一般的に血糖が正常値より 100 mg/dl 上昇するごとにナトリウム濃度は 1.6 mEq/l 低下するとされます。この場合の血漿浸透圧は高血糖の影響を受けて高値を示すことになります。体液量の著しい変化を示しませんが、血清ナトリウム濃度が希釈されている場合をいいます。低ナトリウム血症を示しながら、血漿浸透圧が正常以上に認められる場合は、ナトリウム以外の浸透圧物質の存在（特に高血糖）を考えなければなりません。高血糖による低ナトリウム血症では、次のナトリウム補正式を用いて評価することです。

　　補正 Na 濃度（mEq/l）＝血清 Na 濃度（mEq/l）＋［ブドウ糖濃度（mg/dl）－100］/100×1.6

TRANSFUSION.7 低ナトリウム血症の原因

　低ナトリウム血症がみられた場合には、それが本物の低ナトリウム血症であるのか、見かけ上あるいは偽物の低ナトリウム血症であるかを判断しなければなりません。このためには病歴や身体所見だけでは不十分です。血漿浸透圧を測定したり、脂質、タンパク質、血糖などの検査を行う必要があります。本物の低ナトリウム血症というのは低浸透圧血症を意味します。真正の低ナトリウム血症にはいくつかの型があります。体液量の状態により3種類に分けられます。体液量の減少した欠乏型、体液量は正常の希釈型、体液量の増加した浮腫型に区分されます。

　欠乏型の低ナトリウム血症の成因は細胞外液量、循環血漿量の減少があり、このため容量受容器からの抗利尿ホルモン分泌刺激が生じ、水分の貯留がみられます。生理食塩液により循環血漿量を改善させるとADH分泌刺激がなくなり、水分排泄により低ナトリウム血症は改善することになります。

　尿中ナトリウム濃度は10〜20 mEq/l以下を示し、レニン-アルドステロン系の活性により尿細管でのナトリウム再吸収が亢進していることを示します。ナトリウム喪失性腎疾患の場合にはこの限りではなく、20〜30 mEq/l以上を示すことになります。有効循環血漿量の減少を伴う低ナトリウム血症であり、体液量の欠乏を示し体内ナトリウム量も減少し、いわゆるナトリウム欠乏型脱水症を示すことになります。

　体液量が正常の型は希釈型低ナトリウム血症ともいわれ、水分過剰の原因はADH分泌の亢進、近位尿細管でのナトリウム再吸収の増加により水分排泄が障害されるためです。

　体液量の増加した低ナトリウム血症は浮腫型ともいわれ、体内ナトリウム量および体液量が増加し、高度の浮腫性疾患において認められるものです。体内にナトリウムは過剰に蓄積しており、それ

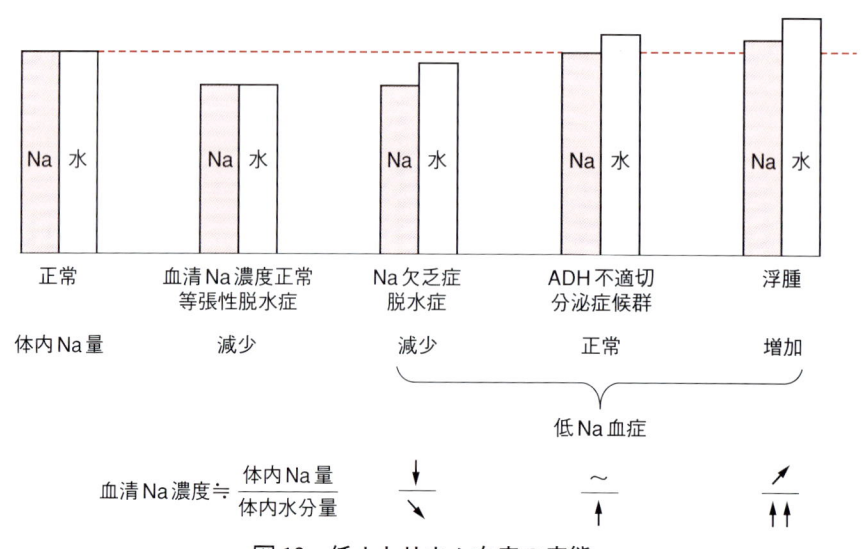

図12. 低ナトリウム血症の病態

以上に水の蓄積が著しい型であるといえます。心不全、肝硬変、ネフローゼ症候群、腎不全などが代表的な疾患です。浮腫により有効循環血漿量の減少が著しく、心不全では心拍出量の減少や呼吸不全などが ADH 分泌の刺激因子です。水分だけでなくナトリウムの再吸収も亢進しており体内に体液が増加します。尿中ナトリウム濃度は 10〜20 mEq/l 以下を示すことが一般的です。

　低ナトリウム血症の病態生理による鑑別は理論的であり clear cut に理解できるのですが、実際の臨床的な場では、低ナトリウム血症の鑑別に苦労することは少なくありません。低ナトリウム血症の鑑別診断においては、病歴を詳細に聴取すること、身体所見から体液量の状態を把握すること、血漿浸透圧や尿中ナトリウム濃度の測定により総合的に判断することです。臨床的に細胞外液量の評価は重要で、血圧、脈、皮膚・粘膜の性状、浮腫の有無などの所見から判断することになりますが、原因疾患やそれまでの治療の影響により相当困難となります。中心静脈圧(CVP)や腹部エコー検査による下大静脈径などの値が参考となります。

表 12. 低ナトリウム血症の原因

1. 欠乏型低 Na 血症の原因
　1) 腎以外からの体液の喪失
　　・消化管：下痢、嘔吐
　　・皮膚：熱傷、発汗過多、cysticfibrosis
　　・third space への移行：腹膜炎、急性膵炎、広範囲熱傷、筋挫傷
　2) 腎からの喪失
　　・利尿薬の過剰投与
　　・慢性腎疾患：間質性腎炎、type II RTA
　　・副腎皮質ホルモン欠乏：Addison 病
2. 希釈型低 Na 血症の原因
　1) 抗利尿ホルモン分泌異常症(SIADH)
　2) 浸透圧受容体の resetting
　　・慢性消耗性疾患(癌、結核、栄養失調など)
　3) 甲状腺機能低下症、糖質コルチコイド欠乏症、薬剤など
3. 浮腫型低 Na 血症の原因
　1) 心不全
　2) 肝硬変
　3) ネフローゼ症候群
　4) 腎不全など

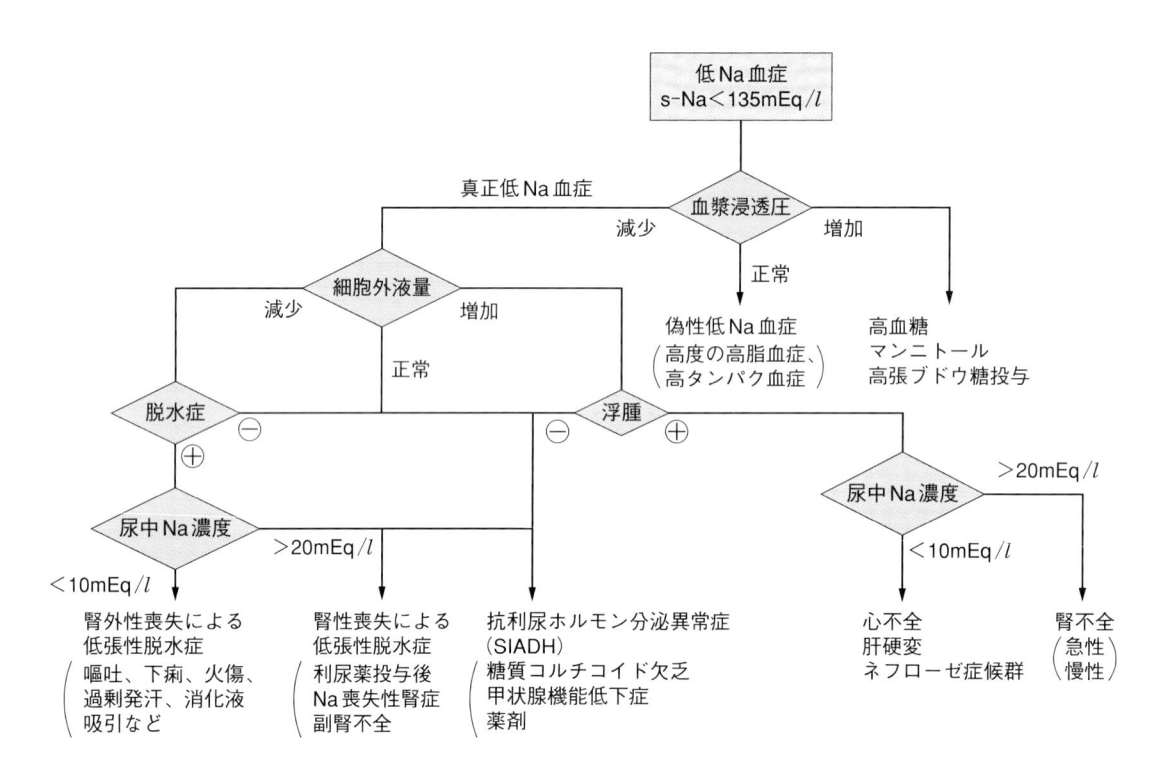

図13. 低ナトリウム血症の鑑別法

表13. 細胞外液量の評価法

細胞外液量の減少	症候検査	細胞外液量の増加
低血圧	血圧	高血圧
＋	起立性低血圧	－
増加	脈拍	～
乾燥	口腔粘膜	湿潤
低下	皮膚ツルゴール	正常
－	浮腫	＋
高値	血漿レニン活性	低値
低値	ANP/BNP	高値
低値	中心静脈圧	高値
虚脱	下大静脈径	拡張

TRANSFUSION Q.8　低ナトリウム血症の治療方針

　低ナトリウム血症にはいくつかの原因があります。低ナトリウム血症といってもすべてが体内ナトリウムの欠乏を意味しているわけではありません。ですから低ナトリウム血症の病態を理解して、どの型に相当するかを鑑別しなければなりません。ナトリウム欠乏型であればナトリウムを補給することになりますし、希釈型であれば水分制限が必要です。体内ナトリウムが過剰な浮腫型の場合には、利尿薬などにより過剰な体液を除去することが治療法になります。

　輸液療法で問題になるのは、体内ナトリウムが欠乏した欠乏型低ナトリウム血症です。ナトリウムの欠乏量を求め、安全係数を見込んで実際の投与量を求め、投与量に該当する量を輸液剤により補給することになります。ナトリウムの欠乏量は臨床的な症候から推測する場合もありますが、低ナトリウム血症がみられたらナトリウム欠乏量＝（140－SNa）×体重×0.6から求めることができます。

　欠乏型低ナトリウム血症の治療目標は脳浮腫による中枢神経障害を防止し、循環血漿量を回復させ、血漿浸透圧を正常化させることです。低ナトリウム血症の治療上の問題点として、低ナトリウム血症の程度を急速に改善させると、浸透圧性脱髄症候群を生じさせることがある点です。

　水分過剰による低ナトリウム血症の治療方針として、例えば抗利尿ホルモン分泌異常症（SIADH）では水分制限（＜800 ml/日）が基本となります。この型の低ナトリウム血症では体内ナトリウム量は減少しているわけではないため、ナトリウムの投与は体液量の増加を招くだけです。しかし、高度の

表14. 低ナトリウム血症の原因と治療方針

Na 欠乏型	Na 希釈型	Na 過剰型（浮腫型）
体内 Na 量欠乏 細胞外液量の減少	体内 Na 量正常 細胞外液量　正常〜軽度増加	体内 Na 量増加 細胞外液量の増加
① 腎臓からの Na 喪失 　　利尿薬過剰使用 　　副腎不全 　　浸透圧利尿 　　尿細管障害 　　Na 喪失性腎症 ② 腎臓以外からの Na 喪失 　　嘔吐、下痢 　　消化液の吸引 　　イレウス、膵炎 　　過剰発汗 　　熱傷など	① 抗利尿ホルモン分泌異常症（SIADH） ② 糖質コルチコイド欠乏 ③ 甲状腺機能低下症 ④ ストレス、疼痛 ⑤ 薬剤 　　ビンクリスチン 　　シクロホスファミド 　　エンドキサンなど ⑥ 低 Na 輸液製剤の長期使用 ⑦ sick cell syndrome	① 心不全 ② 肝硬変 ③ ネフローゼ症候群 ④ 腎不全
生理食塩液 ハルトマン液などによる輸液	水分摂取量制限（＜800 ml/日） デメクロサイクリン 原因薬剤中止	水分、塩分制限 原因療法 利尿薬 透析治療など

低ナトリウム血症のため水中毒的になっているときには高張性NaCl液の投与により血清ナトリウム濃度を増加させることが行われます。ループ利尿薬1mg/kgを静注しながら高張性NaCl液の投与を行うという方式です。しかし腎臓からの排泄量をみながら投与量を決めていくことは相当困難なことになります。

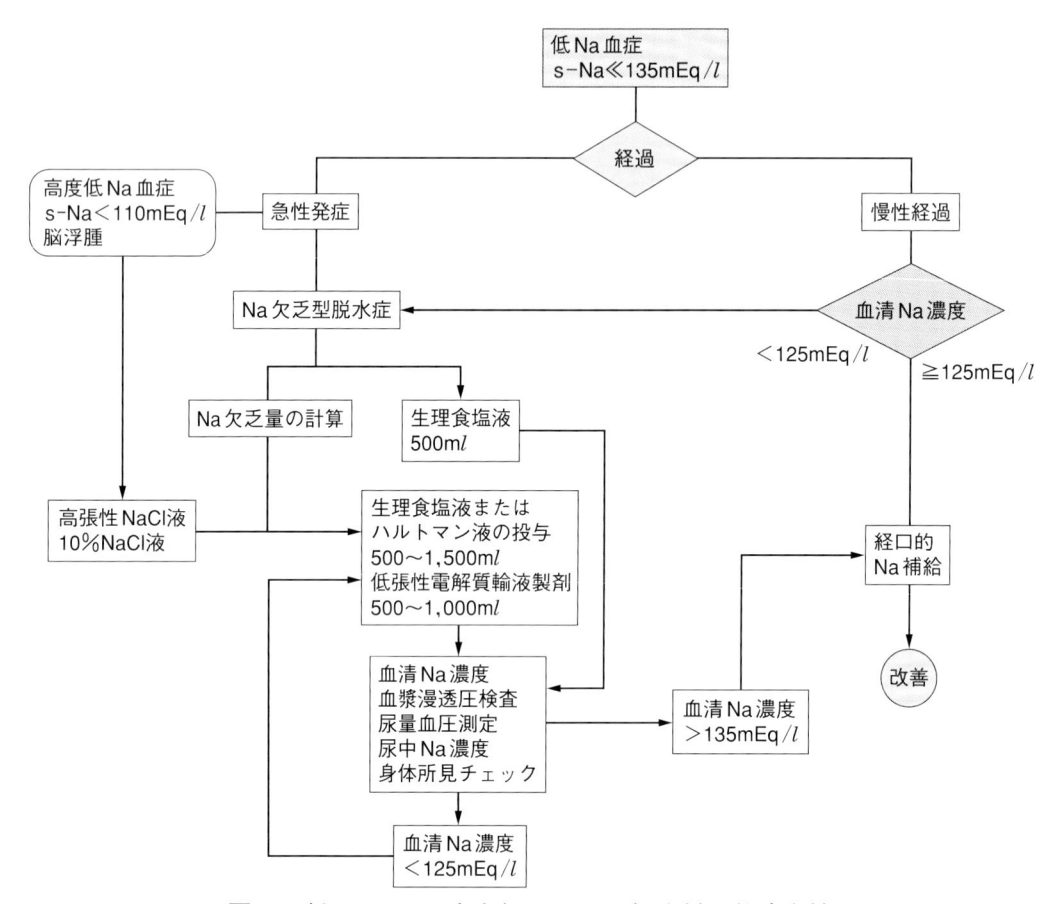

図14. 低ナトリウム血症（ナトリウム欠乏症）の治療方針

TRANSFUSION MEMO — 抗利尿ホルモン分泌異常症(SIADH)と脳性塩分喪失症候群(CSWS)

抗利尿ホルモン不適切分泌症候群(syndrome of inappropriate secretion of antidiuretic hormore；SIADH)というのは次のような診断基準によりなされる低ナトリウム血症を示す症候群です。血漿浸透圧が低下しているにもかかわらず、不適切に抗利尿ホルモンが分泌され、水排泄障害、細胞外液量の過剰を示す病態です。その診断基準は次のような項目があります。

①低ナトリウム血症、②血漿浸透圧の低下、③低ナトリウム血症にもかかわらず尿中にナトリウムの排泄が持続している、④高張尿、⑤腎機能正常、⑥副腎機能正常、⑦甲状腺機能正常、⑧脱水症のないこと。血漿 ADH 濃度の相対的高値、血漿レニン活性の低値、尿中カリクレイン排泄の増加、尿酸の低値、BUN の低値などの異常所見が認められます。

この症候群は Schwartz-Bartter 症候群ともいわれます。原因は中枢神経系障害(髄膜炎、脳炎、脳腫瘍、頭部損傷など)、肺疾患(肺炎、結核、肺癌など)、異所性 ADH 産生腫瘍(十二指腸腫瘍、膵癌、肺癌)、薬物(クロルプロマジン、カルバマゼピン、ビンクリスチン、シクロホスファミドなど)によると考えられます。

ADH の分泌亢進により腎臓からの水分排泄は減少することになり体内は相対的な水分増加の病態がみられることになります。体液量の増加傾向により糸球体濾過量の増加、心房性ナトリウム利尿ペプチドの分泌あるいはプロスタグランジン系の作動により尿中へのナトリウム排泄が増加することになります。もしも体液量の減少した脱水症などの場合には ADH が分泌されているのは適切な反応ですが、体液量の明らかな減少がないのに ADH が相対的ないし絶対的に高値であるというのは不適切な反応といえます。なんらかの原因により ADH 分泌が刺激され続けているということが、この症候群の本態といえます。

SIADH では、体液量の減少というよりは体液量は正常もしくはやや増加した状態になっています。このため溶質の再吸収は亢進せず、FEna>1.0%、FEua>10%、U-Na>20 mEq/l を示します。

S-Na は低下し、ADH 濃度は相対的に増加、PRA は低値という検査成績がみられます。血清尿酸値は低下するのが一般的です。

この SIADH と類似した病態に**脳性塩分喪失性症候群**(cerebral salt wasting syndrome；CSWS)というのがあります。これは低 Na 血症、低浸透圧血症、持続的な尿中への Na 喪失を示します。SIADH との違いは細胞外液量が欠乏していることです。なぜ尿中への Na 喪失が生じるのかというと、頭蓋内疾患により心房性ナトリウム利尿ホルモン(ANP)あるいは脳性ナトリウム利尿ホルモン(BNP)が分泌されているためと考えられています。Na 利尿のため有効循環血漿量が減少し、この結果圧受容体が刺激されるため ADH の分布がみられます。SIADH と異なるのは、ADH 分泌は適切な反応であるといえます。治療は SIADH では水分の制限であり、CSWS ではナトリウムの補給となります。

表 15. SIADH と CSWS の鑑別

	SIADH	CSWS
脱水症	(−)	(+)種々の程度
細胞外液量	増加傾向	減少
Na バランス	バランスがとれている〜正平衡	負平衡
尿中 Na 排泄率	FEna≧1	著明増加
中心静脈圧	上昇〜正常	低下
BON/cr	正常	上昇

TRANSFUSION Q.9　中心性橋髄鞘融解症（CPM）というのは

　中心性橋髄鞘融解症（central pontine myelinolysis；CPM）というのは低ナトリウム血症の治療の過程で、急激に血清ナトリウム濃度を正常化させるときにみられる医原的な病態です。特に48時間経過した低ナトリウム血症を急激に是正するときに出現することが知られています。主として脳橋部の脱髄性変化により意識障害、四肢麻痺、構語障害、嚥下障害などの神経障害を示し、予後が不良であるといわれます。

　慢性的な低ナトリウム血症では代償的に脳内に浸透圧性物質が形成され、浸透圧平衡により脳浮腫の防止が行われることになります。このような代償機序が存在するときに、血清ナトリウム濃度を急激に増加させると、今まで平衡維持されていた脳内から水分が血管内に移動し、細胞内脱水を招き、脱髄症候群を出現させることになるというわけです。MRI検査で髄鞘の融解を確認できます。このため血清ナトリウム濃度の是正は急激に行わないこと、まず120 mEq/l 程度まで上昇させ、それからは数日かけて緩徐に135 mEq/l まで是正していく方針が勧められます。低ナトリウム血症を治療する場合には血清ナトリウム濃度の回復速度は時間あたり1 mEq/l 程度に、ゆっくり改善させる治療速度とします。

　逆に高ナトリウム血症の治療の場合に、急激に血清ナトリウム濃度を正常化すると、細胞内に水分が急激に移動して脳浮腫を出現させることになり注意が必要です。いずれの場合にも、血清電解質の異常が比較的慢性の経過でみられる場合には急激な補正は避け、緩徐にある目標値まで改善させることがよいわけです。

TRANSFUSION MEMO ── 運動や市民マラソン後などにみられる低ナトリウム血症

　近年、一般人が健康増進を目的としてマラソンや激しい運動を行うことが多くなっています。2005年の論文にボストンマラソンの参加者の10%程度に、レース後の血清ナトリウム濃度が135 mEq/l 以下を示すことが報告され、重篤な例では110 mEq/l の低ナトリウム血症を呈したとされます。この低ナトリウム血症の原因は複雑な因子が関係し、レースにおけるストレス、体温の変化、発汗、呼吸の状態、レース中の水分摂取量などが影響します。正常な口渇感に関係なく、脱水症への恐れなどから強迫的に水分を過剰に摂取してしまうことがあるとされます。レース後の体重が増加している例があり、水分の摂取量が過剰であることが指摘されています。レース中のストレスによるADH分泌亢進に伴って水分排泄低下に強制的な水分負荷が影響していると考えられたわけです。

4 カリウム

　カリウム（原子量39、1価の陽イオン）(K)は体内では細胞内に主として存在する陽イオンで、ナトリウムと常に対比される電解質です。血清カリウム濃度は3.5〜4.5 mEq/lの範囲に調節されます。体内には3,000〜4,000 mEq/l（50〜55 mEq/kg体重）存在するとされます。そのうち98％は細胞内に、2％は細胞外に存在することになります。体内における役割は神経・筋肉の機能に重要な役割があり、細胞内代謝や酵素活性に有用です。カリウムは細胞膜のATPase、pyruvic phosphokinase、aldehyde dehydrogenaseなどの酵素活性を促進することが知られています。

　細胞膜の電位はカリウムの平衡電位に等しく、細胞内カリウム濃度(K)iと細胞外カリウム濃度(K)eの比により規定されます。(K)i/(K)e比の上昇は興奮性を低下させ、この比の低下は興奮性を亢進させることになります。高カリウム血症は筋肉の収縮力を低下させ、低カリウム血症は収縮力を上昇させるわけです。カリウム欠乏ではアミノ酸の取り込みやグリコーゲン形成が低下する結果、筋肉や腎臓では細胞変性がみられることになります。

TRANSFUSION Q.1　カリウムの調節

　カリウムは細胞内に主として存在するため体内のカリウムの不足や過剰は血清濃度の値だけからは判断できません。長期間にわたり血清カリウム濃度が低下した状態では、体内カリウム量は欠乏していると考えられます。細胞内総カリウム量はそれを入れる細胞の容積、数などにより決まり、酸塩基異常が存在しない限り、血清カリウム濃度は体内カリウムの総量と細胞容量の割合を反映していることになります。

　カリウム調節系のホルモンの役割としてインスリン、アルドステロンが有名で、このほかにも腎臓において作用するいくつかのホルモンがあります。アルドステロンは集合尿細管に作用し、血管側のNa-K-ATPase、管腔側膜のカリウムチャネル・ナトリウムチャネルを刺激して、ナトリウムの再吸収と交換にカリウム分泌を増し、尿中への排泄を増加させることになります。

　副甲状腺ホルモンやドパミンは近位尿細管に作用し、水再吸収を抑制することにより遠位尿細管管腔への流速を増加させ、カリウム排泄量を増すことになります。インスリン、EGF（epidermal growth factor）、エピネフリンは皮質部集合尿細管に作用して、カリウム分泌を抑制すると考えられています。抗利尿ホルモン（ADH）は皮質部集合尿細管に作用して、カリウム分泌を増加させることになります。

　アシドーシスでは細胞外の水素イオン（H^+）が細胞内に移動し、アルカローシスでは細胞内の水素イオンが細胞外に移動し、酸塩基平衡が調節されます。水素イオンの移動に伴ってカリウムとナトリウムが細胞内外に移動することになります。

TRANSFUSION.Q.2　カリウムの摂取量と排泄量のバランス

　正常人では1日約50～80 mEqのカリウムを食事あるいは飲料水から摂取することになります。腸において摂取量のほぼすべてが吸収され、これとほぼ同量が尿から排泄されることによりバランスを維持しています。カリウムの排泄経路には便中や汗にもごく少量排泄されます。病的な場合には嘔吐、消化液の吸引、下痢、腸閉塞による持続吸引などのカリウムの喪失量も無視できなくなります。

　吸収されたカリウムは急激な高カリウム血症を防止するため、細胞内へカリウムを取り込み、その後6～8時間かけて過剰なカリウムは尿中に排泄されます。この結果、急激な血中に濃度の変化はみられず、血漿カリウム濃度・体内カリウム量は一定に維持されるわけです。

　経口摂取が不可能な場合には、尿中へ排泄される量を参考にして輸液からの投与量を決めることになります。しかし腎臓以外からカリウムの喪失がみられる場合は、例えば嘔吐、下痢、消化液の吸引操作などでは、それらから喪失するカリウム量を検討する必要があります。

　輸液治療としてカリウムを補給する場合には単独投与は禁忌であるのは当然で常に希釈して投与されますが、投与量、投与速度、投与濃度について制限のあることを知っておかなければなりません。腎機能が正常であること、尿量が時間あたり30 ml以上あることも必要です。また、カリウムの投与は血管痛を生じることもあり、太い静脈から投与することも大切です。

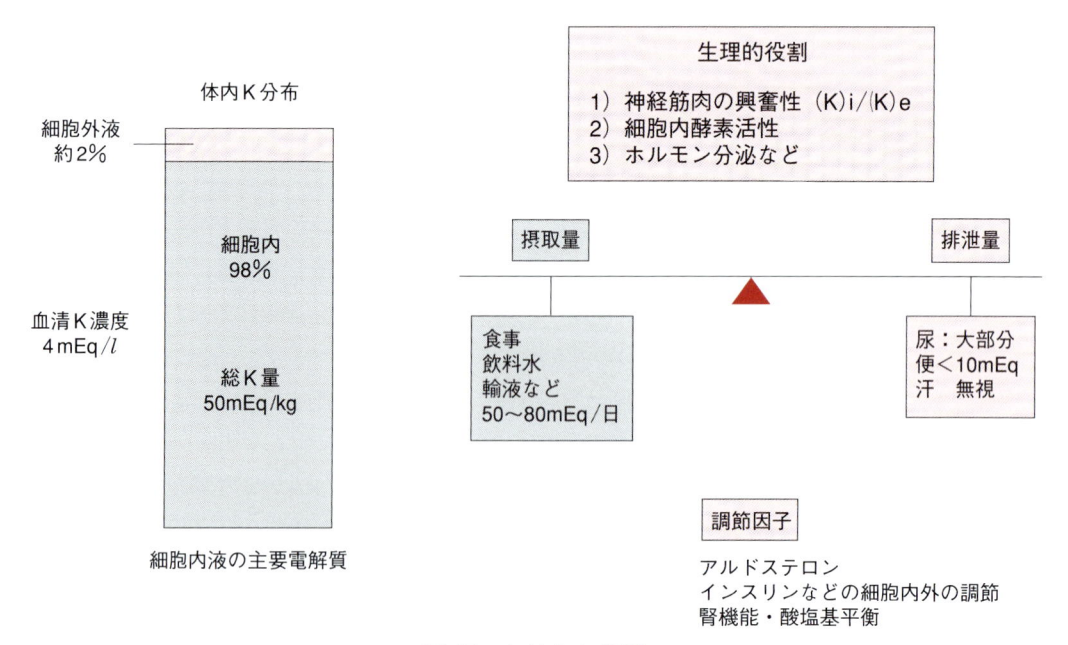

図15. カリウム代謝

TRANSFUSION.Q.3 　細胞内外へのカリウムの移動

　カリウムは細胞内の主要な電解質であり、細胞内に約 140 mEq/l、細胞外（血漿）に約 4 mEq/l の濃度で存在します。このため細胞内外での濃度差、病的な状態によりカリウムが細胞内に入り込んで低カリウム血症を生じたり、細胞内から血液中に漏出して高カリウム血症を出現させることがあります。カリウムは細胞膜を自由に通過できないため細胞内外の濃度差は細胞膜に存在する Na-K ATPase による Na・K ポンプで維持されます。このポンプの作用はナトリウムを細胞外に、カリウムを細胞内に 3：2 の比率で移動させることになります。

　インスリンやカテコラミンは Na-K ATPase 活性を増強させるためカリウムの細胞内への取り込みを増すことになります。細胞外液の pH は、カリウムの細胞内外への移動に影響します。アシドーシスでは細胞外液に存在する過剰な H$^+$ が細胞内へ取り込まれて buffer され、この際に電気的平衡を維持するために細胞内よりカリウム、ナトリウムが細胞外液中に放出される結果、高カリウム血症が出現します。アルカローシスでは逆の現象がみられることになります。

　細胞内から細胞外にカリウムが遊出するのは外傷、手術侵襲、アシドーシス、カタボリズム、過度の運動、高浸透圧血症、細胞崩壊などの場合があります。高カリウム血症が出現することになりますが、腎機能が正常である限り高カリウム血症は一時的なもので、過剰なカリウムは尿中へ排泄されることになります。一方、細胞外から細胞内へのカリウムの移動は代謝性アルカローシス、高血糖、インスリン投与、周期性四肢麻痺などの場合があります。このような細胞内外へのカリウムの移動の場合は、身体全体としてのカリウムの過剰とか欠乏ということはないと考えられます。

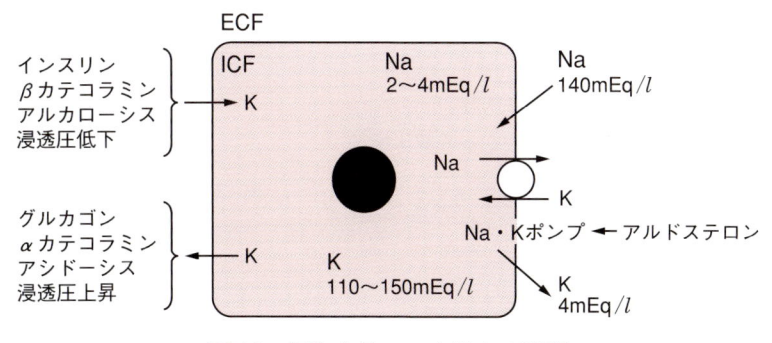

図 16．細胞内外へのカリウム移動

TRANSFUSION.4 高カリウム血症

　高カリウム血症というのは血清カリウム濃度が 4.5 mEq/l より高値の場合をいいます。持続的な高カリウム血症では腎機能が障害されていることが一般的です。しかし、一過性の高カリウム血症はさまざまな疾患で出現しうるものです。

　高カリウム血症の成因には細胞内外の移動によるものと体内への K の負荷量過剰あるいは腎臓からの排泄の障害があります。高カリウム血症といっても体内の K が過剰になっているということは少なく、細胞内のカリウム量はむしろ少なくなっていることが多いのです。

　高カリウム血症の原因には次のようなものがあります。

1. 細胞内外のカリウム分布異常
    - アシドーシス、インスリン欠乏、β ブロッカー、サクシニルコリンの使用
    - 高カリウム血症性周期性四肢麻痺、高浸透圧血症、異化亢進
2. カリウム負荷の変化
    - 食事や輸液によるカリウム負荷量の増加、大量輸血、カリウム含有輸液製剤
    - 血管内溶血、消化管出血、筋挫滅、広範火傷
3. カリウム調節系の異常
    - 腎不全、間質性腎障害、閉塞性尿路疾患、低レニン低アルドステロン症、
    - 抗アルドステロン薬(スピノロラクトン)、アンジオテンシン変換酵素(ACE)阻害薬、アンジオテンシン受容体拮抗薬(ARB)、シクロスポリン、ST 合剤、ヘパリン、フサンなど
4. 偽性高カリウム血症

表 16. 高カリウム血症の原因(s-K＞4.5 mEq/l)

1. 摂取の増加
    K 含有製剤、輸血、輸液からの負荷
2. 細胞内への移行減少または細胞内からの放出増加
    アシドーシス、インスリン欠乏
    薬物(β ブロッカー、ジギタリス、サクシニルコリンなど)
    溶血、横紋筋融解症、消化管出血
    高 K 血症性周期性四肢麻痺
3. 尿中への排泄の減少
    腎不全
    アルドステロン欠乏(副腎不全、選択的低アルドステロン症)
    低レニン・低アルドステロン症(間質性腎炎、閉塞性腎症、糖尿病など)
    薬物(ACE 阻害薬、K 保持性利尿薬、非ステロイド抗消炎薬など)

注) 偽性高 K 血症を除外すること

TRANSFUSION Q.5 　偽性高カリウム血症というのは

　偽性高カリウム血症というのは検査上の高カリウム血症で、溶血、血小板増多、白血球増多、赤血球膜異常などにより細胞内からカリウムが検体中に遊出したものです。高カリウム血症の鑑別診断においては、常に念頭においておく必要があります。これは検査上の高カリウム血症であり、生体内では高カリウム血症を示さないため高カリウム血症に特有な心電図変化や症候は認められません。

　カリウムは細胞内に多い陽イオンであり、赤血球、白血球、血小板などの細胞成分から血中に漏れ出ることが原因です。採血してから血清分離するまでに長時間放置したり、冷蔵庫中に分離せずに保管しておくことが原因となります。検体の処理について検討する必要があるといえます。この異常を鑑別するにはヘパリン採血により検体をすぐに処理して、血清カリウム濃度ではなく、血漿カリウム濃度を測定することにより区別することができます。

TRANSFUSION Q.6 　高カリウム血症の症候は

　消化器系の異常として悪心、下痢、腹痛、筋肉・神経系の異常として脱力感、筋麻痺、しびれ感などがあります。心電図ではT波の先鋭化・増高、PR延長、QRS幅増大、ST低下、P波平坦下・消失などがみられ、8 mEq/lを超えるような高度の高カリウム血症では、心室細動、心停止など生命の危険を伴う状態になります。このように高カリウム血症は致死的な不整脈、心停止などの危険性があるため、特に輸液からカリウムを補給する場合には注意しなければなりません。

表17. 高カリウム血症の症候

症候	高K血症（S-K＞4.5 mEq/l）
神経系	異常知覚（しびれ感-舌、口周囲、末梢神経）昏迷、嗜眠
骨格筋	筋脱力感、弛緩性麻痺
心筋	不整脈、心停止 ECG変化（テント状T波、PQ延長、P波消失、ST低下、QRS拡大、sine wave、心室粗動）
呼吸筋	呼吸困難、呼吸筋麻痺
平滑筋	嘔気、下痢、腸性痙攣
腎機能	乏尿
代謝系	代謝性アシドーシス、アンモニア産生低下

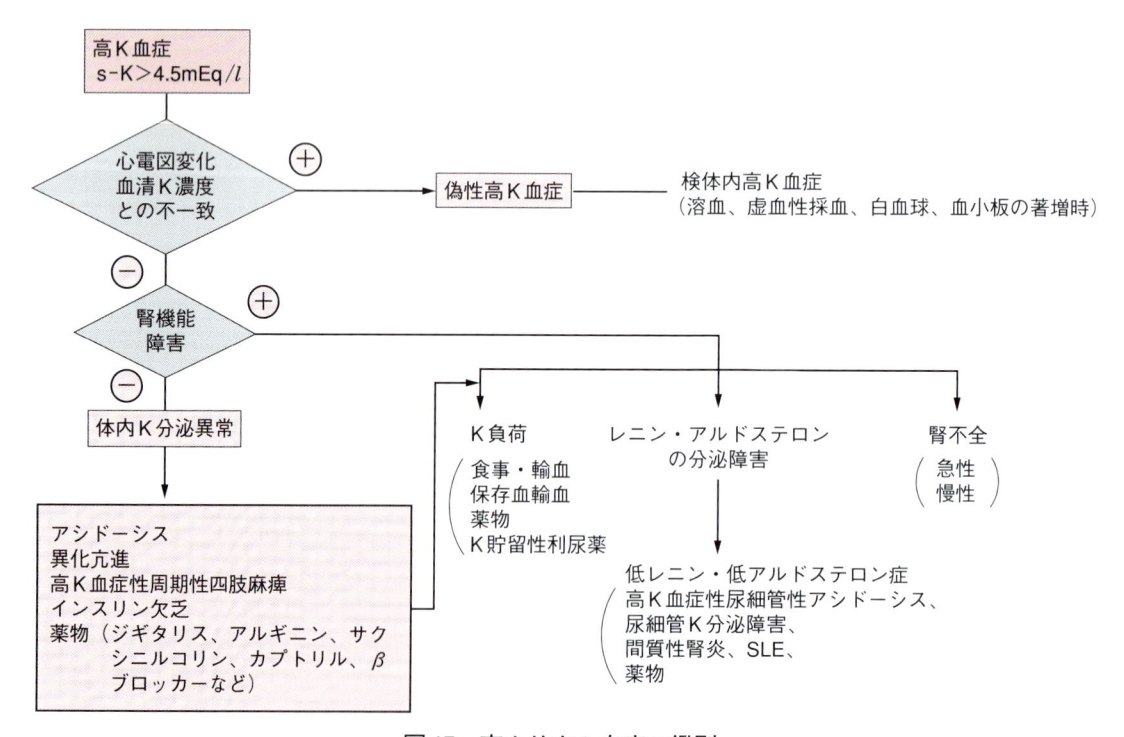

TRANSFUSION.7 高カリウム血症の鑑別

　高カリウム血症がみられた場合には、まず偽性高カリウム血症を除外することが必要です。真正の高カリウム血症であれば細胞内外の分布異常による場合と腎機能障害あるいはレニン・アルドステロン系の異常による場合を鑑別しなければなりません。鑑別診断は図17に示すような方法で進めていきます。高カリウム血症に合致する心電図変化が存在するのかとか、高カリウム血症を招く因子として異化亢進状態、アシドーシス、薬物の影響などについて検討する必要があります。特に糖尿病による腎障害時には低レニン・低アルドステロン症に伴って高カリウム血症性高クロール血症性尿細管アシドーシスが出現することがあります。同じ病態は全身性エリテマトーデス(SLE)、移植腎、間質性腎障害、シェーグレン症候群においても認められます。

　高カリウム血症の程度に注意して緊急的に治療を進める必要のある場合と慢性的な高カリウム血症で、軽度の変化であれば原因精査を優先する場合があります。

図17. 高カリウム血症の鑑別

7 体液・電解質異常の診断と治療方針

TRANSFUSION.8 致死的な高カリウム血症の緊急的な治療法

　高カリウム血症は高度になれば心毒性作用として致死的な不整脈から心停止を招くことが知られています。このため急激な高カリウム血症がみられるときには緊急的な処置を必要とします。血清カリウム濃度が 6 mEq/l を超えるような場合には、心筋の保護のためカリウムの作用に拮抗するカルシウム剤の投与が試みられます。これは塩化カルシウム剤を数分かけて心電図モニターでチェックしながら緩徐に投与します。

　次に、過剰な血漿中に存在する K を細胞内に一時的に移動させるためアルカリ化剤である重曹（メイロン®）を 150〜200 ml 程度投与します。また、同様の目的でインスリンとブドウ糖を点滴する方法もあります。糖質 5 g に対してレギュラーインスリン 1 単位を混合して点滴する方法（10％ブドウ糖液 500 ml ＋レギュラーインスリン 10 単位/時）です。このような細胞内へのカリウムの移動を促

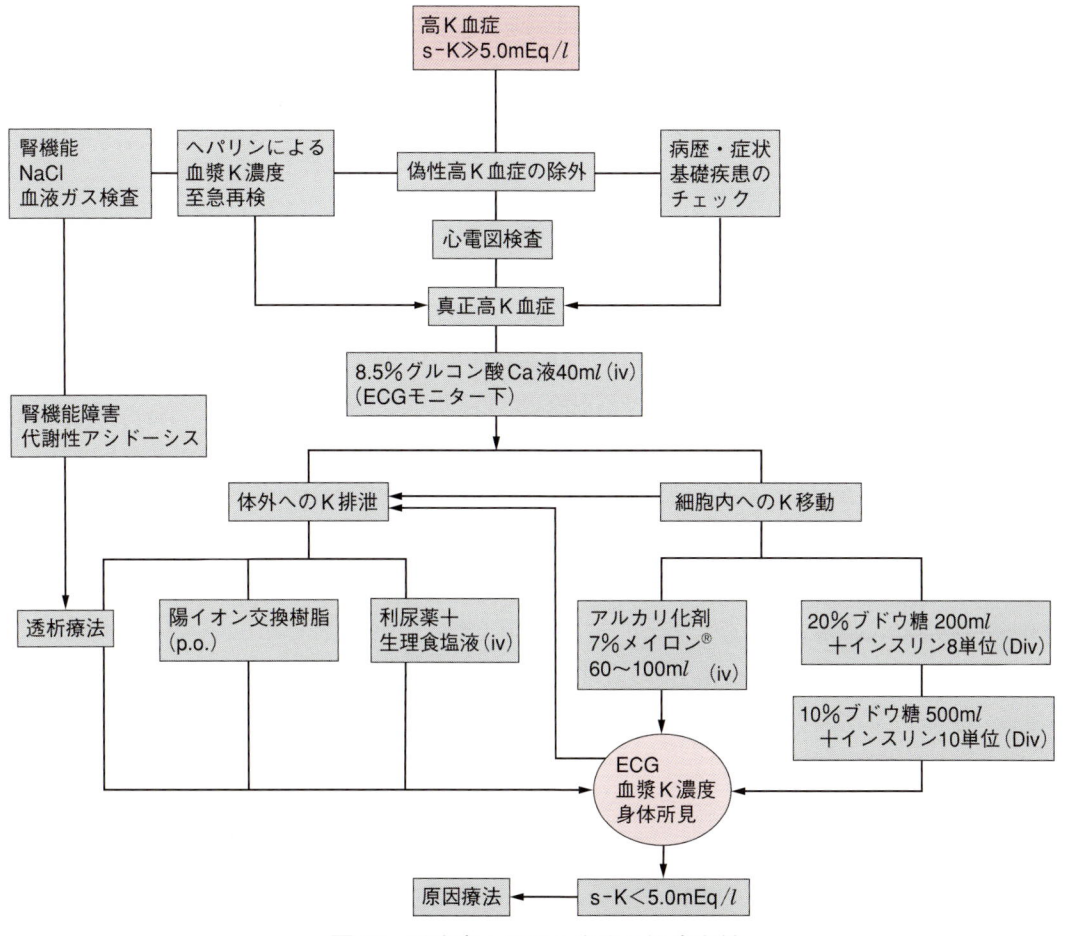

図18. 重症高カリウム血症の治療方針

表18. 高カリウム血症の緊急治療法

	種類	方法	効果出現	効果持続	注意事項
膜の安定化	グルコン酸カルシウム液	10%溶液 10～30 ml（iv）（3～4分かけて緩徐に投与）	数分	1時間以内	Kの心毒性作用の防止（Kに対する拮抗作用）ECGでのモニターチェック
細胞内への移動	重曹（メイロン®）	7%溶液 50～100 ml（5～10分かけて iv）	1時間以内	数時間	アルカリ化作用によるK移動、Na負荷に注意
	ブドウ糖＋インスリン	ブドウ糖5～10gにレギュラーインスリン1単位の割合で投与 10%糖液 500 ml＋インスリン10単位（60分かけて Div）	1時間以内	数時間	細胞内への糖取り込みに伴いK移動 一過性の効果 高血糖・低血糖に注意
体外へのK除去	ループ利尿薬	フロセミド 40 mg（iv）＋生理食塩液（糖液、1号液）500ml（Div）	1時間以内	数時間	尿中へのK排泄促進 利尿作用
	陽イオン交換樹脂	経口法 ケイキサレート（カリメート®）20～30g＋10%ソルビトール 20～30g	数時間	数時間	樹脂に吸着させて便中に排泄される。樹脂1gに対してKは1mEq除去できる
		経腸法 ケイキサレート（カリメート®）30～50g 微温湯 100～200 ml 浣腸（1時間程度貯溜させる）	30分～	数時間	経口法は緊急的治療とはならないが、高K血症の増悪防止となる
	透析療法	腹膜透析法 血液透析法	開始後より	透析治療中	透析の原理により透析液中にK排泄

進するだけでは、また数時間後に血漿中に戻ってくるため、根本的な高カリウム血症の治療は体外にカリウムを除去することが必要になります。このような細胞内へのカリウムの移動による治療法では腸管内出血、細胞崩壊による進行性の高カリウム血症の場合には効果が少ないことが知られています。このため次のカリウム除去を目的とする治療法が必要になってきます。

陽イオン交換性樹脂によりカリウムを吸着させて体外に除去することあるいは透析療法によりカリウムを除去することが行われます。急性の高カリウム血症の治療というのは、生命の危険性を回避するために緊急的に行う必要があります。まとめると**表18**のようになります。

慢性的な高カリウム血症には原病の治療に加えて食事などの摂取量を制限したり、あるいは食事中のカリウムが腸から吸収されるのを防止するために陽イオン交換樹脂としてカルシウム交換型のカリメート®、あるいはナトリウム交換型のケイキサレート®を服用させることが行われます。基本的には食事・輸液などのカリウム摂取量を減少させること、カリウム負荷に関係のする薬物を中止することが必要になります。

5 低カリウム血症

　低カリウム血症は血清カリウム濃度が 3.5 mEq/l 未満の場合をいいます。低カリウム血症の原因は体内カリウムの欠乏を伴うものと伴わないものがありますが、長期に及ぶ低カリウム血症は体内のカリウムも欠乏していると一般的に考えられます。体内にカリウムが欠乏していない低カリウム血症は細胞内外における分布異常によるものです。腸管あるいは腎臓からカリウムを喪失することが原因となる低カリウム血症では、程度の差こそあれ、体内カリウム量は欠乏していると考えられます。

TRANSFUSION Q.1　低カリウム血症の原因は

　低カリウム血症の原因は次のようなものがあります。病態生理的な成因として次のように区分できます。

1. 細胞内外のカリウム分布異常によるものとして、アルカローシス、インスリン過剰、β交感神経刺激、バリウム・トルエン中毒、家族性周期性四肢麻痺、低K血症性周期性四肢麻痺、糖尿病性ケトアシドーシスの回復期、遠位尿細管性アシドーシス（RTA）への重曹投与、GI療法など。
2. カリウム負荷の変化・消化管からの喪失によるものとして、嘔吐、下痢による喪失、カリウム摂取量の減少、アルコール中毒、神経性食欲不振症など。
3. カリウム調節系の障害・腎臓からの喪失によるものとして、アルドステロン症、尿細管性アシドーシス、Bartter症候群、利尿薬の過剰使用、浸透圧利尿、腎不全多尿期、甘草（licorice）、cis-platinum、amphotericin B、gentamycin、アルカローシス、低マグネシウム血症など。
4. 摂取不足（他の因子の存在下）によるものとして飢餓、慢性アルコール中毒、急速な組織形成期など。

に区分されます。
　低カリウム血症が発見された場合には、これらの病歴、基礎疾患などから鑑別される必要があります。

表19. 低カリウム血症の原因（s-K＜3.5 mEq/l）

1. 摂取量の減少：神経性食欲不振症、アルコール中毒
2. 細胞内への移行増加 　アルカローシス、インスリン投与の過剰、β刺激薬、低カリウム血症性周期性四肢麻痺
3. 消化管からの喪失 　嘔吐、胃液吸引、消化液のドレナージ、下剤の濫用、下痢、絨毛腺腫、WDHA症候群、コレラ
4. 尿中への喪失 　鉱質コルチコイド過剰（原発性アルドステロン症、Cushing症候群など） 　二次性アルドステロン症、尿細管性アシドーシス、Bartter症候群、Gitleman症候群 　薬剤［ループ利尿薬、サイアザイド系利尿薬、抗腫瘍薬、抗生物質（ペニシリン）、アンホテリシンBなど］

TRANSFUSION.2　低カリウム血症の症候とは

低カリウム血症にみられる症候は次のような全身的に多彩な症候が出現します。

消化器系の異常として嘔吐、口渇、平滑筋の機能障害による腸管の運動障害、麻痺性イレウス、筋肉系の異常には脱力感、筋力低下、テタニー、麻痺、腎臓系の障害には低張尿、多尿など濃縮力障害があります。代謝障害として糖代謝異常がみられます。

心電図ではT波低下、U波出現、ST低下、P波増高、PR延長、期外収縮などの不整脈がみられます。ジギタリス中毒が出現しやすくなります。心電図の変化と血清カリウム濃度の関係が有名ですが、必ずしも一致するわけではないことを知っておくことが大切です。

このような低カリウム血症も、高度な低カリウム血症で急激に発症進展する場合は緊急的な対策が必要になります。特に呼吸筋の神経・筋肉の麻痺、不整脈の存在の場合です。血清カリウム濃度が2.5 mEq/l以下では、呼吸筋の低下による低換気の出現の可能性があり、血液ガスの検査が必要となります。また心血管系疾患を合併する場合には不整脈の出現やジギタリス服用の状況ではジギタリス中毒の発生の危険性もあります。さらに肝不全では低カリウム血症の存在は肝性脳症の増悪を招く因子となります。

表20．低カリウム血症の症候

症候	低K血症（s-K＜3.5 mEq/l）
神経系	過敏、知覚異常、しびれ感、昏迷、嗜眠
骨格筋	脱力感、筋麻痺、腱反射低下、横紋筋融解
心筋	不整脈、心不全、ジギタリス過敏・中毒症の誘発、ECG変化（T波平低化、U波、ST低下、T波逆転）
呼吸筋	頻呼吸、呼吸筋麻痺
平滑筋	蠕動低下、腹部膨満、麻痺性イレウス
腎機能	尿濃縮力障害、多尿、尿細管障害、腎盂炎併発、奇異性酸性尿
代謝系	糖・タンパク代謝異常、耐糖能障害、発育不良、代謝性アルカローシス、アンモニア産生増加

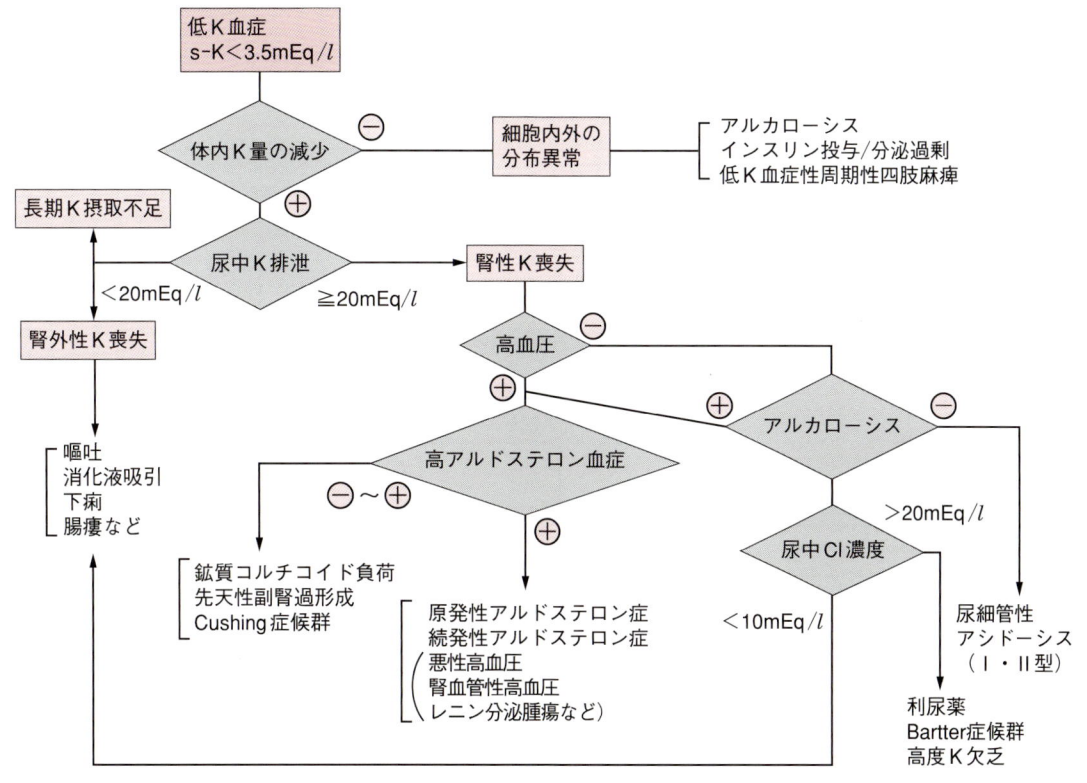

TRANSFUSION.3　低カリウム血症の鑑別

　低カリウム血症がみられる場合、その成因を検討することが大切です。低カリウム血症の診断においては、その原因が腎臓からの喪失によるのか、それ以外の部位からの喪失によるのか、摂取量不足あるいは細胞内外の分布異常によるものかを鑑別する必要があります。

　急性の低カリウム血症では体内のカリウム量が減少しているとは限りませんが、慢性的に長期間低カリウム血症が持続している場合には、体内カリウム量は減少していると考えて間違いではありません。細胞内外の移動による急性の低カリウム血症では体内カリウム量は減少していません。

　鑑別にあたっては病歴、原因疾患などを詳しく検討し、尿中カリウム濃度を測定してみることが必要です。低カリウム血症が存在するにもかかわらず、尿中カリウム排泄が 20 mEq/l 以上の場合は腎臓からの喪失が考えられます。尿中カリウム/クレアチニン比が 20 mEq/l 以上、FE$_K$（カリウムクリアランス/クレアチニンクリアランス比）が 6% 以上の場合は腎性カリウム喪失が考えられます。尿中排泄量が 20 mEq/l 以上の場合は、血圧の状態、代謝性アルカローシスの存在の有無、血漿レ

図 19. 低カリウム血症の鑑別

ニン-アルドステロン値、尿中クロール濃度などを参考にして鑑別していくことになります。

また、酸塩基平衡の異常が存在するかどうかを検討することも大切です。代謝性アルカローシスでは低カリウム血症が一般的に認められます。代謝性アシドーシスで低カリウム血症がみられる場合は尿細管性アシドーシスが疑われます。代謝性アルカローシスでは血圧の異常があるかどうかにより、さまざまな内分泌性の疾患が鑑別されることになります。

TRANSFUSION Q.4　低カリウム血症の治療法について

低カリウム血症の治療の原則は原因療法が第一ですが、血清カリウム濃度が著しく低下しているとき（<2 mEq/l）には神経・筋肉障害が高度になり、緊急的に血清カリウム濃度の改善のためにカリウムを補給することが必要になります。経口的な摂取が可能であれば、カリウム含有量の多い食事や飲料により補充することができます。高度の低カリウム血症とか経口摂取が不可能な場合には経静脈的にカリウムを補給することが必要になります。

輸液療法としてカリウムを補給する場合には特に注意する必要があります。これは高濃度のカリウ

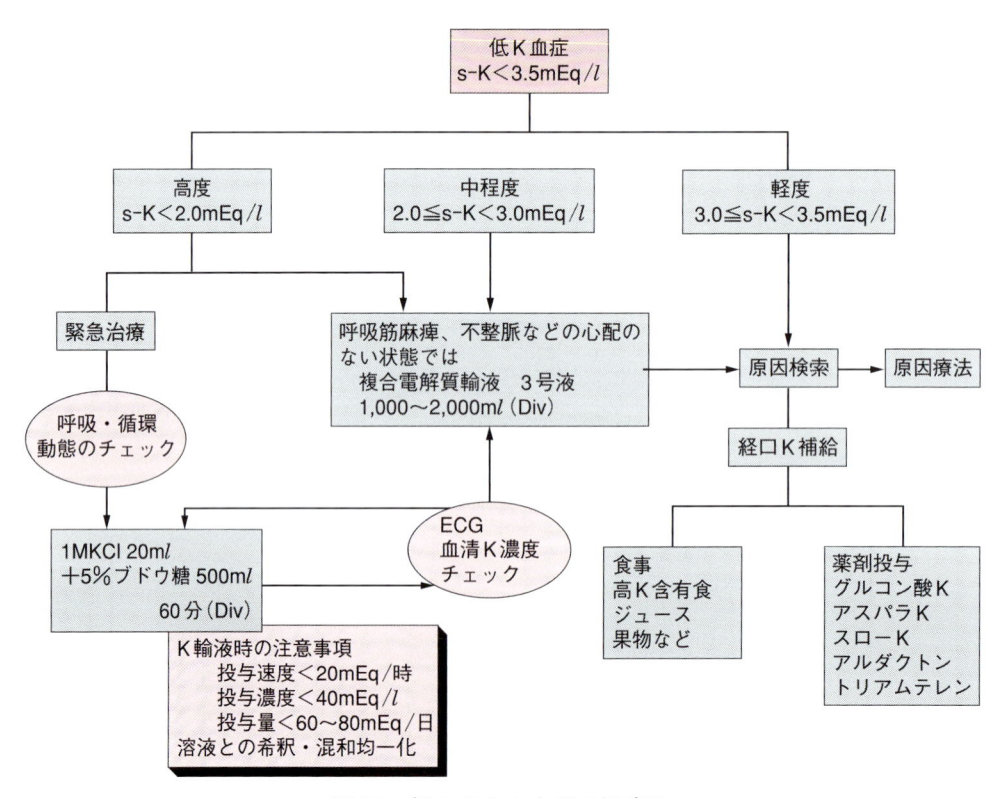

図20．低カリウム血症の治療法

ムを投与すると心血管系に対する悪影響として不整脈の誘発、最終的に心停止を生じうる可能性があるためです。このためカリウムの投与量、投与速度、投与濃度の制限があります。投与速度は 20 mEq/時間以下、投与濃度は 40 mEq/l 以下、投与量は 60〜80 mEq/日以下という制限です。頻回に心電図や血清濃度を測定して、高カリウム血症とならないように注意します。また、カリウム製剤を単独で投与することは禁忌で、生理食塩液などで希釈して投与することになりますが、カリウム液と十分混和して均一化し、高濃度の液が一度に注入されることにないようにすることが大切です。

　緊急性がなくなれば、経静脈的な投与法から経口的な補給法に変更することが重要です。低カリウム血症の原因について検討することが基本であり、例えば原発性アルドステロン症などは手術により改善することが期待されます。

TRANSFUSION MEMO ──── 低カリウム血症の薬物療法

　低カリウム血症の治療の基本は原因疾患の是正にあります。しかし著しい高度の低カリウム血症では、緊急的に補正しなければなりません。特に血清濃度が 1.5 mEq/l 以下の場合には不整脈や呼吸筋麻痺などにより致命的になります。この場合には経静脈的にカリウムを負荷することが必要になります。

　輸液製剤のカリウム補給製剤は、投与時の注意事項があり、常に希釈して使用することが大切です。同時に適宜心電図や血漿カリウム濃度を測定して高カリウム血症が出現してないことを確認する必要があります。

　慢性の低 K 血症には経口的に K を補給することが試みられます。KCl 製剤としてスロー K® は 1 錠中に K 8 mEq を含有します。胃腸障害に注意します。KCl 製剤は低カリウム血症とアルカローシスと合併しているときに有用です。低カリウム血症とアシドーシスを合併した病態には有機酸カリウム製剤が適合します。アスパラ K は 1 錠中にカリウム 1.75 mEq、グルコン酸カリウムは 1 錠中にカリウム 5 mEq 含有します。

　また腎臓からカリウムの再吸収を増加させるスピロノラクトン 25〜75 mg/日やトリアムテレン 50〜100 mg/日などのカリウム貯溜性利尿薬を併用することもあります。腎機能の障害時には常に高カリウム血症に注意します。薬物療法だけでなく、軽度の低カリウム血症では食事中のカリウム含有の多い果物、ジュースなどの摂取による補給が最も簡便で安全です。

6 クロール

　クロール(Cl)は原子量35.5、1価の陰イオンです。細胞外液中に多くみられ、主としてナトリウムと行動を共にすることになります。血清クロール濃度は98～106 mEq/lの範囲に維持されていますが、その調節系は十分解明されているわけではありません。臨床的にも血清クロール濃度が特異的に異常をきたす疾患はなく、多くは血清ナトリウム濃度異常と平行した変化といえます。

TRANSFUSION Q.1　血清クロール濃度の異常は

　血清クロール濃度が正常範囲から逸脱した場合、血清ナトリウム濃度と平行しているのか、酸塩基平衡異常を伴っているかどうかをチェックすることが大切です。低クロール血症というのは血清クロール濃度＜98 mEq/lの場合をいいます。この原因は低ナトリウム血症の原因による場合と代謝性アルカローシスまたは呼吸性アシドーシスに合併した場合があります。特に代謝性アルカローシス時には尿中クロール濃度を測定することが重要になります。嘔吐、消化液の喪失（クロール下痢症）などで体液量の減少した腎外性喪失では尿中クロール濃度＜10 mEq/lを示すとされます。これはクロール反応性代謝性アルカローシスといわれます。これに対して高度のカリウム欠乏やバーター症候群にみられる代謝性アルカローシスでは尿中クロール濃度＞20 mEq/lにもなり、クロール抵抗性代謝性アルカローシスといわれます。このような点から血清クロール濃度も注意して濃度異常の有無をチェックしていくことが大切になります。

　高クロール血症というのは血清クロール濃度＞106 mEq/lの場合をいいます。この原因は高ナトリウム血症の原因による場合と代謝性アシドーシス（特にアニオンギャップが正常な型）や呼吸性アルカローシスに合併した場合があります。特に尿細管性アシドーシスとか低アルドステロン症などの代謝性アシドーシスは高クロール血症性代謝性アシドーシスとして知られています。

表21．血清クロール濃度異常の原因

低 Cl 血症(s-Cl＜98 mEq/l)	高 Cl 血症(s-Cl＞106 mEq/l)
1) 低 Na 血症の原因	1) 高 Na 血症の原因
2) 代謝性アルカローシス 　　嘔吐 　　胃液吸引 　　Bartter 症候群 　　低 K 血症(K 欠乏) 　　クロール下痢症 　　利尿薬投与	2) 代謝性アシドーシス（アニオンギャップ正常の型） 　　下痢 　　アミノ酸輸液 　　尿細管性アシドーシス 　　低アルドステロン症 　　副甲状腺機能亢進症 　　塩化アンモニウム塩投与
3) 呼吸性アシドーシス	3) 呼吸性アルカローシス

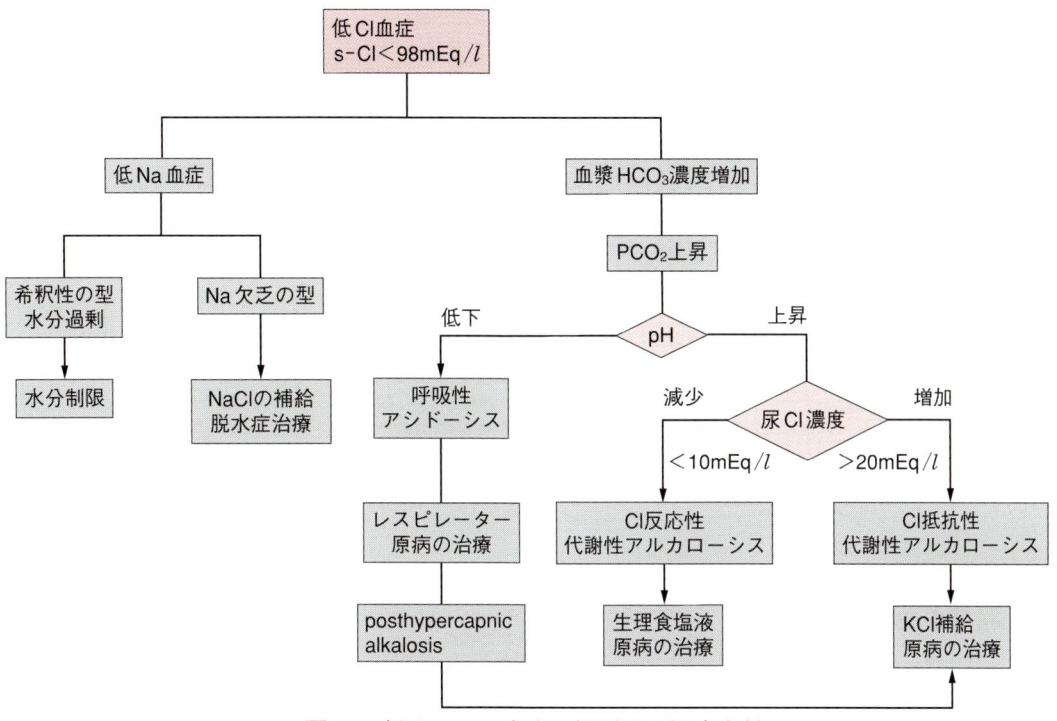

図21. 低クロール血症の鑑別法と治療方針

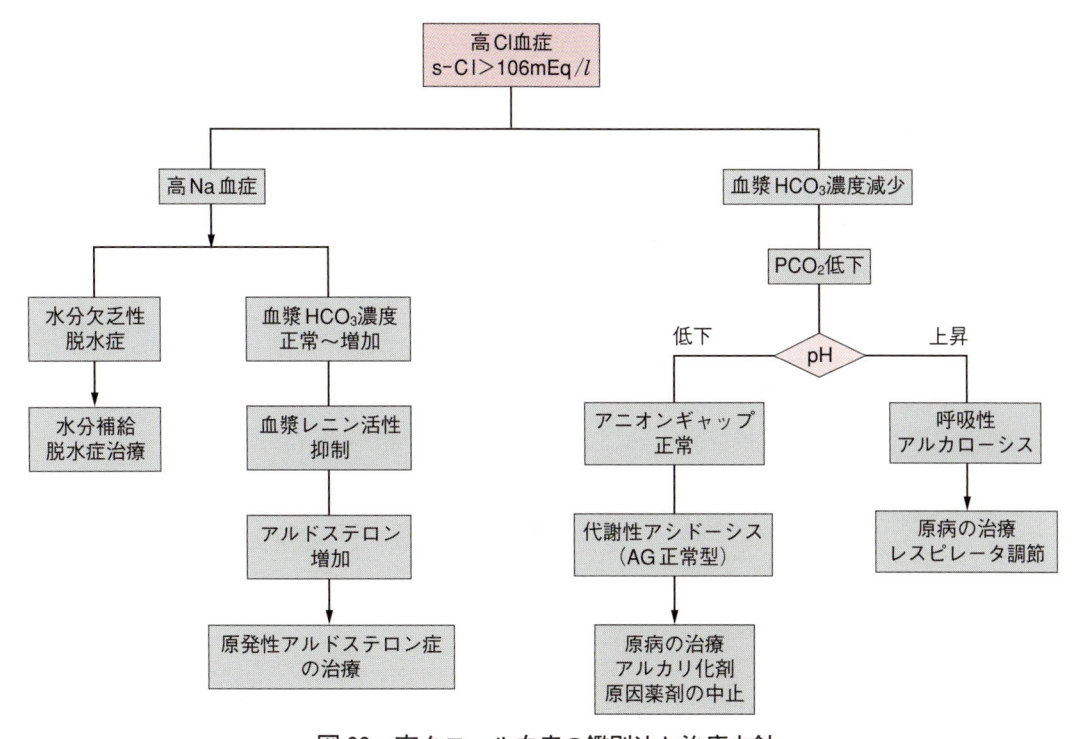

図22. 高クロール血症の鑑別法と治療方針

表22. Bartter症候群、Gitelman症候群の特徴

	Bartter症候群	Gitelman症候群
臨床的特徴	新生児〜幼児期に発症	小児期〜思春期以降
原因	Na-K-2Cl共輸送体、ROMK、CLCNKB、Barttinなどの遺伝子変異による	サイアザイド感受性NaCl輸送体の遺伝子変異
随伴症候	腎石灰化、感音性難聴（Barttin異常）、低Ca血症・低Mg血症（CLCNKB異常）	テタニー、関節石灰化
検査	低Mg血症は少ない 尿中Ca排泄は正常〜増加	低Mg血症 尿中Ca排泄減少

いずれも低K血症、代謝性アルカローシス、血圧正常の二次性アルドステロン症を示し、遺伝子変異により生じます。偽性Bartter症候群は、薬剤（ループ利尿薬や下剤）の乱用、習慣性嘔吐に伴って生じる鑑別を要する類似の症候群で、思春期以降の女性に多くみられます。病歴や必要に応じて尿中の薬剤濃度の測定が実施されます。

TRANSFUSION MEMO ── Bartter症候群とGitelman症候群

　バーター（Bartter）症候群は低カリウム血症、低クロール血症性代謝性アルカローシス、高レニン血症、高アルドステロン血症、正常ないし低血圧を特徴とする症候群です。この症候群の成因についてはさまざまな考えられ、ループ利尿薬の長期投与と同様の病態を示すことからヘンレ係蹄の上行脚の異常、（ヘンレ係蹄上行脚でのクロール再吸収の障害）により、二次性のアルドステロン症が生じることが推測されていました。

　1994年にヘンレ係蹄上行脚管腔側膜に存在するNa-K-2Cl共輸送体（NKCC 2）の遺伝子変異が発見され、この機能低下により生じることが明らかになりました。遺伝形式は常染色体劣性を示します。Na-K-2Cl共輸送体の異常によりNa/Clの再吸収が障害され遠位尿細管へ負荷される量が多くなり、尿中へクロール、ナトリウム、カリウムの排泄量が増加し、アルカローシスが出現すると説明されます。

　さらに、ヘンレ係蹄上行脚管腔側に存在するATP感受性Kチャネル（ROMK）の異常も発見されました。このROMKの機能低下によっても同様の病態が出現することになるわけです。このほかにもヘンレ係蹄上行脚や遠位尿細管に存在するATP感受性カリウムチャネルであるROMKカリウムチャネルの異常のほかにクロールチャネル（CLCNKB）異常、Barttinの遺伝子異常などの型が報告されています。

　この症候群と鑑別する必要がある疾患にGitelman症候群というのがあります。これは遠位尿細管におけるサイアザイド感受性NaCl輸送体（TSC）の遺伝子異常によるもので、Bartter症候群の臨床像と類似した症状がみられます。低マグネシウム血症と尿中カルシウム排泄の減少が特徴的です。またこれらの症候群と類似した偽性バーター症候群も臨床的に鑑別する必要があります。

7 カルシウム

　血清カルシウム(Ca)濃度は8.5〜10.5 mg/dlに維持されています。カルシウムは成人では体内に約1.2 kg程度含有されており、このうち99%は骨に存在(リン酸カルシウム、ハイドロキシアパタイト)し、残りの1%のうち細胞内には214 mEq(4.3 g)存在し、細胞外液には66 mEq(1.3 g)存在しています。細胞外液中のカルシウムは体内全体の約0.1%程度にしか存在しません。

　通常の食事により摂取されるカルシウムは400〜1,000 mgです。そのうち500〜600 mgが小腸より吸収され、その約400〜500 mgが便中に排泄され、残り100 mgは尿中に排泄されることになり、体内のカルシウムバランスは平衡に達しています。骨は絶えずリモデリングを繰り返しており、約10 mEq(200 mg)が出入りしているといわれます。

TRANSFUSION.1　カルシウムの役割は

　細胞内のカルシウムは情報伝達系(calcium messenger system)としてホルモンなどの細胞外の情報を細胞内に伝達する役割を有しています。生理的な役割はイオン化カルシウムが関係することになります。細胞内遊離カルシウムは血中Ca濃度の1/10,000という濃度差を示し、細胞内情報伝達に対して重要な役割をもつとされています。

　血液中に存在するカルシウムはイオン化したカルシウムが50%、タンパク質と結合したカルシウムが40%、残りの10%は陰イオン(HCO_3、PO_4、SO_4など)と結合しています。血清中のカルシウム濃度は正常では約10 mg/dlで、神経・筋肉の興奮性、血液凝固などの生理的な作用に重要です。

TRANSFUSION.2　カルシウムの調節系というのは

　血清カルシウム濃度の調節は腎臓、骨、腸管の調節機構により精密に調節されています。正常では血清カルシウム濃度は8.5〜10.5 mg/dlの範囲に調節されます。特に低カルシウム血症の出現時には速やかに作用することになります。この理由は陸上に棲む生物の宿命である低カルシウム血症の出現を防止するうえで重要であるからです。海水中にはカルシウムは豊富に存在するため高カルシウム血症の危険がありますが、陸上では逆に低カルシウム血症の危険があるためです。このため腸でのカルシウム吸収、骨カルシウムとの動的な平衡、腎でのカルシウム排泄により調節されます。

血清カルシウム濃度が低下すると、これが直接的な刺激となり、副甲状腺に存在するカルシウム受容体を介して副甲状腺ホルモン（PTH）の産生と分泌を促進します。これは腎臓に作用し、尿細管においてカルシウムの再吸収を促進し、同時に近位尿細管においてリン再吸収の抑制と同部位に存在する 25(OH)D$_3$-1α 水酸化酵素活性を増加して活性型ビタミン D[1,25(OH)$_2$D$_3$]の合成を促進することになります。このような一連の作用は血清カルシウム濃度を増加させる反応です。

　腸においては副甲状腺ホルモンは作用しませんが、1,25(OH)$_2$D$_3$ は小腸においてカルシウム吸収を促進することになります。骨においては副甲状腺ホルモンが骨に存在するカルシウムを遊離し、血清カルシウム濃度を増加させることになります。

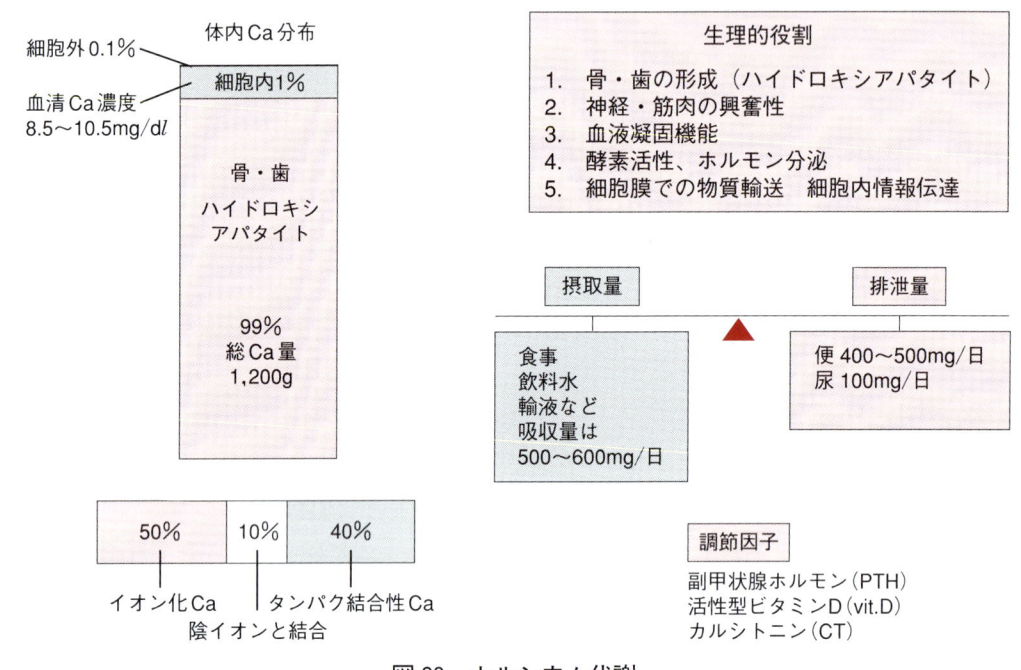

図23．カルシウム代謝

PTHとビタミンD

　PTHは84個のアミノ酸からなるペプチドで、骨・腎に作用して血中カルシウム濃度を上昇させる作用があります。骨は破骨細胞による骨吸収と骨芽細胞による骨形成を絶えず繰り返して代謝しています。この骨吸収と骨形成の代謝回転を骨代謝といいます。破骨細胞の形成と活性化にPTHが関係することが知られ、また腎臓に対しては近位尿細管でのリン再吸収を抑制しビタミンDの産生を促進する作用があります。遠位尿細管においてはカルシウムの再吸収する作用があり、これらの作用はすべて血中カルシウム濃度を上昇させる役割となるわけです。一方、ビタミンDは腸管からのカルシウム吸収を促進し、腎臓においては遠位尿細管のカルシウム再吸収を促進します。骨に対しては骨吸収を促進する作用があり、いずれも血中カルシウム濃度を上昇させることになります。

TRANSFUSION Q.3　高カルシウム血症

　高カルシウム血症というのは血清カルシウム濃度が 10.5 mg/dl 以上の場合をいいますが、この程度では臨床的に明らかな症状は認められません。しかし急激に 15 mg/dl 以上になると高カルシウム血症性クリーゼというような高度の症候が認められることがあります。激しい消化器系、循環器系、中枢神経症状、乏尿などが出現することが知られています。緩徐に血清カルシウム濃度が上昇するときには症状の発現は少ないとされます。

　高カルシウム血症の診断において注意することは、血清タンパク濃度による影響を勘案することです。高カルシウム血症の症状の発現には血清カルシウム濃度そのものではなく、イオン化したカルシウムが関係深いとわれます。一般的には総カルシウム濃度の 50％がイオン化したカルシウムと考えられています。イオン化カルシウム濃度は血清カルシウム濃度（mg/dl）－0.87×血清タンパク濃度（g/dl）から求めることができます。

　高カルシウム血症の原因は表 23 のような場合があります。

表 23. 高カルシウム血症の原因（s-Ca＞10.5 mg/dl）

Ⅰ．骨からの Ca 流入過剰
　1．原発性副甲状腺機能亢進症（腺腫、過形成、癌、多内分泌腺腫症）
　2．二次性副甲状腺機能亢進症（慢性腎不全、透析期腎不全）
　3．悪性腫瘍［OAF 分泌過剰、PTH 関連タンパク（PTHrP）］
　4．骨腫瘍・骨転移
　5．不動性骨萎縮（長期臥床）
　6．甲状腺機能亢進症、副腎皮質機能不全
Ⅱ．腸からの Ca 吸収亢進
　1．ビタミン D の中毒
　2．サルコイドーシス（ビタミン D 合成過剰）、結核
　3．Ca 摂取過剰、ミルクアルカリ症候群
Ⅲ．その他
　1．Ca 剤の静注
　2．腎からの Ca 排泄不全（急性腎不全）
　3．サイアザイド系利尿薬
　4．家族性低 Ca 尿性高 Ca 血症

補）副甲状腺ホルモン関連蛋白（PTH-related protein；PTHrP）は、PTH と同じ受容体に作用して、PTH 類似作用を示す液性因子。軟骨や乳腺などの分化を調節するサイトカインとして作用するが、一部の悪性腫瘍では腫瘍細胞により産生される PTHrP が高 Ca 血症を呈することがあります。これを humoral hypercalcemia of malignancy（HHM）といいます。

TRANSFUSION MEMO────高カルシウム血症性クライシス

　高カルシウム血症により悪心、嘔吐、高度脱水、乏尿、意識障害などを呈し、急激に血清カルシウム濃度が 15 mg/dl 以上になるような場合をいいます。この状態は緊急的に高カルシウム血症の是正が必要になります。
　まず生理食塩液 2,000 ml と利尿薬（フロセミド 40 mg）の点滴により利尿をつけて排泄させます。さらにプレドニゾロン 20 mg の静注、カルシトニン 40 単位静注、あるいはミトラマイシン 25 μg/kg 静注が考慮されます。必要なら無カルシウム透析療法が実施されます。

TRANSFUSION Q.4　高カルシウム血症の症候

　高カルシウム血症というのは血清カルシウム濃度が 10.5 mg/dl 以上になる場合をいいますが、12 mg/dl 以上になると臨床的な症状・徴候を示すようになります。特にイオン化カルシウムの増加が臨床症状の発現に関係します。高カルシウム血症が出現するまでの期間が短い場合や高カルシウム血症の程度大きい場合に症候の出現と関係があります。

1. 消化器系症状：口内乾燥感、口渇、食欲不振、悪心・嘔吐、多飲、便秘、消化性潰瘍、膵炎など
2. 精神・神経系症状：集中力の低下、見当識障害、意識障害（傾眠～昏睡）、錯乱、幻覚、抑うつ、視野異常、運動失調、深部腱反射減弱など
3. 筋肉症状：筋緊張の低下、筋脱力、筋肉痛
4. 心・血管系症状：高血圧、不整脈、徐脈、血管石灰化、心筋石灰沈着、心電図異常（房室ブロック、QTc 短縮、PR 時間延長など）、ジギタリス感受性の上昇
5. 眼症状：角膜炎（band keratopathy）、角結膜石灰化（red eye）
6. 腎・尿路症状：多尿、夜間尿、濃縮力の低下、糸球体濾過値の減少、腎血流量減少、高カルシウム尿症、酸排泄障害、腎石灰沈着、腎結石、脱水症、急性腎不全、慢性腎不全
7. 皮膚症状：搔痒症、異所性石灰化
8. 貧血、偽痛風など

TRANSFUSION Q.5　高カルシウム血症の鑑別診断

　高カルシウム血症が発見された場合には真正高カルシウム血症か見かけ上のものかをまず鑑別する必要があります。真正高カルシウム血症の場合には血清リン濃度をチェックし、高値の場合はビタミン D[1,25(OH)$_2$D$_3$]の値が高値のものとしてサルコイドーシス、肺結核などのビタミン D 産生の肉芽腫や活性型ビタミン D 製剤の過剰服用かを検討します。ビタミン D が低値の場合には、甲状腺機能亢進症、寝たきりの高齢者にみられる骨へのカルシウム取り込み低下と骨からのカルシウム遊出による不動、local osteolytic hypercalcemia（LOH）、ビタミン D（D$_3$）製剤の過剰服用などを検討します。

　血清リン（P）濃度が低値の場合は、血清 PTH が高値のものと低値のものに区分されます。PTH が低値の場合は PTHrP 高値を示す悪性腫瘍 humoral hypercalcemia of malignancy（HHM）が疑われます。PTH 高値の場合は尿中カルシウムが高値の原発性副甲状腺機能亢進症が、低値の場合は家族性低カルシウム尿症性高カルシウム血症が疑われます。

TRANSFUSION.6 高カルシウム血症の治療の基本は

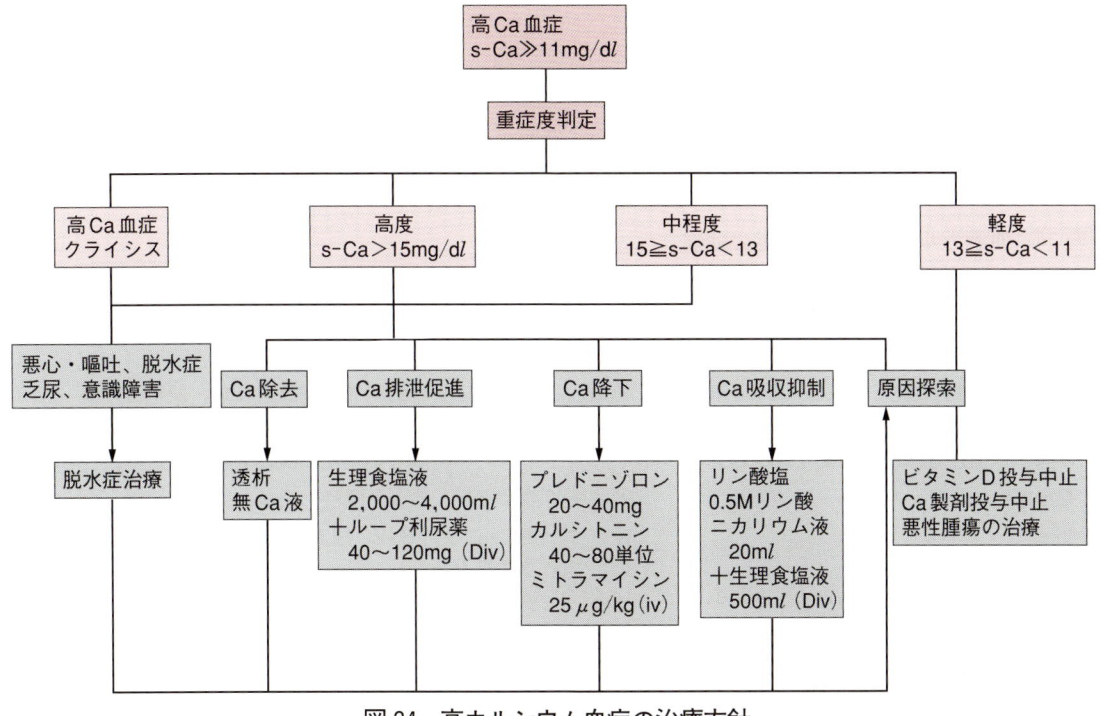

　高カルシウム血症の治療方針は何よりも原因疾患の治療が基本です。しかしながら高カルシウム血症のクライシスといわれるような高度の高カルシウム血症においては、緊急的に血清カルシウム濃度の低下を目的に対症的な処置が行われます。

　悪性腫瘍における高カルシウム血症はPTHrP関連による高カルシウム血症と広範な骨転移による高カルシウム血症があり、治療として悪性腫瘍自体に対する化学療法、内分泌療法、放射線療法に加えて破骨細胞を抑制するビスホスホネートが試みられます。

　高カルシウム血症では体液量の減少していることが多く、その緊急的な治療法として細胞外液の補充、利尿をつけることがあります。生理食塩液により最低2〜4 *l* を最初の24時間に点滴し、その後3〜6 *l*/日で維持し、脱水状態が改善された時点で20〜40 mgのフロセミドを投与します。進行期の悪性腫瘍においては、細胞外液の過剰になることがあり心不全に注意する必要があります。その他の薬物療法ではビスホスホネート、カルシトニン、ステロイド、ミトラマイシンなどがあります。薬物療法によっても高カルシウム血症が改善できないときには低〜無カルシウム透析液による透析治療が効果的です。カルシウム剤やビタミンD剤の過剰使用では投薬を中止することは当然です。

図24．高カルシウム血症の治療方針

TRANSFUSION Q.7　低カルシウム血症というのは

　低カルシウム血症というのは血清カルシウム濃度が 8.5 mg/dl 未満の場合をいいます。これによる臨床症状というのは低カルシウム血症の程度、出現までの速度などにより決まります。急激に高度の低カルシウム血症が出現すれば、著しい臨床症状が認められます。

　低カルシウム血症では神経・筋肉の興奮性に関係が深く、中でもテタニーが有名です。手足、口周辺のしびれ感、四肢麻痺、腓返り、助産婦手位などがみられます。

　テタニー誘発試験として Chvostek 徴候（外耳孔前方叩打による上口唇の筋肉痙攣）、Trousseau 徴候（上腕駆血による助産婦手位の出現）があります。

　血液の検査で低カルシウム血症をみた場合には、それが真正低カルシウム血症であるのか、見かけ上の低カルシウム血症であるのかを区別することが重要です。血清中に存在するカルシウムはその約半分はタンパク質と結合しており、タンパク濃度により血清カルシウム濃度は影響を受けるからです。タンパク、特にアルブミンと結合しているため低アルブミン血症が存在すると、結合型カルシウムが低下することになります。アルブミン 1 g あたり 1 mg のカルシウムが通常結合し、アルブミン濃度 1 g/dl の低下により、血清カルシウム濃度は 1 mg/dl 減少するといわれます。

　低タンパク質血症（低アルブミン血症）が存在するときには、次の補正式により血清カルシウム濃度を検討します。

カルシウム補正値＝カルシウム測定値（mg/dl）＋（4.0－アルブミン濃度（g/dl））

　この補正カルシウム濃度が低値であるときに、低カルシウム血症といいます。

表 24. 血清カルシウム濃度異常の症候

低 Ca 血症	症候	高 Ca 血症
不安、興奮、せん妄、幻覚、全身痙攣、四肢知覚過敏	神経系	錯乱、幻覚、失見当職、精神障害、視力障害、失調、嗜眠、昏睡
テタニー、腱反射亢進、Trousseau 徴候、Chvostek 徴候	骨格筋	筋緊張低下、筋肉痛、腱反射減弱、関節過伸展
不整脈、血圧低下、ECG 変化（QT 延長）	心筋	動悸、不整脈、高血圧、ECG 変化（QT 短縮）
悪心嘔吐、下痢、咽頭筋・気管支筋痙攣、喘息	平滑筋	食欲不振、悪心・嘔吐、便秘、膵炎、腹痛
	腎	高 Ca 血症性腎症、尿濃縮力障害、多尿、急性腎不全
皮膚乾燥、爪・歯・毛の形成不全	ほか	異所性石灰化

TRANSFUSION.8　低カルシウム血症の原因

主要な低カルシウム血症の原因として**表 25** のような場合があります。

表 25．低カルシウム血症の原因（S-Ca＜8.5 mg/dl）

Ⅰ．骨からの Ca 流入障害
　1．副甲状腺機能低下症（術後性、特発性）
　2．骨芽球性骨転移（乳癌、前立腺癌）
　3．偽性副甲状腺機能低下症
　4．低 Mg 血症

Ⅱ．腸からの Ca 吸収障害
　1．ビタミン D 摂取不足
　2．吸収不全症候群
　3．活性型ビタミン D 合成障害[慢性腎不全、1α(OH)酸素欠損症]
　4．25(OH)水酸化障害、異化亢進（肝疾患、抗痙攣薬）

Ⅲ．その他
　1．腎からの Ca 排泄増加（特発性高 Ca 尿症、ループ利尿薬）
　2．高 P 血症（腎不全、リン酸液投与）
　3．骨・軟部組織への Ca 沈着（骨形成性骨転移、hungry bone syndrome、急性膵炎）
　4．大量輸血（EDTA、クエン酸投与）薬剤（ビスホスホネート製剤）

TRANSFUSION.9　低カルシウム血症の症候は

　血清カルシウム濃度が 8.5 mg/dl 未満の場合を低カルシウム血症といいます。これによる症状は低カルシウム血症の程度が大きい場合と急激に進行した場合に認められるのが一般的です。

1．神経・筋肉系症状：手指しびれ感、易刺激性亢進、筋攣縮、腓返り、痙攣発作、テタニー、Chvostek 徴候、Trousseau 徴候、ジストニー、眼球運動異常、脳波異常（高振幅徐波）など
2．精神症状：不安、せん妄、不眠、性格変化、錐体外路症状、基底核石灰沈着
3．皮膚症状：毛髪・爪・皮膚の変化、乾燥、脆弱
4．消化器系症状：下痢、軟便、不消化便、吸収不良症候群
5．眼症状：うっ血乳頭、白内障
6．心・血管系症状：ジギタリス不応性、QTc 延長、房室ブロック
7．齲歯、脱落歯、象牙質欠損・低形成、歯根形成不全

　そのほかに呼吸困難として気管支平滑筋の攣縮、大脳基底核に石灰化を生じると不随意運動、てんかん発作がみられます。

TRANSFUSION Q.10　低カルシウム血症の緊急的輸液法

　高度の低カルシウム血症で、テタニーを生じているような場合にはカルシウムの補給が必要になります。これは低カルシウム血症により神経・筋肉の細胞膜の興奮性が増加するために助産婦の手位と呼ばれる特徴的な指の形がみられます。この緊急治療には 8.5% グルコン酸カルシウム製剤 10 m*l* を 5 分程度で静注するか 8.5% グルコン酸カルシウム製剤 100 m*l* と 5% ブドウ糖液 1,000 m*l* を点滴あるいは 10% グルコン酸カルシウム 50〜100 m*l* を 1〜2 m*l*/min で点滴します。

　緊急的な低カルシウム血症でなければ、原因を究明する時間的な余裕があります。治療は原因治療が第一です。対症的に血清カルシウムを増加させるにはビタミン D 投与、炭酸カルシウムや乳酸カルシウム剤を経口的に投与することになります。

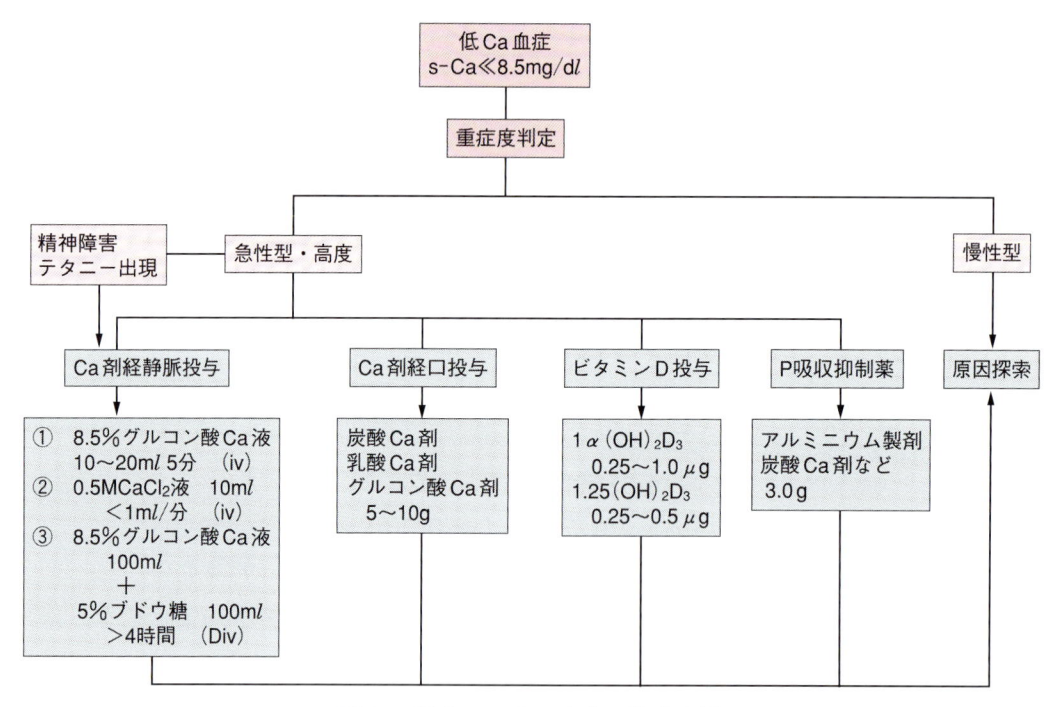

図 25．低カルシウム血症の治療方針

8 リン

　リン（P）は体内に成人では約 700 g 存在し、そのうちその 85％は骨、14％が軟部組織（うち 9％が筋肉内）に存在します。リンは大部分が不溶性のカルシウム塩（ハイドロキシアパタイト）として骨や歯に沈着し、約 10％はタンパク質や脂質および糖質と結合して存在し、その他が種々の化合物として体内に分布します。血液中では無機リン（HPO_4^{--}、$H_2PO_4^-$）または有機リン（ATP、ADP など）の形で存在することになります。血液中では 85％が遊離イオンで存在し、10％がタンパク結合、5％が不溶性の結合物（$CaHPO_4$、$MgHPO_4$ など）として存在します。

　細胞外液中のリンは約 500〜600 mg であり、腸管、骨、腎、軟部組織の間で動的な平衡状態にあります。細胞外液中のリンは体内全体のわずかしかなく、細胞内に主として存在するイオンであるといえます。

TRANSFUSION Q.1　リンの役割は

　リンは体内のあらゆる細胞の中に含有され、細胞内の主要な陰イオンです。無機リンとして存在するよりは、タンパク、脂質、糖などと結合した形で存在することになります。レシチンやスフィンゴミエリンなどのリン脂質として細胞膜、細胞内小器官の構築に関係があります。核酸にも ATP の形で高エネルギーリン酸塩として細胞内のエネルギー代謝に関係があり、酵素の反応において NAD、NADP は重要な補酵素となります。

　サイクリック AMP、サイクリック GMP、イノシトールなどの核酸代謝の回転においても細胞内の情報伝達に重要です。細胞内に存在する無機リンの濃度の上昇は解糖系ヘキソカイネーシスなどの酵素活性に関係があります。

　骨においてはカルシウムと結合したハイドロキシアパタイトを形成します。赤血球では 2,3-DPG によりヘモグロビンの酸素解離に関係があります。尿中への酸排泄において硫酸とともに滴定酸として酸塩基平衡の維持に関与しています。

TRANSFUSION Q.2　リンのバランスとは

　リンの体内動態として腸管、腎臓、骨と血液中の間で動的な平衡状態が維持されています。通常の食事により1日に摂取するリンの量は0.7～1.5g(平均1.0g)であり、食事内容により大きく変化します。小腸(十二指腸や空腸)において約70～80%の0.5～0.9g吸収され、便中には0.2～0.6g排泄されます。体内に吸収されたリンは0.5～0.6gが細胞外液中に存在し、これは細胞内液中に移動したり、腎臓や骨との間で移動が生じることになります。このようなことから1日に体外に排泄される量は、便中の0.2～0.6g、尿中の0.5～0.9gの合計0.7～1.5gと摂取量とバランスがとれているわけです。

　食事中のリンの含量は乳製品、肉類、穀物などに多く、牛乳1本200mlで約200mg含有されることになります。リンとカルシウムは同時に摂取されることが多く、カルシウムの多い食品中にはリンの含有量も多くなるのです。リンの摂取量は蛋白質の摂取量にほぼ一致するといわれます。

　腸管におけるリンの吸収はビタミンDにより促進され、腸内のpH、カルシウム、マグネシウムなどの量に影響されます。骨からのリンの遊出はPTH、ビタミンD代謝産物、アシドーシスにより生じることになります。

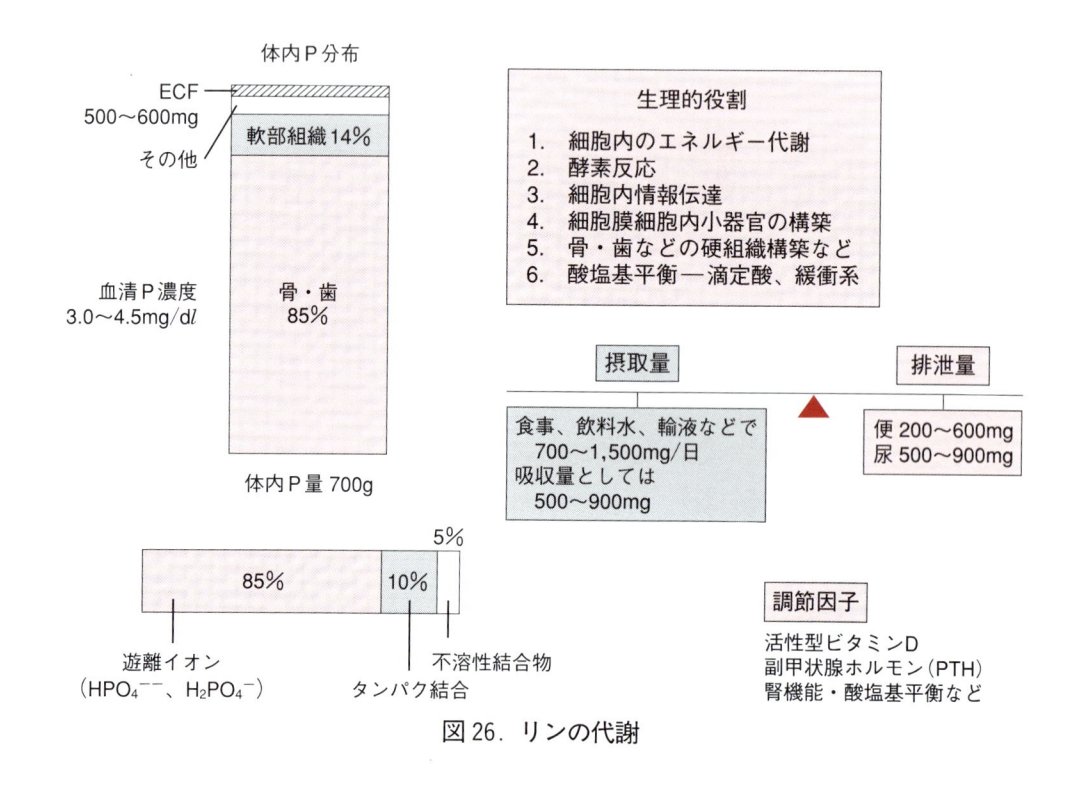

図26. リンの代謝

TRANSFUSION Q.3　腎臓におけるリンの輸送と調節

　体内のリン代謝の調節に重要なのは腎臓であるといえます。糸球体で濾過されたリンは近位尿細管において80〜90％が主としてナトリウム/リン交換輸送により再吸収されます。この機構はナトリウム再吸収の濃度勾配をエネルギーとしてリンを再吸収すると考えられます。再吸収を促進する因子はリン欠乏、インスリン、甲状腺ホルモン、管腔内カルシウム、成長ホルモン、ビタミンDがあります。再吸収を抑制する因子はリン負荷、副甲状腺ホルモン、細胞外液量の増加、近位尿細管性利尿薬、管腔内グルコース、急性呼吸性アシドーシス、代謝性アルカローシス、代謝性アシドーシス、グルココルチコイド、カルシトニンなどが知られています。

　リン濃度の調節に影響する因子としてPTH、ビタミンDが重要ですが、最近FGF-23という因子が注目されています。これは線維芽細胞成長因子（fibroblastic Growth Factor-23）といわれるもので、ビタミンDとは独立してリンの尿中排泄に促進的に作用すると考えられ、1α水酸化酵素活性を抑制してビタミンD活性を抑える役割もあるといわれています。

TRANSFUSION Q.4　血液中のリン濃度

　正常の血液中のリン濃度は3.0〜4.5 mg/dlです。血漿中の無機リンは約15％がタンパク質と結合し、残りの85％がfreeの形で存在しています。この遊離した無機リンはHPO_4、H_2PO_4、Na_2HPO_4などからなります。HPO_4^{--}と$H_2PO_4^-$のpK'（解離定数）は6.8であり、pH7.4では約4：1に分布しています。このことからリンの荷電は1.8とみなされます。1価のリンが1/5(0.2)、2価のリンが4/5(0.8)、から(1×0.2)＋(2×0.8)＝1.8価となるわけです。

　血清リン濃度を調節する機構については独立したメカニズムが存在するかは不明で、現在のところは血清カルシウム濃度の調節による、二次的な調節によると考えられています。

　高リン血症が出現すると血清カルシウム濃度は低下し、この結果、副甲状腺ホルモンが分泌されます。このためPTHにより近位尿細管におけるリンの再吸収が抑制され、尿中へのリン排泄が増加することになります。血清リン濃度が低下すると血清カルシウム濃度変化を介さずに近位尿細管の1α水酸化酵素の活性を刺激し、$1,25(OH)_2D_3$の濃度を増加させます。この結果、近位尿細管刷子縁によるリン再吸収を増加し、腸管におけるリン吸収量を増すことになります。血清リン濃度は1 mg/dl程度の日内変動がみられ、朝が最も低く、徐々に上昇して夜間にピークとなるとされます。

TRANSFUSION.5　高リン血症の原因

　高リン血症というのは血清リン濃度が 4.5 mg/dl 以上の場合をいいます。高リン血症の原因は大きく次のように分類されます。
1. 体内のリン過剰を伴わないもの
　・高度の溶血性貧血、横紋筋融解症、悪性腫瘍による骨破壊、甲状腺機能亢進症
　・急性廃用性萎縮
2. 体内リン過剰を伴うもの
　・急性リン負荷：リン含有の経静脈投与、リン含有薬
　・腎排泄の低下：副甲状腺機能低下症、成長ホルモン過剰症
　　　　　　　　　腎不全、ビタミンD中毒症、甲状腺機能亢進症、など

　細胞内にリンが大量に含有されているため、細胞・組織の破壊により血中に遊離され高リン血症が出現することになります。しかし腎機能が正常であれば、過剰なリンは腎臓より排泄されます。持続的な高リン血症は腎機能障害のときにみられることになります。

TRANSFUSION.6　高リン血症の症状は

　高リン血症に特有の症状というのは臨床的に明らかでない場合が多いものです。高リン血症がみられるのは大部分は腎機能障害を伴っており、それによりさまざまな電解質異常を合併していることが影響するため、特有の症状として評価できにくいのです。

　急激な高リン血症の出現は血清イオン化カルシウムの低下を伴うためテタニー、知覚異常、痙攣発作、胃腸症状などを生じることになります。それ以外の緩やかな高リン血症の出現では顕著な症状は認めにくいといわれます。

　慢性的な高リン血症では、高リン血症による副甲状腺機能亢進症が出現します。その大部分の症状は軟部組織や血管壁への石灰化とその沈着によるもので、血清カルシウム濃度と血清リン濃度の積が70以上となると出現しやすいといわれています。

　末梢血管の石灰化により起こる血管内腔の狭窄による循環不全、虚血、壊死などがみられ、心臓の刺激伝導系への石灰沈着により不整脈、心電図異常、心機能障害が出現します。皮膚症状として丘疹、高度の瘙痒感、角・結膜への石灰沈着があり、腎機能障害の増悪、肺胞への石灰沈着による呼吸困難、肺機能不全などが生じることになります。消化器系症状として食欲不振、悪心・嘔吐、麻痺性イレウスなどがあります。

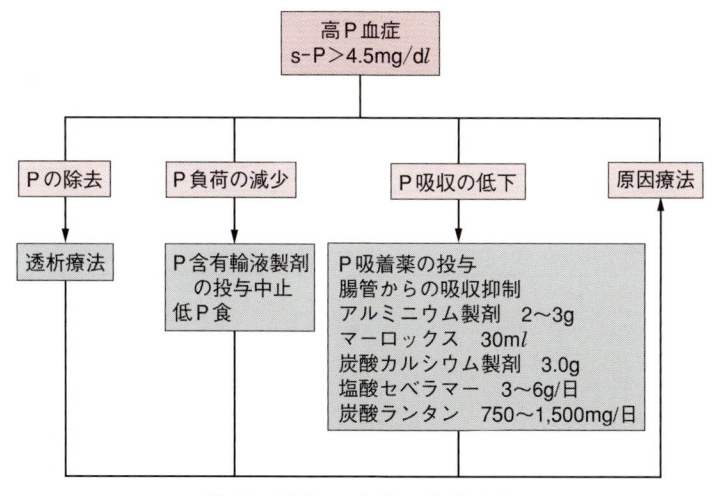

7 体液・電解質異常の診断と治療方針

TRANSFUSION.7 高リン血症の治療法は

　高リン血症の治療は原因疾患の治療が第一です。慢性腎不全にみられる高リン血症は同時に存在する低カルシウム血症とともに治療する必要があります。これは腎性骨症の原因や異所性石灰化の原因になることが知られています。

　食事のリン含有量を 600～800 mg/日以下に制限することが大切です。肉類、乳製品などリンを大量に含有する食品を制限する必要があります。腸管からのリンの吸収を抑制するために、リン吸着薬が投与されます。リン吸着薬には多種類ありますが、アルミニウムを含有するものは腎不全ではアルミニウム中毒症の危険性があり、その使用は避けることです。またマグネシウムを含有する製剤も腎不全での長期投与は高マグネシウム血症を招くため使用は止めることです。一般的に腎不全患者に使用されるリン吸着薬は現在のところ炭酸カルシウムであり、1.5～6.0（平均3.0）g/日程度が投与量になります。当然血中のリン濃度を検査しながら投与量を決めることが必要になります。

　炭酸カルシウム剤の投与量が多いと高カルシウム血症の原因となります。高リン血症と高カルシウム血症が同時に存在すると異所性石灰化をみることになり注意しなければなりません。高カルシウム血症が出現した場合には投与量を減じるか、低カルシウム透析液を使用した透析療法が必要になるわけです。リンを吸着する塩酸セベラマー（sevelamer）という陰イオン交換樹脂（レナジェル®、フォスブロック®）はカルシウムを含有しないので血清カルシウム濃度に影響しないため、腎不全透析患者には有用となります。最近、炭酸ランタン（ホスレノール®）が市販され、透析患者のカルシウム非含有の高リン血症治療薬として臨床使用されることになりました。

図27. 高リン血症の治療方針

TRANSFUSION.8 低リン血症の原因と治療法は

　低リン血症というのは血清リン濃度が 2.5 mg/dl 以下の場合をいいます。これにより出現する症状は低リン血症の程度と期間による影響を受けます。血清リン濃度が 2.5～1.0 mg/dl は中程度低リン血症といい、1.0 mg/dl 以下は高度の低リン血症といいます。特に長期間著しい低リン血症が続くと体内リンの欠乏を意味し、ATP やクレアチンリン酸の産生低下、エネルギーの枯渇による細胞機能の低下が著しくなります。

　低リン血症の原因は、①腎からの排泄亢進、②リンの摂取不足～腸管での吸収不良、③細胞内～骨への移行、に区分されます。PTH の過剰は尿細管でのリン再吸収を抑制することになり、ビタミン D の欠乏は PTH の産生を促進することになり腎臓からのリン排泄を増すことになります。Fanconi 症候群などの尿細管障害も腎からのリン排泄を増すことになります。高度のリン制限食、摂取量の低下、リン吸着性制酸薬は腸管でのリン吸収が不良となります。慢性下痢・吸収不良症候群なども低リン血症の原因となります。インスリンは細胞内へリンを移動させる作用があり、高カロリー輸液時のインスリン分泌亢進は低リン血症の原因となります。その他の細胞内へのリン移動による低リン血症には糖尿病ケトアシドーシスの治療期、低栄養時の refeeding、呼吸性アルカローシスの場合があります。

　PTH はリンとカルシウムを骨から細胞外液に移行させる作用があり、副甲状腺摘出術により急激に PTH が減少すると、骨からの移行が低下（骨吸収の低下）して低リン血症、低カルシウム血症がみられます。透析患者の 2 次性副甲状腺機能亢進症の治療に副甲状腺摘出術を行う場合に典型的にみられます。これを hungry bone 症候群といい、既に骨塩量が低下している状態で骨が空腹状態であるかのように骨にカルシウムとリンが取り込まれることを意味しています。

　低リン血症の治療法には原因を検討することが基本であり、緊急的な治療の必要性は少ないといえ

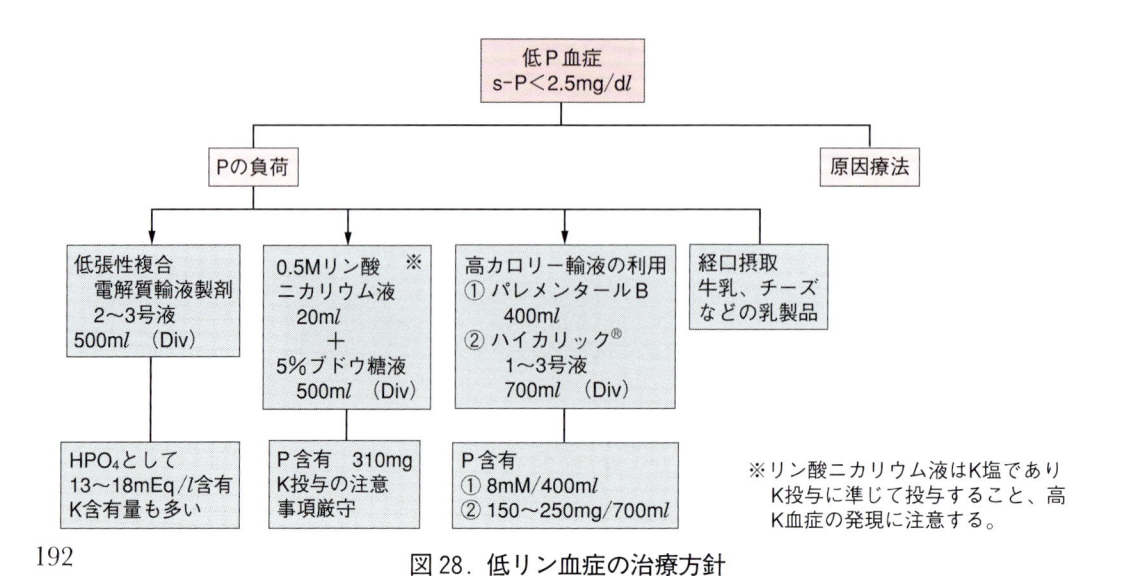

図 28．低リン血症の治療方針

ます。経口摂取が可能であれば、乳製品などリン含有量の多い食品を摂取させることで対処できます。経口摂取が不可能な場合や高度（＜1.5 mg/d*l*）の低リン血症ではリン酸二カリウム液や脂肪製剤の投与が試みられます。

表26．血清リン濃度異常の原因

低P血症（s-P＜2.5 mg/d*l*）	高P血症（s-P≫4.5 mg/d*l*）
1．腸管からの吸収低下（尿中P濃度＜20 mg/d*l*） 　　低P食 　　吸収不全症候群 　　下痢、飢餓 　　P吸着剤の服用（アルミニウム製剤、Mg製剤、Ca製剤） 2．細胞内への移行 　　高カロリー輸液、低栄養からの回復期 　　糖過剰負荷、インスリン投与 　　アルコール中毒 　　呼吸性アルカローシス、hungry bone症候群 　　糖尿病ケトアシドーシス治療後 3．尿中への喪失（尿中P濃度＞20 mg/d*l*） 　　尿細管障害、先天性低P血症 　　利尿薬、浸透圧利尿 　　糖尿病ケトアシドーシス 　　ビタミンD欠乏・抵抗性 　　副腎皮質ホルモン剤 　　副甲状腺機能亢進症 　　アルコール中毒 4．体外への除去 　　胃腸液の吸引、透析療法	1．腸管からの吸収増加 　　高P食 　　ビタミンD剤の投与、ビタミンD中毒、P製剤、リン酸ナトリウム液 2．細胞外液中への移行 　　異化亢進作用 　　筋組織の障害（横紋筋融解症） 　　悪性腫瘍の治療、腫瘍融解症候群（特に悪性リンパ腫、急性白血病） 　　乳酸性アシドーシス 3．尿への排泄障害 　　腎不全（急性、慢性） 　　副甲状腺機能低下症 　　偽性副甲状腺機能低下症 　　末端肥大症 　　ビスホスホネート剤 4．その他 　　経静脈的Pの投与

TRANSFUSION MEMO────慢性低リン血症症候群とは

　食事の摂取が不良な高齢者とかリンを含有しない高カロリー輸液のみで維持されている場合には、著しい低リン血症を生じる場合があります。高度の低リン血症が長期間持続していると、さまざまな全身的な障害が出現することが知られています。これを慢性低リン血症症候群といいます。

1. 神経症状として易刺激性、不安、錯乱、昏睡、しびれ感、知覚異常、振戦、共同運動障害、眼振、瞳孔不同、失調、構語障害、嚥下障害、脳波異常
2. 筋肉症状として筋力低下、脱力感、ミオパチー、横紋筋融解、心機能低下、心筋症
3. 血液異常として赤血球系の障害には組織酸素供給の低下、変形能の低下、寿命短縮、溶血など、白血球系の障害には食菌能低下、殺菌能低下、血小板系の障害には寿命短縮、巨核球増多、血餅退縮障害、粘着能や凝集能低下、出血など
4. 腎障害として低リン尿症、高カルシウム尿症、高マグネシウム尿症、尿細管性アシドーシス、1,25(OH)$_2$D$_3$産生低下など
5. 消化器系症状として食欲不振、イレウス、小腸カルシウム吸収亢進、マグネシウム、リン吸収亢進など
6. 骨症状として骨軟化症、くる病、骨からのカルシウム動員
7. そのほか副甲状腺機能低下症（低カルシウム血症が併発）、肝機能異常、HCO$_3$代謝異常、高血糖、インスリン抵抗性、横隔膜の筋力低下から低換気や急性呼吸不全がみられることがあります。2,3DPGの低下はヘモグロビンの酸素親和性を高め、組織への酸素供給の低下を生じることになります。

⑨ マグネシウム

　マグネシウム（Mg）は原子量24、2価の陽イオンです。血清マグネシウム濃度は1.8～2.4 mg/dlの範囲に調節されています。体内のマグネシウム含有量は約2,500 mgあり、生体ではナトリウム、カリウム、カルシウムに次ぐ第4番目に多い電解質です。体内の分布は骨に50～60％、筋肉中に30％、その他の組織に約20％、細胞外液・血液中に残りの約1％が存在するとされます。主として細胞内に多い陽イオンです。血清の約55％が遊離マグネシウムとして、約30％はタンパク質と結合、15％はリン酸やクエン酸などの陰イオンと結合しているとされます。

TRANSFUSION Q.1　マグネシウムの役割は

　生理的には多種類の酵素の反応を活性化するアクチベータとしての働きがあり、ATPase、adenylate cyclaseなどの酵素の活性発現、核酸・タンパク合成への関与、カルシウム細胞内輸送の抑制などの機能があるといわれます。その他に細胞膜電位を調節する作用、細胞伝達物質、浸透圧物質などの役割があります。マグネシウムは他の電解質に比べて腸管で吸収されにくいイオンのため浸透圧下剤として古くから用いられてきています（酸化マグネシウム、マグコールP®）。
　臨床的な評価を行うにあたっては細胞内に主として存在するため、血中濃度からだけでは不適当であるといえます。筋肉や赤血球内のマグネシウム濃度を測定することは容易ではないことから厳密な

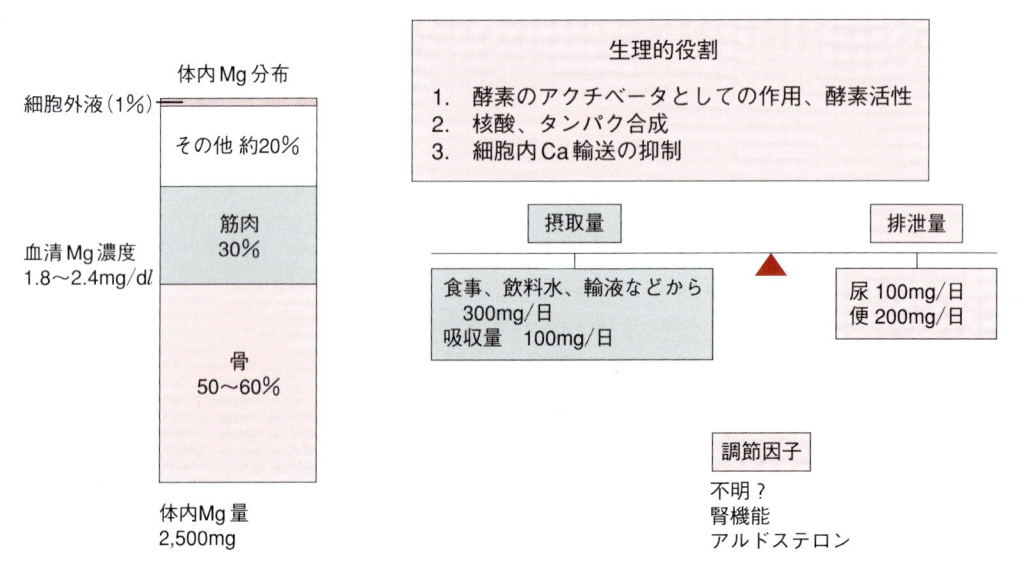

体内Mg分布
細胞外液（1％）
その他 約20％
血清Mg濃度
1.8～2.4mg/dl
筋肉 30％
骨 50～60％
体内Mg量
2,500mg

生理的役割
1. 酵素のアクチベータとしての作用、酵素活性
2. 核酸、タンパク合成
3. 細胞内Ca輸送の抑制

摂取量
食事、飲料水、輸液などから
300mg/日
吸収量　100mg/日

排泄量
尿 100mg/日
便 200mg/日

調節因子
不明？
腎機能
アルドステロン

図29．マグネシウムの代謝

欠乏や過剰を評価できないことになります。正常人の血清濃度は 1.8〜2.4 mg/dl の範囲 (1.5〜2.0 mEq/l) にあります。1.5 mg/dl 以下の場合を低マグネシウム血症、2.7 mg/dl 以上を高マグネシウム血症といいます。

TRANSFUSION.2　マグネシウムの輸送・調節

　マグネシウムの吸収は小腸と大腸の一部で行われ、この部の病変や手術による摘除などの場合には吸収障害が出現することになります。長期間の嘔吐、消化液の吸引などもマグネシウム喪失の原因となります。脂肪便を伴う膵臓疾患などはマグネシウム soap を形成して、吸収が障害されます。
　食事から摂取されるマグネシウムは 1 日 300 mg 程度で、このうち約 100 mg が小腸から吸収され、吸収量と同量が腎臓から排泄され体内平衡を維持しています。摂取量に応じて尿中排泄量が調節されることになります。摂取量を 0 とすると尿中排泄量は数日以内に 1 mEq (12 mg) 以下に減少するといわれます。マグネシウムを静注すると 2 日以内に 90% が尿中に排泄されることになります。
　体内における調節機構に関しては不明の部分が多いといわれます。
　腎臓における動態はヘンレ係蹄上行脚（太い部）において再吸収されます。ナトリウム負荷、利尿薬、カルシウムの負荷によりマグネシウムの排泄は増加することが知られています。尿中には糸球体濾過値の 3〜4% が排泄されます（EF_{Mg}; fractional excretion of Mg は 3〜4%）。

TRANSFUSION.3　高マグネシウム血症

　マグネシウムは腎臓の糸球体で濾過されると、尿細管、特にヘンレ係蹄上行脚において再吸収されます。このため腎機能が障害されると高マグネシウム血症がみられることになります。高マグネシウム血症の原因はほとんど腎機能低下が関連しているわけです。特に透析患者では透析液のマグネシウム濃度が問題となりますが、このほかにマグネシウムを含有する薬剤（酸化マグネシウムの下剤、制酸薬）の長期使用による影響があります。腎不全がなくても妊娠中毒による痙攣の治療にマグネシウム薬を静注した場合にも高マグネシウム血症がみられます。ビタミン D 投与、リチウム投与、ミルクアルカリ症候群においても高マグネシウム血症が報告されています。尿細管の再吸収を増大させる甲状腺機能低下症や Addison 病でも高マグネシウム血症がみられます。
　高マグネシウム血症の症候は排尿障害、倦怠感、構音障害、運動失調、無関心、悪心、嘔吐、筋力低下、筋硬直などがあります。臨床的な高マグネシウム血症の症候は 3.9 mg/dl 以上にならないと出現しないといわれます。マグネシウム中毒は腱反射の減弱から始まり、呼吸麻痺、徐脈、心電図上 QRS の延長と心室伝導障害から心停止を招くといわれます。

TRANSFUSION Q.4　低マグネシウム血症

　マグネシウムの欠乏と低マグネシウム血症とは必ずしも同一ではありませんが、臨床的にはカリウムの場合と同様です。マグネシウム欠乏は飢餓、偏食、栄養不良、マグネシウムを含有しない輸液製剤の長期投与による場合が一般的です。下痢、吸収不良症候群、消化管切除後の低マグネシウム血症がみられることになります。

　腎臓からのマグネシウム喪失は利尿薬、ナトリウム負荷、カルシウム負荷などにおいて増加することが知られています。糖尿病ケトアシドーシスでは大量のマグネシウムが尿中に喪失し、カリウムと同様にインスリン注射による改善で細胞内に移行して低マグネシウム血症が出現します。

　抗生物質（アミノグリコシド）やシスプラチン、サイクロスポリンなどの薬剤による尿細管障害では腎喪失性の低マグネシウム血症が出現するとされます。アルコールは中毒者では摂取量の減少、消化管からの吸収不良、消化管からの喪失さらにアルコール自体による尿細管作用、ケトーシスやアルコールの代謝中間代謝物質により尿中に喪失することが原因になります。さらにアルコールを止めたときに生じる飢餓性の withdrawal syndrome では呼吸性アルカローシスや栄養状態の改善に伴って細胞内にマグネシウムが移行して低マグネシウム血症になります。

　糖尿病性ケトアシドーシスでは治療前は高マグネシウム血症が出現しますが、ケトアシドーシス、糖尿による尿中へのマグネシウム喪失やマグネシウム摂取量の低下によりマグネシウム欠乏を起こし、低マグネシウム血症になります。高度の飢餓時の後の栄養補給、副甲状腺摘除術（PTX）後に細胞内にマグネシウムが移行し、低マグネシウム血症が生じるとされます。うっ血性心不全でもみられますが、これは二次性アルドステロン症の影響と利尿薬の影響が考えられます。

　高アルドステロン症、甲状腺機能亢進症、副甲状腺機能亢進症、抗利尿ホルモンなどの場合にマグネシウム欠乏がみられることになります。ビタミンD欠乏による尿中へのマグネシウム喪失（Tm低下）があり、ビタミンD投与により改善するという報告があります。

TRANSFUSION MEMO ───低カリウム血症と低マグネシウム血症の関係

　低K血症と低マグネシウム血症はしばしば合併します（10〜40％の頻度）。この理由はいずれも細胞内の主要電解質であり、しかも腎での調節に関連があるためと考えられます。遠位尿細管から集合管での上皮細胞のATP感受性Kチャネル（ROMK）には、カリウムの尿細管側への排出抑制にマグネシウムが関係し、低マグネシウム血症ではこの抑制作用がなくなるため尿中へのカリウム排泄が増加し低カリウム血症を招くことになります。この部位に到達するナトリウム量、ナトリウム濃度の増加、アルドステロンの上昇などは、ENaCからのナトリウム細胞内流入のため、尿中にカリウム排泄は増加します。利尿薬投与、アルコール中毒、糖尿病ケトアシドーシスの場合にはこのような関係がみられます。

TRANSFUSION Q.5　低マグネシウム血症の症候

　血清マグネシウム濃度が 1.2 mg/dl 以上あれば通常は無症状です。精神・神経・筋肉系の症候が主としたもので、人格変化、錯乱、幻覚、混迷、感情鈍麻、抑うつ、せん妄、Chvostek 徴候、Trousseau 徴候、テタニー、全身痙攣、筋線維束萎縮、振戦、筋力低下、筋肉痛、筋硬直、運動失調、めまい、眼振、嚥下障害、アテトーゼ様運動、不完全片麻痺、失語などがあります。自律神経症状としては発汗、顔面紅潮があります。
　循環器系症状は頻脈の出現が多く、上室性頻脈、心室性期外収縮、心室性頻脈、心室細動、房室調節性調律、心房細動などがみられます。そのほかに消化器系の症状もみられることがあります。
　同時に他の電解質異常を伴うことが多く、低カリウム血症、低リン血症、低カルシウム血症、低ナトリウム血症などがみられ、このような電解質異常が存在すると低マグネシウム血症の症候が他の電解質異常によるものかの区別が困難となります。

TRANSFUSION Q.6　マグネシウム欠乏とは

　低マグネシウム血症とマグネシウム欠乏は必ずしも一致しません。長期間の慢性的な低マグネシウム血症の存在はマグネシウム欠乏を示唆することになります。血中マグネシウムはタンパクと結合しているものが約 20～25% であるため低タンパク血症による見かけの低下は少ないといえます。原因は消化管からのマグネシウム喪失、腎臓からのマグネシウム喪失、細胞外液からの細胞内液への移動などがあります。
　糖尿病性ケトアシドーシスの未治療時、アルコール中毒、飢餓、副甲状腺機能亢進症などでは体内のマグネシウム欠乏があっても、低マグネシウム血症はみられません。
　マグネシウムは近年心血管系のイベント抑制の作用があると注目されています。これはマグネシウムを多く含有する硬水を飲む住民に心血管系のイベント発生が少ないという疫学調査によるものです。マグネシウムの適切な摂取は心筋梗塞の予後や不整脈の改善、脂質代謝の改善、血圧低下などが知られています。

表27. 血清マグネシウム濃度異常の原因と治療方針

低 Mg 血症（＜1.8 mg/dl）	原因症候治療	高 Mg 血症（＞2.4 mg/dl）
① 腎からの排泄増加 　　アルドステロン症 　　Bartter 症候群、Gitelman 症候群 　　副甲状腺機能亢進症 　　利尿薬、尿細管障害をきたす薬剤 ② 腸からの吸収障害 　　下痢、膵炎、吸収不良症候群 ③ アルコール中毒	原因	① 腎からの排泄障害 ② Mg の負荷（特に①の存在下） 　　経口的：Mg 含有製剤 　　経静脈的
テタニー 不随意運動 せん妄	症候	筋麻痺、悪心、嘔吐、徐脈、心ブロック、傾眠、昏睡、意識障害
① 0.5 M 硫酸マグネシウム（MgSO₄）液 　　10〜20 ml 　　20 分で iv ② 0.5 M MgSO₄ 液 100 ml 　　＋5％ ブドウ糖液 500 ml 　　3〜4 時間で Div	治療	① 8.5％ グルコン酸 Ca 液 60 ml 　　＋5％ ブドウ糖液 500 ml 　　2〜3 時間で Div ② 透析療法

TRANSFUSION MEMO ── マグネシウム欠乏の診断法

血清マグネシウム濃度＜1.3 mg/dl ではマグネシウム欠乏があると考えられますが、マグネシウム欠乏の診断基準は次のように提唱されています。
1. マグネシウム欠乏になる原因が存在する
2. 血清マグネシウム濃度が 1.5 mEq/l または 1.8 mg/dl 以下
3. 尿中マグネシウム排泄量が 3 mEq/日または 36 mg/日以下
4. 静脈内マグネシウム負荷試験で 24 時間尿中排泄率が 70％ 以下でマグネシウム欠乏症を疑い、50％ 以下なら欠乏症
5. マグネシウム投与により症状の改善がある
6. 血清カルシウム濃度に変化なく、カルシウム静注によって改善しない

　尿中マグネシウム排泄量は診断的にマグネシウム欠乏に有用とされます。腎臓のマグネシウム保持能が正常の場合、マグネシウム欠乏があるときには尿中排泄量は 20 mg/日以下に減少すると報告されます。マグネシウム静注後の尿中排泄量の検討も有用となります。10 mg/kg（または 2.4 mg/kg）のマグネシウムを 4 時間で静注し、静注後 6 時間以内（または 24 時間以内）の排泄量が投与量の 50％ 以下（または 75％ 以下）の場合をマグネシウム欠乏と診断することができます。

　腎臓からの喪失かどうかを検討する場合に、マグネシウム欠乏時の尿中排泄量が 20 mg/日以上の場合（多くは 40 mg）は腎からの喪失とすることができます。

10 薬剤による体液・電解質異常

TRANSFUSION.1 薬剤による体液・電解質異常というのは

　体液・電解質の異常の原因が薬剤や輸液治療法などの医原性により生じることがしばしば日常臨床では経験されます。しかしまた、このような原因であることを見過ごされていることも多いものです。特に電解質異常をきたしやすい内分泌性疾患や腎機能障害では、薬剤とか輸液の影響により電解質異常が出現しやすいということを知っておかなければなりません。定期的な血清電解質の検査だけでなく、身体所見の異常が疾患によるものとは異なる場合などは、この医原性疾患でないかを疑ってみることが重要になります。

　電解質異常をきたしやすい薬剤としては次のようなものが知られています。

1 低ナトリウム血症をきたす薬剤

　低ナトリウム血症は大きくナトリウム喪失による欠乏性の型と水分希釈による型に区別されます。ナトリウム喪失の型はいわゆる低張性脱水症といわれるように体液の欠乏の所見がみられます。特に問題となる薬剤は利尿薬（ループ利尿薬とかサイアザイド系利尿薬）が有名です。投与開始の比較的早期から出現し、著しい低ナトリウム血症を示すことがあります。希釈性の型では輸液、特に低張性の輸液製剤を長期間投与しているとき、あるいは抗利尿ホルモン（ADH）分泌を促進する、あるいはその作用を増強させる薬剤があります。高齢者においては腎機能の障害、特に自由水の排泄低下により低ナトリウム血症を招きやすいことがあります。ADH分泌を促進する薬剤はビンクリスチン、シクロホスファミドなどの抗腫瘍薬、クロフィブレート、三環系抗うつ薬などがあり、ADH作用を増強させる薬剤にはトルブタマイドなどの血糖降下薬、キサンチン製剤、非ステロイド抗炎症薬（NSAIDs）などがあります。また低ナトリウム血症の一型として浮腫を呈するものは腎機能障害あるいは肝硬変などにおいて生理食塩液などを過剰に投与して浮腫を増強させることがあります。

2 高ナトリウム血症をきたす薬剤

　高ナトリウム血症には水分欠乏の型とナトリウム過剰による型が区別されます。高張性脱水症といわれる水分欠乏の型はADH分泌を抑制するフェニトイン、ADHの作用を阻害するリチウム、デメクロサイクリン、コルヒチンなどがあり、腎臓から自由水が排泄されるためと考えられます。ナトリウムの過剰投与により高ナトリウム血症を生じる場合はしばしば誤った輸液治療によることが多いものです。高張性の輸液製剤、高張性ナトリウム液、重曹液あるいはナトリウムを含有する抗生物質などの大量投与によりこの型を取りやすいものです。多くは高浸透圧の影響で渇感を生じるため、水分

補給により改善することになりますが、意識障害のある場合とか高齢者においては水分補給が不可能あるいは乏しく著しい高ナトリウム血症を呈することがあります。

3 低カリウム血症をきたす薬剤

低カリウム血症の原因として腎臓あるいは腸管からカリウムを喪失する場合、細胞内外の移動による場合に区別されます。尿中へ過剰にカリウムを排泄することになる薬剤は利尿薬が最も一般的ですが、漢方薬、グリチルリチン製剤など鉱質コルチコイド作用をもつ薬剤があります。抗生物質には尿細管障害をきたす薬剤あるいは非吸収性陰イオンとして腎遠位部へのナトリウム負荷により遠位尿細管でのカリウムの再吸収が障害されることが関係します。消化管からカリウムを喪失する薬剤には下剤があり、下痢を生じさせることにより低カリウム血症となります。また、体内カリウムの量的な異常をきたさなくても細胞内にカリウムが移動することにより低カリウム血症を生じさせる薬剤はアルカローシスを呈する重曹、血糖を低下させるインスリンなどが知られています。

4 高カリウム血症をきたす薬剤

高カリウム血症の原因はカリウムの過剰負荷、腎からの排泄障害、細胞内外の移動異常などがあります。特に腎障害、副腎不全、糖尿病、高齢者などにみられることが多いといえます。輸血あるいは

表28. 薬剤による電解質異常

低　下	電解質濃度異常	増　加
クロールプロパマイド、ビンクリスチン、シクロホスファミド、オキシトシン、ADHアナローグ、利尿薬(サイアザイド)、カルバマゼピン、インドメタシン、クロフィブレート	血清Na濃度	リチウム塩、デメクロサイクリン、重曹、メトキシフルオレン、リコライス(甘草)、Na含有抗生物質(SBPC、CBPC)
インスリン、リコライス(甘草)、利尿薬、陽イオン交換樹脂、下剤 抗生物質(ゲンタマイシン、アンホテリシン、カルベニシリン)、糖質ステロイド、バリウム中毒	血清K濃度	ヘパリン、K保持性利尿薬(スピロノラクトン)、サクシニルコリン、アルギニン、カプトリル、インドメタシン、ARB、ACEI βブロッカー、ナファマスタットメシレート、保存血大量輸血、シクロスポリン、ヘパリン
ループ利尿薬、カルシトニン、抗痙攣薬中毒、ミトラマイシン	血清Ca濃度	ビタミンD製剤、炭酸カルシウム、エストロゲン、サイアザイド系利尿薬
水酸化アルミニウム、マーロックス、炭酸カルシウム、エタノール中毒、高カロリー輸液、塩酸セベラマー、炭酸リチウム	血清P濃度	ビタミンD製剤 リンを含む下剤(ビジクリア®) アンホテリシンB
ループ利尿薬、ゲンタマイシン、高カロリー輸液	血清Mg濃度	酸化マグネシウム(カマ)、マーロックス、リチウム塩
アセタゾラミド、下剤、フェンホルミン、アセトアミノフェン、サリチル酸(大量投与)、高カロリー輸液	血清HCO₃濃度	重曹、糖質ステロイド、ループ利尿薬、保存血大量輸血(クエン酸)、ACTH

カリウム含有した輸液製剤、カリウム含有の抗生物質の投与などにより高カリウム血症が生じることがあります。また、アルドステロン分泌あるいはその作用を阻害する薬剤、アンジオテンシン受容体拮抗薬（ARB）、ACE阻害薬、スピロノラクトンは高カリウム血症の原因となります。消炎鎮痛剤であるNSAIDsはプロスタグランジン合成を低下させ尿中へのカリウム排泄を低下させることになります。タンパク分解酵素阻害薬のメシル酸ナファモスタット（フサン®）も集合管におけるナトリウム再吸収を阻害することからカリウム分泌を抑制することになり高カリウム血症の原因となります。

細胞内外の移動により高カリウム血症を生じさせる薬剤にはNa-K ATPAseを阻害するジギタリス、筋肉細胞の脱分極を生じるサクシニルコリンなどのほか、塩酸アルギニンやβブロッカーも高カリウム血症を招くことが知られています。

5 低カルシウム血症をきたす薬剤

抗痙攣薬であるフェニトイン、フェノバルビタールの長期投与、リン製剤の急速静注、輸血製剤に含まれるEDTAやクエン酸はキレート作用により低カルシウム血症の原因となります。高カルシウム血症の治療薬であるカルシトニンやビスホスホネートは低カルシウム血症をきたすことになります。ループ利尿薬は尿細管でのカルシウム再吸収を抑制することにより低カルシウム血症の原因となります。

6 高カルシウム血症をきたす薬剤

カルシウム製剤（炭酸カルシウムなど）の投与、ビタミンDの投与は高カルシウム血症の原因となります。サイアザイド系利尿薬は尿細管のカルシウム再吸収の亢進、PTHの尿細管作用を増強することにより高カルシウム血症を生じることになります。リチウムの長期投与はカルシウムの尿中排泄を低下させることにより高カルシウム血症を呈するとされています。

7 低リン血症をきたす薬剤

アルミゲル、炭酸カルシウム、塩酸セベラマー、炭酸ランタンなどのリン吸着薬は腸管でのリン吸収障害を生じ、利尿薬は尿中への排泄増加により低リン血症を生じさせることになります。インスリンは細胞内にリンを移行させることがあります。高カロリー輸液時にも出現しやすくなります。

8 高リン血症をきたす薬剤

腎機能が正常時に高リン血症をきたす薬剤というのは比較的少なく、ビタミンDの過剰投与によりカルシウムとリンの吸収増加を生じることがあります。抗腫瘍薬では細胞の崩壊により高カリウム血症と高リン血症を生じることがあります。

9 マグネシウム異常をきたす薬剤

腎機能障害時に下剤としてと酸化マグネシウム（カマ）を長期間投与すると著しい高マグネシウム

血症を呈することがあります。透析患者ではしばしば高度の便秘に悩まされます。このため緩下薬の投与が大量に行われ、しかも効果が不十分であると複数の下剤を服用することがしばしばあります。腎臓病に理解の乏しい医師の場合に昔からの酸化マグネシウム剤を投与してしまうことがあり、慢性的に服薬してしまうことになります。このような下剤による著しい高マグネシウム血症(7 mg/dl)により意識障害を呈した患者さんを経験したことがあります。

10 酸塩基平衡障害をきたす薬剤

代謝性アシドーシスの中でアニオンギャップ(AG)の増加しない型は薬剤による尿細管性アシドーシスがあり、これは期限切れテトラサイクリン、炭酸脱水酵素阻害薬(アセタゾラミド)では近位型を、アンフォテリシンBやリチウムは遠位型を生じうることが報告されています。高カリウム血症型の尿細管性アシドーシスを生じる薬剤にはACE阻害薬、スピロノラクトン、トリアムテレン、ヘパリンなどがあります。AGの増加する代謝性アシドーシスの原因となる薬剤にはビグアナイド、サリチル酸、ビタミンB_1投与のない高カロリー輸液時などの場合があります。

アルカローシスを呈する薬剤として利尿薬の長期投与、非吸収性陰イオンを含む抗生物質(ペニシリン、カルベニシリン)、アルドステロン作用を有するフルドロコルチゾンなどの使用があります。

表29. 基礎疾患による体液・電解質異常

疾　患	発現する可能性のある体液・電解質異常
脳卒中	脱水症、高Na血症
心不全	体液量過剰、肺浮腫、低Na血症
肝硬変	体液量過剰、腹水、低Na血症、呼吸性アルカローシス
糖尿病	脱水症、浮腫、Na濃度異常、高K血症、ケトアシドーシス、乳酸性アシドーシス
副腎不全	脱水症、低Na血症、高K血症、代謝性アシドーシス
副腎機能亢進症	体液量過剰傾向、高血圧、高Na血症、低K血症、代謝性アルカローシス
腎不全	体液量過剰、浮腫、低Na血症、高K血症、代謝性アシドーシス、低Ca血症、高P血症、高Mg血症

CHAPTER 8 酸塩基平衡異常の診断と治療方針

酸塩基平衡というのは重要な体液恒常性の維持機構ですが、その調節のメカニズムや概念を理解することが簡単ではないようです。しかし臨床の現場では、特に緊急的な重症疾患では必ずといってよいほど出現する病態です。このため億劫がらずに最低限度の知識を理解しておかなければなりません。

TRANSFUSION.1 酸塩基平衡というのは

　身体には内部環境の恒常性として、体液量、体液濃度を一定に保持する調節系が存在しますが、酸塩基平衡というのもその1つで、水素イオン濃度を維持する機構であるといえます。正常時では血液中のpHは7.40±0.05の範囲内に調節されています。これは酸塩基平衡を調節する緩衝系、肺、腎臓により行われ、日々の食事、代謝により絶えず酸あるいは塩基の負荷があるにもかかわらず、これらの調節系の作用によりある一定の範囲に保たれています。なんらかの原因あるいは病態により調節系の限度を超えた負荷があると、酸塩基平衡障害が出現することになります。

　病態としては水素イオン濃度が増加するアシドーシスとそれが減少するアルカローシスとに区別され、原因により代謝性と呼吸性に各々区分できます。単一の酸塩基平衡障害がみられるときを単純性の酸塩基平衡障害といいます。特に臨床的に重篤な病態時では、これらが合併した混合性の酸塩基平衡障害をみることが多いのです。腎臓や肺を障害する疾患だけでなく、多臓器不全、循環器系の障害、ICUなどでは極めて一般的です。このような病態は生命の危険を伴うような状況にあることから緊急的な処置を必要とするため早期診断と治療法について十分理解しておく必要があるのです。

　この酸塩基平衡異常を是正する輸液法を酸塩基輸液法といいます。使用する輸液製剤としてはアルカリ化剤と酸性化剤に大別できますが、必ずしもこのように区別された輸液製剤だけを使用するのではなく、病態によっては既存の一般的な輸液製剤の使用によっても酸塩基平衡異常は是正される点に注意することです。また、基礎疾患の是正により酸塩基平衡異常が改善されることも多く、敢えてアルカリ化剤を使用しないことも少なくありません。

酸 (HA) と塩基 (A)

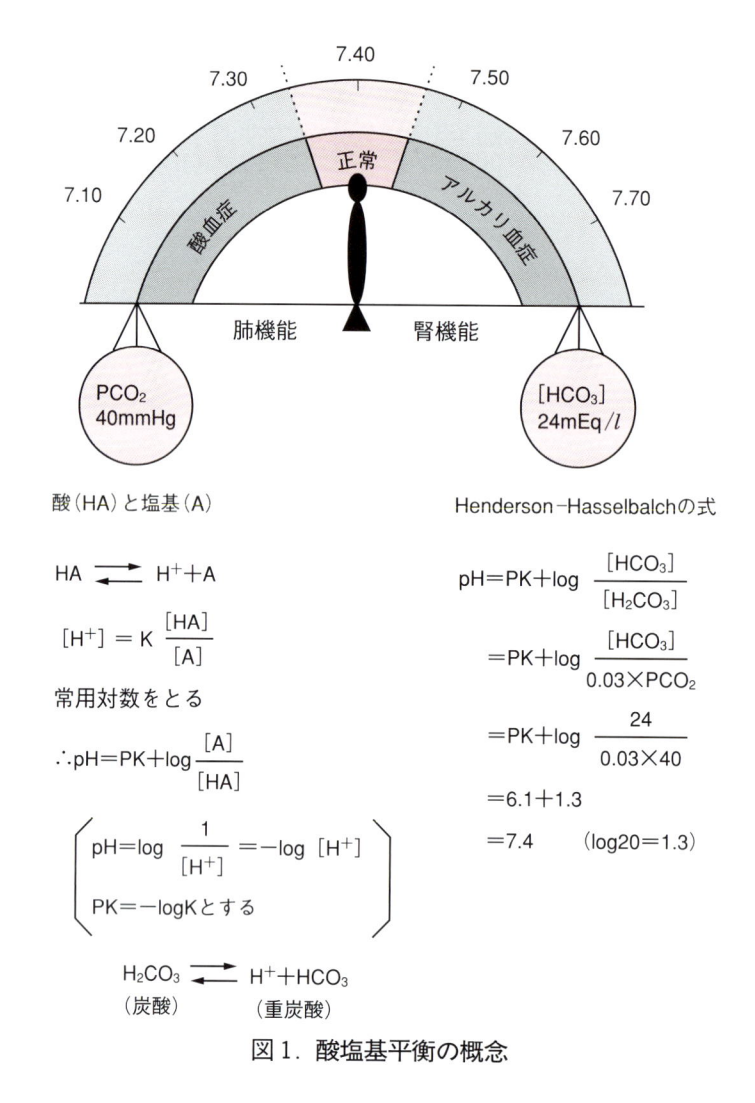

$$HA \rightleftarrows H^+ + A$$

$$[H^+] = K \frac{[HA]}{[A]}$$

常用対数をとる

$$\therefore pH = PK + \log \frac{[A]}{[HA]}$$

$$\left\{ \begin{array}{l} pH = \log \dfrac{1}{[H^+]} = -\log [H^+] \\ PK = -\log K とする \end{array} \right.$$

$$H_2CO_3 \rightleftarrows H^+ + HCO_3$$
（炭酸）　　　（重炭酸）

Henderson–Hasselbalch の式

$$pH = PK + \log \frac{[HCO_3]}{[H_2CO_3]}$$

$$= PK + \log \frac{[HCO_3]}{0.03 \times PCO_2}$$

$$= PK + \log \frac{24}{0.03 \times 40}$$

$$= 6.1 + 1.3$$

$$= 7.4 \quad (\log 20 = 1.3)$$

図 1. 酸塩基平衡の概念

H⁺ 濃度の求め方

　血液の酸度を表現するために pH という概念が用いられます。pH は Henderson-Hasselbalch の式より求められます。pH は正常では 7.40 (7.35〜7.45) の範囲に維持されています。pH が正常より低下すると酸血症といわれ、酸 (H⁺) が貯溜していることになり、上昇するとアルカリ血症といわれ、H⁺ が減少していることを意味します。

　このような酸度を pH ではなく、H⁺ 濃度そのもので表現することも行われます。これは Henderson の式より次のように計算できます。

$$[H^+] = 24 \times \frac{PCO_2\ mmHg}{HCO_3\ mEq/l} \quad （単位\ nEq/l）$$

TRANSFUSION Q.2 　酸とは、アルカリとは

　酸というのは水素イオンを供給することのできる物質(proton donor)、塩基(アルカリ)というのは水素イオンを受けることのできる物質(proton acceptor)と定義されています。体内では酸と塩基のバランスが維持されています。酸(HB)⇄塩基(B)＋H$^+$であり、ある一組の酸と塩基の平衡は質量作用の法則より次のように書き表すことができます。

　　　[H]＝k・[HB]/[B]　(k は酸の解離係数)

　水素イオンの濃度は他の電解質と同じように mEq/l の単位で表すとあまりにも小さな値になるため、nEq/l の単位で表す方式もあります。しかし、慣用的には水素イオン濃度の逆対数をとり、pH として表現するのが一般的です。この式で pH＝－log [H] としてみると、

　　　pH＝pk＋log{[B]/[HB]}　(Henderson-Hasselbalch の式)

となります。

　体内の水素イオン濃度は通常の電解質濃度に比べ、極めて低濃度であり、正常値は 0.00004 mEq/l 程度(40 nEq/l)です。pH というのは水素イオンの逆対数と定義され、pH＝－log[H$^+$]＝log 1/[H$^+$] という関係にあります。ですから正常の血液中の pH は 7.40(7.35〜7.45)となります。生命が維持できる範囲を pH で表すと 6.8〜7.6 の間にあり、この範囲では [H$^+$] 濃度と pH の関係は直線関係にあります。なんらかの原因で [H$^+$] 濃度が増加することは pH が低下することを意味し、逆に [H$^+$] 濃度が減少することは pH が上昇することを意味します。pH＜7.35 をアシデミア(酸血症)といい、pH＞7.45 をアルカレミア(アルカリ血症)といいます。アシデミアを引き起こすような病態をアシドーシスといい、アルカレミアを引き起こすような病態をアルカローシスというわけです。

表 1. pH と H$^+$ 濃度の関係

pH	H$^+$ mEq/l	H$^+$ nEq/l	
6.80	0.000158	158	酸血症
7.00	0.000100	100	(アシデミア)
7.20	0.000063	63	
7.35	0.000045	45	
7.40	0.000040	40	正常範囲
7.45	0.000035	35	
7.50	0.000032	32	アルカリ血症
7.60	0.000025	25	(アルカレミア)
7.80	0.000016	16	

注)　pH 7.20 から 7.50 の間では pH の小数点以下 2 桁と H$^+$ nEq/l の和は 80 程度となる。

TRANSFUSION Q.3　酸塩基平衡の調節というのは

　酸塩基平衡の調節は生体の酸と塩基のバランスを維持するために機能するホメオスターシスの一環であるといえます。体液量の調節や体液浸透圧の調節と同じように、体内の水素イオン（プロトンH^+）の調節としての意味があります。

　この機構は緩衝系、肺、腎臓の三者により互いに密接に関連して、血液のpHを正常の7.40に維持するように機能することになります。肺は揮発性の酸であるCO_2の調節を行い、腎臓は主として非揮発性の酸（固定酸）の調節を行うことにより血液のpHが正常に保持されるように機能します。調節系の肺や腎臓の機能障害が存在すると、呼吸性の酸塩基異常や代謝性の酸塩基異常が出現することになります。

　細胞の代謝により毎日約500gの炭酸が発生するとされます（この量は10Nの塩酸―濃塩酸に換算しても1 l に相当します）。この大量の酸を血液のpHを乱すことなく、体外に排泄し体液の恒常性を維持しなければなりません。一方、タンパク質の代謝においてはリン酸や硫酸を、リン脂質の代謝においてはリン酸を、糖代謝においては乳酸や焦性ブドウ酸などを産生することになり酸ができます。このような酸を排泄することも体液の恒常性を維持するうえに必要です。非揮発性の酸は量的には少ない（CO_2の1/100）のですが、腎臓からしか排泄できないという特徴があります。

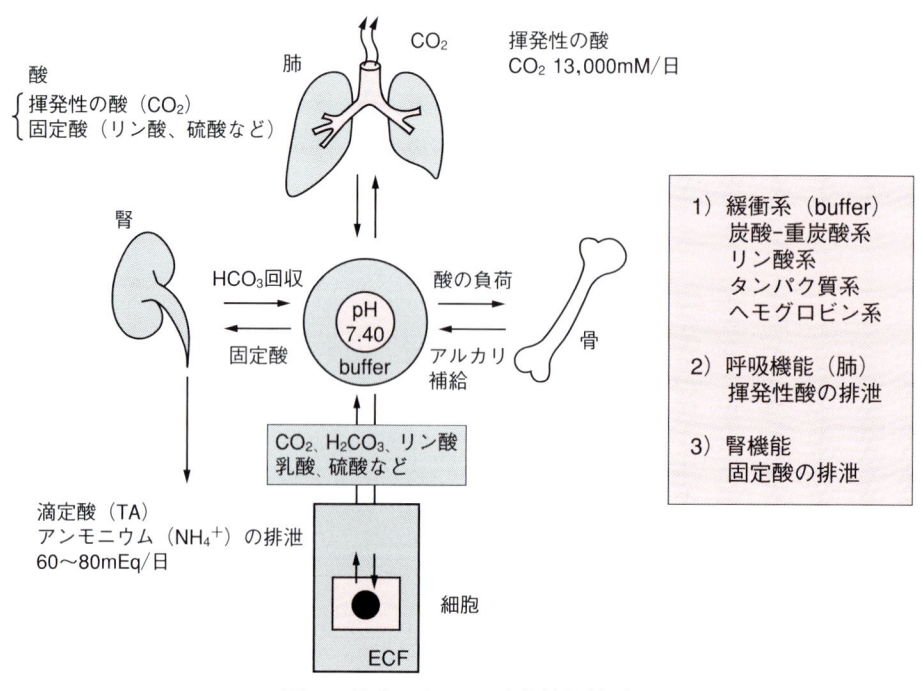

図2．体内における酸塩基調節系

8 酸塩基平衡異常の診断と治療方針

体内で産生される酸負荷に対して、血液 pH の変動を最小限にするのが緩衝系（buffer）です。血漿蛋白質系、リン酸系、ヘモグロビン系、炭酸-重炭酸系の種類があります。この中で炭酸-重炭酸系の緩衝作用が最も大きく 60% を占め、しかも肺から排泄される CO_2、腎から排泄される固定酸としての H^+ および腎で再吸収される HCO_3 濃度のいずれにも関係するため重要です。

揮発性の酸である CO_2 の排泄は肺より行われ、PCO_2 を規定するのは肺胞換気量です。延髄の呼吸中枢、大動脈・頸動脈小体に存在する化学受容体が PCO_2・PO_2、pH の変化に応じて換気量を調整することになります。

不揮発性の酸は約 1 mEq/kg/日 生成され、これは緩衝系で buffer 作用を受け、腎より排泄されます。腎臓では不揮発性の酸を排泄すると同時に同量の HCO_3^- を再吸収することにより体内の酸塩基平衡が維持されることになります。

腎における酸排泄の機構は、尿細管より H^+ を分泌することで、これには滴定酸として排泄すること、アンモニウムイオンとして排泄すること、free の H^+ として排泄する方法があります。尿 pH は最高 4.5 まで低下させることは可能ですが、H^+ は 0.004 mEq/l 程度の量でしかありません。滴定酸（主にリン酸イオン）は、不揮発性酸の 1/3 相当、約 20 mEq/日を排泄し、アンモニウムイオンは残り 2/3 相当の約 40 mEq/日を排泄することになります。

TRANSFUSION MEMO ── 炭酸-重炭酸系の緩衝系の重要性

血液の pH は正常では 7.40 の弱アルカリ性に維持されています。この pH というのはプロトン（H^+）の逆対数により示されるもので、$pH = -\log[H^+] = \log[1/H^+]$ と定義されます。血液中の H^+ 濃度を維持するために体内には緩衝系というのが存在し、急激な酸あるいはアルカリの負荷が加わっても pH の値が急に変動しないようなバッファー作用が行われています。緩衝系の中でも重要なのが炭酸-重炭酸系の緩衝系です。

$$HCO_3 + H^+ \rightleftarrows H_2CO_3 \rightleftarrows CO_2 + H_2O$$
$$\quad\quad\quad\quad\quad ca \quad\quad\quad\quad ca（炭酸脱水酵素）$$

この系を Henderson-Hasselbalch の式に適用すると、
$$pH = pk + \log\{[HCO_3]/[H_2CO_3]\}$$
$$= 6.10 + \log\{[HCO_3]/0.03 \times PCO_2\}$$

となります。

重炭酸-炭酸系の pH は 6.10 であり、炭酸（H_2CO_3）は血液中の溶存 CO_2 を意味します。PCO_2 は CO_2 の分圧を示し、CO_2 の血漿中への溶解度 0.03 より $0.03 \times PCO_2$ は血漿中の溶存 CO_2 を意味することになります。HCO_3 を調節するのは腎臓の働きであり、PCO_2 を調節するのは肺の働きであることから、この式より血液の pH は肺と腎臓の作用により行われることが示されます。この緩衝系は肺と腎の両方の機能が関連している点から、ほかの緩衝系に比べてその緩衝能力は大きく、重要であるといえます。

この式の重要なことは log の中の $[HCO_3]/0.03 \times PCO_2$ の比を 20 とすれば、血液の pH は正常の 7.40 になることです。つまり、$\log 20 = 1.3$ ですから $6.10 + 1.3 = 7.40$ となるからです。

TRANSFUSION.4　酸塩基平衡障害の種類は

　酸塩基平衡の調節機構の障害により細胞外液の［H^+］の濃度調節が著しく影響されるとアシドーシスあるいはアルカローシスが出現することになります。第一義的に呼吸器系の異常による障害を呼吸器性の酸塩基障害、代謝性の異常が第一義的なものを代謝性の酸塩基異常といいます。このため単一の原因による酸塩基障害は4種類存在することになるわけです。

　2つ以上の酸塩基障害が合併した場合には混合性の酸塩基平衡障害といいます。この混合性酸塩基障害の場合には、血液のpHは複合した障害の強い方の影響を受け、高度の酸血症、アルカリ血症あるいは正常の値を示すことがあります。

　酸塩基平衡異常には単純型であればpH、PCO_2、HCO_3の変化により4種類に区分されます（**表2**）。つまり代謝性のアシドーシスとアルカローシス、および呼吸性のアシドーシスとアルカローシスに分けられます。代謝性の場合はHCO_3の変化が第一義的に生じるもので、呼吸性の場合はPCO_2の変化が第一義的に生じることによります。

　実際の臨床の場では、単純性の型だけではなく、2つ以上の酸塩基平衡異常が合併した混合型を示すことが少なくないといえます。単独でこれらの酸塩基平衡の異常が見られるだけでなく、病態によっては2つ以上の複数の酸塩基平衡異常が合併することがあります。この混合性の酸塩基平衡異常は多臓器不全、疾患の末期、緊急・集中医療の現場では日常的に起こりうることになります。この場合の診断は困難なことが多く、血液ガスの成績を正しく評価することが大切になります。このためには原疾患、治療の経過、特に酸塩基平衡に影響する薬物の使用、循環器系機能さらに肺や腎臓の代償反応の程度を評価することが重要になります。疑われる場合には時期を失することなく血液ガス検査を行い、重症度の診断と適切な治療を急ぐ必要があるわけです。

表2．単純性の酸塩基平衡異常の分類

型	血液ガス		
	pH	PCO_2	HCO_3
正常	7.35〜7.45 （平均7.40）	35〜45 （平均40 mmHg）	22〜26 （平均24 mEq/l）
代謝性アシドーシス	↓	↓	⇓
代謝性アルカローシス	↑	↑	⇑
呼吸性アシドーシス	↓	⇑	↑
呼吸性アルカローシス	↑	⇓	↓

↓低下、↑上昇を意味する。⇑一次性変化

注）単純性酸塩基平衡ではPCO_2と［HCO_3］の変化は同一方向に向かう。これは肺と腎の代償機能によりpHを正常化しようとする表れである。∵［HCO_3］/PCO_2の比が20になればpHは正常となるため。

1 酸塩基平衡異常の診断

　酸塩基平衡異常の原因は多数の疾患・病態により生じうるわけですが、治療の基本は原因を除去することにあります。しかし、異常の程度が著しいときには生命の危険を回避するため、とりあえず血液 pH の改善を目的に治療が実施されることがあります。輸液療法が行われる対象は主として代謝性の酸塩基平衡障害の場合であるといえます。そこでもう少し詳しくアシドーシスとアルカローシスについて考えることにしましょう。

TRANSFUSION.Q.1　アシドーシスというのは

　細胞外液の［H^+］濃度の増加した状態（pH の低下）をアシデミア（酸血症）といい、この状態へ変化させるような病態がアシドーシスとなります。しばしばアシデミアとアシドーシスは同じような意味あいで使用されることがありますが、厳密には区別されるものです。
　第一義的な原因が呼吸性の場合、PCO_2 の増加によるものを呼吸性アシドーシスといい、固定酸の増加または排泄障害あるいは HCO_3 の喪失による［HCO_3］の減少を特徴とする代謝性の原因が第一義的な場合には代謝性アシドーシスといいます。

TRANSFUSION.Q.2　代謝性アシドーシスの原因は

　アシドーシスには成因により代謝性の型と呼吸性の型に区別されます。代謝性の型は代謝性アシドーシスといい、呼吸性の型は呼吸性アシドーシスといいます。代謝性アシドーシスは腎臓から排泄されるべき酸がなんらかの影響で排泄されずに、体内に貯留・蓄積することが原因です。これには外から酸を過剰に負荷したり、体内代謝の障害により体内で過剰に酸が産生される場合、あるいは腎臓から酸が排泄されない場合があります。また酸ではなく、アルカリ作用を示す重炭酸（HCO_3）を体外に喪失する場合にも、生体は酸が過剰になってしまいます。このようなことから代謝性アシドーシスの原因は成因から次のように分類されます。
1．腎臓からの酸排泄障害
　　H^+ 分泌障害；尿細管性アシドーシス（近位・遠位 RTA）
　　・腎におけるアンモニア生成障害による尿細管性アシドーシス（低レニン低アルドステロン症、ア

ルドステロン抵抗性・IV型RTA)
  ・腎障害—慢性腎不全、急性尿細管壊死、腎皮質壊死、腎乳頭壊死
2. 酸の過剰負荷(内因性)
  ・乳酸性アシドーシス、糖尿病性ケトアシドーシス、飢餓性ケトーシス
3. 酸の過剰負荷(外因性)
  ・メタノール、エチレングリコール、塩酸、塩化アンモニウム
  ・トルエン(glue sniffing)、メチオニン、サリチル酸
  ・パラアルデハイド
4. 重炭酸の喪失
  ・炭酸脱水酵素抑制薬(acetazolamide)
  ・下痢、膵液・胆汁吸引など

表3. 代謝性アシドーシスの原因

アニオン・ギャップの増加する型	アニオン・ギャップの正常な型
1. 固定酸の排泄障害 　　腎不全、尿毒症性アシドーシス 2. 固定酸の産生亢進 　　糖尿病性ケトアシドーシス 　　アルコール性ケトーシス 　　飢餓性ケトーシス 　　乳酸性アシドーシス 3. 中毒性物質の摂取 　　メタノール中毒 　　エチレングリコール中毒 　　サリチル酸中毒	1. 腎からHCO_3喪失、H^+排泄障害 　　尿細管性アシドーシス(RTA) 　　副甲状腺機能亢進症 　　低アルドステロン症 　　副腎不全 　　低レニン低アルドステロン症 　　偽性低アルドステロン症 　　炭酸脱水酵素阻害薬 2. 消化管からのHCO_3喪失 　　下痢、腸瘻、消化液の吸引 　　尿管S状結腸吻合術 3. 外因性のH^+負荷 　　塩化アンモニウム、アルギニン、HClの投与 4. 希釈性アシドーシス

TRANSFUSION.Q.3 代謝性アシドーシスの分類

　代謝性アシドーシスが認められた場合には常にアニオンギャップ(AG)を計算することです。これにより代謝性アシドーシスの原因を鑑別することが可能になります。AG＝Na－(HCO$_3$＋Cl)から求めることになりますから、血液ガス検査と同時期の電解質の測定が必要になります。

　代謝性アシドーシスはAGが正常のものと高値を示すものに大きく区別されますが、AGが正常のものでは高クロール血症を示すことになります。

　この原因は塩化アンモニウムを投与したとかアミノ酸などの酸(アルギニン・リジン)を投与した場合、コレラのような重症の下痢により消化液を喪失するあるいは腎臓より過度の重炭酸の喪失(尿細管性アシドーシス)の場合があります。

　消化管や腎臓からの重炭酸の喪失の場合には、細胞外液量の減少によりレニン-アルドステロン系の亢進の結果、低カリウム血症を示すことになります。遠位尿細管が全体的に障害を受ける腎機能低下の状態では高カリウム血症を特徴とするIV型尿細管性アシドーシスといわれます。これにはアルドステロン抵抗性あるいは低レニン・低アルドステロン症が知られています。スピロノラクトンやトリアムテレンの使用時も酸排泄の低下の原因となることがあります。また、細胞外液の希釈により生じる場合があります。

　これに対して、AGが高値(AG≫12 mEq/l)を示す代謝性アシドーシスでは臨床的に重要な疾患があります。高AGの代謝性アシドーシスで血中に貯留する酸は、原因により異なります。これには次のような疾患でみられます。原因は酸排泄の低下、酸産生の増加、酸負荷の増加によります。

表4. 代謝性アシドーシスの原因物質

病　態	原因物質(体内に貯留)
尿毒症	リン酸、硫酸の蓄積
糖尿病性ケトアシドーシス	βハイドロキシブチリン酸、アセト酢酸
アルコール性ケトーシス	βハイドロキシブチリン酸
飢餓性ケトーシス	アセト酢酸
乳酸性アシドーシス	乳酸、ピルビン酸
サリチル酸中毒	乳酸、ケト酸
メタノール中毒	蟻酸
エチレングリコール中毒	グリコール酸、蓚酸

TRANSFUSION Q.4　代謝性アシドーシスの診断

　代謝性アシドーシスは血漿 HCO₃ 濃度の低下、血液 pH の低下を特徴とします。この原因は病歴からもある程度推測することができます。例えば基礎疾患として、慢性腎不全の末期、コントロール不良な糖尿病、慢性的な高度の下痢や消化液の喪失などがあります。代謝性アシドーシスは、その成立から大きくアニオンギャップ（AG）が増加した型と正常な型に区別されます。AG は血清ナトリウム濃度から血清クロール濃度と血漿 HCO₃ 濃度の和を引いた値として求められ、正常値は 12 mEq/l です。このため酸塩基平衡異常が疑われるときには、常に血清ナトリウム、カリウム、クロール濃度を血液ガス検査と同時期に行うべきです。代謝性アシドーシスの場合には、鑑別診断のうえで、特に有用性があるといえます。

　この AG のほかに、同時期の血漿浸透圧、血糖、血液尿素窒素を測定することによりオスモラールギャップ（OG）を計算することが可能になり、鑑別診断上さらに有用性が増すことになります。OG は実測の浸透圧から計算で求めることができる浸透圧（血清ナトリウム濃度×1.86＋血糖値/18＋血液尿素窒素値/2.8）を減じた値です。正常値は 10 mOsm/l ですが、AG が増加した代謝性アシドーシスで、しかも同時に、OG が増加したものはエチレングリコール中毒やエタノール中毒などでが薬物中毒などが疑われます。OG は著しく増加し、この値以上になることから診断が可能になるからです。

TRANSFUSION MEMO ───アシドーシスの病像

　高度のアシドーシスが存在すると身体には次のような悪影響があるとされます。血行力学的に心拍出量の低下、肺浮腫、末梢血管の拡張による低血圧、ショック、代謝障害による細胞機能の障害（解糖系の異常や乳酸代謝の障害など）、末梢組織におけるインスリン感受性の低下などがあります。

呼吸：過換気、努力性呼吸、呼吸困難
腎臓：H 排泄促進（滴定酸、アンモニウム塩排泄増加）
心臓：心機能の抑制（収縮力の低下、興奮伝導の遅延）
　　　末梢血管の収縮、カテコラミンの反応性低下
神経：頭痛、意識障害、混迷、脳血管拡張（脳血流増加、脳圧亢進）
筋肉：脱力感、麻痺
消化器：悪心・嘔吐、肝血流減少
内分泌：カテコラミン分泌促進
骨：骨粗鬆症、カルシウム塩の喪失
ヘモグロビン：Hb-O₂ 解離曲線右方偏位
糖代謝：解糖の抑制
電解質：高カリウム血症、カルシウムイオン増加
　　　　細胞内ナトリウム、カリウムの細胞外移動

TRANSFUSION Q.5　代謝性アシドーシスの治療方針

　治療の方針としては、まず鑑別診断が必要です。代謝性アシドーシスの原因が何によるのかを検討しなければなりません。診断に関しては、可能な限り基礎疾患や病態を知ることです。病歴の聴取、身体所見の把握は言うまでもありませんが、血液ガスの検査、その他の電解質、腎機能、血糖などのデータが必要です。アシドーシスに合併する体液、電解質異常の有無を知ること、およびそれに関係する基礎知識を理解することも大切です。

　高度のアシドーシスが存在すると生体には全体的な悪影響がみられることになるため、治療を早期に実施することが大切といわれるわけです。例えば、血行力学的に肺浮腫、低血圧、ショック、代謝障害による細胞機能障害（解糖系の異常、乳酸代謝障害など）、末梢組織におけるインスリン感受性の低下などがみられるとされます。

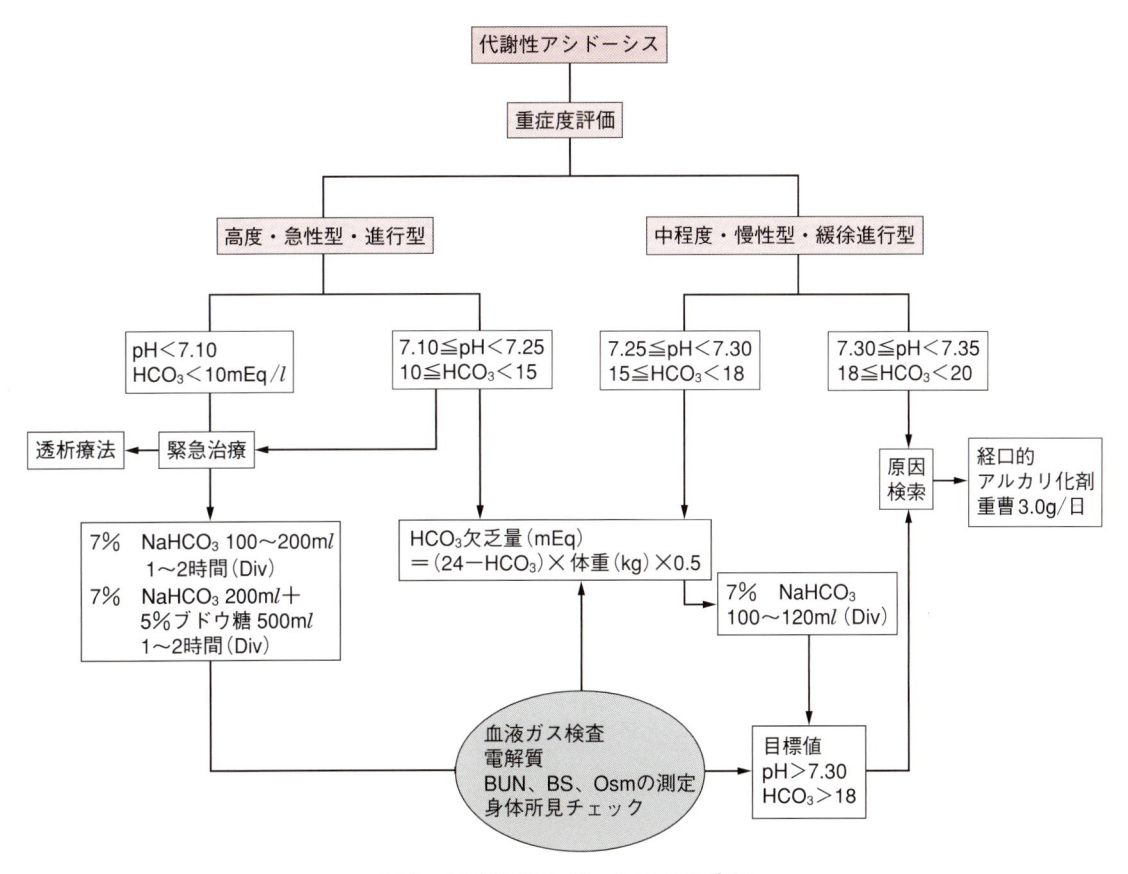

図3．代謝性アシドーシスの治療法

TRANSFUSION Q.6　アルカリ化剤の使用法は

　糖尿病性ケトアシドーシスの場合にはインスリン欠乏によるケトーシス、高度の代謝性アシドーシス、浸透圧利尿や嘔吐などによる体液量の異常、カリウムの喪失を伴うのが一般的です。このような場合に、アシドーシスにのみに捕われないで、インスリンの投与により血糖の管理と生理食塩液により体液量や電解質の補正を行うことによりアルカリ化剤をわざわざ投与しなくてもアシドーシスは改善するのが通例であるといえます。むしろアルカリ化剤を投与すると、却ってアルカローシスを招来することから、著しいアシドーシスの存在する以外(血液 pH＜7.10)にはアルカリ化剤は投与しないものであるといえます。

　また、ショックによる高度のアシドーシスの場合には循環血漿量の回復が治療の第一で、循環血漿量の是正により改善効果がみられることも多いのです。当初からアルカリ化剤の適応があるとはいえません。アシドーシスでは高カリウム血症を合併することが一般的であり、特に腎機能障害を伴うときには致命的な高カリウム血症を呈するので、緊急的な治療法を知っていなければなりません。尿毒症による高度のアシドーシスの治療には透析療法が第一選択で、アルカリ化剤の投与は体液量の過剰を招き肺浮腫、心不全の誘発の危険があります。尿毒症では代謝性アシドーシスだけが問題になるのではなく、高窒素血症、高カリウム血症、体液量の過剰なども併せて治療する必要があります。これらを総合的に治療する方法は透析療法以外にありません。心血管の機能が障害されている場合には、体外循環血液量をできる限り少なくするために、通常の血液透析法に代わって continuous hemodiafiltration (CHDF) などの特殊な体外循環法を行うことが必要になります。

　このように酸塩基平衡異常といっても、ただ単にアシドーシスやアルカローシスだけに捕われないで、総合的に体液・電解質異常にも気をつけることが重要であるのです。

表5. 代謝性アシドーシスの治療方針

1. 基礎疾患の鑑別診断：病歴、一般検査(BUN、Cr、血糖)、AG、OG の計算
2. 重症度の評価(緊急治療の必要性)：血液 pH、血漿 HCO_3 濃度の程度
3. 基礎疾患の治療：糖尿病、腎不全など
4. アルカリ化剤投与の是非：投与経路、アルカリ化剤の種類
5. アルカリ化剤の投与量の決定：HCO_3 欠乏量・実際の投与量
6. 治療による副作用のチェック：大量投与時に出現
7. 治療の効果判定、血漿 HCO_3 濃度の改善目標値、臨床所見の改善の有無

Q TRANSFUSION.7　一般的なアシドーシスの治療方針

　緊急的なアシドーシスの治療時でなければ、まず原疾患の治療を行うことが原則です。基礎疾患の治療と併行して、必要に応じて対症的にアシドーシスを改善させることが試みられます。軽度の血漿 HCO_3 濃度の低下があっても、アシドーシスの原因が除去できる、あるいは腎機能が正常である限り、いずれアシドーシスは改善するといえますから、敢えてアルカリ化剤を投与することはありません。長期間アルカリ化剤の投与を必要とするのは、限られた病態でしかないのです。例えば、血漿 HCO_3 濃度が 15〜20 mEq/l 程度の慢性腎不全、尿細管性アシドーシスあるいは呼吸性代償が不完全でアシドーシスが急性増悪している病態です。

　このような場合に使用するアルカリ化剤にも重曹の使用が一般的ですが、クエン酸ナトリウムや乳酸ナトリウムも使用されます。重曹は直接的に HCO_3 を供給するため、その効果は確実であるといえます。しかしながら過剰投与の場合には、ナトリウムの負荷になることから浮腫、心不全などの体液量の過剰な病態では肺浮腫、うっ血性心不全を出現せる点に注意しなければなりません。

　乳酸ナトリウムにおいてナトリウムの負荷という面では同じですが、注意することは、アルカリ化作用は乳酸の代謝が障害されてないということが前提です。高度の肝障害、心不全、循環障害、ショックなどの時には乳酸の蓄積によりアルカリ化剤として作用せず、却って乳酸性アシドーシスを生じさせることになるため使用を避けることが大切です。

　アルカリ化剤の使用にあたっては、投与量の問題、投与速度にも注意しなければなりません。急速大量のアルカリ化剤の投与は、血液の pH を急激に上昇させ、イオン化カルシウムの低下によりテタニーを誘発することになります。また、急激なアシドーシスの改善は細胞外液より細胞内液にカリウムが移動し、低カリウム血症を生じることになります。特にジギタリス製剤を使用している患者さんには注意しなければならないのです。さらに paradoxical CSF acidosis という病態を出現させることがある点にも注意が必要です。

　経静脈的な投与以外に、経口的な投与法があります。重曹を経口的に投与してアシドーシスの改善を期待するのは、緊急的な治療を必要としない軽度のアシドーシス、例えば保存期腎不全や尿細管性アシドーシスの場合です。投与量は試行錯誤によりますが、一般的には重曹 3.0 g/日程度から開始します。重曹 1 g 中には HCO_3 が 12 mEq 含有されています。このほか Shohl 液というのがあり、これはクエン酸 140 g とクエン酸ナトリウム 98 g を水に溶解して 1,000 ml としたものです。本剤 1 ml 中に HCO_3 を約 1 mEq 含有することになります。また、クエン酸ナトリウムとクエン酸カリウムの合剤である製剤（ウラリット U®）が市販されており、利用できます。これは腎機能障害の高度の場合には禁忌である点に注意しましょう。

　高度の腎機能障害、末期腎不全、薬物中毒によるアシドーシスの治療は透析療法が適応です。酸塩基平衡障害の改善だけではなく、体液電解質、高窒素血症の治療にも有効であるから一挙両得です。

TRANSFUSION.8 アルカリ化剤の投与量の求め方

　アシドーシスのときに、どの程度のアルカリ化剤を投与するかを知る必要があります。欠乏量の求め方についてはいろいろな考え方があります。実際補充する量についても、どの程度の量にするのかという点についてさまざまな考え方があります。HCO_3 欠乏量として（24−血漿 HCO_3 濃度）×体重×0.5という方式があります。実際の投与量はこの欠乏量に安全係数を掛けることになります。

　治療目標は必ずしも血漿 HCO_3 濃度を完全に正常化させる必要はありません。代謝性アシドーシスの代償作用である換気の状態は、アシドーシスが改善しても数時間持続するため、完全に血漿 HCO_3 濃度を正常化してしまうと代償過剰の状態にしてしまうのです。このためとりあえず目標とする濃度は 18 mEq/l 程度でよいとされています。

　計算式で求めた量以上にアルカリ化剤が必要となる病態は、持続的に HCO_3 を喪失する場合、乳酸性アシドーシスのような高度のアシドーシス、酸の産生が過剰に続く場合です。このような場合には全身状態を観察し、血液ガスの成績をもとに病態を把握し、投与量、投与速度を補正していく姿勢が大切です。

表6. アルカリ化剤の使用法と副作用

アルカリ化剤の投与の適応	アルカリ化剤の副作用（過剰使用時）
I．絶対的適応：救急的な投与が必要 　1）生命の危険が予想される高度のアシドーシス 　2）乳酸性アシドーシス 　3）血液 pH＜7.10 II．相対的適応：慢性的な投与が必要 　1）基礎疾患の是正が困難なアシドーシス 　2）血漿 HCO_3 濃度＜15 mEq/l 　3）呼吸性代償が不完全な代謝性アシドーシス 　4）他の治療でアシドーシスが改善されない場合	1．代謝性アルカローシスの誘発 　（overshoot alkalosis） 2．Na 過剰負荷・体液量の増加 　浮腫、心不全、肺浮腫 3．低 K 血症の誘発 　筋麻痺、イレウス、不整脈 4．テタニーの誘発 5．paradoxical CSF acidosis 6．組織への酸素供給の減少

Q TRANSFUSION.9　代謝性アシドーシスの緊急輸液療法

　代謝性アシドーシスの原因はさまざまであり、治療においてはその鑑別診断が重要です。治療法は原因となる疾患により決まりますが、高度のアシドーシスでは生命の維持のためには緊急治療として、何よりもアルカリ化剤で是正しなければなりません。

　循環不全やショックあるいは意識障害などを呈しているときには、緊急的な早急な処置が必要です。これは血液ガスの検査により重症度を評価することになります。病態の鑑別が重要であるのは言うまでもありませんが、緊急時はアルカリ化剤を投与することが先決です。

　アルカリ化剤の投与法は HCO_3 欠乏量の計算式により求めることができます。

　すなわち HCO_3 欠乏量(mEq)＝(正常 HCO_3 濃度－実測 HCO_3 濃度)×0.5×体重(kg)で求められますが、実際輸液する量はこの欠乏量のすべてを一気に投与するのではなく、輸液療法の原則にしたがって安全係数(1/3～1/2)をかけた値が投与量になります。24時間で補給する方針とします。高度のアシドーシスの場合には血漿 HCO_3 濃度を正常値まで是正する必要はなく、18～20 mEq/l 程度にしておけば一応危機は脱出できるといえます。

　例えば、緊急的な状況における実測血漿 HCO_3 濃度は 10～15 mEq/l 程度、目標とする HCO_3 濃度は 20 mEq/l 程度、体重を 60 kg とすれば、この量は大体 150～100 mEq の HCO_3 に相当します。緊急時においては何はともあれ、このくらいの量を投与すれば間違いはありません。使用するアルカリ化剤は、一般的には重曹(炭酸ナトリウム)が用いられます。したがって7%重曹(メイロン®)であれば、150～200 ml 程度の計算になるのです(7%重曹液の投与量(ml)は HCO_3 投与量(mEq)×1.2 として計算できます)。

　改善の程度は血液ガスを再検し、まだ十分に改善効果が認めれなければ、補充していくという方式を取るわけです。どの程度までアシドーシスを改善させるべきかという問題も病態とか症例によりさまざまですが、急激に改善させることは好ましくありません。血漿 HCO_3 濃度をとりあえず 16～18 mEq/l 程度とし、患者の症候を確認していく方針でよいと考えられます。乳酸性アシドーシスのように、酸産生が持続しているような場合には、目標とする濃度になったとしても再び著しく低下すると予想されます。アルカリ化剤のみを投与し続けると、ナトリウム過剰になるため体外循環による併用療法が必要になることが多いのです。血圧低下など全身状態を不良とする因子の合併などにより、治療は困難であるといえます。

TRANSFUSION Q.10　乳酸性アシドーシスの治療の問題点

　緊急的な代謝性アシドーシスの最も代表的な病態は乳酸性アシドーシスであるといえます。乳酸は解糖系においてグルコースが代謝されピルビン酸となり、一部が乳酸になりますが、大部分はミトコンドリア内でアセチルCoAからクレブス回路で酸化的リン酸化を受け、二酸化炭素と水になります。なんらかの原因で組織の酸素化の障害があると乳酸の産生が増加します。この場合、ミトコンドリアの機能障害があるとピルビン酸の代謝が低下して蓄積すること、しかもNADHからNADへの酸化が障害されNADH/NAD比が増加しピルビン酸から乳酸への反応が促進されることから乳酸が過剰に産生されることになります。乳酸の代謝は肝臓と腎臓において主に行われますが、乳酸からピルビン酸に変化し、最終的に二酸化炭素と水またはグルコースになります。このようなことから乳酸性アシドーシスが出現するのは、乳酸の過剰産生と代謝の障害によるといえます。末梢循環不全、ショック、著しい肝障害などにおいては乳酸性アシドーシスが出現するわけです。この型はアニオンギャップ(AG)の増加した代謝性アシドーシスを呈することで有名です。血中乳酸濃度＞5.0 mmol/l、血中乳酸/ピルビン酸比＞10により診断できます。

　乳酸性アシドーシスの治療は困難です。原因となる病態の改善が第一であり、循環動態を良好に維持することが必須です。末梢組織での好気的代謝の障害が原因として重要であるため、血圧の維持が基本となります。循環血漿量の確保として輸液・輸血が行われ、酸素吸入によりPO_2を維持しますが、時に昇圧薬を使用せざるを得ない場合が多いことになります。しかし末梢での血管収縮は、この病態の是正には好ましくないということで治療法がじり貧になってしまうことが問題といえます。

　ショックに対しては何よりも血圧を＞100 mmHg程度に維持する必要があります。細胞外液類似液の輸液に加えて、昇圧薬や末梢血管拡張薬により末梢組織の血流を保持することが必要になります。昇圧薬は末梢血管を収縮させるエピネフリンやノルエピネフリンは不適で、ドパミンまたはドブタミン(3μg/kg/分)とし、末梢血管拡張薬としてニトログリセリンやニトロプルシッドを用いることになります。

TRANSFUSION MEMO ── 乳酸性アシドーシス

　乳酸は組織の虚血により酸素の供給が不足になると代謝が不十分になり、蓄積してきます。乳酸性アシドーシスには原因によりタイプAとタイプBに区別されます。タイプAは組織の循環不全や低酸素血症によるもので乳酸の過剰産生が生じます。ショック、うっ血性心不全、高度の貧血、一酸化炭素中毒などでみられます。

　タイプBは明らかな低酸素血症がみられない型で、乳酸代謝障害によるものです。全身性疾患、特に糖尿病、肝不全、敗血症、悪性腫瘍、薬物などによりみられるものです。薬物として経口糖尿病薬であるビグアナイド剤、フルクトース、ソルビトール、キシリトール、エタノール、エチレングリコール、サリチル酸などが有名です。

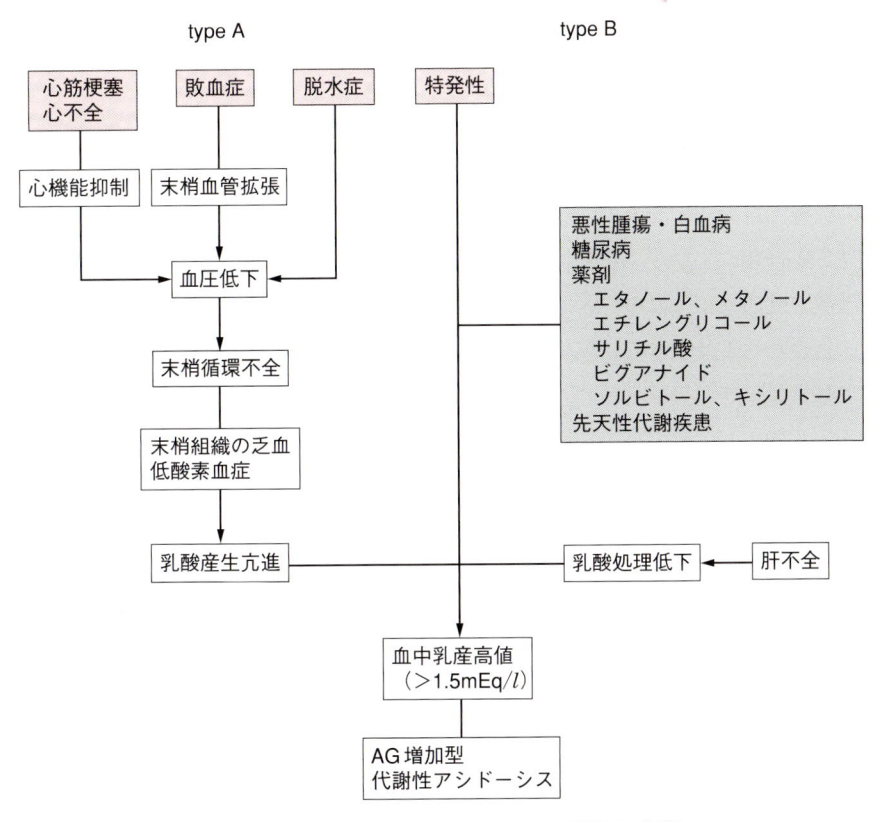

図4. 乳酸性アシドーシスの原因と病態

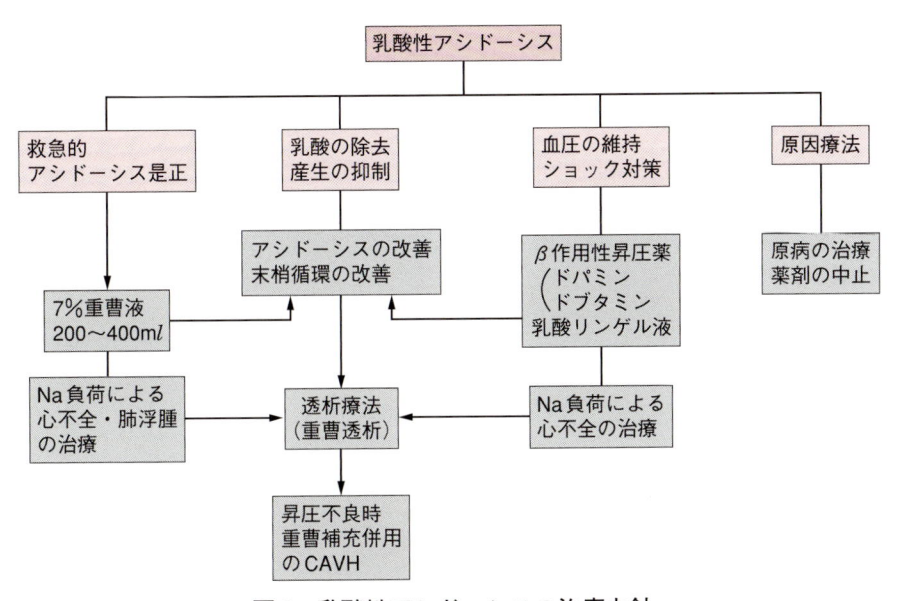

図5. 乳酸性アシドーシスの治療方針

TRANSFUSION Q.11　乳酸性アシドーシスにアルカリ化剤の使用が禁忌というのは

　血液 pH の改善のために重曹のようなアルカリ化剤を使用することになりますが、近年ではアルカリ化補充療法の副作用についての危険性が報告されています。アルカリ化補充療法自体が乳酸性アシドーシスを改善させるものではないとする報告があるのです。つまり、血液の pH がアルカリ性に傾くと解糖系の促進から乳酸がさらに産生され、しかもヘモグロビンの酸素解離曲線を右方偏位させて末梢組織への酸素供給を減少させることから、さらに末梢での酸素不足と乳酸産生を増加させることが考えられるとするのが、その理由です。

　それでは乳酸性アシドーシスに対して重曹などを投与することは好ましくないとすると、なんの治療法もないことになってしまうわけです。重曹投与の危険性を理解したうえで、生命の危険性をもたらすほどの高度の代謝性アシドーシスに適量のアルカリ化剤を投与して著しい血液 pH の低下を是正することは意味があるといえます。特に高度のアシドーシスは心血管系の機能低下、循環虚脱、血圧低下ショックなどからさらに乳酸性アシドーシスを増悪させることになるからです。投与する量は HCO_3 欠乏量を安全係数を考慮に入れて、目標とする血漿 HCO_3 濃度として 18 mEq/l 程度、血液 pH>7.25 となるように、投与することが一般的です。

TRANSFUSION MEMO ── 乳酸性アシドーシスの治療の基本

　乳酸性アシドーシスのうち、type A は組織低酸素血症が原因となっているため組織への循環と酸素化を十分に維持することが基本です。酸素吸入(高流量)、人工呼吸の管理、循環血漿量の確保(細胞外液量の補充)、昇圧治療(ドパミン、ドブタミン)が必要です。

　これに対して typeB の治療は原因により治療方針は異なります。特に高カロリー輸液療法時のビタミン B_1 の欠乏は医原的な乳酸性アシドーシスの原因となります。ビタミン B_1 はピルビン酸脱水素酵素の補酵素として作用するため、その欠乏はクエン酸回路への反応が生じず、乳酸の代謝が障害されることになるからです。

TRANSFUSION.12 アルカローシスというのは

　細胞外液中の[H⁺]が減少した状態（pHの上昇）をアルカリ血症といい、この状態をもたらすような病態がアルカローシスというわけです。アルカリ血症（アルカレミア）とアルカローシスはしばしば混同して使用されますが、厳密には区別される必要があります。
　この原因が第一義的にPCO_2の低下を特徴とする呼吸器系の場合を呼吸性アルカローシスといいます。固定酸の喪失あるいはアルカリの負荷などにより[HCO_3]の増加を特徴とする代謝性の影響が第一義的な場合には、代謝性アルカローシスとなります。代謝性アルカローシスが持続するには維持因子として、細胞外液量の減少、カリウム欠乏、クロール欠乏、鉱質コルチコイド作用があります。

TRANSFUSION.13 代謝性アルカローシスの病態

　代謝性アルカローシスにも原因は多数ありますが、アルカリを過剰に負荷した場合、体内から酸を喪失したり排泄が過剰になった場合などがあります。その病態の鑑別には尿中クロール濃度の測定が有用です。尿中クロール濃度が10 mEq/l以下の場合にはNaClの補給によりアルカローシスが改善するクロール反応性型を示します。これは胃液の喪失、利尿薬使用、クロール下痢症の場合に認められるものです。尿中クロール濃度が20 mEq/l以上の場合にはNaClの補給だけを行っても改善せず、塩化カリウム（KCl）の補給が必要になるクロール抵抗性の型といいます。この型は原発性アルドステロン症、続発性アルドステロン症、Cushing症候群、Bartter症候群、高度のカリウム欠乏症などに認められるものです。

表7. 代謝性アルカローシスの原因

1. 消化管より酸の喪失
   大量嘔吐、胃液の持続吸引
   胃瘻、先天性Cl下痢症
2. 腎からの酸排泄増加
   利尿薬（ループ利尿薬、サイアザイド剤）
   鉱質コルチコイド過剰（原発性アルドステロン症、Cushing症候群、Bartter症候群）
   甘草摂取の連用、K欠乏、副甲状腺機能低下症
   非吸収性陰イオンの負荷
   post-hypercapnic alkalosis
3. アルカリ過剰負荷
   重曹、乳酸Na過剰投与
   milk alkali症候群、大量輸血（クエン酸Na）
4. 収縮性アルカローシス
   脱水症などにより血液濃縮

TRANSFUSION Q.14 代謝性アルカローシスの種類は

　代謝性アルカローシスは次の2種類に大別されます。これは尿中のクロール濃度を測定することにより区別されます。尿中クロール濃度＜10 mEq/l をクロール反応性代謝性アルカローシスといい、尿中クロール濃度＞20 mEq/l をクロール抵抗性代謝性アルカローシスといいます。これらはさらに病歴、身体所見、血液検査などを調べることによりさらに鑑別することができます。

1 クロール反応性代謝性アルカローシス

・胃液の喪失（嘔吐、胃液吸引）、利尿薬治療、クロール喪失性下痢、posthypercapnic alkalosis
・アシドーシス是正後のアルカローシス
・有機酸の陰イオンの投与（ペニシリン）
・収縮性アルカローシス

2 クロール抵抗性代謝性アルカローシス

・アルドステロン過剰：原発性アルドステロン症（腺腫、過形成）
・レニン過剰の高血圧：悪性高血圧、レニン分泌性腫瘍、腎動脈狭窄
・アルドステロン類似薬の投与（fludrocortisone, prednisolone など）
・副腎皮質機能亢進症
・Cushing 症候群、ACTH 過剰分泌、DOC（鉱質ホルモン）過剰
・Bartter 症候群、Liddle 症候群
・アルカリ化剤過剰投与、ミルクアルカリ症候群、輸血過剰投与

TRANSFUSION MEMO ── アルカローシスの症候

　アルカローシスが存在する場合に出現する症候は次のようなものがあります。
・呼吸：換気の抑制
・腎臓：HCO_3 排泄の促進、尿 pH 上昇、滴定酸・NH_4 排泄減少
・心臓：不整脈、末梢血管拡張、低カリウム血症の心電図
・筋肉：痙攣
・神経：脳血流減少、意識障害
・糖代謝：解糖の促進
・電解質：低カリウム血症、カリウム欠乏、カルシウムイオン欠乏、細胞外ナトリウム、カリウムの細胞内移動
・ヘモグロビン：$Hb-O_2$ 解離曲線左方移動

TRANSFUSION Q.15　代謝性アルカローシスの診断

　代謝性アルカローシスは血液ガス検査で、血漿 HCO₃ 濃度の上昇、pH の上昇を特徴とします。この原因は病歴からもある程度推測することができます。例えば、慢性の大量嘔吐や胃液の持続吸引、利尿薬の長期投与、重曹の投与、鉱質コルチコイドホルモン過剰症などの病歴があれば代謝性アルカローシスの存在を疑うことができます。血液ガス検査により診断の確定と重症度を評価することができます。代謝性アルカローシスでは呼吸による代償反応は効果的に作用せず、PCO₂ は 55〜60 mmHg 程度にとどまることが知られています。代謝性アルカローシスではしばしば低カリウム血症、カリウム欠乏、低カルシウム血症を合併することがみられます。

　鑑別診断および治療方針で重要なことは尿中クロール濃度をチェックすることです。胃液の喪失や利尿薬投与後などの原因により生じる細胞外液量の減少している場合には尿中クロール濃度<10 mEq/l であり、これはクロール（生理食塩液）反応性の代謝性アルカローシスといわれます。生理食塩液を投与することにより代謝性アルカローシスは改善すると予想されます。鉱質コルチコイドの過剰症や高度のカリウム欠乏など細胞外液量の減少してない場合の代謝性アルカローシスは尿中クロール濃度＞20 mEq/l であり、これはクロール（生理食塩液）不応性の代謝性アルカローシスといわれます。この場合の治療方針は原病の治療が基本ですが、アルカローシスの程度が著しい場合には塩化カリウム（KCl）の補給とかクロール含有アミノ酸輸液製剤の投与、酸性化製剤を投与することがあります。

TRANSFUSION MEMO ─── 単純性酸塩基平衡異常における代償性変化

　血液ガスの正常値を pH 7.40、HCO₃ 24 mEq/l、PCO₂ 40 mmHg として、実際測定された各々の値と正常値の差を △HCO₃、△PCO₂ として下記計算式で求める。計算された値と予測値が、ほぼ合致すれば代償性反応が行われていることを示す。この予測値と著しく異なっていれば、単純性の酸塩基障害とはいえない、混合性の障害を意味する。

表 8．代謝性変化の程度

一次性病態	予測計算式	限界値
代謝性アシドーシス	△PCO₂ = (1〜1.3) × △HCO₃	PCO₂　15 mmHg
代謝性アルカローシス	△PCO₂ = (0.5〜1.0) × △HCO₃	PCO₂　60 mmHg
呼吸性アシドーシス		
急性	△HCO₃ = 0.1 × △PCO₂	HCO₃　30 mEq/l
慢性	△HCO₃ = 0.35 × △PCO₂	HCO₃　42 mEq/l
呼吸性アルカローシス		
急性	△HCO₃ = 0.2 × △PCO₂	HCO₃　18 mEq/l
慢性	△HCO₃ = 0.5 × △PCO₂	HCO₃　12 mEq/l

TRANSFUSION.16 代謝性アルカローシスの治療方針

　治療方針の基本はアルカローシスを生じる基礎疾患を確認し、原病の治療を行うことです。原発性アルドステロン症や Cushing 症候群では根本的には手術により腫瘍を摘除することによりアルカローシスは是正されます。この診断は病歴の聴取、身体所見の把握、尿中クロール濃度の測定、電解質・血液ガス検査、内分泌検査や画像検査などの特殊検査により明らかとなるわけです。基礎疾患としてアルカローシスの病態があるときに、不用意に重曹を服薬させたり、乳酸を含有する輸液製剤を投与しているということのないように注意することが大切です。これではアルカリ化剤を投与していることになり、誤った治療であるわけです。

　クロール反応性の型はアルカローシスの一般的な原因によるもので、細胞外液量の欠乏の徴候（脱水症）が認められます。起立性低血圧、頻脈などの所見がみられます。この型では体液量を是正することによりアルカローシスは容易に改善します。この病態でもしばしばカリウムの喪失により低カリウム血症を合併するため、低カリウム血症が著しいときにはカリウムの補給が必要です。

　クロール抵抗性の型は特殊なアルカローシスであり、根本的には原疾患の治療によらなければアルカローシスは是正できません。多くの場合、高度のカリウム欠乏を合併しているので、カリウムを補給することが大切です。原疾患が手術などにより矯正できないときには、ナトリウムの制限とカリウムの補給を必要としますが、完全に是正することは困難です。カリウム補給には有機酸塩（グルコン酸あるいはクエン酸カリウム塩）ではなく、塩化カリウム剤が好ましいといえます。

　経静脈的にカリウムを補給するときには、いくつかの注意事項があります。これを厳守しないと、致死的な高カリウム血症を招くので十分注意しなければなりません。カリウム投与の原則は尿量が 30 ml/時以上、腎機能が著しく障害されてないことであり、投与量は 1 日 60〜80 mEq 以下、投与濃度 40 mEq/l 以下、投与速度 20 mEq/時以下であるという注意事項があります。さらにカリウムの投与は糖液などに添加して、使用前によく混和して点滴します。このような注意事項を厳守しながら、頻回に心電図や血漿カリウム濃度を測定し、高カリウム血症の出現を早期に発見し、大事に至らないようにすることが重要であるといえます。

表 9. 代謝性アルカローシスの治療方針

1. 基礎疾患の診断と原因治療
2. Cl 反応性代謝性アルカローシス：生理食塩液の投与
3. Cl 抵抗性代謝性アルカローシス：原因治療、塩化カリウム（KCl）の投与
4. Cl 含有の多いアミノ酸製剤
5. 酸性化剤の投与：塩化アンモニウム液、希塩酸

8 酸塩基平衡異常の診断と治療方針

```
                     代謝性アルカローシス
                            │
                        尿中Cl濃度
              ＜10mEq/l ┌────┴────┐ ≧20mEq/l
                        │          │
              Cl反応性              Cl抵抗性
          代謝性アルカローシス    代謝性アルカローシス
           │    │    │          │       │       │
         原因  脱水症 低K血症    K欠症   アルカローシス 原因療法
         療法  の治療 の治療  低K血症の治療  の治療
           │    │    │          │       │       │
         嘔吐・下痢の治療        抗アルドステロン剤   手術など
         利尿薬投与中止    KCl投与  75mg/日   pH＞7.60
                       p.oまたはiv         HCO₃＞35
                生理食塩液                    │
                または                      酸の投与
                リンゲル液      1MKCl20ml      │
                500〜1,000ml    ＋        ┌──┴──┐
                              5％ブドウ糖液  アミノ酸輸液  希塩酸
                                500ml     カチオンギャップ 塩化アンモニウム液
                                          の大きな製剤    腎不全、肝不全には禁忌
                                          強力モリアミンS
                                          パンアミンSなど
```

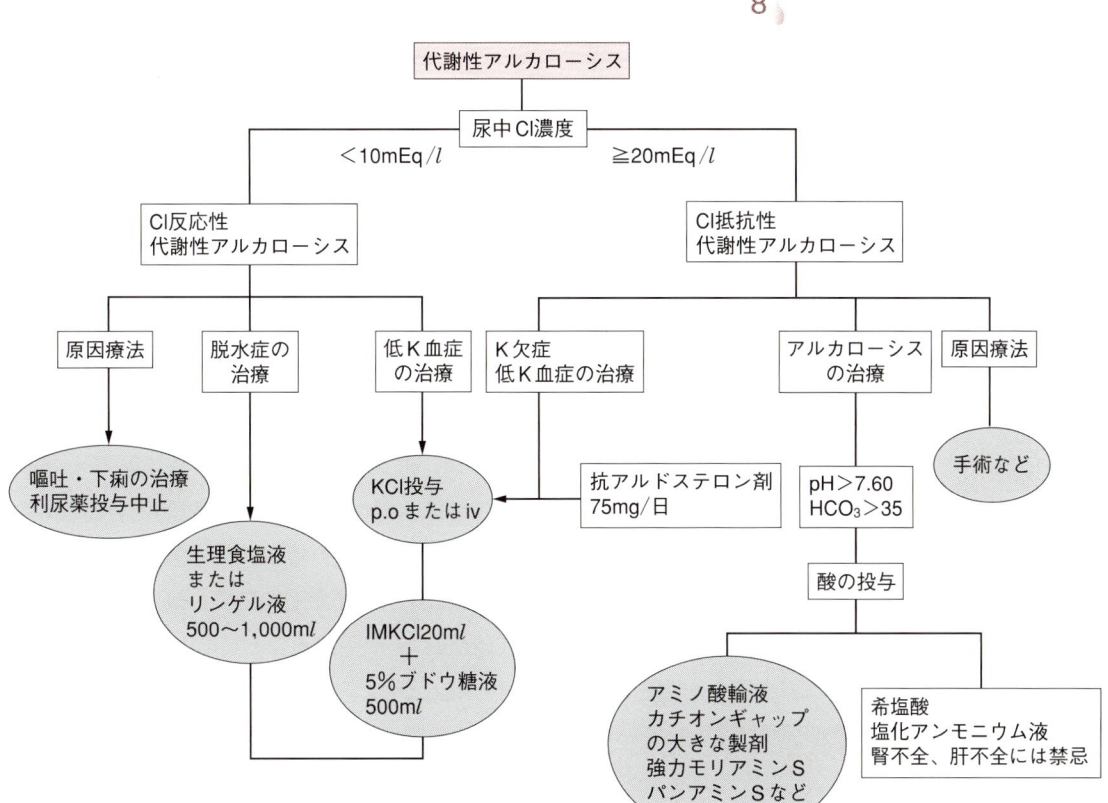

図6．代謝性アルカローシスの鑑別と治療方針

TRANSFUSION MEMO ── Liddle 症候群

　代謝性アルカローシスの中で、クロール抵抗性の型には鉱質コルチコイドの異常を示す疾患があり、高血圧を呈するか否かにより鑑別がなされます。血漿レニン活性が低値、血漿アルドステロン濃度も低値で、血漿コルチゾールが正常なものにLiddle症候群があります。

　これは常染色体優性遺伝を示す疾患で、腎皮質集合尿細管腔膜に存在する上皮性ナトリウムチャネルの機能亢進により、ナトリウムの再吸収が促進して高血圧、低カリウム血症、代謝性アルカローシスを示す疾患です。稀な疾患ですが、病態生理学的に興味があり、治療としてトリアムテレンとナトリウム摂取制限により改善するとされます。

TRANSFUSION.17 緊急的な代謝性アルカローシスの治療

　高度の代謝性アルカローシスに遭遇することはそれほど頻度の多いものではありませんが、血液pH＞7.60、血漿 HCO_3 濃度＞40 mEq/l のような場合には生命の危険が脅かされることになります。このような緊急的な場合には、できる限り早急に是正することが肝要です。使用する輸液製剤として、いわゆる酸性化液（塩化アンモニウム液、希塩酸液）というのがありますが、このような製品を使用しなければならない状況というのは限られた状況であるといえます。

　具体的には、1Nの塩酸 150 ml を滅菌蒸留水で希釈し、150 mmol/l の等張性希塩酸液 1,000 ml を作製し、24時間かけて投与する方法があります。投与は末梢というよりも比較的太い血管（中心静脈）を使用することが必要です。塩化アンモニウム液は肝不全などの高度の肝障害や腎機能障害時には禁忌となりますが、肝臓で代謝されて塩酸が生じることを利用するものです。輸液製剤としてはMNH_4Cl液（コンクライトA）があり、他の電解質液に混和して使用することになります。投与速度が急速な場合もアンモニア中毒を出現させるため、20 mEq/時以下の速度とします。アルカローシスを誘発する因子をできる限り除去していきます。臨床的には塩化アンモニウム溶液とか塩酸を使用することはほとんどなく、カチオンギャップの大きな、すなわちクロール含有量の多いアミノ酸製剤を投与するだけで事足りる場合が多いのです。

　より安全で、しかも確実な方法はカチオンギャップの大きいアミノ酸製剤（ナトリウムに比してクロールの含有量の多い製品）を投与することで、アルカローシスは是正されることが一般的です。アミノ酸輸液の副作用として代謝性アシドーシスを招くことが知られていますが、これを逆手にとって治療する方法です。メチオニン、シスチン、タウリンなどの含硫アミノ酸は硫黄基が産生されることから代謝性アシドーシスを生じること、クロールを多く含有するアミノ酸製剤として 12％イスポール®、強力モリアミンS®などがありますが、これらは高クロール血症性代謝性アシドーシスの副作用を出現させるためです。

　血液ガス検査を再度検査しながら、再投与するかどうかを検討し、経過を観察していきます。

TRANSFUSION Q.18 呼吸性の酸塩基異常とは

　呼吸性の酸塩基平衡異常には呼吸性アシドーシスと呼吸性アルカローシスがあります。呼吸性アシドーシスは呼吸器からの二酸化炭素（CO_2）の排泄不良となることが原因であり、血液ガス検査で第一義的に PCO_2 上昇、pH 低下を特徴とする病態です。この原因には**表 10** に示すような多数の因子があります。肺疾患だけでなく、呼吸筋を麻痺させる病態、気道閉塞などの原因にも注意する必要があります。呼吸性アルカローシスは換気の亢進により肺からの CO_2 の排泄が過剰になり、動脈血液ガス検査において、第一義的に PCO_2 低下、pH 上昇を特徴とします。この過換気の原因には**表 10** にみられるような多数の因子があります。

表 10. 呼吸性酸塩基平衡異常の原因

呼吸性アシドーシス	呼吸性アルカローシス
1. 呼吸中枢の抑制 　　中枢神経系疾患 　　麻酔薬、鎮静薬 　　高 CO_2 血症時の O_2 吸入 2. 呼吸筋障害 　　呼吸筋麻痺：重症筋無力症、その他の神経疾患 　　Pickwick 症候群 3. 肺胞ガス交換障害 　　閉塞性肺疾患：気管支炎、喘息、肺気腫、気道内異物 　　拘束性肺疾患：肺水腫、肺線維症、無気肺、肺腫瘍など	1. 低酸素血症を示す肺疾患 　　間質性肺炎、肺線維症、 　　肺水腫、気管支喘息、 　　肺塞栓症、ARDS、心不全 2. 敗血症 3. レスピレーター使用時の調節不良 4. 中枢神経障害 5. 肝性昏睡、肝硬変 6. 発熱、不安興奮、過換気症候群 7. 薬剤（サリチル酸） 8. 妊娠

TRANSFUSION MEMO ── 混合性酸塩基平衡障害

　酸塩基平衡障害には、代謝性アシドーシスや呼吸性アシドーシスというように単一の酸塩基平衡障害がみられるだけではありません。このような単純性の酸塩基平衡障害が 2 つ以上合併した混合性酸塩基平衡障害をみることは、重症の疾患、多臓器不全などでは一般的といえます。
　どのようにして混合性酸塩基平衡障害を確認することができるのでしょうか。病歴や原因疾患などから推測することは可能です。例えば、慢性腎不全の代謝性アシドーシスの患者が嘔吐を繰り返して大量の胃液を排出していれば、代謝性アルカローシスを合併している可能性が疑われます。血液ガス検査をしてみると、単純性酸塩基平衡障害では HCO_3 と PCO_2 の変化は同一方向に変化しているのですが、混合性酸塩基平衡障害ではそうではありません。アシドーシスとアルカローシスが相殺されて pH は正常範囲を示すこともあります。代償反応の程度から著しく偏位した HCO_3 や PCO_2 がみられれば混合性酸塩基平衡障害と考えられます。

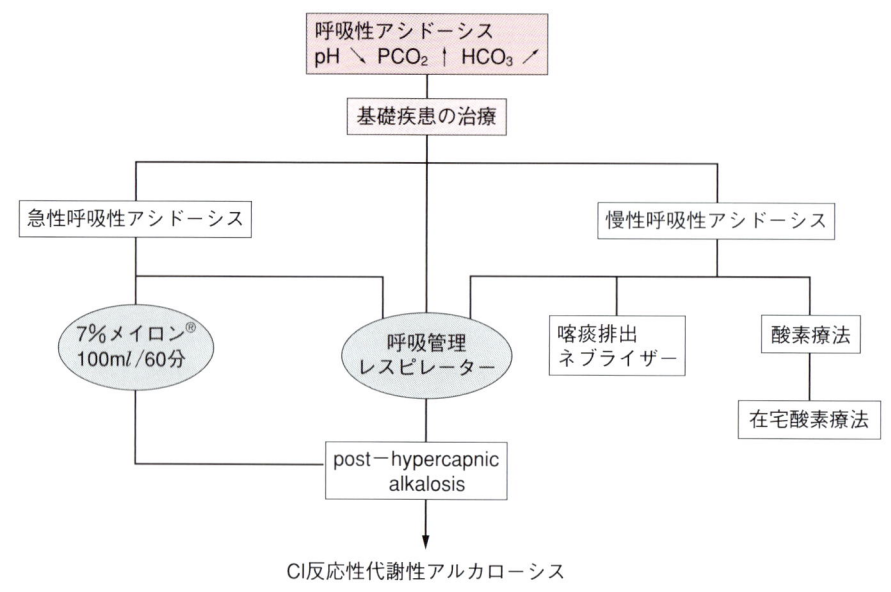

TRANSFUSION.19 呼吸性アシドーシスの治療方針

　呼吸性アシドーシスの治療の基本は基礎疾患の是正が第一であり、この型に輸液療法が積極的に行われることは少ないものです。以前は THAM が用いられることがありましたが、最近では使用されることはありません。治療方針は原因疾患の治療が先決ですが、ネブライザーなどにより痰排出の促進が行われます。レスピレータによる人工的な換気や酸素療法が試みられます。酸素量は過剰に投与されると、換気を抑制することになり慎重に血液ガスの検査を行い適量にすることが必要です。慢性的な呼吸性アシドーシスでは PCO_2 が 60 mmHg となっても特別の症状を示さないことから、高濃度酸素療法により呼吸抑制を招かないことが大切です。急激なアルカリ化剤の投与は呼吸抑制の危険があるのでレスピレータの装着を必要とします。

　純粋な呼吸性アシドーシスに対してはアルカリ化剤の使用は原則的には行われません。換気の障害に対して、原病の治療および対症的に人工呼吸器が適応となります。しかしながら、急激に血液のpH が 7.10 以下を示すような高度の場合、換気の改善が期待できないような場合にはアルカリ化剤を投与することがあります。あまりにも過剰のアルカリ化剤の投与をすると、換気の改善の後も代謝性アルカローシス (posthypercapnic alkalosis) が続くことになります。さらにアルカリ化剤として、重曹を使用すると大量のナトリウムの負荷になり心不全を出現させることになります。このようなことからアルカリ化剤による補正は慎重に、緩徐にすることが重要であるといえます。

図7. 呼吸性アシドーシスの治療方針

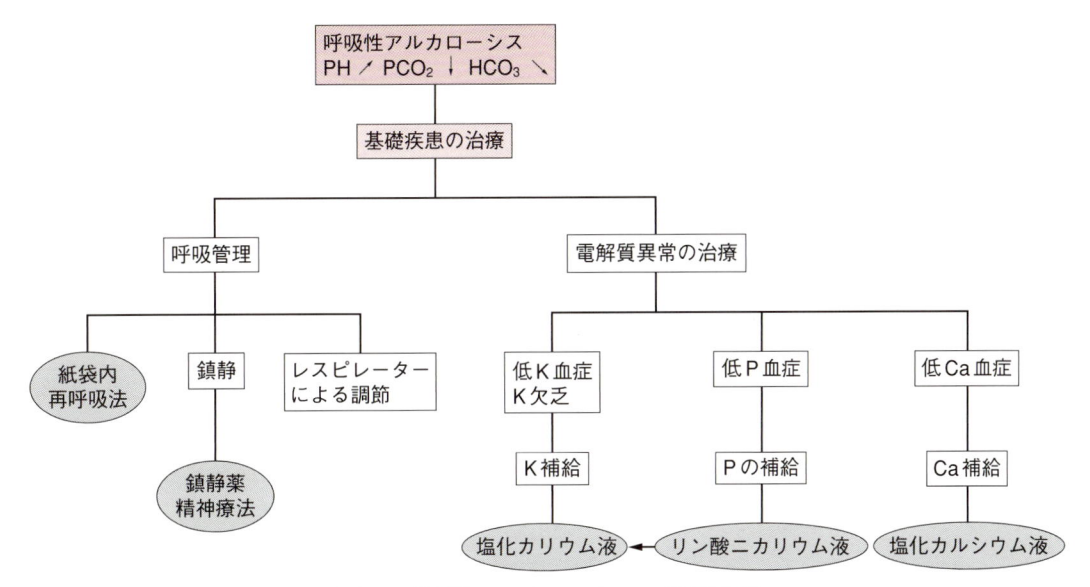

TRANSFUSION Q.20 呼吸性アルカローシスの治療方針

呼吸性アルカローシスは換気の亢進により肺からの CO_2 の排泄が過剰になり、動脈血液ガス検査において、第一義的に PCO_2 低下、pH 上昇を特徴とします。低 CO_2 血症は年齢、体位、肥満などの影響がありますが、一般的に PCO_2 値が＜30 mmHg の場合をいいます。呼吸性アルカローシスの原因は低酸素血症、呼吸中枢の刺激（脳炎、髄膜炎など）、サリチル酸中毒の初期、過換気症候群、人工呼吸器の調節異常などによる換気の亢進があります。

この病態では原病の治療が第一であり、敢えて酸性化剤を使用することはありません。呼吸性アルカローシスに対して特別の輸液療法はありませんが、血清カリウム濃度やイオン化カルシウムが低下し、神経・筋肉系の症状を呈する過換気症候群に輸液が試みられることがあります。過換気症候群においてテタニーを生じるような場合には塩化カルシウム剤の投与が試みられます。この場合に注意することは2％塩化 Ca 溶液 10〜20 ml を急速に投与することは危険で、できれば心モニターにより5分以上かけて緩徐に静注することが大切です。過換気に対しては紙袋呼吸により呼気を再呼吸させて体内に二酸化炭素を蓄積させることで改善します。日常的にしばしば認められる精神心理的なストレスによる過換気が一般的であるため、精神療法も試みられます。

図 8. 呼吸性アルカローシスの治療方針

CHAPTER 9 水・電解質の欠乏量輸液法

　体液・電解質の異常がみられる場合に必要なことは、どのような異常が存在し、欠乏の程度はどのくらいか、その重症度はどの程度であるのか、緊急的な治療が必要であるのか、どのような治療を行えばよいのかなど、難しい問題点がたくさんあります。このような体液・電解質異常に対する輸液療法は欠乏量輸液法といって腎臓専門医でも困惑することが少なくありません。

　体液・電解質の異常のない場合の維持輸液療法と異なり、特別の知識が必要になります。診断が的確に行われ、適切な輸液療法により病態が改善すれば、それこそ輸液治療の効果のすばらしさを味わうことができます。これこそ輸液治療の醍醐味ともいえるものです。

TRANSFUSION Q.1　体液・電解質異常の診療には

　体液量の異常の診断は、病歴、身体所見、検査成績などから疑われます。

　輸液治療が行われるには体液の質的あるいは量的な異常について検討され、その是正のために輸液治療が実施されます。このための治療が行われている間に、治療効果を確認するために輸液時の検査、モニタリングが行われます。輸液の対象となる疾患や病態には意識障害、内分泌性疾患、腎疾患、術後、栄養障害など多岐にわたるため検査もそれに応じて実施されることになります。

　輸液療法が適切に、効果的に、しかも安全に行われるために常に監視、モニタリングが行われなければなりません。実施される検査項目は体液量、電解質・酸塩基平衡、一般的な血液生化学、血液検査、心電図などがあります。これらの検査の頻度は病状の推移、バイタルサインの状態などにより異なりますが、重症時には数時間ごと、症状の急変に応じて8～12時間ごと、治療早期には連日、比較的安定していれば数日間隔ごとに行われることになります。

　しかし、輸液治療においてこのような検査成績ばかりにとらわれないで、身体所見や症候の変化にも注意し、観察していくことがより重要であるといえます。輸液の目的は単に検査成績の正常化を目的とするのではなく、患者の病状を良好に保つことが大切であり、日々の診察がより重要視されなければならないのです。患者の訴える症状、皮膚粘膜の状態、血圧、頸静脈の虚脱の有無、心肺の所見、換気状態などの身体所見、尿量、体重、体温などのチェックは必須であるといえます。

9 水・電解質の欠乏量輸液法

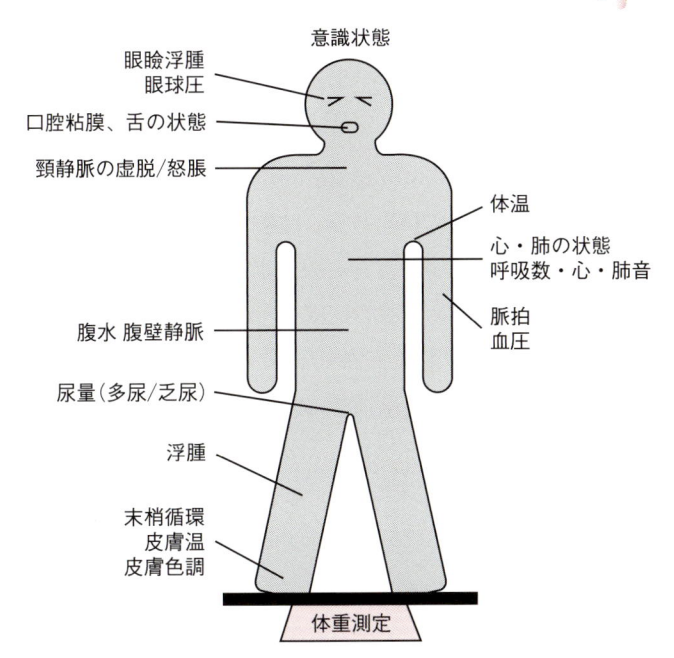

図1. 身体所見のみかた

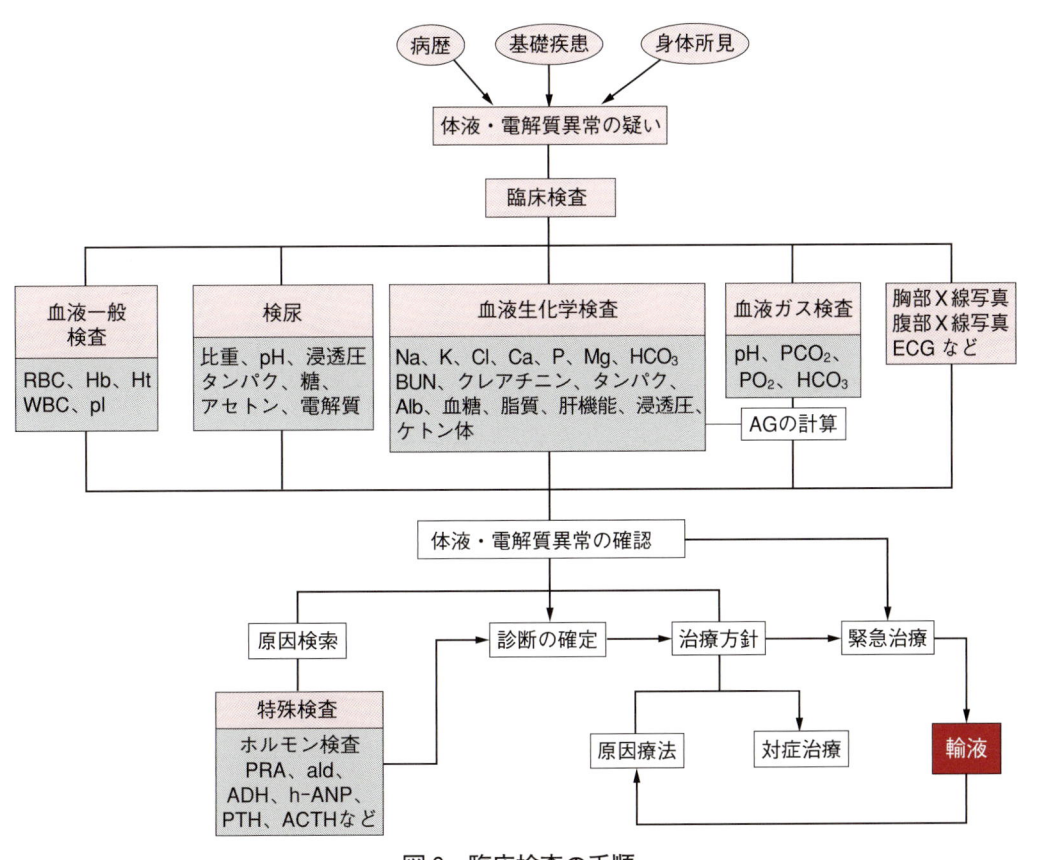

意識状態
眼瞼浮腫 眼球圧
口腔粘膜、舌の状態
頸静脈の虚脱/怒脹
体温
心・肺の状態 呼吸数・心・肺音
脈拍 血圧
腹水 腹壁静脈
尿量（多尿/乏尿）
浮腫
末梢循環 皮膚温 皮膚色調
体重測定

図2. 臨床検査の手順

病歴　基礎疾患　身体所見
↓
体液・電解質異常の疑い
↓
臨床検査

- 血液一般検査：RBC、Hb、Ht、WBC、pl
- 検尿：比重、pH、浸透圧、タンパク、糖、アセトン、電解質
- 血液生化学検査：Na、K、Cl、Ca、P、Mg、HCO₃、BUN、クレアチニン、タンパク、Alb、血糖、脂質、肝機能、浸透圧、ケトン体
- 血液ガス検査：pH、PCO₂、PO₂、HCO₃ — AGの計算
- 胸部X線写真、腹部X線写真、ECGなど

↓
体液・電解質異常の確認
↓
原因検索 → 診断の確定 → 治療方針 → 緊急治療
特殊検査：ホルモン検査 PRA、ald、ADH、h-ANP、PTH、ACTHなど
原因療法　対症治療　輸液

TRANSFUSION.2 欠乏量輸液療法の考え方とは

　欠乏量輸液の問題点は、体液・電解質の質的あるいは量的な異常をどのように評価判定するかにあります。このためには診断学の初歩に従って患者の病歴の聴取、身体所見の把握、検査成績などを総合的に考慮して判断する必要があります。症状や症候で有用なものとしては、口渇、倦怠感、嘔吐、頭痛の有無、皮膚粘膜の状態、頸静脈の虚脱/怒脹の程度、浮腫、血圧の程度、脈拍、呼吸の状態、体重の変化、尿量などがあります。このような情報は例えば脱水症の診断とその程度の判定などに極めて有益であるといえます。

　入院患者や術後の患者の場合には、バランスシートにより摂取量と排泄量のバランスをチェックすることにより体液量あるいは各種電解質の状態を把握することができます。これにより治療の効果なども判断することができます。

　脱水症は臨床的には混合型が大部分ですが、水分欠乏型あるいはナトリウム欠乏型のいずれが優位にあるかを診断することは、治療を行ううえに有用な指標となるのです。このような区別は臨床的な症候を理解することによりある程度可能であるといえます。

氏名 _____ M.F ___ yrs
年　月　日～　月　日

	項目	水分 ml	Na mEq	K mEq	Cl mEq
摂取量	経口　食事				
	飲料水				
	輸液				
	代謝水	300			
	小計（A）				
排泄量	不感蒸泄	900			
	発汗				
	尿中排泄				
	便中排泄				
	嘔吐				
	吸引量				
	小計（B）				
	バランス（A-B）				

図3．バランスシート

TRANSFUSION.3　脱水症の診察の要点

　体液量の欠乏、脱水症が疑われる場合には、欠乏量がどの程度か、重症度を判断することが大切です。特にショックを伴うような高度の脱水症では、原因を問わず循環血漿量の確保と血圧の維持に努めることになります。成因については、この治療を行いながら検査結果をみながら検討していくことでもかまわないわけです。

　高度の脱水症でなくても、水分欠乏型かナトリウム欠乏型かを予測することは大切です。もしも、原因不明の場合には、とりあえずどちらの型にも適合する輸液製剤（開始液）で治療していくことは妥当な方法であるといえます。この治療を継続していきながら、成因の検討を行い、より適切な治療法に切り替えていけばよいわけです。体液喪失の量的・質的な判定は病歴、身体所見、検査成績から推定されます。臨床検査の進歩と普及により敏速に成績が報告されるために、病歴の聴取や身体所見の把握が軽視される傾向にありますが、ベッドサイドから得られるオーソドックスな情報の重要性は輸液療法においては特に重要であるといえます。観察検討される項目の中で、口渇、倦怠感の有無、尿量、皮膚粘膜の性状、血圧、頸静脈の虚脱状態、脈拍、体重変化は特に注意します。このような症候は脱水症の診断とその重症度の判定に特に有用です。しかも治療後の経過の判定にも大切な項目です。治療が適切に行われているかも判断できるわけです。

　欠乏量の推定法はMarriottによる臨床症候から判断する方法、検査成績〔血清ナトリウム濃度、ヘマトクリット（Ht）値、血清総タンパク濃度〕から推測する方法があります。計算式にはいく通りもの方法がありますが、1つの方式にとらわれない方がよいのです。数種類の方式で欠乏量を計算してみるとわかることですが、相当の食い違いが存在することがわかります。これは計算式の多くは、純粋の水分あるいはナトリウムの欠乏時に該当したものであるためです。さらに実際の臨床例では、患者の健康時の体重、血清ナトリウム濃度、Ht値、総タンパク濃度などが不明のことが多く、計算式を有効に利用できない場合が少なくないからです。このような意味から計算式に基づく欠乏量の推定法は大まかな予測値を求めるだけのものというぐらいのつもりでいた方がよいのです。いくら厳密に1桁まで求めても、実際の投与の段階では安全係数（1/2〜1/3）を掛けたりするため無意味となるからです。欠乏量を2〜3日かけて治療するのが安全であるためとされます。

　しかしながら、欠乏量の計算がこのように相当ラフなものであるといっても、推定法をまったく無視するのは危険なことです。過剰投与は心血管系への負荷を増し、医原的な病態を誘発することになりますし、逆に過小投与では治療効果が上がらなくなるからです。さらに脱水症だからといっても、水分やナトリウムだけに固執してはいけません。脱水症の多くは同時に他の電解質異常を合併しているため、それらの異常の有無にも配慮することが大切であるといえます。

表1. 脱水症の比較

水分欠乏型脱水症	症候・検査	Na欠乏型脱水症
(+)	倦怠感	高度(卌)
高度(卌)	渇感	(－)
(－)	頭痛・悪心	高度
(－)	痙攣	(+)
(±)	起立性低血圧	(卌)
軽度～なし	低血圧	低下著しい
～	脈拍	頻脈
良好	皮膚緊張度	低下
減少	尿量	減少
上昇	体温	下降
↑↑	s-Na	↓
～	Ht値	↑
～	循環血漿量	↓↓
↑	尿中Na濃度	↓
水分～低張性液の補給	治療方針	食塩(生理食塩液)の補給

TRANSFUSION MEMO ── 熱中症について

　熱中症は暑熱環境における適応障害に起因する病態であり、熱失神、熱痙攣、熱疲労、熱射病に分類されます。特に夏季においてスポーツをする若年者だけでなく、高齢者や小児にもしばしば認められるため注目されています。

　①熱失神は直射日光下などの作業時に一過性の意識障害をきたすもので、末梢血管の拡張と軽度の脱水のため出現します。治療は冷所での安静と水分補給が必要です。

　②熱痙攣は激動により塩分喪失を伴い、筋肉の痙攣を呈する状態であり、治療として食塩水の経口投与ないし輸液が必要となります。

　③熱疲労はさらに進展して高体温となり、水分・塩分の欠乏が認められる病態であり、治療として冷却と水分・塩分の補給、生理食塩液の点滴500～2,000 mlを要することになります。

　④熱射病は高温環境下あるいは激動に伴って意識障害、高体温、ショック、末梢血管拡張と高度の脱水症が認められる病態です。この治療はショックに準じた治療法が必要であり、高度の脱水症の治療法で対処します。重症例では多臓器不全を併発する危険性もあり慎重に病態を把握する必要があります。

TRANSFUSION Q.4　ナトリウムおよび水分の欠乏量はどのように推定されるのか

　体液量の評価法として症状や身体所見から類推するMarriottの判定法があります。大きく水分欠乏型の脱水症とナトリウム欠乏型脱水症の症候を脱水症の程度に従って検討したものです。水分欠乏型の特徴は高浸透圧血症による渇感の出現であり、ナトリウム欠乏型の特徴は循環血漿量の減少による症候です。このような症候により、ある程度脱水症の重症度を判定することが可能なわけです。

　ナトリウム欠乏量の推定法は臨床的なMarriottの症候による判定法のほかにいくつかの計算式により行うこともできます。しかし、このような計算式はいくつかの問題点があり、ただ1つの式に捕われているとミスが大きくなります。計算式をもとに欠乏量を求めてみると、同一症例にかかわらず相当の食い違いのあることがわかります。

　いくつかの欠乏量の推定法により評価することが大切です。欠乏量の計算式はある程度の予測を立てるためのものという考え方でよいのです。それでは計算式を利用せずに、適当に投与してもよいかというとそれは危険なことです。欠乏量の推定もなく補給することは過剰投与の危険、あるいは逆に過小投与により治療効果が遷延することになり輸液法としては薦められないわけです。

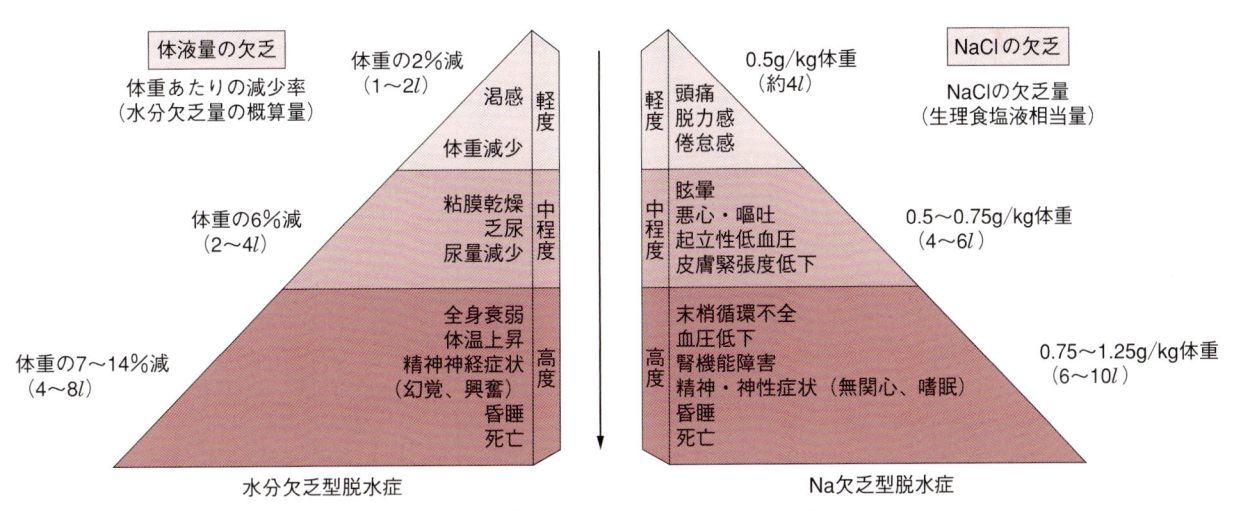

図4．体液量の欠乏量評価（Marriott）

体液量の欠乏　体重あたりの減少率（水分欠乏量の概算量）

- 体重の2%減（1〜2l）— 軽度：渇感、体重減少
- 体重の6%減（2〜4l）— 中程度：粘膜乾燥、乏尿、尿量減少
- 体重の7〜14%減（4〜8l）— 高度：全身衰弱、体温上昇、精神神経症状（幻覚、興奮）、昏睡、死亡

水分欠乏型脱水症

NaClの欠乏　NaClの欠乏量（生理食塩液相当量）

- 0.5g/kg体重（約4l）— 軽度：頭痛、脱力感、倦怠感
- 0.5〜0.75g/kg体重（4〜6l）— 中程度：眩暈、悪心・嘔吐、起立性低血圧、皮膚緊張度低下
- 0.75〜1.25g/kg体重（6〜10l）— 高度：末梢循環不全、血圧低下、腎機能障害、精神・神性症状（無関心、嗜眠）、昏睡、死亡

Na欠乏型脱水症

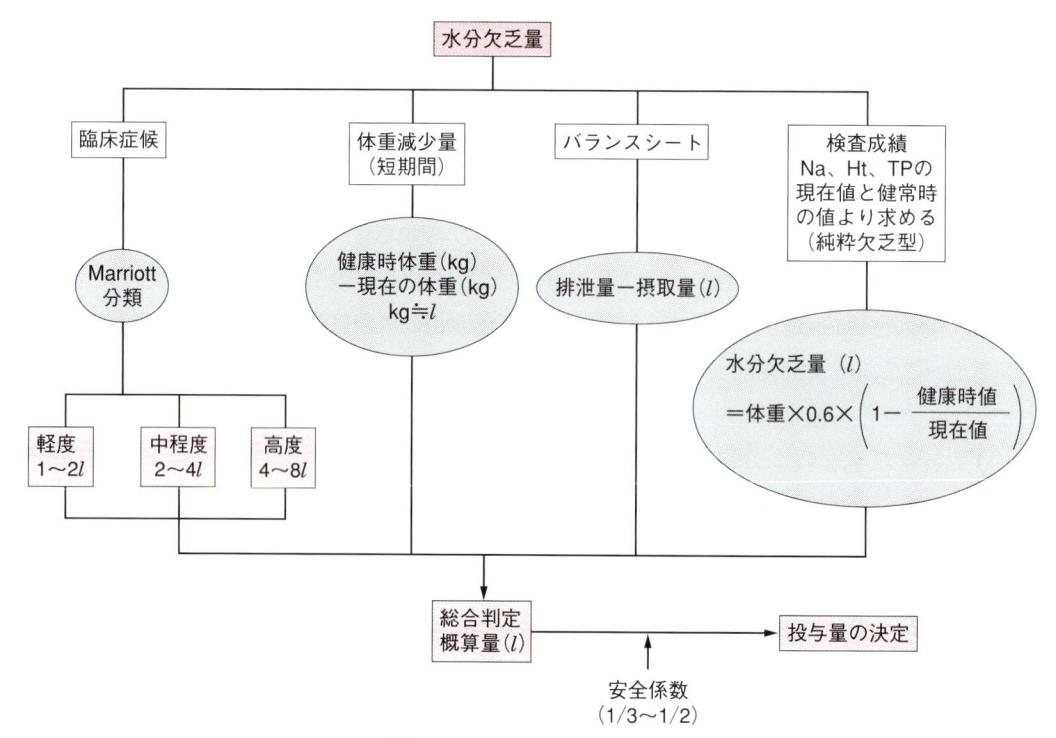

図5. 水分欠乏量の求め方

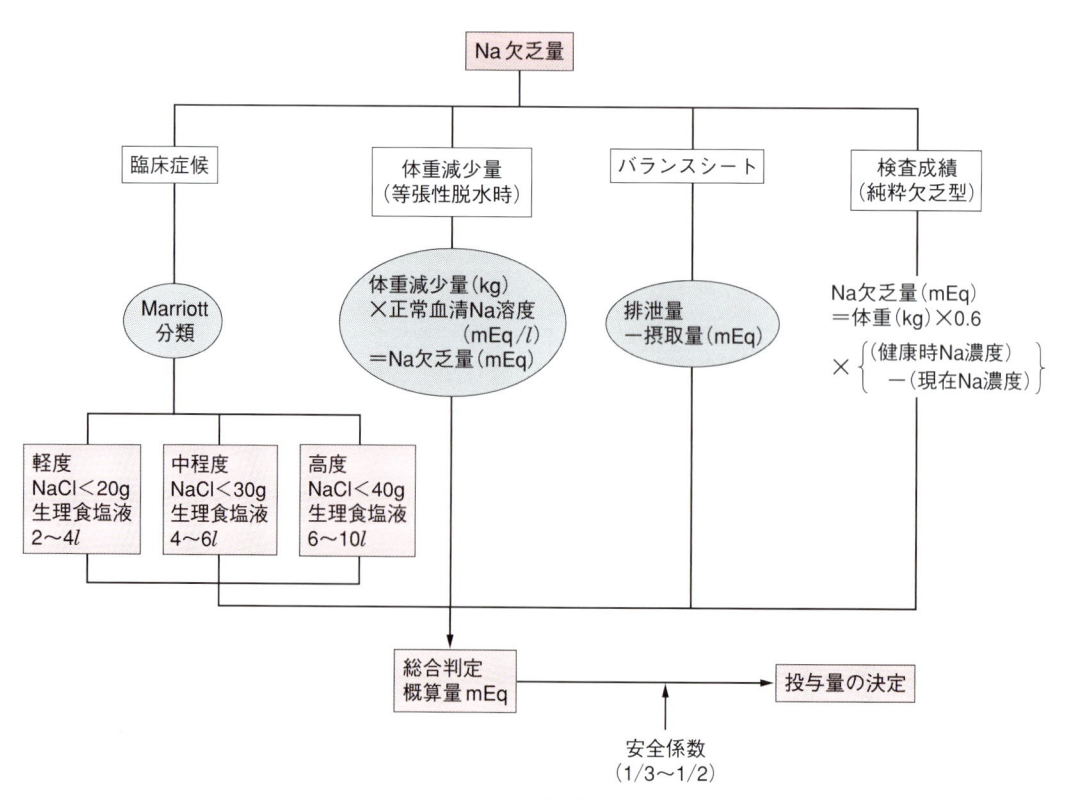

```
水分欠乏量
├── 臨床症候
│   └── Marriott分類
│       ├── 軽度 1〜2l
│       ├── 中程度 2〜4l
│       └── 高度 4〜8l
├── 体重減少量（短期間）
│   └── 健康時体重(kg) − 現在の体重(kg)　kg≒l
├── バランスシート
│   └── 排泄量 − 摂取量(l)
└── 検査成績
    Na、Ht、TPの現在値と健常時の値より求める（純粋欠乏型）
    水分欠乏量(l) ＝ 体重 × 0.6 × (1 − 健康時値/現在値)
```

総合判定 概算量(l) → 投与量の決定
安全係数（1/3〜1/2）

図6. ナトリウム欠乏量の求め方

```
Na欠乏量
├── 臨床症候
│   └── Marriott分類
│       ├── 軽度 NaCl<20g 生理食塩液 2〜4l
│       ├── 中程度 NaCl<30g 生理食塩液 4〜6l
│       └── 高度 NaCl<40g 生理食塩液 6〜10l
├── 体重減少量（等張性脱水時）
│   └── 体重減少量(kg) × 正常血清Na濃度(mEq/l) ＝ Na欠乏量(mEq)
├── バランスシート
│   └── 排泄量 − 摂取量(mEq)
└── 検査成績（純粋欠乏型）
    Na欠乏量(mEq) ＝ 体重(kg) × 0.6 × {(健康時Na濃度) − (現在Na濃度)}
```

総合判定 概算量 mEq → 投与量の決定
安全係数（1/3〜1/2）

TRANSFUSION Q.5 カリウム欠乏量はどのように推定されるのか

　脱水症のような水分あるいはナトリウムの欠乏量の推定法に比べると、カリウムの場合には問題があります。残念なことに特別の計算式はありませんし、相当いい加減であるといえます。細胞外液中には体内カリウムの約2%程度しか存在せず、細胞内の影響が大きいためです。また、酸塩基平衡異常時などのように細胞内外のカリウム移動に影響する因子があれば、正確な欠乏量を推定することはさらに困難なことになります。このようなことから、カリウムの場合には病歴、身体所見、血清カリウム濃度、心電図などの所見をもとに総合的に欠乏量を推定するしかないのです。カリウム欠乏が疑われる場合には、カリウムを補給して、試行錯誤で是正していくということになります。

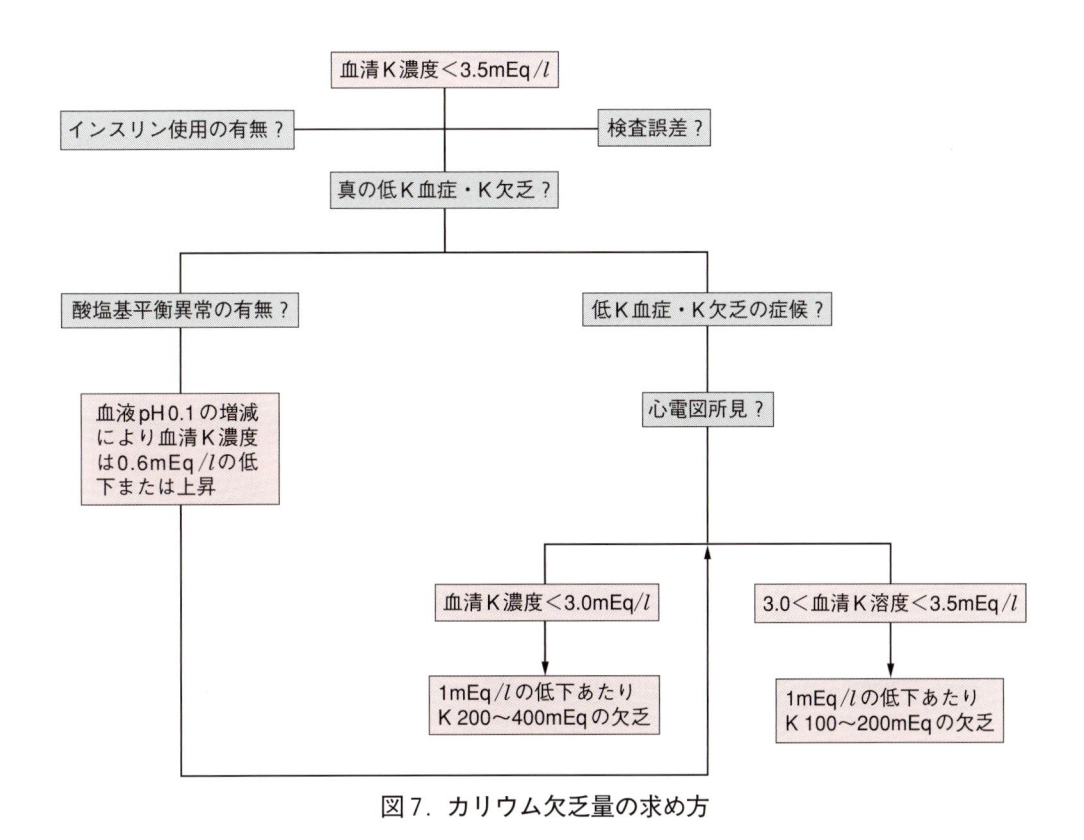

```
                    血清K濃度＜3.5mEq/l
                           │
    ┌──────────────────────┼──────────────────────┐
インスリン使用の有無？                          検査誤差？
                           │
                  真の低K血症・K欠乏？
                           │
          ┌────────────────┴────────────────┐
   酸塩基平衡異常の有無？              低K血症・K欠乏の症候？
          │                                 │
   血液pH 0.1の増減                      心電図所見？
   により血清K濃度                           │
   は0.6mEq/lの低               ┌───────────┴───────────┐
   下または上昇            血清K濃度＜3.0mEq/l    3.0＜血清K濃度＜3.5mEq/l
                                │                       │
                          1mEq/lの低下あたり       1mEq/lの低下あたり
                          K 200〜400mEqの欠乏     K 100〜200mEqの欠乏
```

図7. カリウム欠乏量の求め方

TRANSFUSION Q.6　アルカリ欠乏量の求め方

　アシドーシスが認められた場合に、どの程度アルカリ化剤を投与すればよいかという問題があります。緊急的な高度のアシドーシスの場合にはとりあえず 7% メイロン® を 200〜250 ml 程度投与することになりますが、過剰に投与することは避けなければなりません。慢性的なアシドーシスの場合には重炭酸イオン（HCO_3）の欠乏量を求め、過剰投与にならないように注意することが必要です。

　欠乏量の計算式は多数ありますが、正常の血漿 HCO_3 濃度あるいは目標とする濃度から実測の血漿 HCO_3 の差（ΔHCO_3）を求め、ΔHCO_3（mEq/l）×体重（Kg）×0.5 が HCO_3 の欠乏量という方法が経験的にいい方法です。実際投与する量は欠乏量の全量を一気に投与するのではなく、安全を見込んで欠乏量の 1/3 ないし 1/2 を投与し、投与後の血液ガスの検査結果を参考にして投与量を再検討していきます。

　実際の投与量は欠乏量の 1/3 とすれば、ΔHCO_3（mEq/l）×体重（Kg）×0.2 程度になります。このような計算式にとらわれないで、高度の代謝性アシドーシス（血漿 HCO_3 < 10 mEq/l）では一刻も早く投与する意味から、7% $NaHCO_3$ 液（メイロン®）であれば緊急的に 200 ml を投与して、再度血液ガスの検査をすることでよいといえます。

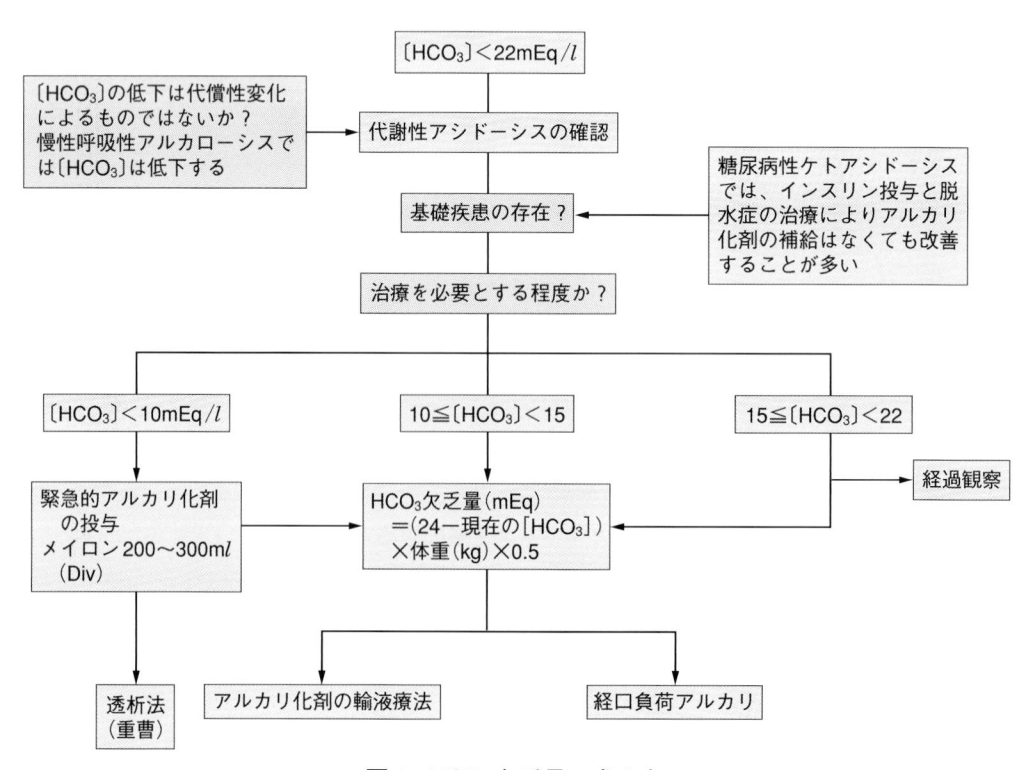

図 8．HCO_3 欠乏量の求め方

1 脱水症における輸液療法

　脱水症は原因が多岐にわたります。病態として臨床的に高張性、等張性、低張性に区別されます。原因によりいずれの脱水症かを鑑別して適切な輸液療法が必要になります。脱水症の重症度により、緊急的な治療法が必要である場合や程度の軽い場合などありますから、輸液治療の基本的な知識をもとに対策を講じる必要があります。

TRANSFUSION.1　脱水症の輸液療法の進め方

　欠乏量輸液法の難しさは、欠乏量の内容、その程度の把握、実際の投与量などが個々の症例により異なることにあります。脱水症の程度により輸液治療の注意事項について述べることにしましょう。

1 緊急時の脱水症の輸液

　脱水症の程度が著しく、生命の危険を伴うような状況（ショックや末梢循環不全）ではショックに対する方式で緊急的な輸液療法が行われます。このような場合には、生理食塩液やハルトマン液のような細胞外液類似液の投与により循環血漿量の確保と血圧の維持をまず行うことになります。状況によっては危機的な状況を回避するために昇圧剤や副腎皮質ステロイド剤を併用することもあります。この輸液法は経験に勝る学習法はなく、経験を積み重ねて修得するのが一番であるといえます。危機的な状況を克服することができれば、脱水症の成因を検討し、適切な輸液法（水分の補充、ナトリウムの補充、その他の電解質の是正など）に変更していくことになります。

2 軽度な脱水症の輸液法

　臨床的に比較的軽度の脱水症に対して、簡便な輸液方式があります。まず開始液といわれる1号液を投与し、利尿反応があれば次に、2号液、3号液と順々に投与していく方法です。この方法は当初小児の脱水症（小児下痢症）に対して考え出された方式であり、極めて簡便であるといえます。高度の脱水症についても無効ではありませんが、効果の発現が遅れることになります。成因が明らかであれば、適切な内容の輸液が試みられるべきです。

3 成因の不明な軽度ー中程度脱水症

　臨床的に脱水症の存在が明らかで、水分欠乏型かナトリウム欠乏型かの区別が不明なときに、検査成績の結果を待ってから治療を始めるのでは遅過ぎることになります。病歴や身体所見からいずれの型かをある程度予測することは可能ですが、これが判然としないときにはとりあえずの輸液を行って

みることが必要になります。

このようなどちらの型にも適合する輸液製剤はいわゆる開始液（1号液）といわれるものです。この輸液製剤には水分とナトリウムが各々半々入っていること、自由水の供給とナトリウムの供給ができ、しかもカリウムが含有されてないという特徴があります。このような内容の輸液製剤は既製の開始液を使用しなくても、生理食塩液と5%ブドウ糖液を500 ml ずつ（1：1）で混合投与すれば、同じ効果を示すことになります。この内容の輸液を行っている間に、脱水症の成因や重症度などを検討し、適切な内容の輸液製剤に変更していけばよいわけです。

4 成因の明らかな脱水症

水分欠乏型あるいはナトリウム欠乏型のいずれかが優位な脱水症であると判明した場合には、それぞれに適合した輸液製剤を最初から投与していけばよいわけです。大部分の症例では病歴や身体所見からいずれの型に相当するかは予測がつけられるものです。

水分欠乏の型では主として自由水を供給することになります。このためには5～10%ブドウ糖液の投与でよいのですが、多くの場合、電解質の喪失を多少とも合併しているものです。このため電解質を含有した低張性の輸液製剤（3号液など）を用いるのがよいといえます。このときには尿量の有無に注意しておくことが大切で、乏尿時にはカリウムの投与については避けること必要です。

ナトリウム欠乏の型には一般的には生理食塩液あるいはハルトマン液などの細胞外液類似液を用いるのが原則です。ナトリウム欠乏の程度が著しいときには、高張性のNaCl液を添加していく方式があります。10% NaCl液 10 ml 中にはNaCl 1 g（ナトリウムとして17 mEq）が含有されます。ナトリウム以外の電解質異常時には、それぞれの電解質の単純電解質輸液製剤を調製して投与する処方輸液法が行われます。この際、注意しておかなければならないことは、カルシウム剤とHCO$_3$輸液製剤の混合は配合禁忌となること、混合するときには十分希釈すること、カリウムの投与量や投与濃度などの注意事項を厳守することなどがあります。

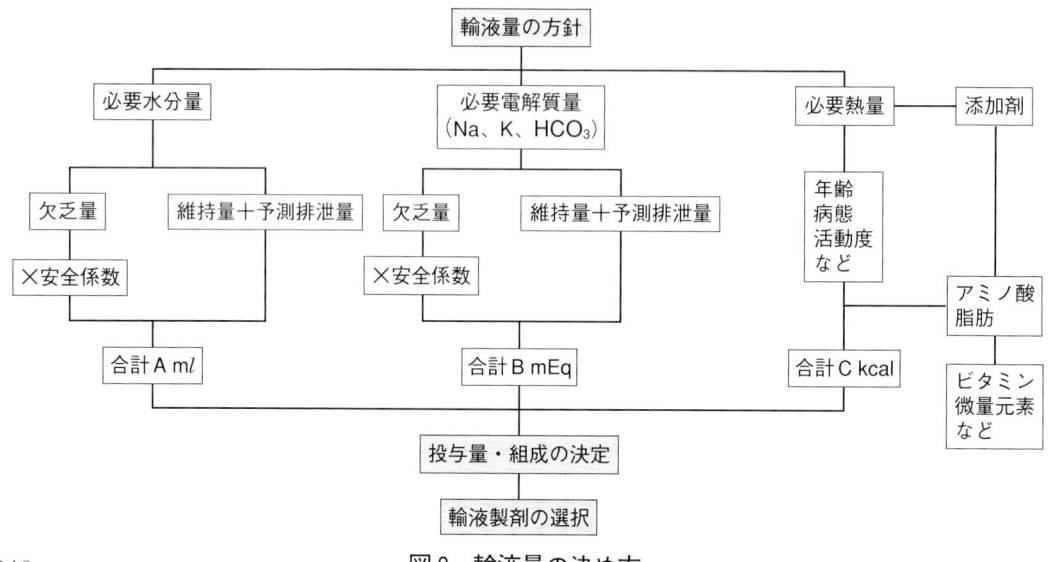

図9. 輸液量の決め方

9 水・電解質の欠乏量輸液法

TRANSFUSION Q.2　欠乏量輸液法の投与量と投与速度とは

　脱水症のような体液量の異常があるときには、一般的には欠乏量をそのまま投与することは避けなければなりません。この理由は、①輸液によりそれまでの体液の平衡状態を急速に崩してしまうことを避けること、②循環器系への負荷をかけることは危険であること、③求めた欠乏量はあくまで推定量に過ぎないこと、などからです。このようなことから2～3日で欠乏量を是正する目的から安全係数として1/2～1/3の値を欠乏量にかけて投与するのが原則であるといえます。

　さらに生体が日々喪失する水・電解質の量(基礎排泄量)を考慮に入れて欠乏量に加えて投与していくことも必要です。一般的に輸液で維持する水・電解質の1日量は水分1,500～2,000 ml、ナトリウム60～90 mEq程度です。この維持量を同時に投与していかないと輸液量としては十分でなくなることになるのです。

　したがって、実際投与すべき輸液量＝維持量＋欠乏量×1/2(または1/3)＋(予測排泄量)となるわけです。これを12～24時間かけて投与することになります。体液の喪失などの病態が持続しているときには、予測排泄量を見込んでその組成の量を予め投与量の中に加えておくことにより体液・電解質異常の進行をくい止めることができます。

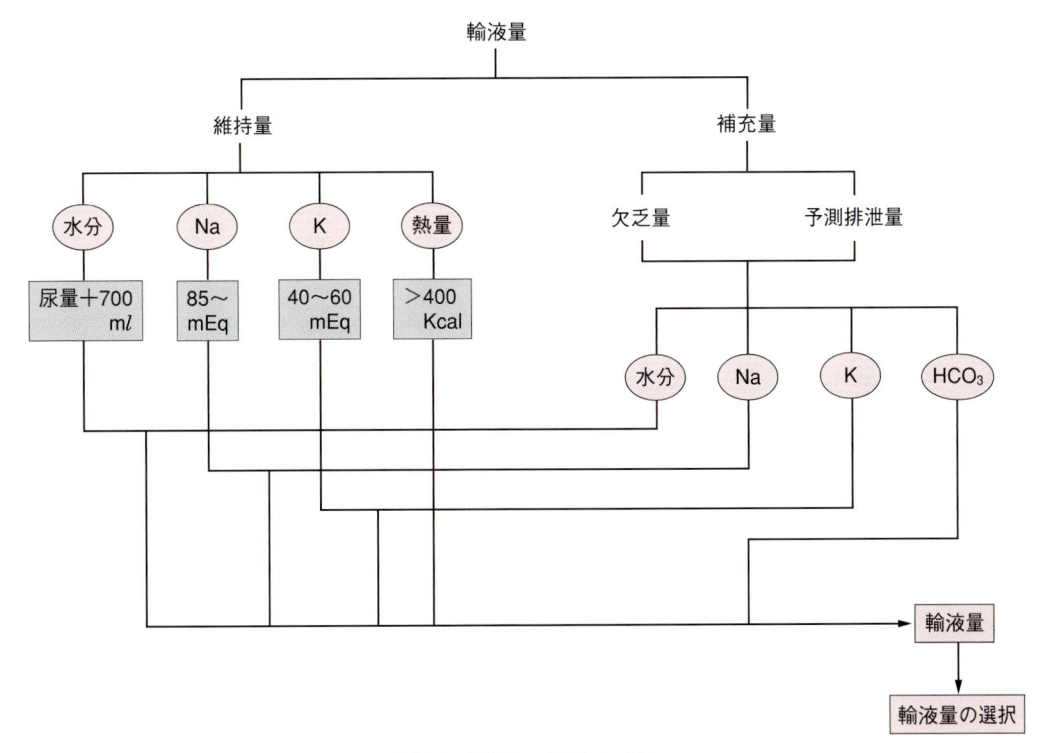

図10. 輸液の組み立て方

TRANSFUSION.3 実際の輸液処方の組み立て方

　欠乏量輸液療法においては維持輸液量に欠乏量輸液量を合わせて投与することになります。この場合に、どのような輸液製剤を選択するのかが問題になります。既存の製剤をうまく組み合わせて使用する方法、既存の製剤に単純電解質輸液製剤を添加して目的とする投与組成に調整する方法、あるいは基本となるブドウ糖液に単純電解質製剤で調整する方法などがあります。

　水分、ナトリウム、カリウムを中心に1日に投与すべき量を求めます。例えば、脱水症により水分欠乏量3,000 mℓ、ナトリウム欠乏量450 mEq、カリウム欠乏量60 mEqと評価された場合の実際の輸液製剤は**表2**のようないくつかの投与法が考えられます。実際投与される場合には欠乏量はそのまま投与することはありませんから安全係数として1/3を掛け、これと日々の体液を維持するに必要な水分、ナトリウム、カリウムを合計すると次のようになります。水分量は3,000 mℓ、ナトリウム量300 mEq、カリウム量80 mEqとなり、これに可及的大量のカロリーを含めて輸液すればよいわけです。

　輸液製剤の選択において、熱量を重視していくか、どのような輸液製剤を基本とするかにより添加する単純電解質輸液製剤の内容と投与量が決まることになります。計算により求められた実際の輸液量はおおよその概略値ですから、処方される輸液の量についてもぴったり一致する必要はありません。実際の輸液製剤の組み合わせの例を挙げておきますが、この程度の不一致は誤差範囲と考えて差し支えありません。

表2．欠乏量輸液法の輸液製剤の選択

実際投与する輸液量＝維持量＋欠乏量×$\frac{1}{3}$

例えば脱水症の患者の欠乏量として水分3,000 mℓ、Na 450 mEq、K 60 mEqと評価された場合の実際に投与する輸液製剤の選択は次のように考える。

	水分(mℓ)	Na(mEq)	K(mEq)	熱量(Kcal)
維持量	2,000	150	60	>400 Kcal
欠乏量	$3,000 \times \frac{1}{3} = 1,000$	$450 \times \frac{1}{3} = 150$	$60 \times \frac{1}{3} = 20$	
実際の投与量	計 3,000 mℓ	計 300 mEq	計 80 mEq	>400 Kcal

処方例

	①	②	③
処方製剤	5% ブドウ糖　2,000 mℓ 生理食塩液　1,000 mℓ 10% NaCl液　80 mℓ 1 M KCl液　80 mℓ	糖加ハルトマン液　2,000 mℓ 5% ブドウ糖　1,000 mℓ 1 M KCl液　80 mℓ	ソリタックスH®　2,000 mℓ 乳酸リンゲル液　1,000 mℓ 10% NaCl液　60 mℓ 1 M KCl　20 mℓ
内容	水分　　3,160 mℓ Na　　280 mEq K　　　80 mEq 熱量　　400 Kcal	水分　　3,080 mℓ Na　　294 mEq K　　　80 mEq 熱量　　800 Kcal	水分　　3,080 mℓ Na　　290 mEq K　　　84 mEq 熱量　　1,000 Kcal

欠乏量輸液の場合は一度このような内容の処方をしたからといって、数日間もまったく同じ内容では困ります。毎日、欠乏量の程度を判定するため診察、検査成績をもとに軌道修正していかなければなりません。きめ細かく処方内容を調整しながら欠乏量を補正していくことが大切です。

TRANSFUSION MEMO ── 輸液の安全限界というのは

輸液を安全かつ効果的に実施するためには、輸液製剤の選択、投与量、投与速度などを検討しなければなりません。輸液製剤の投与においてTalbotの輸液の安全限界という古典的な理論があります。これは体液異常のない正常人の腎機能（濃縮力、希釈力）を考慮して、どの程度までの負荷に耐えられるかを理論化したものです。正常人の最大尿希釈能力を100 mOsm/Kg H_2O、最大尿濃縮能力を1,000 mOsm/KgH_2Oとして、数式から作図したものです。

図11の灰色部分の範囲がいわゆる安全域を意味し、大体において輸液量2,000 mlでは電解質濃度100〜150 mEq/lの輸液製剤が最も安全であるというものです。体液異常の存在するときには、この安全限界の許容範囲は正常の時に比べると狭小化してくることになり、輸液製剤の濃度は小さくしておく方がより安全であると結論することができるのです。腎機能障害時にも、この安全限界の許容範囲は腎機能の障害の程度にしたがって狭小化してくることがわかります。

この安全限界の図11は、安全域の範囲外に水分欠乏／水分過剰、食塩欠乏／食塩過剰の領域が示されています。投与する輸液製剤の量とその中に含まれている電解質の濃度をチェックしていけば、近い将来に出現する可能性のある異常が示されることになるというわけです。

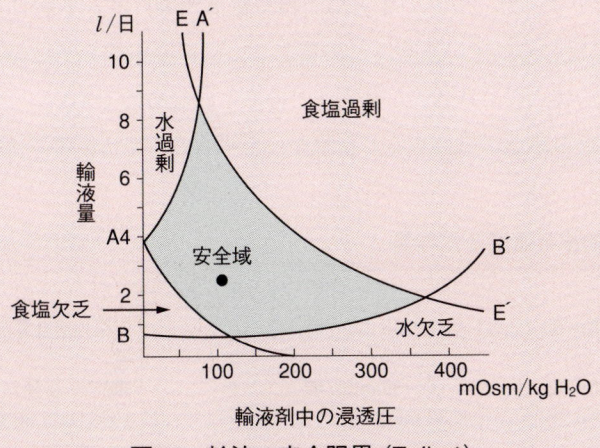

図11. 輸液の安全限界（Talbot）

TRANSFUSION.4 輸液の速度はどのようにして決めるのか

　輸液製剤を投与するには、緊急的な場合と通常の場合では輸液の速度は異なります。生命の危険が存在するような緊急時には、何よりも血圧の維持、薬剤の効果を上げるため、比較的急速に、通常の投与速度よりも相当速く投与しても問題にはなりません。特にショック時には最初は1,000 ml/時以上の投与とすることがあります。意識レベルが改善してくれば、500 ml/時程度に投与速度を維持していくことになります。ところが一般的な輸液療法においては決められて投与速度で安全に行うことが必要です。開始輸液のように脱水症が存在しているものの、病態が不明のままであればとりあえず100 ml/時程度で輸液を試み、病態が判明してくれば適正な投与内容と投与速度を決めていくことになります。特に体液は心臓、肺、腎臓などの循環器系の機能により調節されているため、臓器の機能に影響されます。心不全、肺水腫による呼吸不全では50 ml/時程度で開始していくことが必要です。許容量以上の速度で投与されると心不全、不整脈、肺水腫あるいは代謝障害を生じる危険性があります。

　このため輸液量と輸液速度を守って投与するわけです。許容量は1日負荷される量と時間あたりの投与速度が問題になります。これは輸液製剤の内容によっても違いがあります。この一番の好例がカリウムの投与の場合です。カリウムの1日最大投与量は約80 mEqであり、時間あたりの投与速度は20 mEq/時以下と決められています。この量あるいは速度を超えて投与されると高カリウム血症から危険な不整脈、心停止など致死的な経過をとることになるのです。

　糖質などではあまりにも急速に投与すると腎臓から再吸収されずに尿中に漏れ出てしまうため投与

表3．輸液製剤の一般的投与速度と投与量

輸液製剤		投与速度・投与量	参考
Na	低張性Na液	＜20〜38 mEq/時	低張性複合電解質輸液製剤 250〜500 ml/時
	等張性Na液	＜15〜30 mEq/時	細胞外液類似液 100〜200 ml/時
	高張性Na液	＜30 mEq/時	10% NaCl液では 30 ml/時以下
K	カリウム輸液剤	＜20 mEq/時　＜40〜80 mEq/日	投与濃度＜40 mEq/l、単独投与は禁忌
Ca	カルシウム輸液剤	＜30 mEq/時	20% CaCl$_2$液 1 ml/分
HCO$_3$	アルカリ化輸液剤	＜100 mEq/時	
糖液	ブドウ糖液	＜0.4〜0.5 g/kg体重/時	5%ブドウ糖液では 500 ml/時
	果糖液	＜0.15 g/kg体重/時	5%果糖液では 150 ml/時以下
	キシリトール液	＜0.2 g/kg体重/時	
脂肪	脂肪輸液剤	＜1〜2 g/kg体重/時	500 ml/4〜5時間
アミノ酸	アミノ酸輸液剤	40〜60 g/日	0.2 g/kg/日の投与速度
タンパク	アルブミン液(25%)	＜2 ml/分	
	プラスマネート(5%)	＜5〜10 ml/分	

の意味がなくなってしまうことになりかねません。場合によっては浸透圧利尿が生じて水分・電解質の喪失を招き医原的な体液異常の原因となります。

　このように投与量と投与速度は輸液製剤それぞれの種類によって決められていますが、これは心臓や腎臓の機能に問題がない場合であって、これらの機能障害が存在するときには減量、あるいは速度を落とすなど変更しなければなりません。このため輸液の対象となる患者の病態をよく知っていないと危険なことになるのです。このため輸液のモニターとして治療の間さまざまな検査を行って安全にしかも効果的に輸液が行われているかをチェックしていくことが必要になるのです。

TRANSFUSION MEMO ───── 輸液速度

　輸液速度というのは個々の患者の原因疾患や病態を考慮して実施すべきです。高齢者や心不全・腎不全などの場合には、通常の速度より遅くしなければなりません。輸液内容の違いによっても速度は異なります。5%ブドウ糖液であれば500 ml/時 程度でよいのですが、果糖などの場合には速度が早いと腎から排泄されてしまい有効に利用できないといわれます。生理食塩液や乳酸リンゲル液などでは200 ml/時 程度といわれます。しかし、血圧低下やショック時は急速に投与して循環血流量を維持することが大切になります。高カロリー輸液においては1日かけて投与するのが一般的です。

輸液速度を規定する条件と因子
1. 輸液の目的（欠乏量、維持輸液、補充輸液）
2. 基礎疾患病態
3. 心機能・腎機能の程度
4. 輸液の内容（カリウム、浸透圧など）
5. 輸液の経路（末梢静脈・中心静脈）

TRANSFUSION MEMO ───── 輸液の滴下速度

　輸液量を的確に投与するには輸液の滴下速度を設定することが必要です。投与量を1日かけて補給するのか、時間あたり〇〇ml投与するかを決めることが大切になります。最近は輸液ポンプにより、自動的に必要補給量を計算してくれるため便利になりました。しかし、どのようにして滴下速度と投与量が決められるのかを知っておく必要があります。

　輸液ラインのうち、成人用では15滴が1ml（2007年より20滴が1mlに統一）、小児用では60滴が1mlとなっています。例えば成人用で120ml/時の投与速度としたい場合、1分間につき30滴の滴下速度でよいわけです。使用している輸液ラインに表記してある点滴数と投与量を再確認することが必要です。

TRANSFUSION.5　輸液治療のモニタリングとは

　輸液治療を行うときには常に適切な治療が行われているのかをチェックしていかなければなりません。欠乏量輸液の場合では、その欠乏量はどのような方法で求めても、あくまで概算値であり、維持輸液の場合でも投与する輸液製剤が必ずしもバランスどおりになっているとは限らないからです。しかし腎臓の働きが正常である限り、このような不適切といえる輸液法であっても腎臓は尿量を変化させ、尿細管での電解質の再吸収量を変化させることにより体液・電解質バランスを維持することが可能といえます。

　欠乏量輸液法においては不適切な輸液、特に投与量の不足の場合には治療効果が出現しないこと、脱水症の改善が得られないことになります。逆に、輸液量の過剰または過度の投与速度の場合には腎機能や心肺機能の低下している症例、高齢者では溢水状態、心不全を引き起こすことになってしまいます。維持輸液療法においても輸液量の過不足により同様のことが生じ得ます。このような点から、輸液治療においては常にモニタリングして誤った輸液、あるいは不適切な輸液をなくしていくことが必要になります。

　モニタリングというと検査器具に依存したものと考えがちですが、症候や身体所見のチェックが大切といえます。電解質の異常のみを是正することが輸液治療の目的ではないこと、患者の症候の改善が目標であるという点です。とかく体液・電解質異常の治療では検査の成績の改善だけに眼が向きが

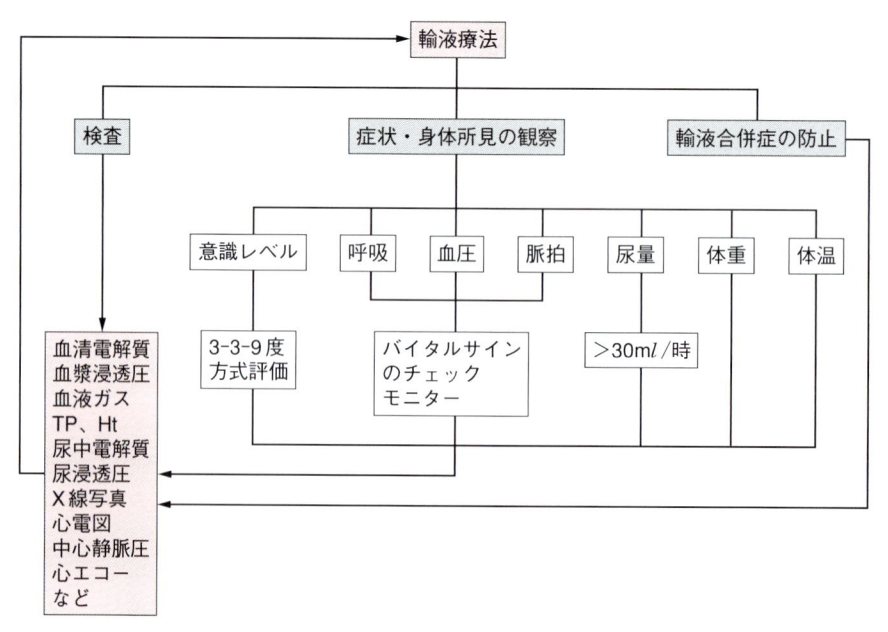

図12. 輸液治療におけるチェック、モニタリング

ちですが、症状や症候の改善が基本となるのです。自覚症状、特にめまい、立ち眩み、動悸、むくみなどの有無、身体所見としては頸静脈の怒脹の程度、浮腫、バイタルサインとしての血圧、脈拍、呼吸の状態、意識レベル、体温、体重の変化、尿量などが重要になります。輸液が効果的に実施されている場合、尿量が 30 ml/時以上あるとされます。数日間に著しく体重が変化するということは体液量の変化が存在することを意味します。体重が数日間で数 kg も増加するというのは、輸液の過剰投与により体液が貯留してしまったことを意味します。このような体液量の過剰時には、手背・下肢・臥位の状態であれば眼瞼や背部の浮腫がみられます。頸静脈の怒張、血圧の上昇、さらには肺うっ血・心不全の症候が出現することになります。

　循環血漿量の判定は中心静脈圧や Swan-Ganz カテーテル検査により正確に評価できますが、身体所見として頸静脈拍動や手背静脈の挙上による消失の程度、爪床の圧迫解除による蒼白化の消失速度なども有用です。中心静脈圧(CVP)の正常値は 3〜15 cmH$_2$O ですが、その 3 cmH$_2$O 以下では循環血漿量の減少を意味し、15 cmH$_2$O 以上では循環血漿量の増加を示します。絶対値を評価するだけでなく、経過推移する値が重要です。

　検査成績では特に尿中ナトリウム濃度や FE$_{Na}$ が重要です。これらの値が低値の場合は脱水、循環血漿量の減少が疑われます。血液の濃縮・希釈状態を判定するためにヘマトクリット(Ht)値や血清総タンパク濃度の推移も参考になります。循環血漿量の減少時には血漿レニン活性(PRA)は亢進し、循環血漿量の増大時には心房性利尿ホルモン(hANP)は増加します。重症患者では中心静脈による静脈圧、Swan-Ganz カテーテル検査などによる肺毛細血管楔入圧(PCWP)血行動態のモニタリングが有用といえます。PCWP は左房圧とほぼ一致し、正常範囲は 4〜12 mmHg であり 18 mmHg 以上では肺うっ血が疑われます。

　心エコー検査は心機能の評価に加えて、容量負荷の評価にも有用で、左室内径の正常値は 47±4.3 mm です。これが 55 mm 以上の場合には左室容量負荷を意味します。左房径の正常値は 35 mm 以内で、これが 40 mm 以上を示すときは左房の容量負荷を示します。

　下大静脈径は呼吸性変動を示し、吸気時に 15 mm 以上に拡大または呼吸性変動の低下がある場合には循環血漿量の増大を示唆します。逆に 5 mm 以下に縮小する場合は循環血漿量の減少を意味します。

TRANSFUSION.6　輸液の副作用・合併症というのは

　輸液療法というのは血管の中に直接輸液製剤を注入する治療法であり、さまざまな合併症を生じさせることがあります。輸液製剤の注入法においても自然落差により静脈に注入投与することもあれば、ポンプを使用して機械的な圧力により投与する場合、あるいは投与する血管も末梢の静脈の場合もあれば、中心静脈にカテーテルを留置して投与する場合もあるわけです。輸液速度の誤りからくる影響とかなんらかの影響により空気塞栓を発現させうる場合もないわけではありません。このような手技上からくる合併症に加えて、輸液器具あるいはカテーテルを介して細菌が混入し、感染症を誘発させる場合もあります。また、輸液製剤にさまざまな薬物を添加して投与する場合に、それらの物質が相互に反応し、薬物の効果を減弱させたり、溶液の混濁を招いたりすることもあります。

　近年の医療事故の原因として、輸液療法における手技、操作あるいは輸液製剤自体の誤った使用法などの頻度の多いことが知られています。特に高カロリー輸液法においてはさまざまな合併症が多発するものであり、治療効果の絶大であることと生命の危険性のある合併症や事故とが背中合わせになっていることを十分理解して、治療にあたることが大切であるといえます。

表4．輸液の副作用

原因と副作用			原因	対策
手技上の問題	輸液操作	感染症	局所感染症→全身性感染症、不潔操作、消毒不徹底	清潔操作、消毒、抗生物質の投与
		血栓性静脈炎	針～カテーテルからの感染	ヘパリン添加、太い静脈使用、同一部位避ける
		気胸、血胸、神経損傷	特に中心静脈栄養輸液時のカテーテル挿入のミス	正確な穿刺法
輸液製剤自体の問題	輸液製剤の問題	発熱	発熱物質（pyrogen混入）	清潔操作、解熱剤、抗生物質
		静脈炎	高張液など浸透圧、非生理的なpH、血栓性静脈炎	太い血管から穿刺投与
		腎障害 アレルギー反応	デキストランの過剰投与	腎不全に対する治療
		肝障害	脂肪製剤	過剰なカロリー投与避ける
輸液法の問題	投与量・投与速度の問題	電解質異常	不適切な輸液	投与量速度の検討
		肝障害	カロリーの過剰投与	投与量の検討
		心不全、不整脈、急死	K、Ca、$NaHCO_3$などの不適切な投与量、投与速度が速いこと、空気栓塞	投与量、投与速度の注意事項厳守、予防

表5. 輸液製剤による合併症(1)

	輸液製剤	副作用
細胞外液類似液	生理食塩液 リンゲル液 ハルトマン液(乳酸リンゲル液)	過剰投与によるNa負荷→浮腫、高血圧、心不全 高Na血症、高Cl血症、低K血症(単独長期投与) 大量投与による希釈性アシドーシス(生理食塩液、リンゲル液) ハルトマン液は肝不全時に乳酸性アシドーシス
低張性複合電解質輸液剤	各種1〜4号液	成人の長期単独投与→低Na血症
高張性NaCl液	10% NaCl液など	Naの過剰負荷、心不全、肺浮腫、高Na血症
K輸液剤	1 M KCl液など	高K血症、不整脈、心停止
Ca輸液剤	$CaCl_2$液など	高Ca血症、不整脈
P輸液剤	リン酸ニカリウム液	高K血症の危険性
Mg輸液剤	アスパラギン酸Mg液	高Mg血症、投与速度が急速では顔面紅潮、悪心、灼熱感
アルカリ化剤	重曹	Na過剰負荷→浮腫、高血圧、心不全 過度のアルカローシス、低K血症、高Na血症、Caイオンの低下、テタニーなど

表6. 輸液製剤による合併症(2)

	輸液製剤	副作用
栄養輸液製剤	ブドウ糖など糖液	耐糖能低下時の高血糖、浸透圧利尿→脱水、高Na血症 大量投与による低Na血症、低K血症 高濃度液によるK、Pの細胞内移行→低K血症、低P血症
	5炭糖糖液など (ブドウ糖以外)	キシリトール：乳酸性アシドーシス、高尿酸血症、肝障害 フルクトース：大量投与で乳酸性アシドーシス、高尿酸血症 ソルビトール、マルトース：急速投与による浸透圧利尿
	脂肪製剤	顔面紅潮、悪心、肝障害、脂肪肝、高脂血症、血液凝固障害
	アミノ酸輸液剤	高窒素血症、高Cl血症性代謝性アシドーシス、 高アンモニア血症(アミノレバン除く)
膠質輸液製剤	低分子デキストラン	腎障害(尿細管閉塞、GFR低下)、出血傾向、心不全
浸透圧利尿薬	マンニトール	浸透圧利尿(脱水症、低Na血症、低K血症) 利尿がみられないと循環血漿量の増加、心不全
	グリセオール	浸透圧利尿、利尿効果不良のとき循環血漿量増大、心不全

TRANSFUSION MEMO ⑥ ―――静脈炎を防止するには

　長期間カテーテルから輸液を行っていると静脈炎を生じることがあります。穿刺針の入った静脈に沿って発赤、疼痛、圧痛がみられる場合は静脈炎が存在すると考えられます。この原因は正常の血漿浸透圧よりも高浸透圧の輸液製剤を投与しているとき、非生理的なpHの輸液製剤あるいは粘稠性の高い脂肪製剤の使用時にみられやすいものです。末梢静脈からの輸液法でもできる限り太い静脈から投与することも１つの防止法です。同一部位からの穿刺はなるべく避け変更すること、輸液速度についても考慮することです。輸液製剤500～1,000 mlに対してヘパリン1,000単位を添加する方法もあります。また、穿刺の際に皮膚の消毒にも注意することが大切で、感染性の静脈炎を招くことになりかねません。

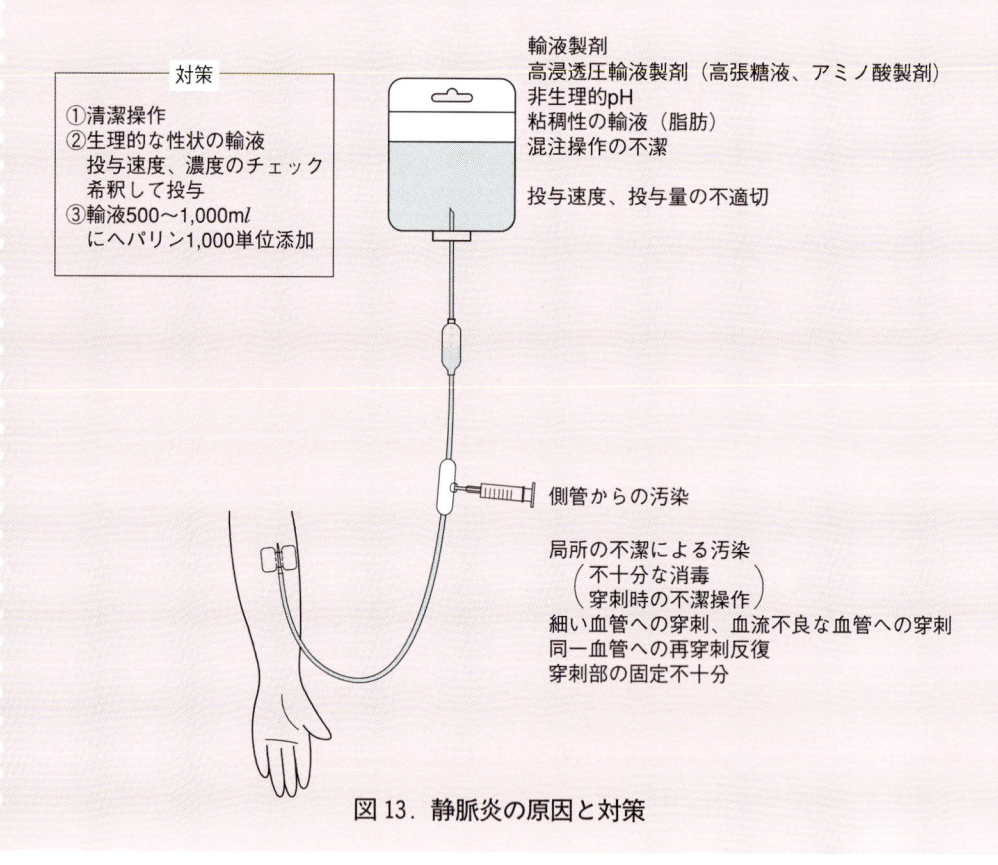

対策
①清潔操作
②生理的な性状の輸液
　投与速度、濃度のチェック
　希釈して投与
③輸液500～1,000ml
　にヘパリン1,000単位添加

輸液製剤
高浸透圧輸液製剤（高張糖液、アミノ酸製剤）
非生理的pH
粘稠性の輸液（脂肪）
混注操作の不潔

投与速度、投与量の不適切

側管からの汚染

局所の不潔による汚染
　（不十分な消毒
　　穿刺時の不潔操作）
細い血管への穿刺、血流不良な血管への穿刺
同一血管への再穿刺反復
穿刺部の固定不十分

図13．静脈炎の原因と対策

TRANSFUSION MEMO —— 輸液製剤の配合変化と禁忌

　高熱量輸液法の進歩に伴って、さまざまな注射製剤が投与されますが、その投与経路を点滴に求め、混合してしまうときに問題となるのが薬剤の配合における変化です。例えば、外観の変化（白濁や混濁）があるときには中止することができますが、外観の変化が認められなくても、その内容成分に変化が認められるときには問題となります。このような配合変化は pH、濃度、希釈度、輸液の組成、イオン強度、時間、混合順序、混合方法などの複雑な多因子により生じるとされています。脂肪製剤は、一剤として混合してしまうと、白色乳状となるため、配合上の異常を識別することが不可能となります。このため別ルートから投与しなければなりません。白濁などの変化が認めらるときには投与を中止するしかないわけですが、抗生物質などでは別の経路から投与していく方式を取らざるを得ません。

1. pH による変化

　この中で最も影響の大きな因子は pH によるものです。このため輸液製剤を pH により分類してみると、次のような区分ができます。輸液製剤のうち、酸性側に傾いているものはブドウ糖や果糖を含有した製剤（各種糖質輸液製剤）、ブドウ糖や果糖を含む電解質輸液製剤（糖加電解質輸液製剤、低張性複合電解質輸液製剤など）があり、糖濃度の大きくなるほど酸性側（pH が低値）に傾いてきます。電解質の種類が多くなるほど、その緩衝作用が大となるのです。しかし、マンニトール、キシリトール、ソルビトールなどを含有した電解質輸液製剤の pH は 5〜7 であり、中性側に位置しています。

　酸あるいはアルカリ塩と結合させた薬物は、それとは逆の pH を示す薬剤と混合すると、可溶化の作用が失われ、難溶性になるため混濁したり、結晶を形成したり、沈殿物を生じたりすることになります。例えば、酸性液である糖液やハイカリック液にラシックスやソルダクトン液を混合すると白濁することが知られています。このため生理食塩液に混合することが勧められるのです。

2. 輸液製剤の組成による変化

　輸液製剤の組成からみることも大切です。カルシウムイオンとリン酸イオンが混合されるとリン酸カルシウムとして析出することが有名です。このため生理的な pH の条件ではカルシウムイオンとリン酸は不溶性の塩を形成することになるので、一般的な複合輸液製剤では同時に含有させることはありません。高熱量輸液製剤であるハイカリックでは、溶液の pH は酸性であり、カルシウムイオンとリン酸イオンを同時に含むが、溶解しており混濁や析出は認められないのです。

　カルシウムイオンを含有する輸液製剤（リンゲル液、糖加リンゲル液、乳酸リンゲル液、その他の糖を含有したリンゲル液、ハイカリック1号、2号液、ヘスパンダーなど）とリン酸イオンを含有した輸液製剤（低張性複合輸液製剤など）との同時混合は避けなければなりません。

　マグネシウムイオンを含有する輸液製剤あるいはカルシウムイオンを含有する輸液製剤とアルカリ化剤である重曹との混合は不溶性の塩を形成することもよく知られた事実です。

CHAPTER 10 特殊な病態・疾患における輸液療法

　ここではさまざまな疾患や病態における輸液療法の特殊性とか緊急的な処置などについて基本となる知識を述べることにします。今までの輸液治療の原則をもとにして、特殊な病態における注意事項を加味していくことにより、それぞれの病態の輸液療法が実施されます。いわば輸液療法の応用編といったところでしょうか。"習うよりは慣れよ"というように実際の経験が最も重要であると思われます。そのための基礎となる知識を述べることにします。しかし実際の現場では、患者の病態は千差万別ですから基本的な知識をもとに考えていかなければなりません。

1 ショック時の輸液療法

　ショックというのは循環不全という病態を総称しています。血圧が急激に低下し、意識障害から生命の危険性が生じるため、緊急的な処置が必要になります。ショックの原因には多数の因子があります。ショックの分類には、その発生の原因から中心性と末梢性に区別されます。中心性というのは心原性といわれるもので心筋梗塞とか心不全で心拍出量が急激に減少した場合にみられるものです。末梢性というのは出血、外傷などにより循環血漿量が急激に減少した場合、細菌性あるいはアレルギー性により末梢血管が拡張して有効循環血漿量が減少した場合に区別されます。

　ショックの治療は原因により異なりますが、まずショックを早期に発見し、原因を鑑別して適切な治療を早急に行うことが必須です。循環血漿量の減少した場合には細胞外液類似液や血漿増量薬による輸液あるいは輸血(大量の出血、外傷、術後などの場合)・血漿製剤により血漿量を是正して循環動態を改善させないと血圧低下および組織灌流低下により、乏酸素血症から乳酸代謝異常を招き、生命の維持が不可能になります。

特殊な病態・疾患における輸液療法

TRANSFUSION.1　ショックに対する処置

　ショックはいくつかの原因がありますが、ショック時にそれらを直ちに鑑別できればよいのですが、必ずしもできるわけではありません。ショックにみられる初期の症候をできる限り初期に発見すること、適切な処置を行うことがより重要といえます。ショックにみられる症候は蒼白、冷汗、虚脱、微弱な頻脈、呼吸促迫などです。このような症候を発見すれば、直ちに緊急的な処置がとられる必要があります。臥位にして気道確保、呼吸の状態、必要があれば人工呼吸（エアウェイ、人工呼吸、気管内挿管）、酸素投与、静脈確保、とりあえずの輸液、心電図モニター、血圧、脈拍、呼吸、体温などのバイタルサインのチェック、呼吸・循環状態の確認評価などが行われます。その後、経過観察の間にショックの原因を鑑別していくことになります。病歴などは十分に聴取できないことが多く、身体所見や検査などの情報をもとに診断を進めていくわけです。

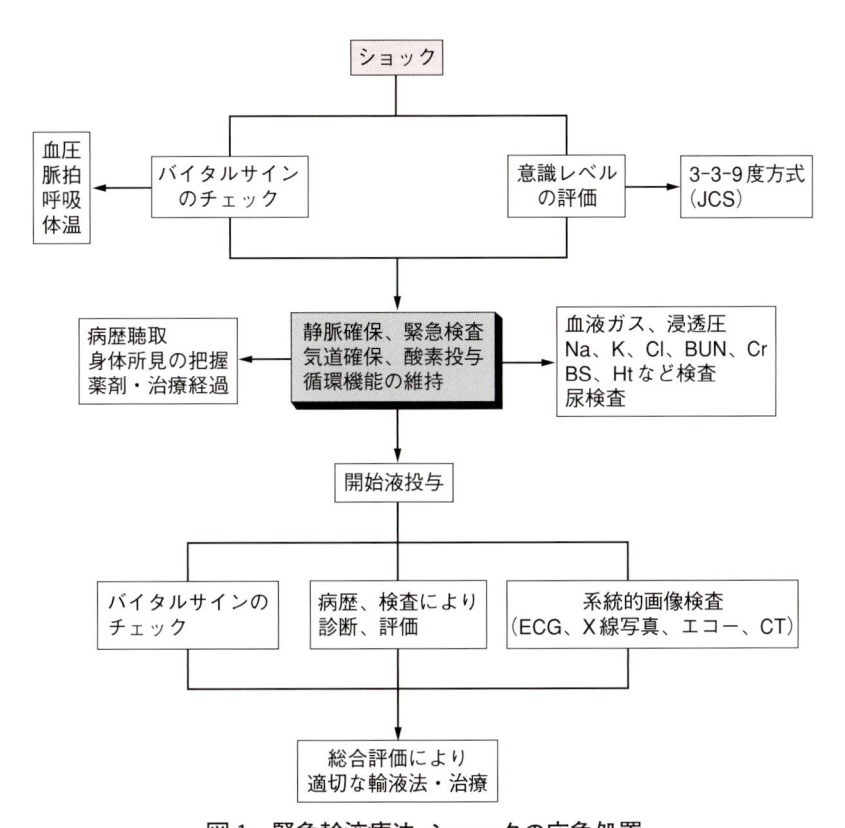

図1. 緊急輸液療法-ショックの応急処置

①心拍出量低下
（心原性）

②循環血液量の減少
（低血流性）

③末梢血管抵抗の低下
（血管原性）

ショックの所見

収縮期血圧＜80mmHg
脈圧＜30mmHg
心係数＜$2.2l$/分/m^2
尿量＜25ml/時
血中乳酸値＞3mM/l

冷汗蒼白、血圧低下、
頻脈、循環不全、
意識障害。

応急処置

仰臥位
バイタルサインのチェック
気道確保、O_2投与
血管確保
　採血、乳酸リンゲル液投与
血圧の維持
心臓モニター、ECG

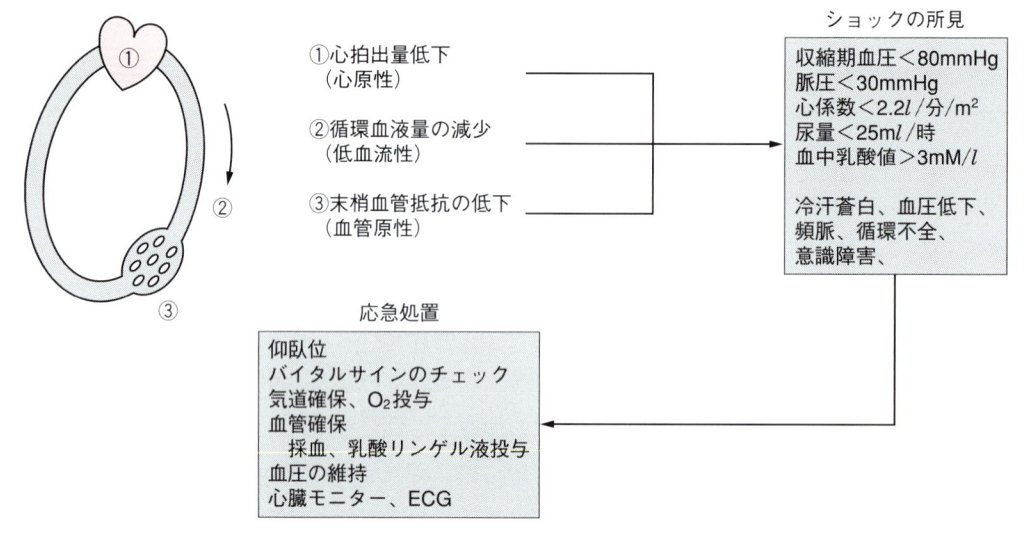

図2．ショックの種類と応急処置

TRANSFUSION MEMO ──── ショックの種類

　ショックの原因は、①心拍出量の減少を第一義的とする心原性ショック、②循環血液（血漿）量の減少を特徴とする低血流性ショック、③末梢血管抵抗の低下を特徴とする血管原性ショック、に大別されます。

　血管原性ショックは敗血症にみられるような細菌性エンドトキシンによるショック、薬物投与やアレルギー性物質などによるアナフィラキシーショック、神経原性ショックなどに区分されます。いずれの原因にしろ収縮期血圧の低下、脈圧の減少、頻脈、尿量減少がみられ、冷汗や皮膚の蒼白湿潤、末梢循環不全から意識障害を急激に呈することになります。

　ショックの病態から分類すると、
　①心原性ショック：急性心筋梗塞、不整脈、心筋炎など
　②循環血液量の減少によるショック：出血性、体液量喪失性など
　③血液分布異常によるショック：感染性、アナフィラキシー、神経原性など
　④心外閉塞・拘束性ショック：肺塞栓、緊張性気胸など
があります。

10 特殊な病態・疾患における輸液療法

TRANSFUSION.2 ショック時における循環動態は

　ショックにおいては血圧の低下が必須であり、循環動態は低下しています。出血、脱水、嘔吐や下痢などでは循環血漿流量は著しく減少します。アナフィラキシーショックや敗血症などでは末梢血管抵抗の低下、容量血管の拡張、間質組織中への体液の移行などから循環血漿量は減少します。

　このためショック時には容量の是正が第一に必要といえます。細胞外液類似液といわれる乳酸リンゲル液または生理食塩液 250～500 ml を急速に投与し、血圧の上昇を期待します。昇圧反応が不良であれば、さらに 500 ml 追加投与しますが、循環動態の改善が乏しい場合には昇圧薬ドパミン、ドブタミンなどが投与されることになります。

　この時点ではショックの原因の鑑別が行われているべきで、いたずらに容量を負荷しても意味をなさないことがあるからです。絶対的な循環容量の減少であれば、容量負荷の意味がありますが、相対的な循環血漿量の減少であれば末梢血管を収縮させることがよいからです。心臓のポンプ機能をチェックすることが必要になります。後方負荷の問題による肺水腫、前方負荷の問題による臓器血流障害の有無を知る必要があります。低心拍出量は低血圧、脈圧の狭小化、皮膚灌流の変化から知ることができ、頻呼吸、ラ音、呼吸音の異常、頸静脈怒張、呼吸困難などは肺水腫の症候になります。このため血圧の測定、中心静脈圧の測定、カテーテル検査による心拍出量や肺動脈楔入圧などが検査されます。

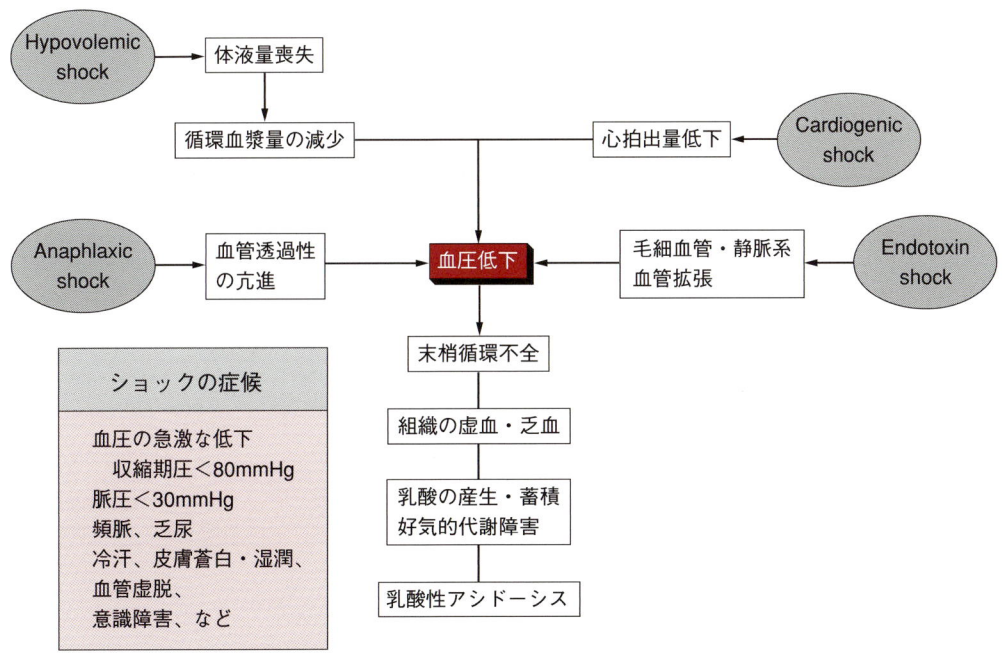

図3．ショックの病態

TRANSFUSION.3 低容量性ショックに対する輸液療法とは

　出血性ショックでは外傷、手術などにより血管内の循環血液量が急激に減少し、交感神経系の興奮、静脈収縮がみられますが、代償反応が十分できないような状態ではショックから死亡に至ることになります。高度の下痢などによる脱水症、熱傷などから循環血漿量が減少してショックに至る場合もあります。ショックの症候は皮膚の蒼白、冷たい湿潤した皮膚、冷汗、血圧低下、頻脈、浅い頻呼吸、低体温、不穏などの精神症状、尿量減少などがみられます。

　治療の目標は循環血液量の補充で、出血時の止血の重要性は言うまでもありません。静脈留置針により静脈確保をし、血圧の維持を考えなければなりません。患者の姿勢は頭部を下げ、下肢を挙上した姿勢、呼吸状態により挿管、ハートモニターなどの設置、血圧測定などの救急処置が必要になります。

　生理食塩液やハルトマン液などの細胞外液類似液の大量投与 10 ml/kg 体重から開始し、まず 1,000 ml 程度補充して血圧の状態をみます。血圧の回復が不良、全身状態の改善不良の場合は、輸血あるいは血漿増量剤である膠質浸透圧を上昇させる輸液製剤の投与を考えます。輸液投与量の目安は尿量が 0.5〜0.8 ml/kg/時間、30 ml/時以上が確保されればよいと思われます。

　治療の目標は収縮期血圧 100 mmHg 以上、平均動脈血圧 60〜65 mmHg 以上、尿量 30 ml/時以上、中心静脈圧（CVP）5〜10 cmH$_2$O とします。血圧の維持と臓器灌流を保持することが大切になるのです。出血性ショックの場合は輸血によりヘマトクリット（Ht）値＞30〜35％程度を維持します。

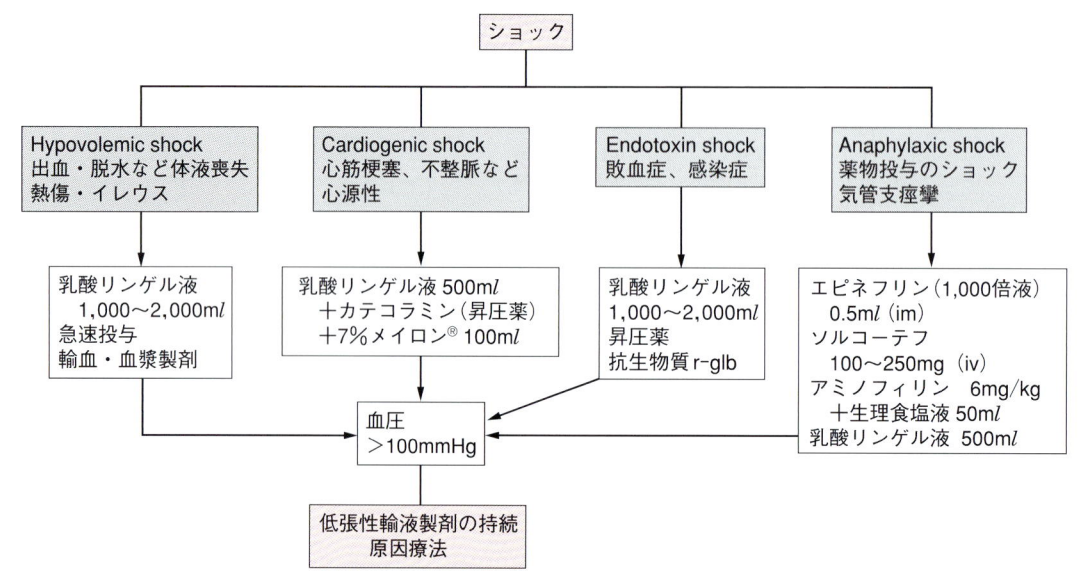

図4. ショックに対する輸液療法

TRANSFUSION Q.4　アナフィラキシーショックに対する輸液療法とは

　薬剤(抗生物質、麻酔薬、造影剤など)やアレルギー性物質などによるアレルギー反応から血管作動性物質であるヒスタミンなどを遊離させ、血漿成分が血管外に移動するため有効循環血漿量の急激な減少を生じてショックに至るものをいいます。血圧低下、喉頭浮腫、気管支痙攣、呼吸困難、皮疹などがみられます。

　この治療方針は一般的なショック治療法が行われます。酸素投与、気道確保、血圧の維持などの循環動態の改善です。細胞外液類似液や膠質輸液製剤を2〜4 l 程度投与し、さらにエピネフリン(0.5〜1.0 ml 皮下注)、抗ヒスタミン薬、副腎皮質ステロイド剤(ハイドロコーチゾン 250 mg、静脈投与)、カテコラミン、アミノフィリンなどの投与により対処します。病歴から明らかなアナフィラキシーショックと考えられる場合にはエピネフリン 0.5〜1 ml 筋肉注が直ちに投与されます。

TRANSFUSION Q.5　敗血症ショック

　敗血症は細菌よりエンドトキシンが産生され、この結果、末梢血管の拡張、血管透過性の亢進が生じ、有効循環血漿量が減少するためにショックを呈する病態をいいます。細菌感染(グラム陰性桿菌など)による敗血症というのは一般的なショックに対する対策に加えて、細菌に対する治療と脱水症、特に水分不足に注意を払う必要があります。多くの場合、発熱を伴い、過換気から水分の喪失量が多くなります。末梢血管が拡張するため血管内容量の増加、毛細血管から間質組織への水分移動が著しくなるため水分必要量が多くなるというわけです。

　このショックに対する輸液の基本方針は、循環血漿量の確保、心肺機能の維持、感受性のある抗生物質の投与が必要です。血圧低下の著しい場合には、乳酸リンゲル液 500 ml にイノバン®3 μg/kg/分を加えて1時間で投与します。循環動態が改善されるまで液量の負荷を続けることが行われますが、中心静脈圧の上昇、肺水腫などの出現には注意しなければなりません。意識状態の改善、呼吸、血圧、脈拍、皮膚灌流などの改善が得られることが目標になります。特に高齢者の場合には心機能の潜在的な低下、水分欠乏状態の確認の困難さなどがあり、しかも抵抗力の減弱していることが多いため救命させることが困難となりやすいものです。低アルブミン血症の場合には血漿製剤の併用も考慮します。γグロブリンの投与も考慮します。

TRANSFUSION.6　多臓器不全の輸液

　多臓器不全(MOF)とは2つ以上の臓器の機能不全を合併している病態をいいます。この原因は重症感染症、外傷、高度の膵炎などによることが一般的です。敗血症を基本として、肺、心、腎、肝、脳などの臓器不全を伴うことが多く、意識障害、呼吸不全、心不全、腎不全、肝不全、凝固系障害を呈することになります。消化管などからの出血を示す播種性血管内凝固症候群(DIC)を合併することも少なくありません。

　この場合の治療方針は各々の臓器不全に対する治療に加えて輸液療法も実施されます。特に栄養面や代謝改善など全身管理が必要になります。輸液治療法からみた場合、必要液量が著しく増加することになります。腎障害の強い場合には液量の制限が必要になりますが、大量の熱量補給に加えて、抗生物質や凝固系異常に対する薬剤溶解のための輸液量などが投与されるため輸液量の制限は不可能です。このため水分の過剰負荷ができない腎不全の状態では透析治療により体液量の過剰を治療する必要があります。心機能の低下を伴っていれば、緩徐に体液量を除水することが大切です。このために体外循環による除水治療として持続的血液濾過法(CAVHなど)が必要になります。

TRANSFUSION.7　多臓器不全の栄養輸液法の特殊性

　多臓器不全では多くの場合、経口的な栄養物の摂取は不可能です。このため輸液療法により水分・栄養素の投与が行われることになります。消化管からの出血が存在する場合には、経口摂取は不可能になります。栄養輸液は完全栄養輸液が必要になります。十分なカロリー補給と栄養補給が考慮されますが、合併する臓器不全により特殊アミノ酸製剤を使用する必要のある場合もあります。

　高カロリー栄養輸液により維持されなければならないMOFでは、腎機能の程度により透析療法が実施され、水分や電解質調節のために透析療法が連日施行されます。

TRANSFUSION MEMO — 全身性炎症反応症候群(systemic inflammatory response syndrome；SIRS)

　この症候群は感染症、外傷、熱傷、手術、膵炎などの侵襲により高度の全身反応を出現する症候群を総括した概念で1991年に提唱されました。体温の上昇(>38℃)または体温の低下(<36℃)、頻脈(>90/分)、呼吸数(>20/分)、PCO_2<32mmHg、白血球数>12,000/mm^3または<4,000/mm^3または白血球の未熟細胞が10%以上認められるとする診断基準があります。

意識障害の輸液療法

意識障害に遭遇した場合には、そのレベルはどの程度かを評価すること、バイタルサインのチェックで緊急度を評価することがまず試みられます。原因には多数の疾患や病態がありますから、次に意識障害の原因は何かを鑑別することが大切になります。意識障害の原因によっては特別の輸液治療により改善する病態があるためです。

TRANSFUSION.1　意識障害とは

意識障害はその程度により傾眠、混迷、半昏睡、昏睡と区別されます。これらは痛み刺激に反応するか、呼びかけに対して反応するかにより重症度が区分されることになります。昏睡ではいずれの反応もみられず、半昏睡では痛みに反応しますが、呼びかけには反応しません。いずれの場合も尿・便の失禁を伴うことがあります。混迷では痛みに対する反応はありますが、呼びかけ反応が乏しい状態で、傾眠はいずれの反応も認められますが、刺激がなくなると眠ってしまう状態です。

このような意識障害の分類は第三者にも実際どの程度のレベルであるかをもう少し数量的に表現することが必要になります。japan coma scale(JCS)いわゆる3-3-9度方式による分類が一般的に使用されています。これに落ちつきのない restlessness(R)とか、incontinence(I)、apathetic state (A)を加えて、100-Iというように表現することになります。

表1．意識障害の原因とレベル評価

原因：
1. 中枢神経系疾患
    脳血管障害、脳炎、髄膜炎、脳腫瘍、
    頭部外傷、てんかんなど
2. 代謝性疾患・中毒性疾患
    糖尿病性昏睡、低血糖、水・電解質異常、
    肝性昏睡、尿毒症、呼吸不全、低酸素血症、
    睡眠薬、向精神薬、アルコール、CO中毒、
    農薬など
3. 循環不全
    ショック、高度の徐脈、
    アダムス・ストークス症候群など

意識障害の分類

		痛み刺激	呼びかけ反応
Coma	昏　睡：	⊖	⊖
Semi coma	半昏睡：	±	⊖
Stupor	昏　迷：	⊕	±
Somnolence	傾　眠：	⊕	⊕
alert	清　明：	⊕	⊕

意識レベル評価

JCS	3-3-9度方式

Ⅲ．刺激しても覚醒しない
- 300　痛み刺激にまったく反応しない
- 200　痛み刺激に手足を動かす、顔をしかめる
- 100　痛み刺激に払いのける動作をする

Ⅱ．刺激すると覚醒する
- 30　痛み刺激＋呼びかけを繰り返すと辛じて開眼する
- 20　大きな声または身体を揺さぶると開眼する
- 10　普通の呼びかけで容易に開眼

Ⅰ．覚醒している
- 3．名前、生年月日が言えない
- 2．見当識障害がある
- 1．だいたい意識清明だか、今ひとつはっきりしない

TRANSFUSION Q.2　意識障害時の鑑別診断は

　意識障害には原因として多数の疾患や病態がありますから、その鑑別診断が重要になります。疾患や病態によっては的確な輸液療法により直ちに回復することがあるからです。好例は低血糖による意識障害でしょう。意識障害に対する輸液は意識障害を改善させるための輸液療法と意識障害時の維持輸液療法の場合が区別されます。糖尿病では糖尿病性昏睡、非ケトン性高浸透圧性昏睡、低血糖があります。肝性昏睡、尿毒症性昏睡、電解質や酸塩基平衡障害時の意識障害もあります。また脳血管障害による意識障害もあります。これらの疾患の鑑別診断には疾患に特有の検査成績、症候がありますからなんとか可能でしょう。しかし鑑別診断まであまり時間をかけるわけにはいきません。

　意識障害時のバイタルサインをチェックして緊急性があるかをまず検討することが第一でしょう。病歴上明らかな場合、例えば糖尿病でインスリンを使用している患者が昏睡状態であれば、いずれの昏睡かの区別はできなくても、採血の後50％ブドウ糖液を静注してみるのが常識です。これにより意識が回復するようであれば、低血糖性昏睡と判断できるわけです。

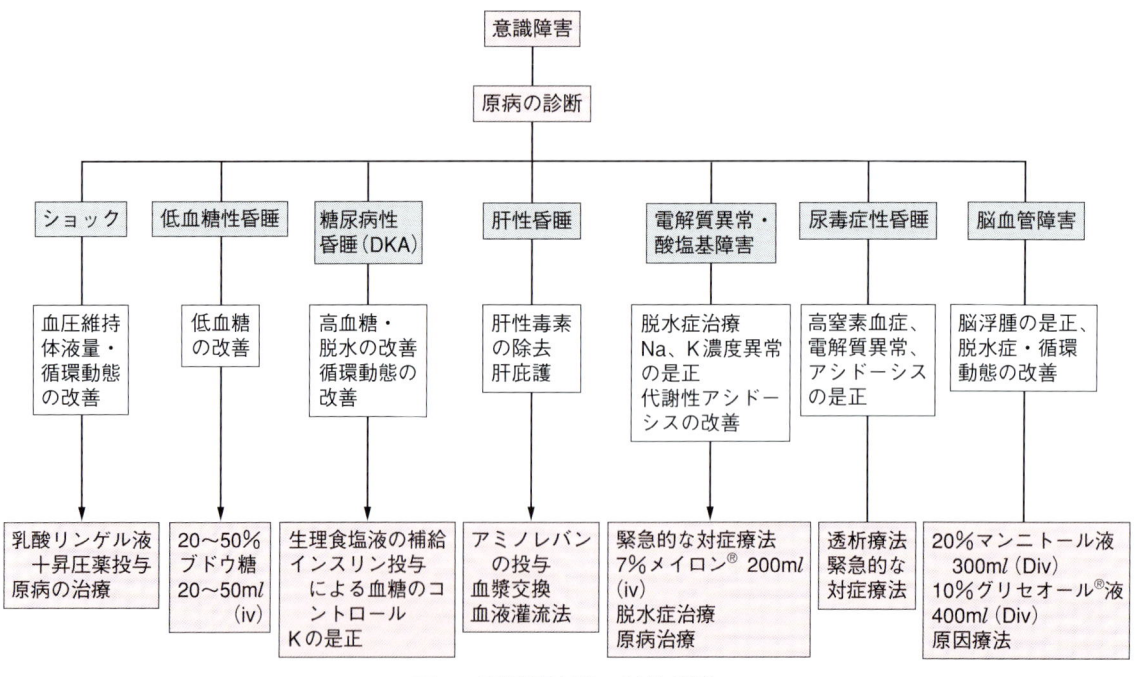

図5．意識障害時の輸液療法

急性期意識障害に対する輸液療法

意識障害の患者に遭遇した場合には、まずバイタルサインのチェックと意識障害の原因が何かを敏速に検討することから始まります。循環動態が不良であれば直ちに血管確保を行い、呼吸、循環動態の是正が必要となります。これはショック時の輸液に準じて行われます。具体的な処置はショックを参考にしてもらいます。しばしば重篤であり、原因の鑑別が早急に行われるべきです。

原因は大きく脳血管系疾患による中枢神経系の異常の場合と代謝性疾患あるいは中毒性の原因による非中枢神経系の場合に区別されます。血管確保時に採血を行い、原因の鑑別のための検査が行われます。意識障害の原因が明らかになれば原因に対しての治療法が緊急的に実施されます。検査結果が明らかになる前には、一般的なつなぎのために輸液療法が行われます。

ショック時には血圧を維持するために乳酸リンゲル液や生理食塩液が投与されます。乳酸性アシドーシスが疑われるときには乳酸を含有しない製剤を選択することになります。ショック時ではないときには1/2生理食塩液が使用されますが、ナトリウム負荷が好ましくないような病態であれば、5%ブドウ糖液により経過観察します。明らかな低血糖による意識障害であれば高張ブドウ糖液を静脈投与しますし、脳血管障害が疑われる場合には脳浮腫の防止のためにグリセオール®の輸液が選択されます。

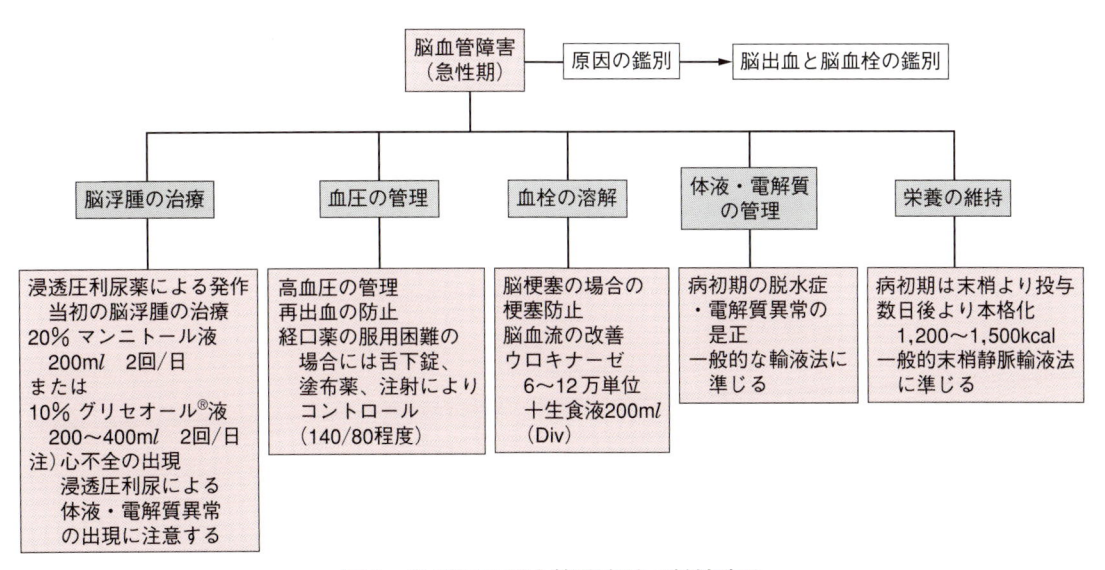

図6. 急性期の脳血管障害時の輸液療法

TRANSFUSION Q.4　意識障害時の維持輸液療法とは

　緊急的な状態ではない意識障害者に対して輸液療法が行われる場合があります。意識障害だけで、消化器障害のない場合には経管栄養法による水・電解質・栄養補給が可能です。いたずらに輸液療法を行うことは必要ありません。輸液療法が適応の場合は原則的には高カロリー輸液が行われることになります。

　意識障害の原因により特有の注意事項がありますから、それぞれの病態に応じた輸液療法が行われます。発病時には心不全、腎機能障害、脳浮腫、出血傾向などが合併している可能性があるため維持輸液療法、水・電解質の維持輸液療法で経過観察する方針でよいと考えられます。栄養補給は最低限の量（＞400 kcal）でもやむを得ないといえます。短期間の維持輸液と考えられる場合には完全な栄養輸液でなくても末梢からの栄養輸液により体液の維持ができるように計画することで可能です。

TRANSFUSION MEMO　脳性塩分喪失症候群（cerebral salt wasting syndrome；CSWS）

　頭部外傷、脳腫瘍、脳血管障害などにおいて低ナトリウム血症がみられるときにしばしばSIADHとの鑑別が問題になります。この症候群の低ナトリウム血症は腎臓からの塩分喪失が持続し、体液量の減少がみられることが特徴です。この成因はANPあるいはBNPといわれるナトリウム利尿ペプチドの関与が疑われています。これらのペプチドは腎臓においてNa再吸収を抑制し、ナトリウムや水の利尿をもたらすことになります。発症直後よりANP濃度が増加し、尿中へのナトリウム喪失がみられ、低ナトリウム血症が出現するとされます。治療は体液量の補充を目的に生理食塩液を投与しナトリウムを補充することです。尿細管でのナトリウム再吸収を促進する目的で、鉱質コルチコイド（フルドロコルチゾン）を投与することも報告されています。

3 脳血管障害の輸液療法

　脳血管障害には脳出血、脳梗塞、脳血栓に大別されますが、これらに対する輸液療法には脳浮腫の防止あるいは血栓の融解という治療目的、体液電解質異常のある場合の欠乏量輸液あるいは栄養輸液法というのが中心になります。
　発症3時間以内という超急性期脳梗塞に対して組織プラスミノーゲンアクチベーター(t-PA)が閉塞血管の再灌流と生命予後改善を目的に投与されます。しかし、この治療法は脳卒中専門医による適応基準を満たす場合に使用されるものです。このため脳血管障害を扱う専門施設への転送が重要となります。

TRANSFUSION.1　脳浮腫に対する輸液療法

　脳血管障害、脳梗塞、脳出血の急性期、脳手術後、脳腫瘍などでは脳浮腫が存在すると考えられます。これらの鑑別診断は治療方針を決めるために重要ですが、最近は脳CT検査が容易に実施されることから便利になりました。いずれの病態であれ、脳内血管から脳組織中に水分体液が漏れ出ることになり、意識障害の誘因になるため脳浮腫を改善する必要があります。これには浸透圧輸液製剤や血漿増量剤といわれる輸液製剤が使用されます。毛細血管での膠質浸透圧を増加させることにより組織中に漏れ出た水分を血管内に引っぱり込む役割があるからです。
　治療としてマンニトールやグリセオール®が使用されます。グリセオール®は血液脳関門を通過できないため、血液内に留まり血管内の浸透圧を増加させることになります。脳組織から水分を血管内に移動させ、脳浮腫を防止することができるわけです。グリセオール®はマンニトールと異なり、体内で代謝され、エネルギーとなり、浸透圧利尿を示さないという特徴があります。このため水・電解質異常をきたしにくいことになるわけです。しかしグリセオール®200 ml中にはNaClが1.8 g含有されていることを知っておくことが必要です。10%グリセオール®200〜400 mlを1〜2時間で点滴します。これを1日2〜3回、7〜10日投与します。臨床症候、脳CT検査などにより効果を判定します。
　マンニトールにも同様の作用により脳浮腫を防止することができますが、体内で代謝されることはなく、腎臓より排泄され、浸透圧利尿作用がある点に注意しなければなりません。浸透圧利尿による脱水とか電解質異常をきたさないようにする必要があります。また、体内で代謝されないため腎機能の低下した場合には腎臓から排泄されないと体内への蓄積があります。20%マンニトールは、200〜400 mlを1〜2時間で投与します。

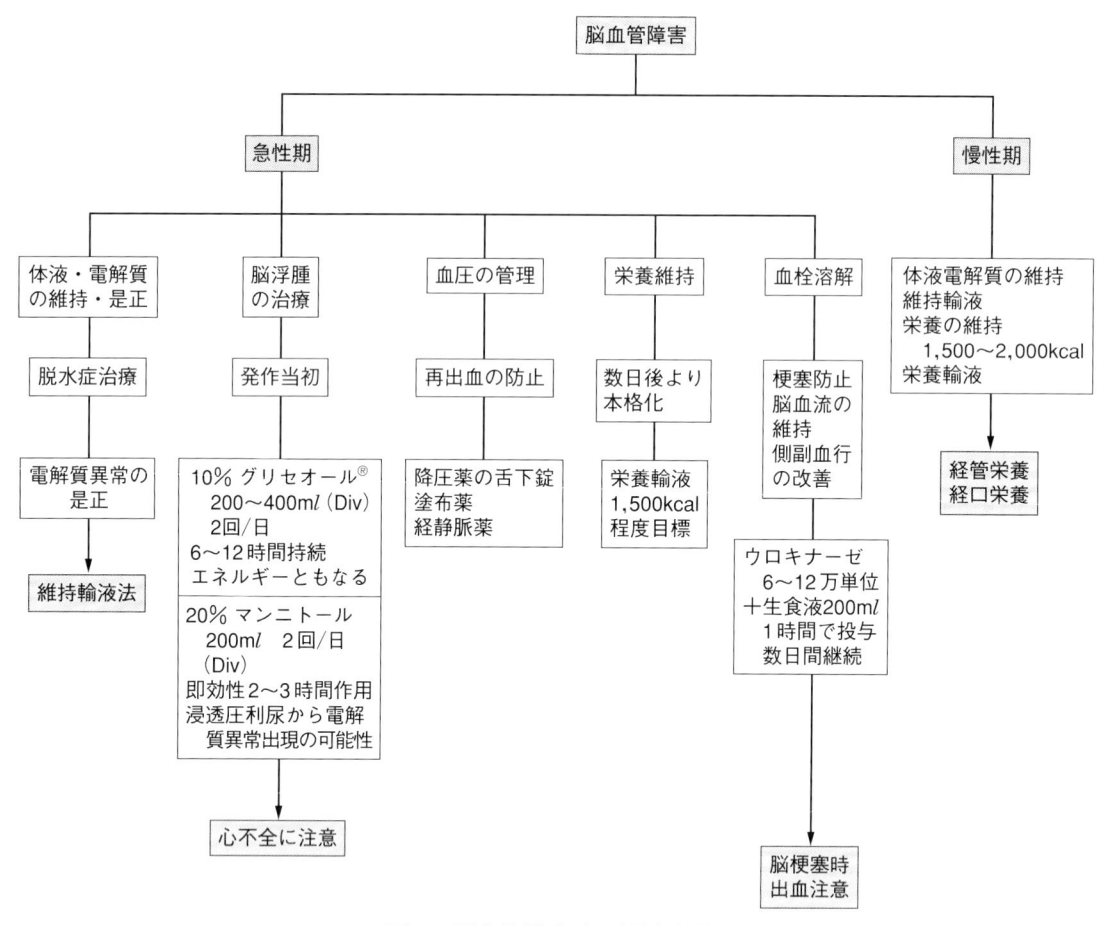

図 7. 脳血管障害時の輸液方針

TRANSFUSION.2　グリセオール® の特徴

　グリセオール®というのは高浸透圧利尿薬、抗脳浮腫作用、脳血流増加、脳代謝改善などの作用があるとされ、脳浮腫の治療に使用されます。長期間使用すると高ナトリウム血症、低カリウム血症などの電解質異常を生じること、糖代謝異常が報告されています。糖尿病においては血糖上昇、非ケトン性高浸透圧性昏睡を誘発することがあります。また腎不全においては水分、ナトリウムの過剰投与に注意します。グリセオール® 200 ml 中に食塩 1.8 g 含有されています。

　グリセオール®のグリセリンは解糖系から TCA cycle に入り、ATP を産生して水と二酸化炭素に分解されます。

TRANSFUSION Q.3　抗血栓療法の投与

　脳梗塞の再発予防を目的に抗血栓療法が試みられます。ラクナ梗塞の運動障害の改善を目的にオザグレルナトリウム（カタフロット®）80 mg を生理食塩液 200 ml に溶解して、2時間かけて1日2回、2週間まで投与することが可能です。この薬剤はトロンボキサン合成阻害薬で、血小板凝集抑制と血管拡張作用があります。非ラクナ梗塞である心原性脳塞栓症やアテローム血栓性脳梗塞には適応はありません。アテローム血栓性脳梗塞には選択的トロンビン阻害薬であるアルガトロバン（ノバスタン®）が使用されます。発症 48 時間以内のものに対して、2日間は 60 mg/日を持続静脈投与し、その後 5 日間は 10 mg を朝夕 3 時間かけて持続静脈投与します。

　脳血栓では 5 日以内の急性期に血栓溶解剤（ウロキナーゼ）を投与することがあります。脳血栓という診断を確定しておかなければなりません。脳出血にこの薬剤を使用すると、脳出血をさらに誘発することになる危険がある点に十分注意します。ウロキナーゼはタンパク分解酵素で尿から抽出された成分であり、脳血栓の治療だけでなく、静脈血栓症とか透析患者の急性シャント閉塞時にも利用されます。ウロキナーゼ 6～12 万単位を 200 ml の 5％ブドウ糖液または生理食塩液に溶解して、1～2 時間で点滴投与します。

TRANSFUSION Q.4　脳血管障害の体液・栄養維持輸液とは

　脳血管障害の急性期には脳浮腫の防止・治療とか脳血栓融解治療などが行われますが、栄養という面には特に注意しません。水・電解質の維持輸液と末梢からの可及的な栄養補給で対処していきます。しかし慢性期になると経口摂取が不可能であれば、栄養という面を重視した輸液療法が行われることになります。いわゆる中心静脈輸液法を実施するか末梢からの可及的大量のカロリー補給で済ませるかは、施設の状況あるいは患者の病態により異なると思われます。これらの輸液の実際は、維持栄養輸液法の項を参照してもらうことにしましょう。

TRANSFUSION MEMO ── 脳血管障害時にみられる体液・電解質異常

　脳血管障害などに特有の体液・電解質異常がみられることがあります。特に血清 Na 濃度の異常をきたすことが多いことが知られています。高齢者に脳血管障害が多いことから脱水症を合併するとか、マンニトール投与による浸透圧利尿を招くこと、誤った輸液などで高 Na 血症が出現しやすいものです。一方、低 Na 血症の出現もあり、これは鑑別診断でも困難になることがあります。いわゆる抗利尿ホルモン分泌異常症（SIADH）といわれるものと脳性塩分喪失性症候群（CSWS）の鑑別は問題になります。

4 心不全の輸液療法

　心不全というのはさまざまな心臓疾患、心筋症、虚血性心疾患、弁膜症などにより生じます。心臓の機能が低下することにより末梢の組織に必要な栄養素や酸素などを含有する血液を供給できない状態をいいます。この結果、心臓は心拍出量の低下の代償作用として、心臓肥大や拡張により stroke volume を増し、また心拍数を増したりします。同時に末梢においては腎血行動態を変化させたり、レニン-アンジオテンシン系の亢進や交感神経系の亢進により末梢血管抵抗を増加させ、血圧や有効循環血液流量を維持するという反応が起こることになります。腎臓では水・ナトリウム排泄能が減少し、体液量が増加し、悪循環を形成することになります。このような代償機構により体内の水電解質の調節が起こり、体内のバランスを維持している時期を代償期心不全といいます。しかしながら、このような代償機構が十分機能を果たせなくなると、浮腫、肺浮腫、うっ血性心不全など体液量の過剰の徴候が出現することになります。この時期を非代償期の心不全というわけです。臨床的には水分・ナトリウムの貯留、低ナトリウム血症、カリウム欠乏、マグネシウム欠乏がみられます。

　心不全には左心不全と右心不全および両方が障害される両心不全に大別されますが、冠動脈疾患や高血圧性心疾患では左心不全を呈し、肺水腫が特徴的です。肺性心では右心不全を呈し、下肢に浮腫を生じたり腹水を認めることになります。心筋症では両心不全を呈し、両方の症候が出現します。

TRANSFUSION.1　心不全にみられる体液・電解質異常

　心不全ではさまざまな電解質異常がみられます。低ナトリウム血症は高度の心不全では一般的で、体液量の過剰による希釈性の型を意味します。これは体内への水・ナトリウムの貯溜によりますが、ナトリウム制限や利尿薬の慢性投与によりナトリウム欠乏を呈することもあります。低ナトリウム血症が高度である場合、血清ナトリウム濃度が持続的に 135 mEq/l 以下を示す心不全では予後不良とされています。

　血清カリウム濃度は正常域にあることが多いのですが、ループ利尿薬の使用により低カリウム血症を示すことがあります。二次性アルドステロン症や代謝性アルカローシスを合併すると、低カリウム血症は増悪することになります。心不全に対してジギタリス製剤を使用しているときに低カリウム血症が存在すると、心臓の興奮性を高め心室性不整脈やジギタリス中毒を招くことに注意しなければなりません。

　低マグネシウム血症は不整脈の発生に関係することが注目されています。長期間のループ利尿薬の使用は低マグネシウム血症をきたすことがあるため、抗アルドステロン剤(スピノロラクトン®)の

併用は有用であることが知られています。

　軽症の心不全では酸塩基平衡には特別影響しません。しかし重症の心不全や治療の影響により、種々の酸塩基平衡異常を生じることがあります。軽度の肺うっ血では過換気によりPCO_2の低下から呼吸性アルカローシスを示したり、重症心不全（肺水腫）では換気拡散不全からPO_2の低下、PCO_2の上昇により呼吸性アシドーシスを招くことになります。さらに心不全が高度になると、乏酸素血症から末梢循環不全を招き、乳酸の増加による代謝性アシドーシス（乳酸性アシドーシス）となることがあります。

　このような異常に対して心不全に対する一般的な治療法が行われますが、病態によりレスピレータによる呼吸管理や利尿薬・降圧薬の投与が行われることになります。治療による影響としては、ループ利尿薬の大量投与により代謝性アルカローシスの原因となったりすることがあります。

TRANSFUSION.2　心不全にみられる病態

　うっ血性心不全というのは心拍出量の減少、左室駆出率の低下があり、左室拡張終期圧・左房圧・肺毛細血管圧の上昇による肺うっ血、中心・末梢静脈圧の上昇による肝・脾・消化管のうっ血、細胞外液量の増大と浮腫がみられます。代償性のカリクレイン−キニン系・プロスタグランジン系・心房性−脳性ナトリウム利尿ペプチド系・一酸化窒素（NO）系などの血管拡張作用を生じます。これに対してレニン−アルドステロン系・バゾプレシン系・交感神経系による血管収縮、ナトリウム貯留系が作用することになります。エンドセリンの増加、腎ドパミン系の機能低下がみられます。

　心不全が生じると腎血流量は減少するのが一般的です。糸球体濾過値（GFR）の低下がみられますが、この低下は腎血漿流量（RPF）の低下に比べると少ないために、濾過値（Fitration fraction FF＝GFR/RPF）は増加することになります。このような FF の増加は交感神経系、レニン−アンジオテンシン系の亢進によるとされ、アンジオテンシン II による糸球体輸出細動脈が収縮することが影響すると考えられます。さらに、心不全では心房性利尿ホルモンの分泌あるいはプロスタグランジンにより糸球体輸入細動脈の拡張から濾過圧が増加します。このような作用の結果、尿細管周囲毛細血管への血漿流量は減少します。これと同時に、尿細管周囲の静水圧は減少、膠質浸透圧の増加により近位尿細管における水分やナトリウムの再吸収は増すことになります。

　これらの結果、遠位部への負荷量は減少し、腎臓から排泄されるべき水分やナトリウムは減少してしまうことになります。さらに交感神経系の亢進による腎皮質への血流量の減少から、相対的に腎髄質への血流量が増加して傍髄質ネフロンの作用が大きくなります。このような影響は水分・ナトリウム再吸収性に作用するので、腎臓からの排泄が減少する方向に働くことになるわけです。皮質部集合管におけるアルドステロン、皮質部・髄質部集合管におけるバゾプレシン作用の増強により腎臓からの水・ナトリウム排泄は減少し、代謝性アルカローシスの傾向を生じます。

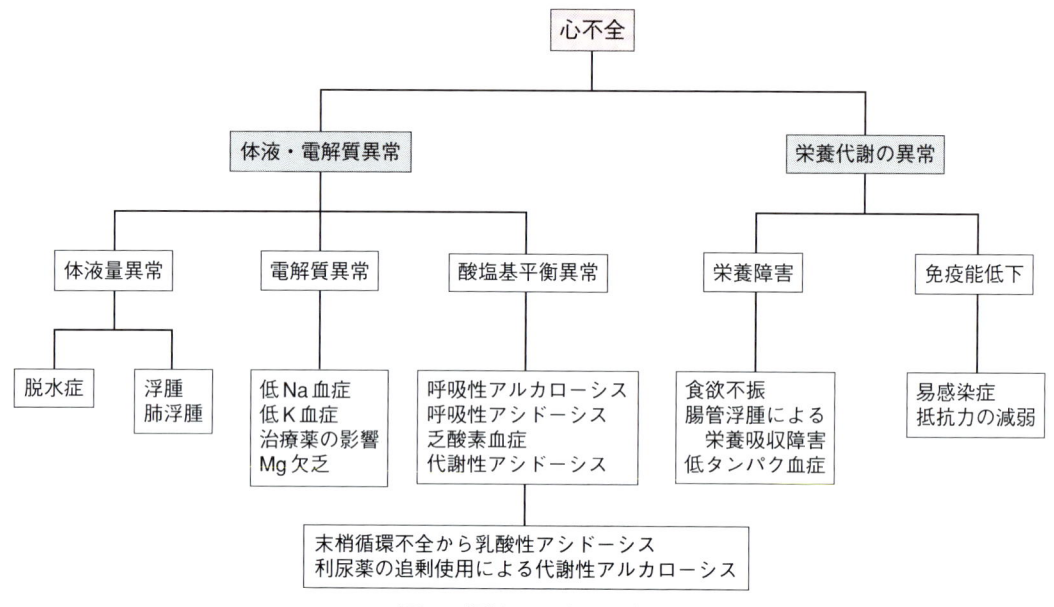

```
                            心不全
              ┌──────────────┴──────────────┐
         体液・電解質異常                   栄養代謝の異常
      ┌────────┼────────┐            ┌────────┴────────┐
   体液量異常  電解質異常  酸塩基平衡異常    栄養障害          免疫能低下
   ┌──┴──┐      │           │              │                │
  脱水症 浮腫  低Na血症   呼吸性アルカローシス  食欲不振         易感染症
         肺浮腫 低K血症    呼吸性アシドーシス   腸管浮腫による    抵抗力の減弱
               治療薬の影響 乏酸素血症        栄養吸収障害
               Mg欠乏      代謝性アシドーシス   低タンパク血症
                              │
                    末梢循環不全から乳酸性アシドーシス
                    利尿薬の追剰使用による代謝性アルカローシス
```

図8．慢性心不全の病態

TRANSFUSION MEMO ── カテコラミン製剤の使用法

　急性心不全やショックなどの病態に対してカテコラミン製剤が臨床使用されます。これらの製剤にはドパミン、ドブタミン、ノルエピネフリン、エピネフリンなどの種類があり、臨床的にドパミンやドブタミンが頻用されます。これらは心筋細胞の β_1 受容体に作用して、心収縮力の増強作用による循環動態の改善を目的に投与されます。また末梢動脈の α_1 受容体や β_2 受容体にも作用し、血管収縮ないし拡張させることになります。使用量によりその作用効果が異なります。

　ドパミンの低用量（<2μg/kg/分）では、腎血流の増加と尿細管に作用して利尿効果を示すとされます。中等量（2〜10μg/kg/分）の投与では心筋に作用して心収縮力の増強させるとともに交感神経からノルエピネフリンを遊離させ β_1 受容体を刺激するとされます。高用量（>10μg/kg/分）では α_1 受容体刺激作用が著しくなり、血圧の上昇、左室への後負荷の増大により心筋の酸素消費量が増加、肺毛細血管圧の上昇が出現することになります。

　ドブタミンの低用量（<5μg/kg/分）では β_2 受容体に作用し、末梢動脈を拡張させることにより、左心室への後負荷を軽減させ、肺毛細血管圧も低下します。10μg/kg/分以下では心拍数の増加は軽く、α_1 受容体による血管収縮作用も軽度です。

　いずれも低用量から開始して、血圧や血行動態を確認して〜20μg/kg/分まで増量していくこと、副作用としての不整脈、動悸、胸部不快感、血圧の状態をチェックすることが重要です。

TRANSFUSION Q.3　心不全にみられる体液性因子の特徴

　全身的な血行動態の変化は冠動脈や末梢動脈のトーヌス増大、冠動脈の攣縮の誘発を招き、重症不整脈の発生などの原因となります。心不全では一般的に交感神経系の亢進が認められます。この結果、血液中のカテコラミンの増加、腎血行動態への影響、心拍出量の増加が生じます。これらの変化は同時にレニン-アンジオテンシン系の亢進をもたらし、抗利尿ホルモンの増加も生じ、このような因子のすべては腎臓からの水分・ナトリウムの再吸収亢進の原因となり、体液量貯留性に作用することになるわけです。

　ところが、心不全では心房から分泌される心房性利尿ホルモンの分泌増加があり、これはナトリウム利尿性に作用することが知られていますが、心不全では正常者に比べてこのホルモンの作用は低下しているといわれています。

　心拍出量の低下が引き金になって交感神経系の緊張が起こり、カテコラミンの分泌が促進されます。カテコラミンは心収縮力や心拍数を増し、心拍出量を維持する方向に作用しますが、同時に腎血管の収縮とレニン-アルドステロン系の活性化により腎における水・ナトリウムの再吸収が生じることになってしまいます。

　腎臓におけるドパミン産生は低下し、腎血漿流量や糸球体濾過値の低下、近位尿細管のNa再吸収の亢進を生じることになります。この原因はドパミンの前駆物質であるLドーパの血中濃度の低下、近位尿細管への供給量の低下、ドーパ脱炭酸酵素によるLドーパからドパミンへの変換低下などの影響によりドパミンの産生低下が生じると考えられています。

表2．心不全の治療方針（各種薬剤の投与量）

1．利尿薬　フロセミド：20〜100 mg（iv） 　　　　　　　　　　　1〜5 mg/時の持続投与
2．血管拡張薬 　　亜硝酸イソソルビド（ニトロール®）：2.5〜5 mg/時　持続注入 　　ニトログリセリン（ミリスロール®）：0.5〜5 mg/時
3．カテコラミン 　　ドパミン（イノバン®）：2〜5 μg/kg/分〜10 μg/kg/分 　　ドブタミン（ドブトレックス®）：2〜3 μg/kg/分〜10 μg/kg/分

注）イノバン®の投与法：イノバン® 300 mg（3A〜15 ml）を5％ブドウ糖85 ml混合し、微量注入器により持続注入する。体重50 kgの場合、1 ml/時の点滴速度は1 μg/分に相当する。

TRANSFUSION.4 Forrester 分類とは

　急性心筋梗塞による心不全の治療方針を決定するために心係数 (CI) と肺動脈楔入圧 (肺動脈拡張期圧、pulmonary arterial wedge pressure; PAWP) をもとに 4 型に分類したものです。肺動脈楔入圧は肺の静脈圧の指標で 18 mmHg 以下を正常としています、この値が上昇している場合は循環血漿量が増加していることを意味しますから利尿薬の適応であり、低下している場合には循環血漿量が減少していることを意味しますから輸液療法が適応となるわけです。心係数が 2.2 l/分/m² より大きい場合は心収縮力が維持されており、小さい場合は心収縮力が減少していることを意味します。

　I 型は CI も PAWP も正常なもので末梢循環不全も肺うっ血もみられないものです。安静と酸素投与で様子をみることになります。II 型は CI は正常で、PAWP が上昇しているもので、末梢循環不全はないが肺うっ血がみられるものです。この場合は利尿薬や血管拡張薬の投与が必要とされます。水分投与量は 1,000〜1,500 ml 程度にします。III 型は CI も PAWP も低下している型で、末梢循環不全がみられますが、肺うっ血は存在しないものです。この場合の治療方針は輸液療法により積極的に治療することが必要になります。IV 型は CI が低下していますが、PAWP は上昇している型で、末梢循環不全と肺うっ血の両方が存在しています。重症心不全の状態であり、利尿薬とか体外循環による除水が必要で、液量を負荷する輸液療法には注意が必要で、最小限の負荷量に制限することなります。

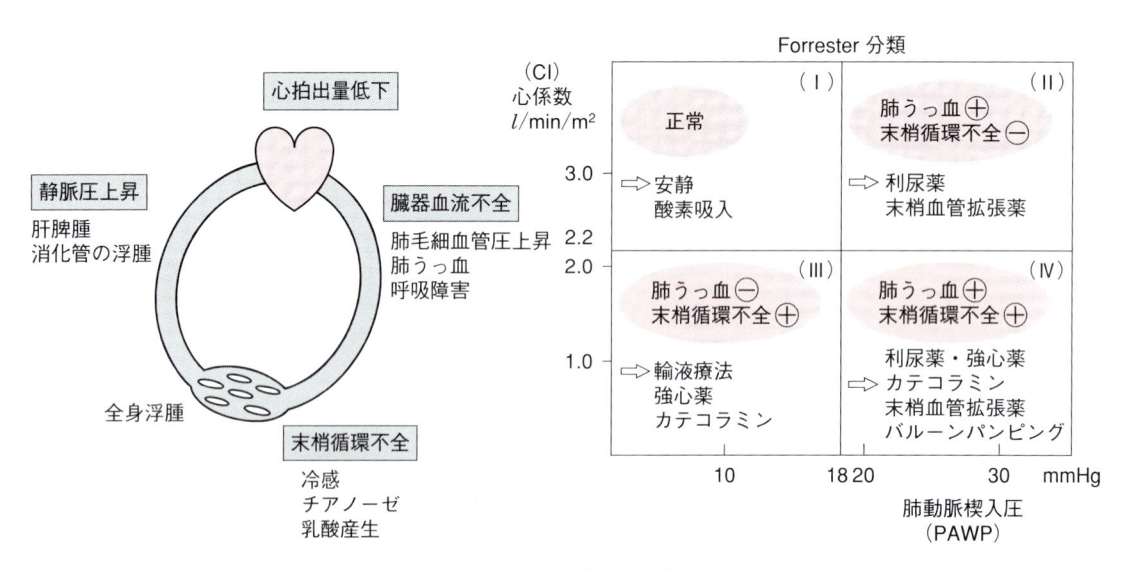

図 9. 心不全の病態と治療方針

10 特殊な病態・疾患における輸液療法

TRANSFUSION.5 臨床的な心不全の病型分類

　心不全の病態について、最近では臨床症状と身体所見より急性心不全を区分して、治療方針を決定するNohriaの病型分類が提唱されています。

　Forrester分類と同様に4区画に分類され、平均肺動脈楔入圧とうっ血徴候の有無より、心係数を臓器血流障害の有無として分類することになります。うっ血を示す臨床徴候は、起座呼吸、頸静脈圧の上昇、浮腫、腹水、肝腫大、頸静脈怒張、ラ音の存在、Valsalva手技による血圧反応があり、臓器の血流障害（循環不全）の徴候として脈圧の減少、四肢冷感、傾眠傾向、腎機能悪化、低ナトリウム血症など臓器組織への低灌流を意味するものです。このような徴候をもとに、心不全の病態が、うっ血を主とする型か、低心拍を主とする型かを鑑別評価して、輸液治療の方針を計画することができるというわけです。

　図10に示されるようにうっ血の有無によりwetかdryかを判断し、末梢循環障害の有無によりcoldかwarmかを臨床的に把握することになります。

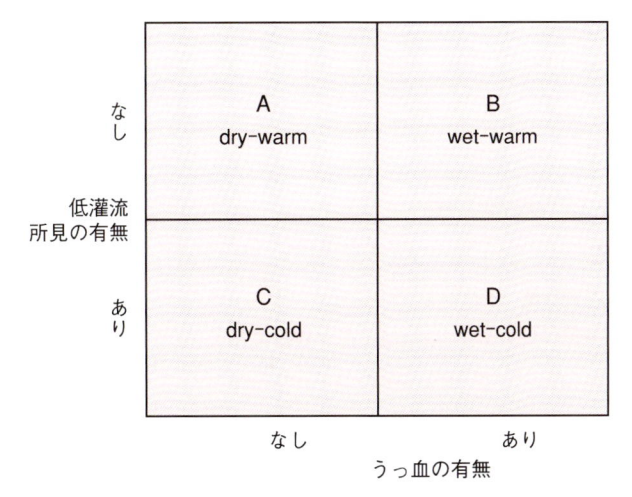

	うっ血の有無 なし	うっ血の有無 あり
低灌流所見の有無 なし	A dry-warm	B wet-warm
低灌流所見の有無 あり	C dry-cold	D wet-cold

図10．急性心不全の臨床病型
臨床所見のみで簡単に評価できる場合ばかりではないのが実状であり、実際の複雑な病態においてはSwan Ganzカテーテルによる血行動態をモニタリングする必要になります。

TRANSFUSION Q.6　急性心不全の診断は

　急性心不全には基礎疾患の診断に加えて重症度の判定が必要です。身体所見ではバイタルサイン（意識、血圧、脈拍、呼吸状態、心音など）、頸静脈怒張の程度、肝腫大、浮腫、チアノーゼなどをチェックします。特に起座呼吸や肺雑音の存在が重要になります。胸部X線検査により肺うっ血、胸水の有無、心胸比をチェックし、心電図により不整脈、心筋梗塞所見の有無、左室肥大、心ブロックの状態を検討します。心臓のエコー検査や中心静脈圧（CVP）により重症度の判定が行われます。CVPは5〜10 cmH$_2$Oが正常ですが、心不全ではCVPは上昇しますが、CVP＜5 cmH$_2$Oであれば循環血漿量の欠乏を意味します。

　可能であれば、Swan-Ganzカテーテル検査により肺動脈圧、肺動脈楔入圧、右房圧、心拍出量などの心血行動態を調べ、Forrester分類のどの分類になるかを検討します。

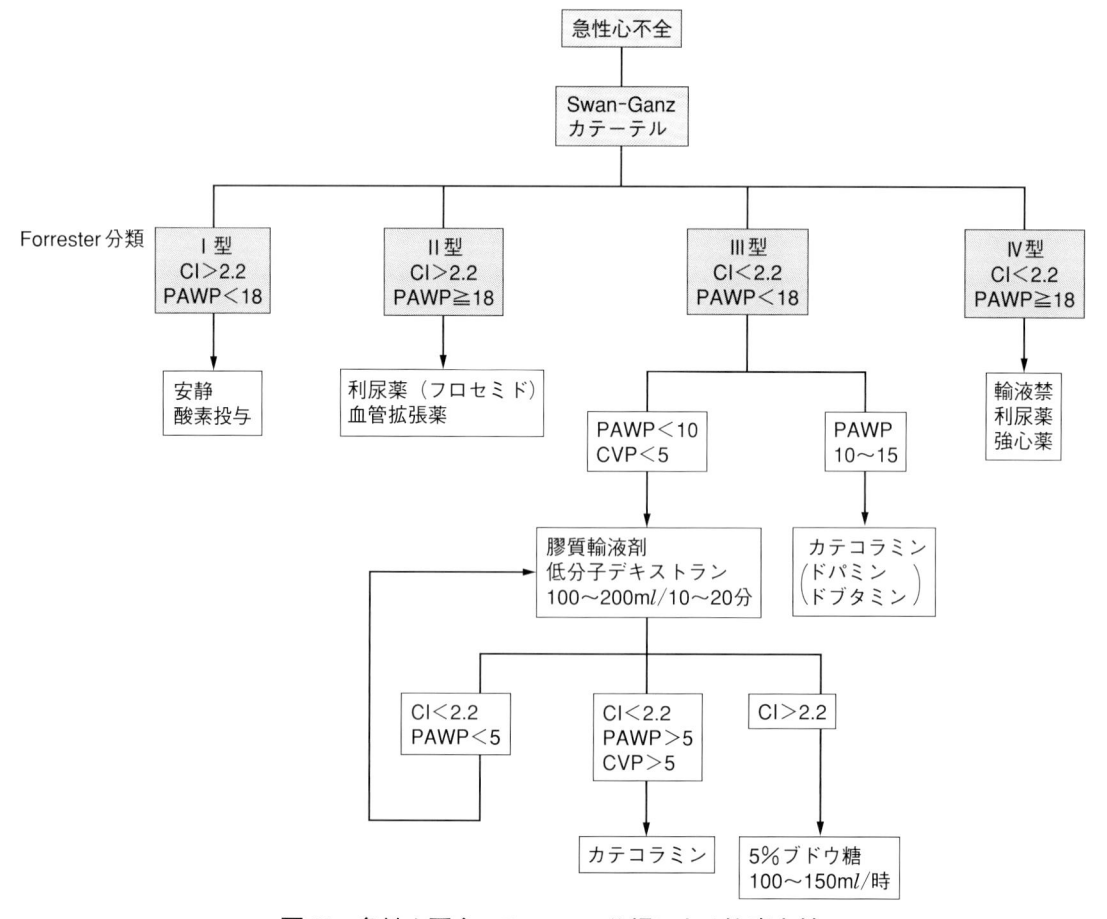

図11．急性心不全—Forrester分類による治療方針

TRANSFUSION.7　急性心不全の輸液治療

　急激な心機能の低下により心拍出量の低下、肺うっ血、末梢循環不全になった状態は、急性心筋梗塞などにみられます。この治療方針は Forrester 分類のどの型に相当するかを検討していきます。輸液治療が効果的な型はⅢ型になります。その他の型では静脈確保とか薬剤投与のために最小限度の輸液が行われることになります。投与する輸液製剤はナトリウムの負荷を避けるために 5％ブドウ糖液や低張性電解質輸液製剤(3号液)を主として利用します。PAWP や中心静脈圧を参考にして投与量を決めていきます。

　急性心筋梗塞の輸液療法の目的は、冠血流の維持、左心機能の維持、不整脈の治療などで、特に発作後の数日間の治療が重要になります。心筋梗塞が疑われる場合には、身体所見の把握、採血(CK、LDH、GOT などの酵素)、心電図、胸部 X 線検査、UCG などを早急に行い、5％ブドウ糖液を 20 ml/時の速度で投与します。ショック時にも生理食塩液による急速投与は病態を悪化させることがあるため注意する必要があります。CCU などにおいて血栓溶解療法、PTCA の適応の有無などを考慮して専門家に委ねることになります。

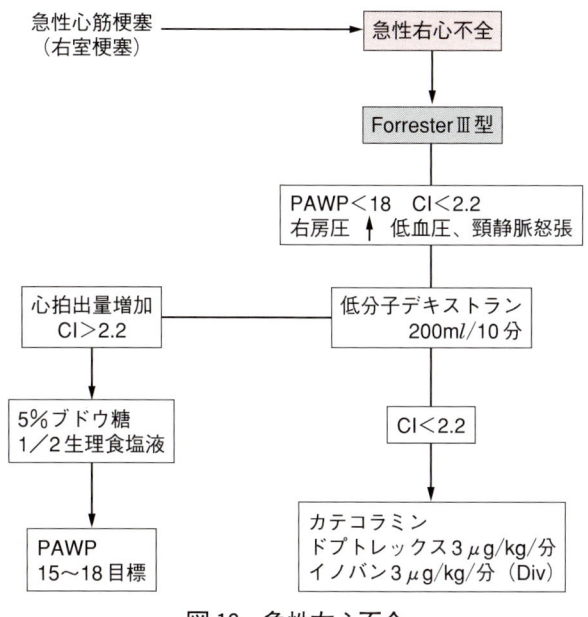

図12. 急性右心不全

TRANSFUSION.8 慢性うっ血性心不全の輸液治療

　慢性うっ血性心不全では水とナトリウムが貯溜した体液量の増加を意味します。このため体液量の負荷になる輸液療法は好ましくありません。しかし病態によっては栄養の補給あるいは薬剤を経静脈的に投与する必要がある場合も少なくありませんが、過剰輸液にならないようにすることが大切です。いわゆる細胞外液類似の輸液製剤の過剰投与は細胞外液量の増加を招き、浮腫や循環器系への負荷を生じることになります。このため体液量の過剰を除去するために利尿薬(フロセミド)を投与するとか持続的動・静脈血液濾過法(CAVH)により緩徐に除水する方法が併用されます。

　経口摂取が可能な場合、食事中のナトリウム含有量と輸液療法中のナトリウム含有量を考慮しなければなりません。食事中のナトリウムは当然制限されているはずですが、全体の塩分として 3～5 g (ナトリウムとして 50～80 mEq)程度に抑えることが必要です。このため投与する輸液製剤中のナトリウム含有量を常に把握しておくことが必要になるわけです。

　特に高カロリー栄養輸液により維持される必要がある場合には、輸液量が 2,000 ml 程度となるため体外循環を応用した CAVH とか持続的静・静脈血液濾過法(CVVH)により積極的に過剰な水分を除去していく必要があります。

　ドパミンやドブタミンなどの昇圧薬を併用投与して、血圧低下を防止することも必要となります。

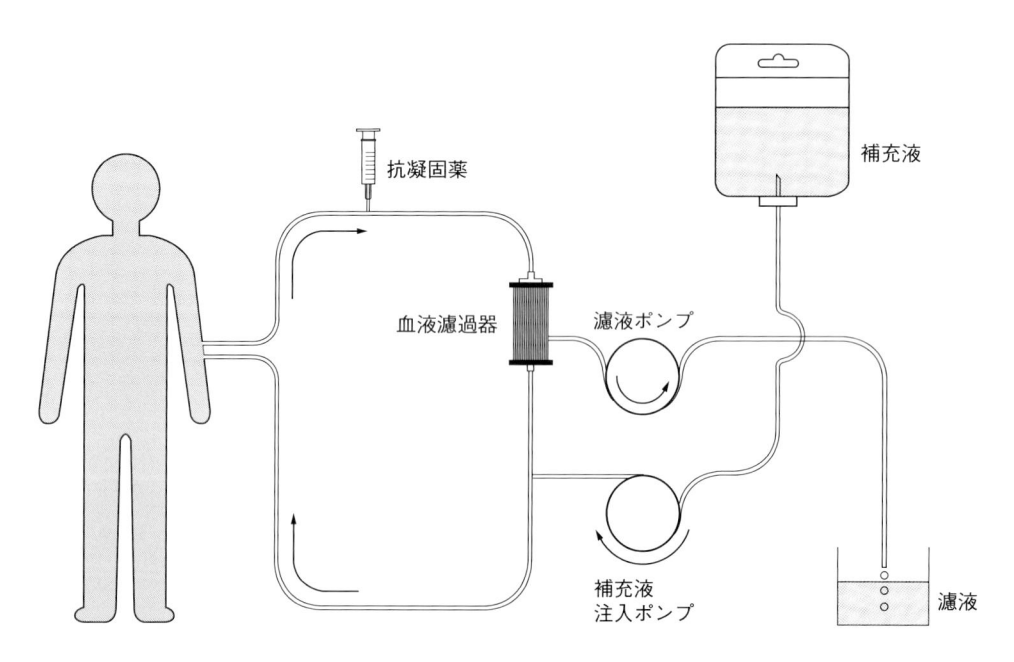

図 13. CAVH の回路図

5 呼吸器疾患の輸液療法

呼吸器疾患でも輸液治療が行われることがありますが、一般的な維持輸液とか栄養輸液が中心になります。呼吸器疾患の特有な病態により輸液治療が行われることは少ないかも知れません。肺炎などの場合に抗生物質の投与として経静脈的な投与がなされることがありますが、大きな問題にはなりません。抗生物質を5%ブドウ糖液か生理食塩液で希釈して投与することになるだけです。

呼吸は深度と頻度により血液中のPO_2とPCO_2値を規定することになります。呼吸刺激はPCO_2の上昇により行われますが、PO_2が低下するときにも認められます。呼吸性アシドーシスといわれる状態で、酸素を不用意に投与すると、却って呼吸抑制を招いてしまうことになるわけです。呼吸不全などの場合には酸素投与や鎮静剤を投与するとCO_2ナルコーシスを出現させることになる点に注意することです。また、呼吸性アシドーシスにアルカリ化剤(重曹)を投与することは禁忌で、体内に生じるCO_2の排泄ができませんから、一層PCO_2が上昇することになります。

呼吸不全というのは動脈血PO_2が60 mmHg以下に低下した低酸素血症状態で、急性に出現する場合と慢性に出現する場合があります。PCO_2が正常の型とPCO_2が上昇する型があります。肺性心というのは慢性呼吸不全に心不全を合併している病態で、輸液療法の過剰投与により心不全、肺水腫を誘発することになります。

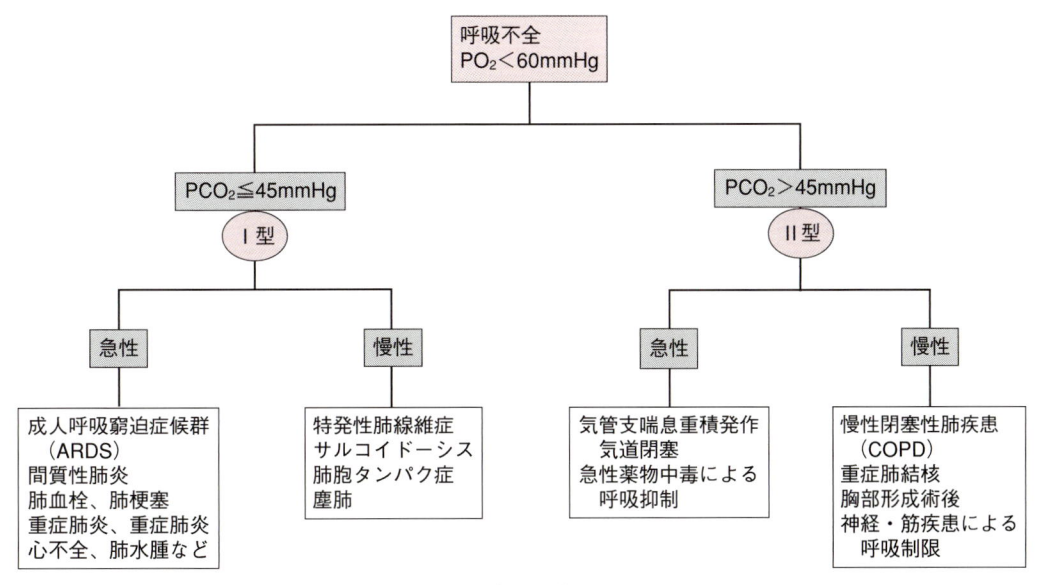

図14. 呼吸不全の原因

注)60≦PO_2<70 mmHg の場合はボーダーラインケース、準呼吸不全として扱う。PO_2 は room air 下での成績。

TRANSFUSION.1　呼吸不全にみられる体液・電解質異常

　呼吸不全の特徴は低酸素血症と呼吸性アシドーシスです。呼吸性アシドーシスという場合には細胞内外へのカリウム、クロールの移動がみられ、低クロール血症、カリウム濃度の低下～欠乏がみられるようになります。低酸素血症のため呼吸促迫となり気道から水分の蒸散が増し、水分欠乏傾向となります。高度の低酸素血症になると、末梢循環不全から乳酸性アシドーシス、多臓器障害などの原因となります。

　呼吸不全が重症になるとレスピレーターの装着がなされるときがあります。このような治療の影響により電解質異常が出現することにも注意する必要があります。レスピレーターにより呼吸性アシドーシスが改善すると、いわゆる post hypercapnic alkalosis といわれる代謝性アルカローシスの病態が出現し、低カリウム血症が合併することがあります。この病態はクロール反応性の型であり、生理食塩液の投与により代謝性アルカローシスは改善することが予想されます。カリウムの欠乏がみられるときにはカリウムの補給も必要になります。

　レスピレーターにより胸腔内陽圧となると右房圧上昇から抗利尿ホルモンの分泌刺激となり SIADH といわれる病態がみられます。また静脈灌流の減少により、心拍出量の低下から腎血流の低下などを生じると心不全、腎不全を招くことがあります。このような場合に使用される利尿薬などの薬剤の影響によっても電解質異常が新たに出現することになる点にも注意します。

TRANSFUSION MEMO ────── CO_2 ナルコーシス

　体内に二酸化炭素（CO_2）が蓄積して動脈血 PCO_2 が著しく増加（PCO_2＞70 mmHg）して、傾眠傾向、せん妄、昏睡などの意識障害がみられるようになります。このような状態を CO_2 ナルコーシスといいます。血液中の CO_2 蓄積は換気を亢進し、できるだけ肺から排泄して PCO_2 を低下させようとする反応がみられるのですが、著しく高値の PCO_2 では逆に、呼吸抑制的に作用することになります。

　呼吸器感染症や肺うっ血など肺機能を障害する因子を合併していれば、PCO_2 の高値を生じますが、呼吸困難の訴えのため高濃度の酸素を投与したり、鎮静剤の投与が誘因となっていることもあります。低酸素血症がみられたとしても、やっと呼吸を維持している状態であり、このような場合に高濃度の酸素を投与すると呼吸抑制から却って自発呼吸をなくしてしまうことになります。PCO_2 の高値を示す場合には、高濃度酸素の投与とか鎮静剤の投与は呼吸中枢を抑制し、CO_2 ナルコーシスを誘発するだけでなく、生命の危険性から禁忌となります。

10 特殊な病態・疾患における輸液療法

TRANSFUSION Q.2　喘息時の輸液療法の注意事項は

　気管支喘息時に輸液療法が行われることがあります。喘息発作と粘稠性の痰の排泄が困難で、気道からの水分喪失が多くなるためネブライザー吸入療法や酸素投与のほか、補液（低張性電解質輸液製剤3号液など）とネオフィリンなどの投与が行われます。5％ブドウ糖250 mlにネオフィリン250 mgを混入して30分程度で投与します。重症時にはステロイドの併用が試みられ、ソル・メドロール®250 mgを生理食塩液500 mlに混合して2時間程度で投与するのが一般的です。

　重症の喘息発作で、PO_2＜50 mmHgとかpH＜7.25などの場合にはレスピレーターの必要性があるといわれます。気道にβ刺激薬を噴霧し、呼吸管理が行われます。

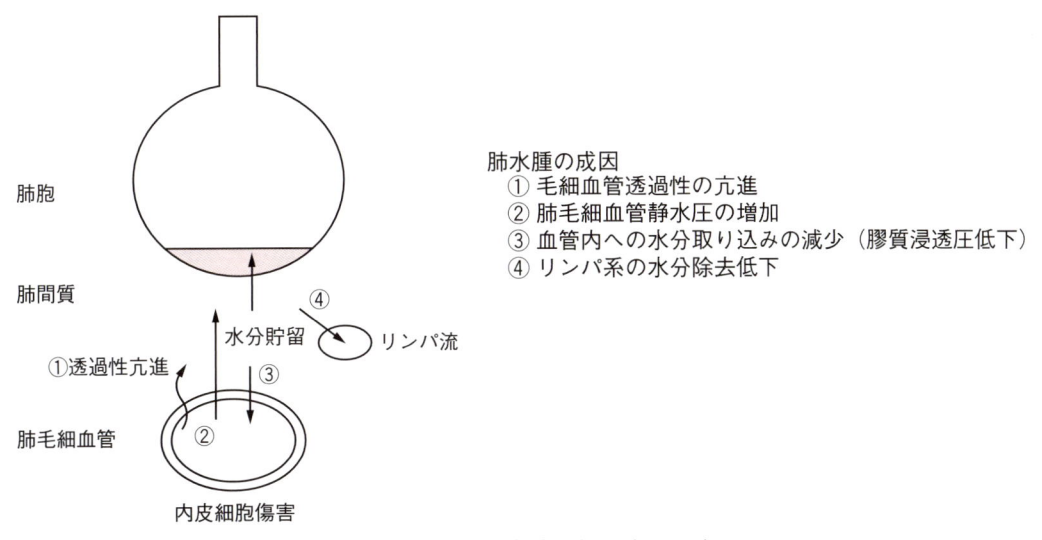

肺水腫の成因
　① 毛細血管透過性の亢進
　② 肺毛細血管静水圧の増加
　③ 血管内への水分取り込みの減少（膠質浸透圧低下）
　④ リンパ系の水分除去低下

図15．急性呼吸窮迫症候群（ARDS）

TRANSFUSION MEMO ── 急性（成人）呼吸促迫症候群（acute respiratory distress syndrome；ARDS）というのは

　急激な呼吸不全が成人にみられる致命的な症候群で、呼吸困難、肺野の浸潤像、肺水腫、肺コンプライアンスの低下、PO_2低下などがみられます。手術、外傷、感染症、敗血症、大量輸血などを契機として出現します。血管内皮細胞傷害により肺毛細血管の透過性亢進から非心原性肺水腫が出現します。重症の低酸素血症となり、人工呼吸（レスピレーター）を必要とすることになります。肺水腫の存在から輸液が必要になった場合には、輸液速度や輸液量は制限する必要があります。

6 腎疾患の輸液療法

　腎疾患でも輸液療法が行われますが、一番問題になるのは腎機能がどの程度であるかです。腎機能に大きな異常がみられない場合には通常の輸液療法の注意事項を厳守していけばよいわけですが、電解質、特にナトリウムの過剰投与に注意することです。腎機能が障害されている場合には輸液療法は慎重に行う必要があります。特に腎不全といわれる病態では体液・電解質異常が認められ、しかもそれらの調節能が制限されているため体内に負荷する量を制限しなければなりません。食事療法としても塩分制限が行われるわけですから、輸液からの1日負荷量をよく検討することが重要になります。

TRANSFUSION Q.1　ネフローゼ症候群というのは

　ネフローゼ症候群というのは尿中への高度のタンパク（アルブミン）尿（＞3.5 g/日）、低タンパク血症（低アルブミン血症）、浮腫、高脂血症を特徴とする症候群です。原因は多数の因子がありますが、腎疾患によるもの、二次性腎疾患によるもの、全身性疾患によるものなどがあります。

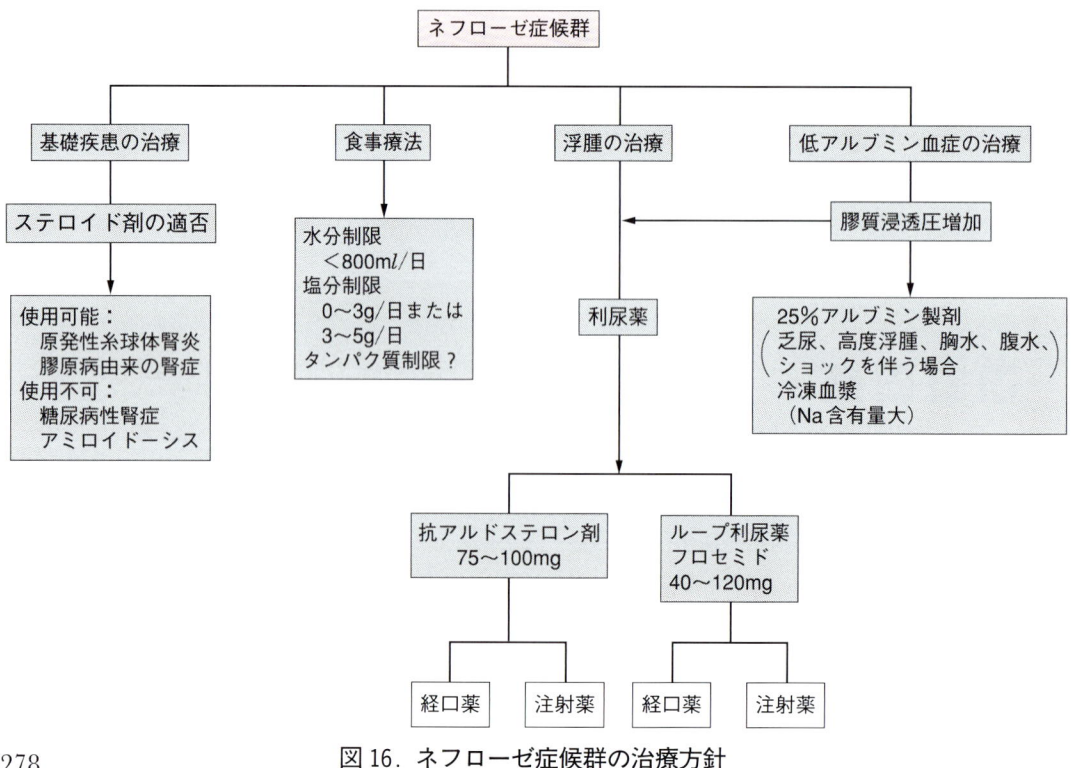

図16. ネフローゼ症候群の治療方針

この病態では浮腫の存在から体液量は増加していますが、血管内の有効循環血漿量はむしろ減少していることが多いとされます。低アルブミン血症により膠質浸透圧の低下が血管内に水分を引っぱり込む力を少なくしているためです。このためしばしばアルブミンの投与が行われるわけですが、これについては問題のあることが指摘されるようになりました。著しい低アルブミン血症のために高度の浮腫、肺水腫、ショックなどを呈しているような場合を除いて、安易にアルブミンを投与しないことです。実際、ネフローゼ症候群においては投与したアルブミンがそのまま尿の中に漏れ出てしまうこと、アルブミンの投与により腎機能が悪化するという報告があること、血漿製剤使用における保険医療の制約などがあるからです。

TRANSFUSION.2 腎不全とは

腎不全には成因から大きく急性腎不全と慢性腎不全に区別されます。急性腎不全というのは、それまで腎機能がほぼ正常であったにもかかわらず、なんらかの原因により日または週の単位で急激に腎機能が低下して、腎不全に至るものです。基本的には可逆性の腎不全とされます。実際はすべてが可逆性というのではなく、重症となることが多く、現在でも死亡率は高いことが知れています。これに対して慢性腎不全というのは年余の単位で徐々に、進行性に腎不全になるもので、不可逆的に尿毒症に至る腎不全です。血清クレアチニン濃度が 2 mg/dl 以上の状態が持続的に認められる場合には慢性腎不全とされます。原因には原発性の腎疾患のほかに高血圧、糖尿病や膠原病などによる全身性の疾患による場合があります。腎不全が高度に進行した末期腎不全の最終的な臨床像は尿毒症という病態ですが、この治療には透析療法ないし腎移植しかありません。

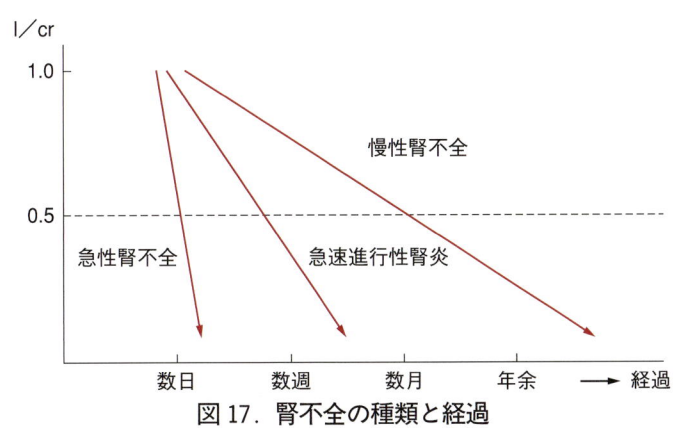

図17. 腎不全の種類と経過
血清クレアチニン濃度の逆数（1/Cr）をみることにより腎疾患の経過を知ることができる。
1/Cr＝0.5以下のところは腎機能障害（腎不全）となり、0に限りなく近づけば尿毒症である。

TRANSFUSION.3　急性腎不全の分類と原因は

　急性腎不全は原因により、腎前性急性腎不全(腎前性高窒素血症)、腎性急性腎不全、腎後性急性腎不全に区別するのが一般的です。鑑別は主として病歴、尿中電解質濃度、利尿薬やマンニトール負荷試験などの各種指標をもとに行われますが、予後判定および治療的にも重要であるといえます。

　このうち腎前性急性腎不全(腎前性高窒素血症)は脱水症、心不全、ショックなどが原因となるもので、いわゆる機能的な腎障害です。血圧の維持、体液量の補正などにより速やかに腎機能障害を回復させることが可能な病態です。このため病歴、身体所見、検査成績などから早期に腎機能障害の出現を予測し、早期に治療計画を立てることが何よりも大切であるといえます。時期を逸して、治療が遅れると、腎前性から腎性の急性腎不全に移行することになります。

　腎性急性腎不全というのが典型的な狭義の急性腎不全です。組織学的に尿細管の壊死が認められるものです。急性腎不全では発症期、乏尿期ないし無尿期、利尿期、回復期と経過に従い病期を区別することができます。このような経過を示さない、乏尿や無尿のない非乏尿性急性腎不全という病態も近年ではしばしば認められます。腎性急性腎不全の病態では、高窒素血症や体液・電解質異常に対する治療として透析療法が優先的に行われます。

　腎後性の急性腎不全というのは腎臓より末梢の尿管、膀胱などの尿路の閉塞などにより生じるものです。時期を失せずに尿路閉塞を解除すると、腎不全が改善することになります。

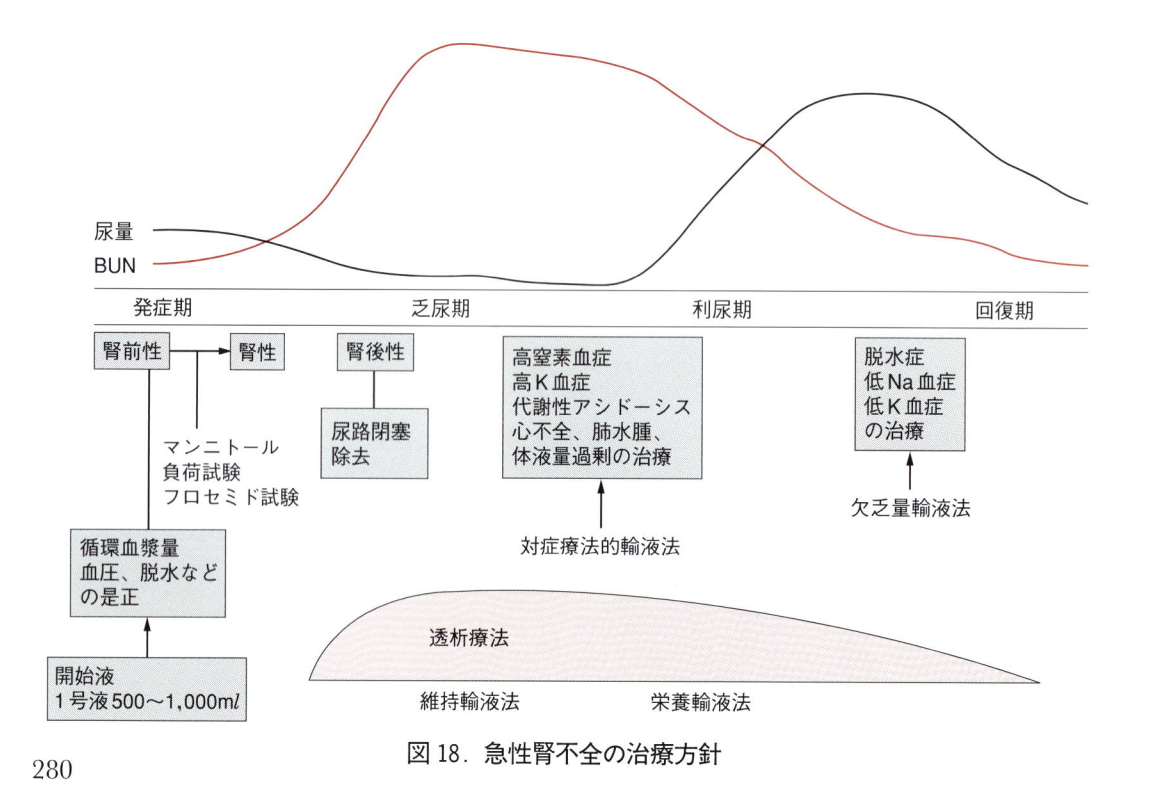

図18. 急性腎不全の治療方針

TRANSFUSION.4 急性腎機能障害に対する輸液療法の注意

　急激な腎機能低下を呈する典型的な急性腎不全の診断が確立した場合には、高窒素血症、乏尿、電解質異常などに対しては透析療法が行われるため、保存的な輸液療法はやや比重が軽くなります。輸液という点に関しては過剰に水分を補給して心不全を招かないようにすること、高カリウム血症の発生を避けること、著しい代謝性アシドーシスの発生を防止することです。

　腎不全では著しい異化亢進状態があり、基礎疾患として感染症、敗血症、発熱、出血などが存在し、これらの病態はさらに異化亢進状態を促進させることになります。この結果、栄養摂取の不良から窒素バランスは負になり身体のタンパク質の崩壊を招くため、栄養状態の改善が必要になるわけです。このため栄養の面を重視した輸液が行われます。十分なカロリーを投与しようとすると、どうしても水分負荷量が多くなり頻回の透析治療により心不全や肺浮腫の発生を防止することが重要となるのです。

TRANSFUSION.5 急性腎不全における輸液の適応というのは

　腎不全において輸液の適応となる病態は、①経口摂取が不可能あるいは不十分な場合、②異化亢進状態が著しく窒素代謝異常を是正する必要がある場合、③嘔吐、下痢、消化管液の吸引などにより体液・電解質異常が存在するとき、④高カリウム血症や高度の代謝性アシドーシスがみられるとき、などがあります。

　消化管病変、術後、イレウスなどでは経口摂取は不可能であり、また食欲が減退しやすい高齢者などでは輸液により水分・電解質を補給するだけでなく、十分な栄養を投与する必要があります。近年では高栄養輸液がこのような場合には実施されます。高カリウム血症や高度の代謝性アシドーシスに対する緊急的な輸液法を修得することは臨床治療においては特に重要であるといえます。

　急性腎不全は適切に処置すれば、一般的に回復可能なものですが、急性腎不全の予後は必ずしも良好とはいえません。救命率はその基礎疾患に依存しますが、せいぜい50％程度でしかありません。このため何よりも早期に鑑別診断し、適切に治療することが重要であるといえます。特に腎前性高窒素血症といわれる型においては、輸液療法により回復させることが可能であることはよく知られています。

TRANSFUSION.6　腎前性高窒素血症の輸液の特殊性

　この病態はショック、心不全、脱水症などの原因により出現します。早期に発見して、輸液により適切に血圧の維持あるいは体液の欠乏量を補充する手段を行えば回復が可能であるものです。もしも治療が遅れると腎性の急性腎不全に移行することになりますから、できる限り早期に診断と治療をする必要があります。

　輸液療法を行うにあたっては、次のような注意点があります。
　①利尿がつくまではカリウムを含有しない輸液製剤とすること
　②輸液量を大量に投与して心不全を発生させることを避けること
　③輸液量の収支バランスを常にチェックすること
　④医原的な体液電解質異常をきたさないようにすること
などです。

　マンニトール負荷試験により腎前性高窒素血症(腎前性急性腎不全)と腎性急性腎不全の区別が試みられます(**表4**)。20％マンニトール100 mlを10分で静注し、負荷後の尿量＞40 ml/時ならば腎前性の型と判定することになります。脱水症の増悪に注意する必要があります。輸液療法により回復することが期待されます。

　腎前性急性腎不全の診断がつけば、脱水症の治療に対しての輸液療法や原病に対しての治療が行われます。

表3．急性腎不全の原因

1. 腎前性
   a) 細胞外液量の減少：消化管からの喪失(下痢、嘔吐、消化液の吸引)、腎からの喪失(利尿薬、浸透圧利尿など)、皮膚からの喪失(発汗、熱傷)、その他(大量出血、術創部から)
   b) 有効循環血漿量の減少：ネフローゼ症候群、肝硬変、心不全、敗血症、肝腎症候群など
2. 腎性
   急性尿細管壊死、急性糸球体腎炎、急速進行性腎炎、消毒性物質による尿細管障害、間質性腎炎、DICなど
3. 腎後性
   a) 上部尿路系の狭窄・閉塞：尿路結石、尿路系腫瘍、後腹膜線維症、悪性腫瘍の尿管への浸潤
   b) 下部尿路系の狭窄・閉塞：前立腺肥大・腫瘍など

TRANSFUSION.7　腎前性高窒素血症と腎性急性腎不全の鑑別診断

　腎前性高窒素血症と腎性急性腎不全の鑑別診断として、しばしば利尿薬(フロセミド)あるいはマンニトールの負荷試験が行われます。この負荷試験では不用意に脱水症を増悪させないようにすることが大切です。脱水症が疑われても、最初に投与する輸液製剤にはカリウムを含有させないことです。市販のいわゆる1号液を使用するかあるいは生理食塩液とブドウ糖液を半々に投与することも同じ意味があります。確実に利尿が認められれば、今度はカリウムを含有した輸液製剤の使用は可能です。水分欠乏あるいはナトリウム欠乏のいずれの脱水症か区別ができれば、水分またはナトリウムのいずれかを重点的に投与していくことになります。

　心不全が原因となっている場合には、輸液量について注意することが大切です。心不全には心係数と肺動脈楔入圧の程度により肺うっ血と末梢循環不全の有無が区別できます。可能な限り Swan-Ganz カテーテルを留置し、肺動脈楔入圧(PAWP)あるいは中心静脈圧(CVP)をモニターし、輸液の価値があるかあるいは輸液は不可能かを判定していきます。輸液製剤の投与においては PAWP 20 mmHg、CVP 15 mmHg を超えないようにすることとされます。

　この腎前性高窒素血症では長期間輸液療法を継続することは少なく、栄養という面にはさほど注意しなくても可能です。主として体液・電解質の是正と循環器系の機能維持を試みることでよいといえます。

表4. 急性腎不全の鑑別

	腎前性	腎性
尿浸透圧　mOsm/kg H_2O	>500	<350
尿中 Na 濃度　mEq/l	<20	≫20
尿/血清の尿素比	>8	<3
尿/血清のクレアチニン比	>15	<10
Na 排泄率(FE_{Na})%	<1	≫1(>5)
マンニトール負荷試験　増加尿量　ml/時	>40	<20

注) マンニトール負荷試験：20% マンニトール 50～100 ml を 5～10 分間で投与し尿量/時をみる検査。

TRANSFUSION Q.8　急性腎不全乏尿期の輸液の特殊性

　急性腎不全の病期には発症期、乏尿期ないし無尿期、利尿期、回復期に区別されます。まず最初に一般的な治療方針と乏尿期における輸液治療の注意事項と方針を述べることにしましょう。

　急性腎不全の診断が確立した場合には、高窒素血症、乏尿、電解質異常などに対しては透析療法が施行されますから、保存的な輸液療法はやや比重が軽くなるといえます。水・電解質輸液で注意することは過剰に水分を補給して心不全を招かないようにすること、高カリウム血症の発生を避けること、もしも生命の危険を伴うような高度の高カリウム血症があれば、その緊急治療法を実施すること、および著しい代謝性アシドーシスの発生を防止することなどです。このような輸液治療に問題がなければ、むしろ栄養の面を重視した輸液が行われることになります。この場合には十分なカロリーを投与しようとすると、どうしても水分が多くなり頻回の透析療法により除水を十分にし、心不全や肺浮腫をきたさないようにする必要があります。

　腎不全では著しい異化亢進状態にあり、また基礎疾患としても感染症、敗血症、発熱、出血、手術損傷などを有しており、これらの病態はさらに異化亢進を促進させる因子となります。この結果、栄養摂取の不良という状態では、身体のタンパク質の崩壊、栄養物の喪失、透析液へのアミノ酸の喪失などが生じうることになります。このため窒素の負バランスの是正、栄養状態の改善などから高栄養輸液に加えてアミノ酸輸液などが推奨されてきています。一般的に投与カロリーは40〜45 kcal/kg/日、タンパク質は0.6〜0.8 g/kg/日程度にします。

　アミノ酸については腎不全では必須アミノ酸に加えてヒスチジンが必要とされています。このため腎不全用のアミノ酸製剤が市販（キドミン®、ネオアミュー®）されていますが、高アンモニア血症を伴ったり、意識障害を呈することがあり、注意する必要があります。アミノ酸を投与するにあたっては、十分な熱量を供給することが前提となります。例えば、カロリー/N比を500〜1,000以上とすることが一般的です。

　このように腎不全の栄養面では、カロリーの供給が優先されるわけです。この結果、水分が過剰になり、腎からの排泄が不可能な急性腎不全では透析療法により連日除水しなければならなくなります。電解質代謝の維持や窒素代謝産物の除去が目的であれば、連日透析の必要性はありません。特に乏尿期においては高カロリー輸液を行うため、除水操作のためには連日の透析療法はやむを得ないといえます。また基礎疾患として術後、火傷などの場合にはタンパク質の濃度が低いと損傷の治癒が遅れること、感染症に対する抵抗力が弱まることなどから、タンパクの制限を高度にしなくてもよいといえます。もしも高窒素血症が著しくなるようであれば、透析療法によりコントロールすることができるからです。カロリー供給のために脂肪製剤を使用する場合は、その中に含有されるリンにより高リン血症を招くことがあります。このため20％脂肪製剤100 mlまたは10％製剤200 mlを週2回までの投与に制限することが必要になります。

TRANSFUSION Q.9　急性腎不全利尿期の輸液の特殊性

　急性腎不全の利尿期では尿量が増加しますが、徐々に増加してくる場合と急激に増加してくる型があります。この時期はまだ尿細管は水分や電解質を細かく調節することはできませんから、尿量と尿中電解質をチェックしてバランス・スタディにより輸液量を調節する必要があります。この時期には脱水症、低ナトリウム血症、低カリウム血症などの電解質異常の出現しやすいことが指摘されます。尿量が出現したことで安心してしまうと、思わぬ体液異常を招くことがあります。

　輸液量は原則として前日尿量＋不感蒸泄量を補給する方針となりますが、この原則を固守すると大量輸液、著しい多尿を招いてしまうことになります。利尿期の初期には時間あたりの尿量、尿中電解質の測定(主としてナトリウム、カリウム)を行い、この排泄量を補充していくことになります。尿量が3,000 ml/日以上も出現することが、2、3日認められれば、尿量を2,000 ml/日程度に維持できるように輸液量そのものを減少させる必要があります。

　体重、心胸比、血圧、ヘマトクリット(Ht)、総タンパク濃度などの値にも注意しながら輸液量を決定していきます。血清ナトリウム濃度、血清カリウム濃度などにも注意し、尿中排泄量と投与量の収支バランスから欠乏量があれば補充し、過剰であれば投与量を減少させていくのが基本といえます。

　この時期には経口摂取も可能となることが多く、食事に含まれる水分、ナトリウム量などを勘案して輸液量とその内容について計画することです。栄養の摂取状況についても乏尿期と同様に、高カロリーが原則です。経口摂取が一部可能であれば、輸液による熱量の補給は減少させることができます。タンパク質については異化亢進の程度によりますが、透析療法を併用しつつ、十分なタンパク質を供給することが治療の目的に叶うことになります。特にアミノ酸については乏尿期の原則に従うことが原則です。

表5. 腎不全に対する栄養補給

内容＼投与例	ハイカリックRF® 500 ml ＋ キドミン® 200 ml ＋ MVI	ハイカリックRF® 500 ml ＋ ネオアミュー® 200 ml ＋ MVI	50%ブドウ糖 400 ml ＋10%ブドウ糖 500 ml ＋キドミン® 200 ml ＋10% NaCl液 20 ml ＋1 M KCl液 20 ml ＋MVI
液量 (ml)	700	700	1,140
ブドウ糖 (g)	250	250	250
アミノ酸量 (g)	14.41	11.8	14.4
熱量 (Kcal)	1,057	1,047	1,000
Na (mEq)	25.4	25.4	20
K (mEq)	—	—	20
Mg (mEq)	3	3	—
Ca (mEq)	3	3	—

注) 1日の投与としては処方例を2回/日として投与する。投与熱量は2,000 Kcal以上となる。検査成績によりK、P、Ca、Mgなどは必要に応じて添加する。長期に及ぶときは微量元素を追加する。投与液量は1,400〜2,300 ml/日となるため透析期腎不全では除水量が多くなる点に注意する。

TRANSFUSION.10 慢性腎不全とは

　慢性腎不全では腎機能の低下に伴って、残存ネフロンへの溶質負荷が増加し、浸透圧利尿、髄質浸透圧勾配形成の障害、抗利尿ホルモン（ADH）の尿細管反応性の低下、集合管の水透過性減少などを原因として尿濃縮・希釈障害がみられます。このため尿は等張尿（尿比重1.010）を示すことになります。慢性腎不全は腎機能障害の程度に従って、①腎予備能の減少期（GFR 70～50 ml/分）、②腎機能障害期（GFR 50～30 ml/分）、③腎不全期（GFR 30～10 ml/分）、④尿毒症期（GFR＜10 ml/分）、という4つの病期（Seldin分類）が区別されてきました。

　最近は慢性腎臓病（CKD）の概念が世界的に普及し、腎機能障害時の病期分類も変化してきています。CKDの病期分類はeGFR（推算GFR）の程度により1～5に区分されますが、stage 3～5が腎不全に相当します。この病期に応じて、体液・電解質の異常が出現してきます。腎不全の初期症状に夜間尿がみられますが、これは尿濃縮力の低下に加えて、夜間安静に伴う腎血流量の増加、尿排泄の日内変動の消失などが原因となるとされます。希釈力は腎不全の比較的末期まで保たれますが、機能ネフロンの消失に従って、急激な水負荷には対応できず水分貯留の原因となります。病期の進行に伴って、出現する症候や合併症が増し、stage 4以降では明らかな腎不全に特有の異常が認められることになります。

表6．CKDの病期と合併症

CKD stage	eGFR	症候・合併症
1	＞90 ml/分	自覚症なし
2	60～89	蛋白尿、軽度高血圧
3	30～59	夜間多尿、尿濃縮力低下、蛋白尿、高血圧、軽度貧血
4	15～29	蛋白尿、浮腫、高血圧、高窒素血症、電解質異常、貧血、代謝性アシドーシス
5(D) ※	＜15	蛋白尿、浮腫、高血圧、心不全、高度貧血、尿毒症

※透析治療（dialysis）が行われている場合には、stage 5(D)と表記される。

TRANSFUSION.11　慢性腎不全のナトリウム・カリウム代謝は

　慢性腎不全ではGFRの低下に伴って、糸球体でのナトリウム濾過も減少しますが、尿細管でのナトリウム再吸収が減少し、ナトリウム排泄率(FE_{Na})は増加することになります。このFE_{Na}の増加の原因は浸透圧利尿、細胞外液量の増加、心房性ナトリウム利尿ペプチドの増加、糸球体-尿細管バランスの変化などが関係するとされます。しかしながら腎全体からみるとナトリウム排泄能は減少することになり、過剰なナトリウム負荷は体内へのナトリウム貯留の原因となります。同時にナトリウム保持能も低下し、急激なナトリウム制限を行うと尿中への排泄を調節できず、ナトリウム欠乏を招くことになります。食事などから体内に負荷されるナトリウムを緩徐に制限していけば、尿中へのナトリウム排泄もそれに応じて減少し、ナトリウムバランスは維持されナトリウム欠乏を招くことはないといわれます。

　血清ナトリウム濃度は腎不全の末期まで大きく影響されることはありません。血清ナトリウム濃度は体内のナトリウム量と水分量の比であり、いずれかの変化により高ナトリウム血症となったり低ナトリウム血症になったりすることがあります。体液量の過剰傾向(高度浮腫)では低ナトリウム血症を呈するのが一般的です。

　高ナトリウム血症の原因には水分欠乏-濃縮力障害(摂取障害、不感蒸泄の増加、下痢、嘔吐などの低張液の喪失、浸透圧利尿)、体内ナトリウム過剰-ナトリウム排泄障害(食塩摂取過多、医原的な高張液の投与、重曹の過剰投与)などがあります。

　低ナトリウム血症の原因には水分過剰-希釈障害(水分過剰摂取、医原的な低張液の投与)、体内ナトリウムの減少-ナトリウム保持能の低下(ループ利尿薬、腎外性のナトリウム喪失)などがあります。

　腎不全では残存ネフロンの減少に対する代償反応としてカリウム排泄率(FE_K)の増加によりカリウムの代謝を維持しますが、末期腎不全では尿量の減少(乏尿)に伴って高カリウム血症が出現することになります。カリウムに対する生体の代償機能として(アルドステロンによる腸管作用)腸液・便中へのカリウム排泄が増加するという報告があります。

　軽度の腎機能障害時にも高カリウム血症が出現することがありますが、これはアルドステロン分泌の低下(低レニン低アルドステロン症)や尿細管の鉱質コルチコイドの反応性低下が影響します。これらはIV型尿細管性アシドーシスといわれます。カリウムは心毒性の作用があり、著しい高カリウム血症(>6 mEq/l)では脱力感、不整脈、心停止を生じることになります。このため食事や輸液からのカリウム負荷量を制限(<40 mEq/日)、腸イオン交換樹脂により腸管からのカリウム吸収を防止することが試みられます。末期腎不全の状態であれば透析療法が実施されます。

Q TRANSFUSION.12 慢性腎不全におけるカルシウム・リン・マグネシウム代謝は

　カルシウム・リンの調節は副甲状腺ホルモン(PTH)、ビタミン D、カルシトニンなどの影響により腸管、骨、腎において調節が行われます。腎不全になると尿中へのリン排泄量は減少し、高リン血症となるとイオン化カルシウムが減少し、低カルシウム血症が出現します。これは PTH の分泌を促進し、この結果、腎臓からリン排泄が増し高リン血症や低カルシウム血症は一時的に改善します。しかし腎機能が増悪すると同様の反応が生じ、高リン血症と低カルシウム血症がみられ、PTH はさらに増加することになり、二次性副甲状腺機能亢進症が出現することになります。これが腎不全にみられる二次性副甲状腺機能亢進症の成因であると説明されてきました(trade off 仮説)。

　その後、この仮説は修正され、ビタミン D 産生障害の関与が考えられました。腎不全に伴う尿細管へのリンの負荷がビタミン $D_1\alpha$ 水酸化酵素活性を抑制し、ビタミン D 不足からイオン化カルシウムが低下するようになります。ビタミン D 欠乏と低カルシウム血症は PTH 分泌を増し、これは水酸化酵素活性を刺激し、ビタミン D 欠乏と低カルシウム血症は改善します。再び腎機能が低下すると同様の過程を繰り返し、著しい二次性副甲状腺機能亢進症が出現することになるというものです。

　最近では副甲状腺に Ca sensing receptor の存在することが確認され、二次性副甲状腺機能亢進症では受容体量が低下し、血清カルシウム濃度上昇に伴う PTH 分泌刺激が不十分になります。高リン血症が直接的に PTH 分泌を促進することからリン受容体の存在も考えられるようになっています。

　このような腎不全にみられるカルシウム、リン代謝の異常はビタミン D 欠乏、副甲状腺機能亢進症の病態と合併して腎不全に特有な腎性骨症(renal osteodystrophy；ROD)を出現させることになります。現在では活性型ビタミン D 製剤によりビタミン D の補給と同時に副甲状腺ホルモン分泌抑制作用が期待されます。基本となるカルシウムとリンのコントロールが最も重要といえます。

　腎不全では腎臓からのマグネシウム排泄障害から高マグネシウム血症がみられるのが一般的です。腎臓におけるマグネシウム調節はヘンレ係蹄上行脚で再吸収されますが、それ以外の詳細は不明の部分が多いのです。細胞外液量の増加、高カルシウム血症、甲状腺ホルモン、アルドステロンなどはマグネシウム排泄を促進し、脱水、低カルシウム血症、PTH、ビタミン D などはマグネシウム排泄を抑制することが知られています。腎不全においてマグネシウムを含有する制酸剤、下剤(酸化マグネシウム)などを長期間連用すると、高マグネシウム血症を招くことになるので注意が必要です。著しい高マグネシウム血症(>5 mg/dl)では筋麻痺、悪心・嘔吐、徐脈、意識障害が出現します。酸化マグネシウム(カマ)を長期間処方されて 7 mg/dl の値になった症例を経験したことがあります。腎不全ではマグネシウム含有薬の処方に注意することが大切です。

10 特殊な病態・疾患における輸液療法

Q TRANSFUSION.13 腎不全にみられる電解質異常

　腎不全にみられる電解質異常には腎不全自体にみられるものと治療の経過により出現しやすくなるものとがあります。溢水、脱水、高ナトリウム血症、低ナトリウム血症、高カリウム血症、低カルシウム血症、高リン血症、高マグネシウム血症、代謝性アシドーシスなどが一般的な異常です。食事摂取量の変化、薬物治療や嘔吐・下痢などの病態の異常によりこれらの体液異常が修飾され、低カリウム血症、高カルシウム血症、低リン血症、低マグネシウム血症、アルカローシスなどが出現しうることがあります。

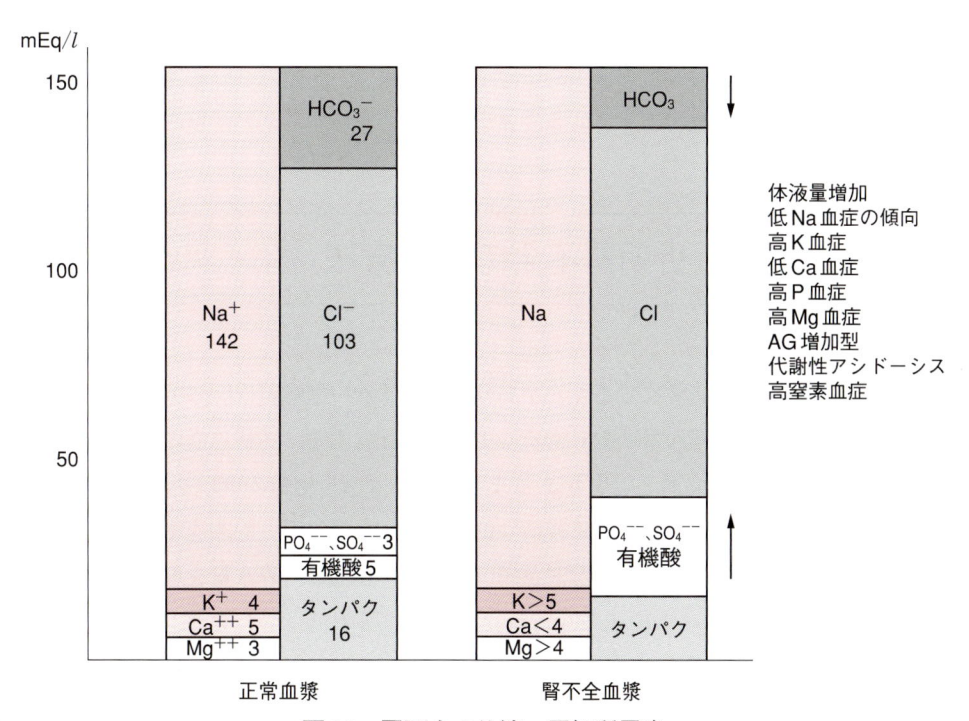

図19. 腎不全の体液・電解質異常

TRANSFUSION.14 腎不全におけるタンパク・アミノ酸代謝

　腎不全では窒素代謝の異常がみられます。腎機能が障害されているため窒素代謝の老廃物が排泄されず、血液中に蓄積することが高窒素血症の出現になるわけです。また、体内においてはタンパク異化亢進、タンパク合成低下があり、アミノ酸代謝の異常もみられます。必須アミノ酸低下、必須アミノ酸(EAA)と非必須アミノ酸(NEAA)比(E/N比)の低下、および血液中のアミノ酸濃度の変化がみられることになります。特にアミノ酸濃度は正常のアミノ酸組成と異なることが指摘されます。必須アミノ酸のうちバリン、ロイシン、イソロイシンなどの分岐鎖アミノ酸の低下がみられます。

　このような点から輸液療法においては、腎不全に使用するアミノ酸は一般的な製剤を使用するのではなく、腎不全用アミノ酸製剤が用いられます。市販製剤としてキドミン®、ネオアミユー®といわれるものがあります。アミノ酸製剤の使用時には十分なカロリーを摂取させることも必要なことで、特殊アミノ酸製剤により腎不全のアミノ酸濃度異常を正常に維持することが目的になります。

TRANSFUSION.15 透析期腎不全の輸液療法

　透析腎不全でも輸液療法が必要になることがあります。体液・電解質に関しては慢性的に透析療法が行われれば、特別大きな問題がない限り透析により調節されます。透析治療による大量除水操作により高度の血圧の低下が認められることがあります。これは透析治療の継続を困難とするだけでなく、著しいときにはショックを呈し、透析後には低血圧による倦怠感、筋肉痙攣、起立性低血圧などを生じることがあります。何よりも適切なドライウエイトを設定し、除水量を患者の病態に応じた分に限ることです。ドライウエイトの達成を行うために、血圧の低下時には生理食塩液を100～200ml程度注入、昇圧薬の投与(経口または静注)のほかにグリセオール® 200mlの持続投与が行われるときがあります。そのほか腎不全の合併症として電解質異常がみられれば緊急的な治療法が試みられることがありますが、基本的には透析療法により体液異常や電解質異常は是正されることになります。

　透析患者に輸液療法が行われるのは主として栄養輸液療法といえます。なんらかの原因により食事の摂取が不可能となった入院患者に食事摂取の代用として栄養輸液が行われることが多いものです。タンパク異化亢進とタンパク合成の低下があり、腎不全では十分なカロリー摂取が基本となりますから、食事摂取が不可能になることは好ましいことではありません。このためできるだけ熱量を補給することが必要になります。

　経口摂取が不可能な場合には末梢静脈栄養として投与することができますが、比較的長期間栄養輸

10 特殊な病態・疾患における輸液療法

液が必要となる場合には中心静脈栄養が試みられます。この場合注意することは、ナトリウム（〜80 mEq程度）やカリウム（〜50 mEq程度）の投与量を制限すること、アミノ酸は腎不全用製剤を使用することです。また、マグネシウムやリンを含有した輸液剤の使用には注意が必要になります。食事の摂取に比べると、輸液療法ではどうしても水分が過剰になりますから透析により水分除去を十分する必要があります。高栄養輸液により維持されている場合には間欠的な透析治療による除水では不十分で、場合によっては連日過剰な水分を除去しなければならないことがあります。特に透析治療時に血圧の低下を生じやすい場合には、除水が不十分になり、体液量の調節が不良となり、心不全を生じやすくなる点に注意しなければなりません。

- 透析療法時の栄養輸液法
  例：ハイカリック RF® 1,000 ml
  　　キドミン® 600 ml
  　　リン酸二カリウム補正液® 20 ml
  　　エレメンミック® 1 A
  　　総合ビタミン剤 1 V

```
                          慢性腎不全
    ┌───────────┬──────────┬─────────┬────────┬─────────┐
 電解質異常    体液量過剰    高窒素血症     貧血       栄養
              浮腫・高血圧
```

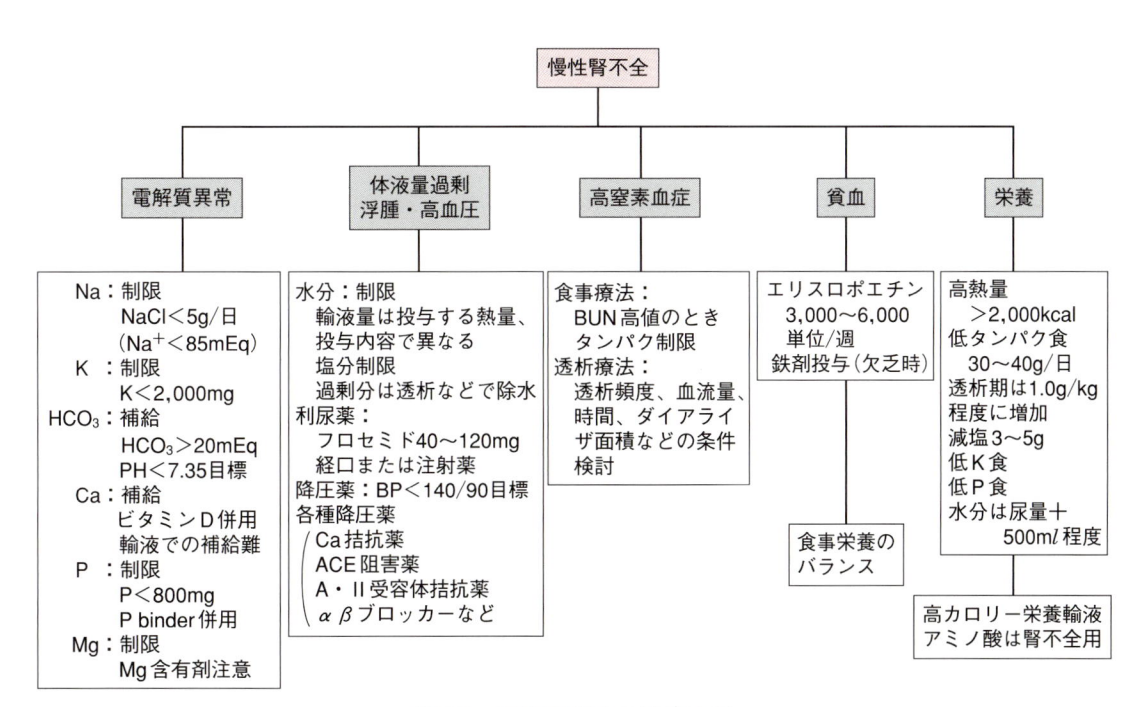

電解質異常
- Na：制限
  NaCl＜5g/日
  （Na⁺＜85mEq）
- K：制限
  K＜2,000mg
- HCO₃：補給
  HCO₃＞20mEq
  PH＜7.35目標
- Ca：補給
  ビタミンD併用
  輸液での補給難
- P：制限
  P＜800mg
  P binder併用
- Mg：制限
  Mg含有剤注意

体液量過剰・浮腫・高血圧
- 水分：制限
  輸液量は投与する熱量、投与内容で異なる
  塩分制限
  過剰分は透析などで除水
- 利尿薬：
  フロセミド40〜120mg
  経口または注射薬
- 降圧薬：BP＜140/90目標
  各種降圧薬
  （Ca拮抗薬
  　ACE阻害薬
  　A・II受容体拮抗薬
  　αβブロッカーなど）

高窒素血症
- 食事療法：
  BUN高値のとき
  タンパク制限
- 透析療法：
  透析頻度、血流量、時間、ダイアライザ面積などの条件検討

貧血
- エリスロポエチン
  3,000〜6,000
  単位/週
  鉄剤投与（欠乏時）
- 食事栄養のバランス

栄養
- 高熱量
  ＞2,000kcal
  低タンパク食
  30〜40g/日
  透析期は1.0g/kg程度に増加
  減塩3〜5g
  低K食
  低P食
  水分は尿量＋500ml程度
- 高カロリー栄養輸液
  アミノ酸は腎不全用

図20．慢性腎不全の治療方針

7 糖尿病に対する輸液療法

　糖尿病においてはさまざまな水・電解質・酸塩基平衡の異常をみることが知られています。糖尿病はインスリン欠乏により血糖が上昇し、高血糖により細胞内から細胞外に水分が移動するため細胞内脱水を生じます。さらに高血糖により浸透圧利尿を招き、水分欠乏、ナトリウムやカリウムの喪失を伴うことになります。この結果、体液量の異常や電解質・酸塩基平衡異常が出現するわけです。これらによる意識障害のほかに著しい低血糖でも昏睡に至ることがあり、意識障害を示す糖尿病においては、鑑別診断が極めて大切になります。中でも酸塩基異常を合併している場合は特に生命の維持に重大な危険をもたらすことが多く、早期に発見して、適切な処置を講じることが大切です。糖尿病にみられる主要な体液・電解質異常と重要な病態は次のとおりです。

- 低ナトリウム血症
- 偽性低ナトリウム血症・見かけ上の低 Na 血症
- 高カリウム血症
- 低カリウム血症
- type IV 尿細管性アシドーシス・低レニン低アルドステロン症
- 非ケトン性高浸透圧性昏睡（NKHC）
- 糖尿病性ケトアシドーシス（DKA）
- 乳酸性アシドーシス
- 低血糖症

TRANSFUSION.1 　糖尿病にみられる低ナトリウム血症の原因は

　糖尿病患者においては低ナトリウム血症をみる機会が多いものです。この理由としてまず偽性低ナトリウム血症や見かけ上の低ナトリウム血症を除外することが必要です。インスリンによる血糖のコントロールが不十分なため著しい高血糖を伴っている場合あるいは著しい高脂血症を示す場合には血清ナトリウム濃度は低下します。このような低ナトリウム血症は真正の低ナトリウム血症とは区別されるわけです。これは血漿浸透圧を測定することにより鑑別することが可能です。

　糖尿病性腎症によるネフローゼ症候群や腎不全の場合には相対的な水分過剰による希釈性低ナトリウム血症をみることがあります。この場合の治療は水分・塩分の制限と利尿薬の使用により対処するわけです。また、浸透圧利尿により尿中へのナトリウムの過剰排泄がみられる場合には、体内ナトリウムが欠乏する欠乏型低ナトリウム血症が出現することになります。この場合はナトリウムの補給により体液量を是正することが必要になります。

TRANSFUSION.2 糖尿病にみられるカリウム、酸塩基平衡異常には

　糖尿病においては高カリウム血症や代謝性アシドーシスに遭遇する機会が多いといえます。この理由はIV型尿細管性アシドーシスが存在するというほかにも、高カリウム血症が出現することがあるためです。

　糖尿病患者の赤血球ナトリウム-カリウム ATPase活性を測定してみると、この酵素活性は低値で、しかも血清カリウム濃度と逆相関する事が示されたという報告があります。この酵素の活性の低下により高カリウム血症が出現する可能性があります。

　糖尿病のコントロール不良により高血糖がみられると、糖代謝の障害からケトーシス、糖尿病性ケトアシドーシスが出現することが知られています。高カリウム血症と代謝性アシドーシスは互いに関係があり、両方の病態は同時に存在することが多いといえます。

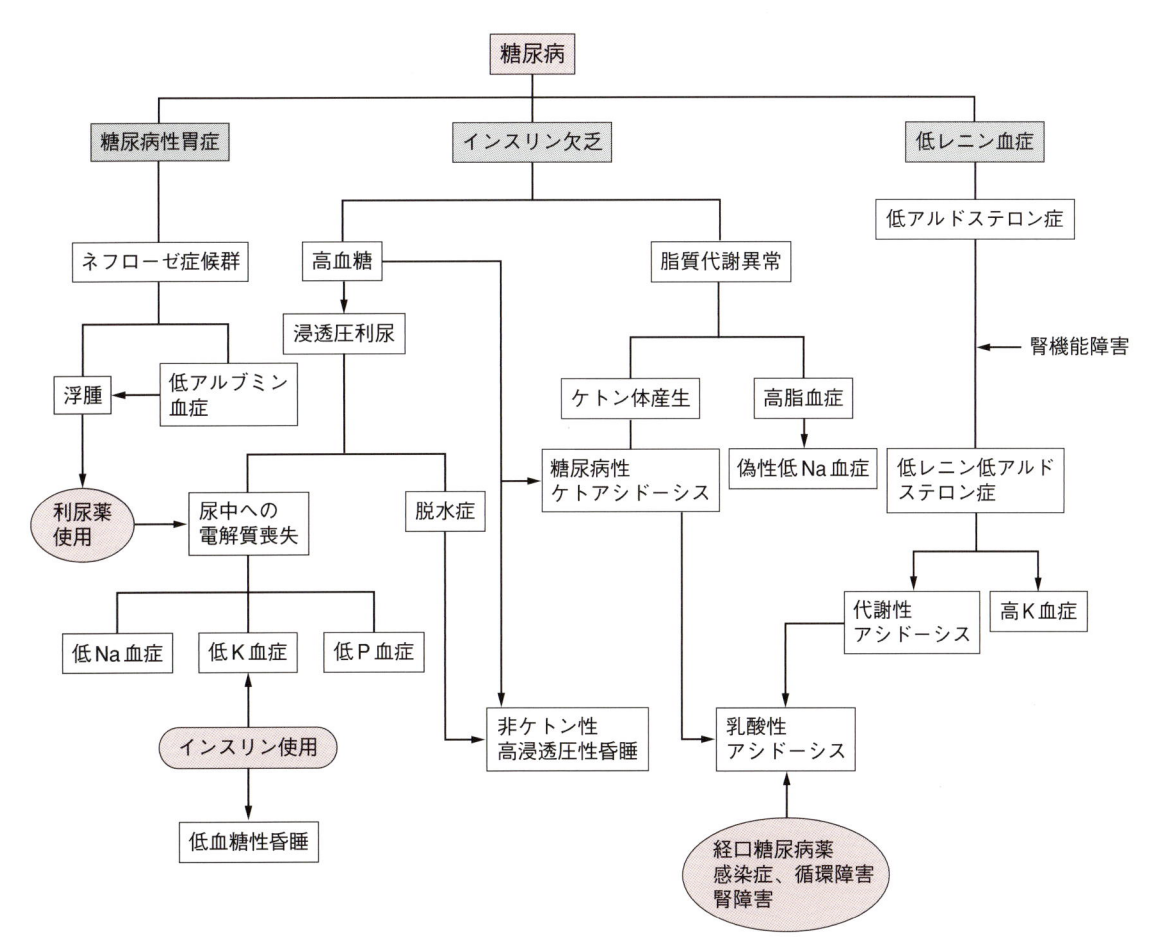

図21. 糖尿病にみられる体液・電解質異常

TRANSFUSION.3　糖尿病患者にみられる意識障害・昏睡には

　糖尿病患者に意識障害、特に昏睡がみられた場合には、いくつかの病態を鑑別する必要があります。例えば、低血糖症、高血糖高浸透圧症候群、糖尿病性ケトアシドーシス、糖尿病性腎症による尿毒症、乳酸性アシドーシス、脳血管障害の併発などが挙げられます。これらの病態を早急に鑑別して治療を急ぐ必要があります。糖尿病患者の昏睡であることが判明している場合には、診断的治療として50％ブドウ糖20mlを経静脈投与してみることです。これにより意識の回復がみられるのであれば低血糖による昏睡と判断できます。高血糖の著しい場合には血液ガス検査により代謝性アシドーシスの程度、尿ケトン体の有無よりケトアシドーシスを鑑別することができます。また、糖尿病では腎障害、動脈硬化、高血圧などが多く、脳血管障害や腎障害の合併についても考慮する必要があります。

```
                          糖尿病患者の昏睡
   ┌──────┬──────────┬──────────┬────────┬──────────┬──────┐
 低血糖   高血糖高浸透圧   糖尿病性        乳酸性      糖尿病による   脳血管
         症候群（HHS）    ケトアシドーシス アシドーシス  尿毒症        障害
                          （DKA）
```

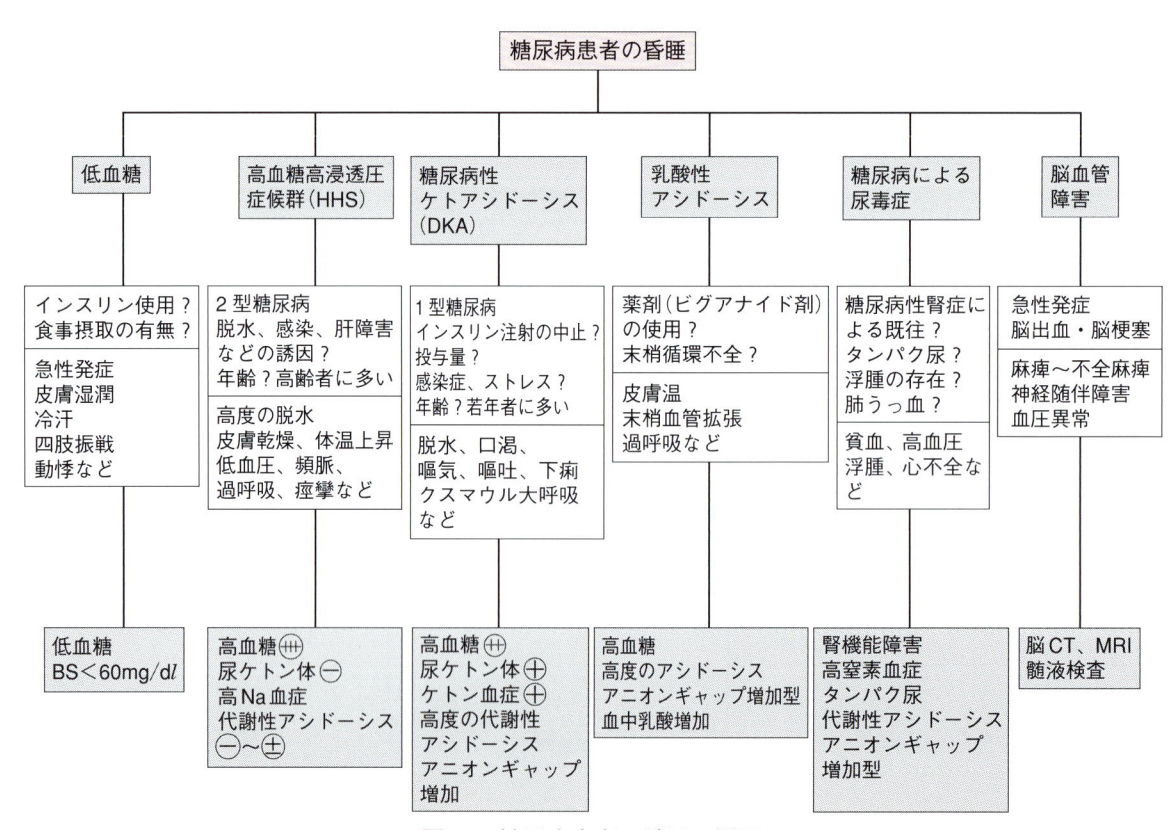

低血糖	高血糖高浸透圧症候群(HHS)	糖尿病性ケトアシドーシス(DKA)	乳酸性アシドーシス	糖尿病による尿毒症	脳血管障害
インスリン使用？ 食事摂取の有無？ 急性発症 皮膚湿潤 冷汗 四肢振戦 動悸など	2型糖尿病 脱水、感染、肝障害などの誘因？ 年齢？高齢者に多い 高度の脱水 皮膚乾燥、体温上昇 低血圧、頻脈、 過呼吸、痙攣など	1型糖尿病 インスリン注射の中止？ 投与量？ 感染症、ストレス？ 年齢？若年者に多い 脱水、口渇、 嘔気、嘔吐、下痢 クスマウル大呼吸 など	薬剤（ビグアナイド剤）の使用？ 末梢循環不全？ 皮膚温 末梢血管拡張 過呼吸など	糖尿病性腎症による既往？ タンパク尿？ 浮腫の存在？ 肺うっ血？ 貧血、高血圧 浮腫、心不全など	急性発症 脳出血・脳梗塞 麻痺〜不全麻痺 神経随伴障害 血圧異常
低血糖 BS＜60mg/dl	高血糖 ⊕⊕⊕ 尿ケトン体 ⊖ 高Na血症 代謝性アシドーシス ⊖〜⊕	高血糖 ⊕⊕ 尿ケトン体 ⊕ ケトン血症 ⊕ 高度の代謝性アシドーシス アニオンギャップ増加	高血糖 高度のアシドーシス アニオンギャップ増加型 血中乳酸増加	腎機能障害 高窒素血症 タンパク尿 代謝性アシドーシス アニオンギャップ増加型	脳CT、MRI 髄液検査

図22．糖尿病患者の昏睡の鑑別

10 特殊な病態・疾患における輸液療法

TRANSFUSION.4 低血糖性昏睡に対する治療法は

　低血糖はインスリンを投与している糖尿病患者にしばしば認められるものです。特にインスリン注射後に食事の摂取不足や欠如、嘔吐などの病歴がある場合、インスリン投与量を過剰にしてしまった場合、いつもより運動量が多かった場合、血糖のコントロールが困難な1型糖尿病の場合などで生じることがあります。稀にはインスリンを産生分泌するインスリノーマによる場合もあります。

　低血糖性昏睡が出現すると不安、冷汗、振戦、動悸などの交感神経系の症候がみられるようになり、その後に意識レベルの低下、筋力低下、昏睡などに陥ることになります。不可逆的な脳障害を生じ死亡となります。このような低血糖症候がみられる場合、意識がまだ清明なときは砂糖水などを摂取させ、その後に意識レベルが改善するようであれば念のため5％ブドウ糖を500 ml程度点滴することになります。糖尿病患者に意識障害がみられた場合には、何よりも低血糖性昏睡を疑い、治療的に50％ブドウ糖20 ml程度を経静脈的に投与することです。投与前に採血することを忘れないことも大切ですが、高血糖性昏睡を恐れることなく緊急的にブドウ糖を投与することです。意識の改善傾向がみられるようであれば、この昏睡は低血糖性昏睡という診断をしてもよいと思われます。

　完全な回復がみられなければ、その他の原因を考慮し、5％ブドウ糖500 mlを点滴静注して経過観察とします。目標とする血糖値は140 mg/dl程度にします。低血糖にもかかわらず、上記の処置によっても回復しないときにはヒドロコルチゾン1 gを点滴します。

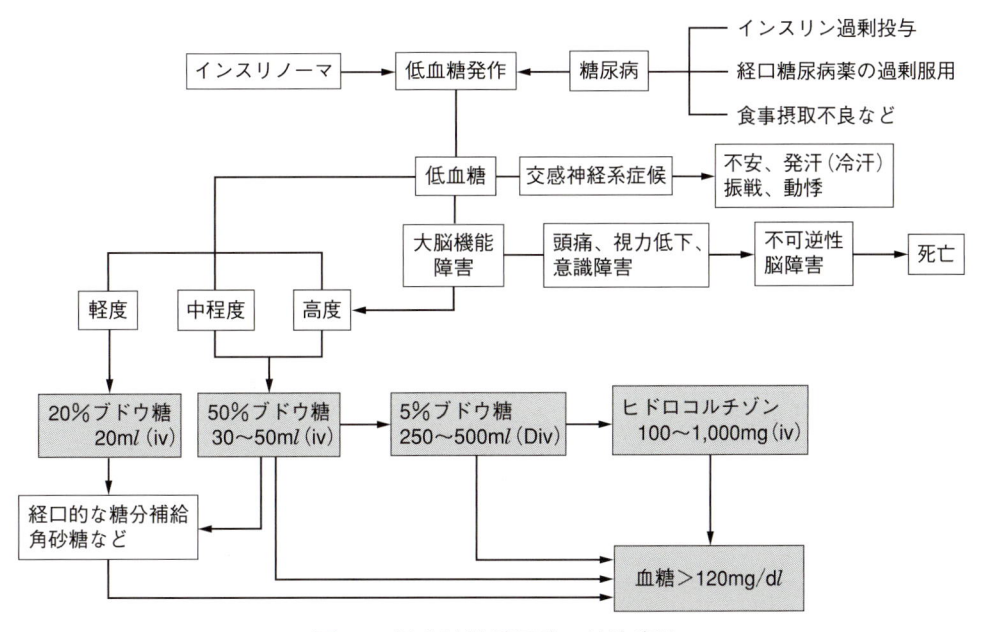

図23．低血糖性昏睡時の輸液療法

TRANSFUSION Q.5　高血糖高浸透圧症候群とは

　糖尿病にみられる昏睡にはいくつかの重要な病態が含まれ、しかも緊急性の高い病態であるため鑑別診断が大切になります。2型糖尿病の高齢者に多くみられる高血糖高浸透圧症候群（hyperglycemic hyperosmolar syndrome；HHS）の基本となる病態は高血糖と高張性脱水症を特徴とし、酸塩基平衡異常は原則的には存在しません。尿にはケトン体は認められないのが普通です。これが糖尿病性ケトアシドーシスとの大きな違いです。グルカゴンにより高血糖がみられますが、著しいインスリン欠乏は存在しないため（相対的インスリン欠乏）、脂肪の分解によるケトン体は正常ないし軽度の増加にとどまるためです。治療の主眼は脱水症の是正と血糖のコントロールにあります。

　高血糖に対して速効性インスリンを投与して血糖をまず250 mg/dl程度に維持し、脱水症に対しては水分の補給を第一とした1/2生理食塩液1,000 ml/時を投与するのが一般的です。

　治療開始後には意識レベルの改善の有無をチェックしながら、血糖、電解質、血漿浸透圧などを是正していきます。尿量が時間あたり30 ml程度を確保することにより脱水症は改善されていると考えられます。血清カリウムやリン濃度の異常低値が出現するようであれば、補正することが必要になります。

　本症候群と糖尿病ケトアシドーシスとの違いは**表7**を参照してください。

表7．高血糖高浸透圧症候群と糖尿病性ケトアシドーシスの比較

高血糖高浸透圧症候群（HHS）		糖尿病性ケトアシドーシス（DKA）
安定型 2型糖尿病	糖尿病の型	不安定型 1型糖尿病
脱水、感染症、肝障害 薬物（ステロイド、利尿薬） 脳血管障害、心筋梗塞など	誘因	インスリン注射の投与中止、減量など投与量のミス 感染症、ストレス、外傷、手術など
高齢者に多い（60歳以上） 倦怠感、胃腸症状、頭痛 脱水症⊕ 循環虚脱⊕ アセトン臭− 痙攣、振戦、神経学的所見	臨床症候	若年者に多い（30歳以下） 口渇、多飲多尿、体重減少、倦怠感 胃腸症状（悪心・嘔吐、腹痛） 脱水症⊕、意識障害 アセトン臭⊕、血圧低下、頻脈 クスマウル大呼吸
血糖600〜1,500 mg/dl ケトン体−〜± 血漿浸透圧＞350 mOsm/kgH$_2$O 代謝性アシドーシス−〜± 高Na血症	検査成績	血糖300〜1,000 mg/dl ケトン体⊕〜⊕ 血漿浸透圧300〜400 mOsm/kgH$_2$O 代謝性アシドーシス⊕ アニオンギャップ増加 低Na血症

10 特殊な病態・疾患における輸液療法

```
         ┌─────────────────────┐
         │  高血糖高浸透圧症候群      │
         │        HHS           │
         └──────────┬──────────┘
            ┌──────┴──────┐
      ┌────────┐      ┌──────────┐
      │高血糖の是正│      │高張性脱水症の治療│
      └────────┘      └──────────┘
           │                │
   ┌──────────────┐    ┌──────────────┐
   │速効型インスリン4～8単位(iv)│    │1/2生理食塩液      │
   │速効型インスリン4～12単位  │    │2,000ml/2時間(Div) │
   │初期2時間(Div)       │    └──────────────┘
   └──────────────┘         │
           │         ┌────────┐
           │         │血糖      │
           │         │Na、K、Cl │
           ├────────┤血液ガス   │
           │         │浸透圧    │
           │         │BUN、Cr   │
           │         │チェック   │
           │         └────────┘
           │              │
   ┌──────────────┐    ┌────────────────────┐
   │速効型インスリン4～8単位 │    │1/2生理食塩液 1,000ml   │
   │(Div)         │    │低K血症、低P血症の出現時   │
   └──────────────┘    │ 1) 低張性電解質液2～3号液 │
           │         │ 2) リン酸二カリウム液の添加│
           │         └────────────────────┘
           │              │
           └──────┬───────┘
              ┌────────────┐
              │血糖<200～250mg/dl│
              │尿量≧30ml/時     │
              └────────────┘
```

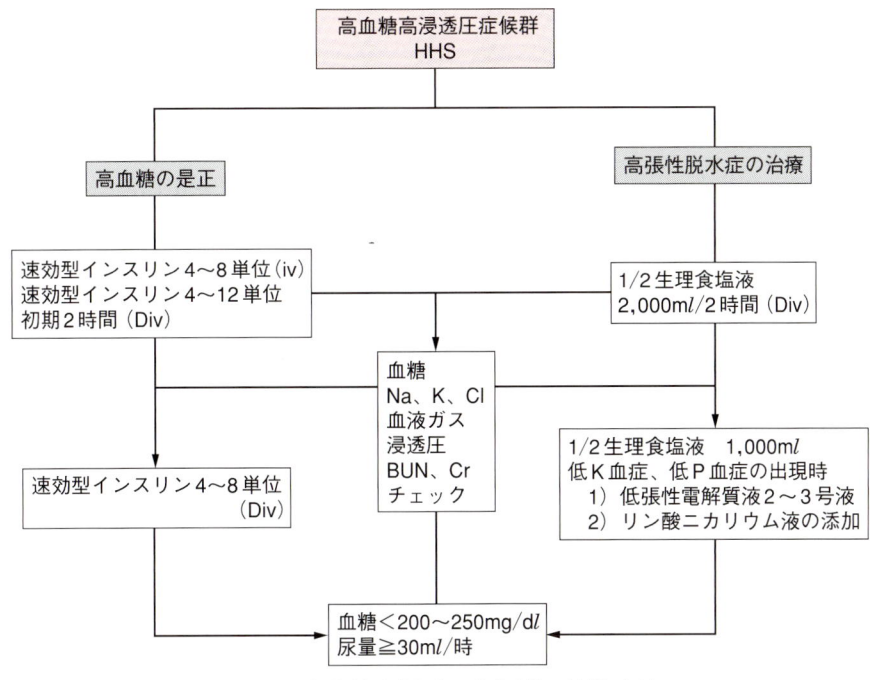

図24. 高血糖高浸透圧症候群の輸液療法

TRANSFUSION Q.6　糖尿病性ケトアシドーシスの病態は

　糖尿病においてはインスリンの欠乏と血糖を上昇させるホルモンであるグルカゴン、コルチゾール、カテコラミンなどの増加が基本的に存在し、これらのホルモンの異常によりケトン体の過剰産生をきたし、高度の脱水症とケトアシドーシスが生じることになります。

　肝臓での糖の新生亢進と末梢組織(脂肪組織や筋肉)において糖利用の低下があり高血糖が認められます。さらに hormone sensitive lipase 活性の上昇からトリグセライドの分解により生じた脂肪酸(FFA)が肝臓に運ばれることになります。肝臓においてFFAはミトコンドリア内において酸化され、ケトン体がつくられます。ケトン体というのは3-ヒドロキシ酪酸やアセトン、アセト酢酸であり、このようなケトン体の処理が低下し、さらに生産が正常の200倍以上になる著しい増加により、アシドーシスが出現することになります。血中のケトン体が高値となり(3 mmol/l 以上)、3-ヒドロキシ酪酸/アセト酢酸比>3となることが多くなります。尿中のケトン体も陽性となりますが、ニトロプルシド反応を利用するケトン体測定では3-ヒドロキシ酪酸は反応しないため過少評価をしてしまいます。

　グルカゴンの上昇によりケトン体の産生は著しく増加します。このような糖尿病に特有な病態によ

り出現する代謝性アシドーシスをケトアシドーシスといいます。

　高血糖による浸透圧利尿により高度の脱水症、ナトリウム、カリウムの喪失が大量にみられます。高度のアシドーシスとインスリン欠乏によりカリウムは細胞内から細胞外に移動し、血清カリウム濃度は正常ないし高値ですが、細胞内のカリウムは欠乏していることが知られています。血清ナトリウム濃度は低下することが多く、高度の浸透圧利尿で脱水症により高値となる場合があります。

　本症の基本的な病態はインスリンの絶対的な欠乏にあります。この病態では高度の代謝性アシドーシスと脱水症、カリウムの欠乏であるといえます。浸透圧利尿により著しい脱水症（5 *l* もの喪失）とナトリウム喪失（300〜700 mEq）、カリウムの喪失（300〜1,000 mEq）がみられることになります。

　ケトアシドーシス性昏睡治療の経過中に脳浮腫を生じることがあります。これは治療中の急激な血糖値の低下によると考えられています。血糖やアシドーシスの改善が認められるにもかかわらず、意識障害の回復が乏しい場合には疑う必要があります。

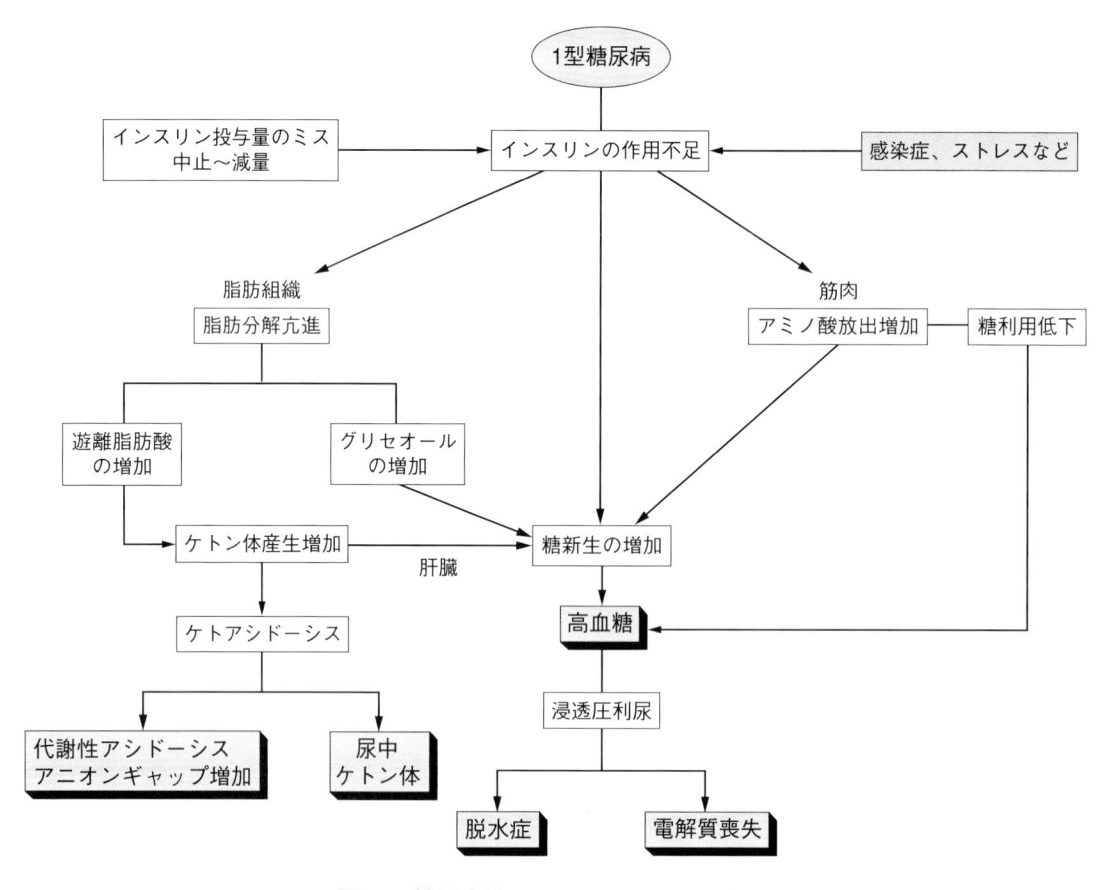

図25．糖尿病性ケトアシドーシスの成因

TRANSFUSION.7 糖尿病性ケトアシドーシスの治療方針

　治療はインスリンの補給により高血糖を是正すること水・電解質の補給により体液量の改善を図ることにあります。インスリンは速効性のものを5〜10単位/時を経静脈的に投与し、その後1時間に4〜8単位を持続投与します。血糖値が250 mg/dlまで低下したら、糖を補給することになります。

　脱水症に対して生理食塩液で開始し、1〜2 l/時の投与速度で点滴します。尿量の増加（>30 ml/時）がみられたら、1/2生理食塩液500 ml/時の投与に変更していきます。血清ナトリウム濃度が高値の場合は1/2生理食塩液を250〜500 ml/時の速度で輸液します。インスリン投与により血糖が低下してくるとカリウムは細胞内に移動するため、カリウムの補給が必要になります。血漿カリウム濃度を測定して塩化カリウム20 mEq/時を開始していきます。リンの低下がみられるときには、リン酸ニカリウム液の投与が選択されます。

　アシドーシスに対してはインスリンと生理食塩液の投与により改善してくるためアルカリ化剤の投与は必要ではありませんが、高度のアシドーシス（pH<7.0）の状態で、循環動態の不十分な場合には重曹の投与を考慮します。この場合に過剰の投与はアルカローシスを招来することがあるため注意する必要があります。低カリウム血症の増悪や髄液のアシドーシスの進行に注意することです。

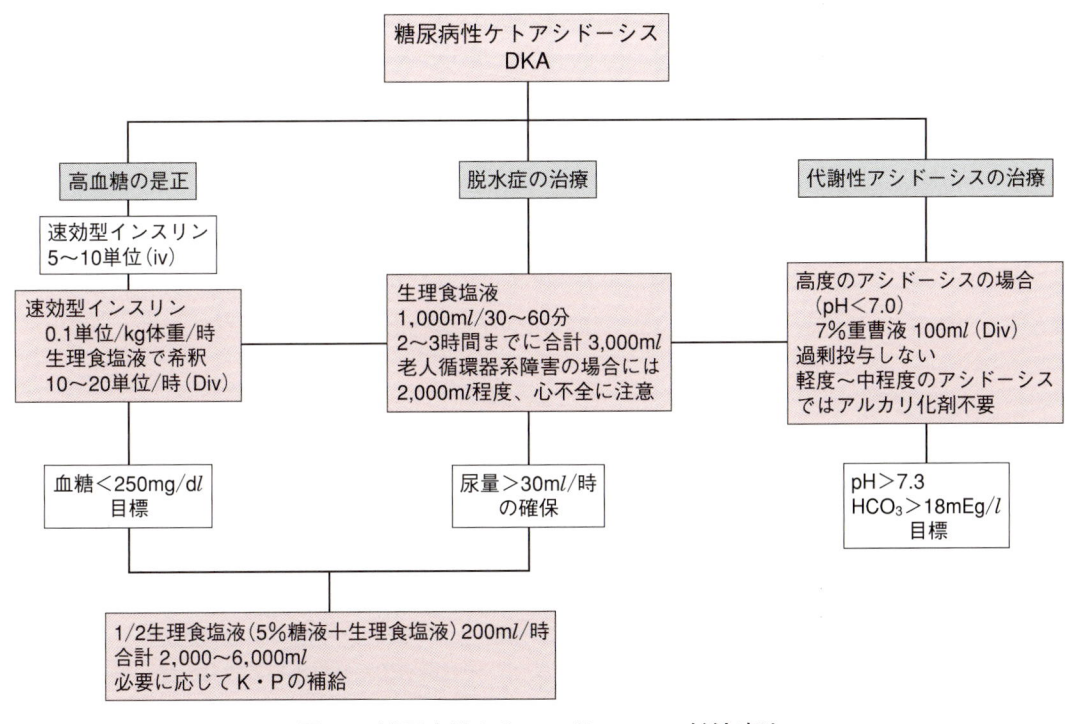

図26. 糖尿病性ケトアシドーシスの輸液療法

TRANSFUSION Q.8　糖尿病と乳酸性アシドーシス

　経口糖尿病薬であるビグアナイド系薬物により乳酸性アシドーシスが出現することがありますが、糖尿病性ケトアシドーシスの合併症としても乳酸性アシドーシスが認められます。

　糖尿病では pyruvate dehydrogenase 活性の低下によりピルビン酸 pyruvate、乳酸 lactate の利用が低下していること、血管障害による循環障害を生じやすいこと、腎障害、感染症の誘発などにより乳酸性アシドーシスの発生が起こりやすくなることが知られています。

　糖尿病性ケトアシドーシスでは、その治療中に糖新生の抑制から肝臓での乳酸の取り込み低下、末梢組織において糖利用とその代謝の増加により乳酸値は上昇することになりますが、一過性の場合が一般的であるといえます。

　治療は循環障害や感染症などの誘因を除去することと、高度のアシドーシスに対してアルカリ化剤である重曹を投与することになります。しかしナトリウムの過剰投与になるため血液透析を併用してナトリウムの除去とアシドーシスの改善を図ることが必要になります。高度の乳酸性アシドーシスは生命の危険性がある治療困難な病態であるといえます。

TRANSFUSION Q.9　糖尿病患者への輸液療法

　食事摂取が不可能な場合に経静脈的に体液・栄養バランスを維持する必要のある場合があります。熱量として入院中は 20〜25 kcal/kg 標準体重のカロリーを投与することになりますが、この内容はブドウ糖を主として、アミノ酸は 1 g/kg 標準体重、脂肪はカロリー全体の 10％程度とします。血糖を測定し、著しい高血糖や低血糖を避けるようにインスリンを必要量投与することになります。目標とする血糖のコントロールレベルは 150〜180 mg/dl 程度 HbA1c＜6.5％ となります。

TRANSFUSION MEMO ── 糖尿病性末期腎不全

　糖尿病性腎症による末期腎不全では早期に心不全、肺浮腫などの溢水状態になり透析治療により除水する必要が生じます。これは低アルブミン血症により血管から間質へ水分の透過性が増すことが影響していると考えられます。また腎機能が低下すると、インスリンの代謝が遅延するため血糖コントロールに必要なインスリン量が減少することが知られています。このためインスリン量を減量しないと低血糖を生じることがあります。輸液療法の特殊性として大量の輸液を行うと心不全を生じやすいということに注意することが大切です。

肝疾患における輸液療法

肝臓は代謝の重要な臓器です。糖質、脂質、アミノ酸、タンパク質、ビタミンなどの栄養代謝の中心的な臓器であり、解毒機能、水・電解質代謝にも関係の深い機能を有しています。なんらかの原因により肝臓の機能が障害されると代謝、体液異常が出現することになります。肝臓の障害には急性および慢性ウイルス性肝炎、アルコール性肝障害、薬剤性肝障害、肝機能の低下した肝硬変、劇症肝炎、肝不全、肝癌などの病期や病態の違いがあります。

TRANSFUSION.1　肝障害の重症度の判定は

肝臓の働きには栄養・代謝、解毒、排泄などの機能があり、それらの障害の重症度を評価するには一般的な肝機能検査だけでは不十分で、いくつかの指標を用いた分類があります。栄養障害の特徴として肝臓内のグリコーゲンの低下、解糖系の障害、アミノ酸の利用や分解の障害がみられます。特に分岐鎖アミノ酸(BCAA)の低下や芳香族アミノ酸(AAA)の上昇という変化がみられます。またアルブミン合成の障害により低アルブミン血症が生じ、血液中の膠質浸透圧の低下により浮腫が生じやすく、また門脈高血圧などの影響から腹水の出現、肝障害による黄疸、プロトロンビン活性値の低下などが認められるようになります。

さらに重症度が増すと意識障害として肝性脳症、肝性昏睡などを呈することになります。肝性脳症の昏睡度はⅠ～Ⅴまで区分されます。

表8. 肝障害の重症度の評価

1. 身体所見：浮腫、腹水の存在の有無、栄養状態
2. 血液検査所見：血清ビリルビン値の異常(＞2.0 mg/dl)
　　　　　　　血清アルブミン濃度(著しい低アルブミン血症＜3.0 g/dl)
　　　　　　　血液プロトロンビン活性値(80～50% それ以下)
3. 意識・精神障害の程度
　　　　Ⅰ：睡眠・覚醒リズムの逆転、多幸～抑うつ感
　　　　Ⅱ：指南力障害、混迷、異常行動、傾眠
　　　　Ⅲ：興奮～せん妄状態、嗜眠傾向、羽ばたき振戦、指南力(時間、場所)の障害高度
　　　　Ⅳ：浅昏睡、刺激に対して多少の反応がある
　　　　Ⅴ：深昏睡：痛みなどの刺激に無反応

TRANSFUSION.2 急性肝炎とは

　急性ウイルス性肝炎の原因には、A型、B型、C型肝炎ウイルスなどにより生じますが、臨床的には発熱、倦怠感、食欲不振、感冒様症状などがみられ、尿濃染、黄疸、灰白色便、右季肋部痛、肝腫大などの症候、検査成績ではトランスアミナーゼ高値、ビリルビン値の上昇など肝機能障害が認められます。成因はA型ではIGM-HA抗体、B型ではHBs抗原 IgM-HBc抗体、C型ではHCV-RNAの異常値により診断できます。急性肝炎の重症度はGOTやGPTなどの肝機能検査の異常値というよりはプロトロンビン時間の低下やヘパプラスチンテストの低下により判断されます。

TRANSFUSION.3 急性肝炎の輸液療法の特徴は

　急性期には糖質を中心とした食事（エネルギー 30 kcal/kg、糖質65%、タンパク質15%、脂肪20%）が基本です。肝炎ウイルスによる急性肝炎では輸液療法が必要になることは少ないのですが、安静の維持や急性期の食欲不振の改善などの目的で輸液療法が行われることになります。経口的に食事の摂取が可能であれば、強いて輸液によりカロリーなどの栄養補給の面から輸液治療を行う必要はないといえます。しかし食欲不振、嘔気など消化器症状が持続しているときには輸液による栄養補給

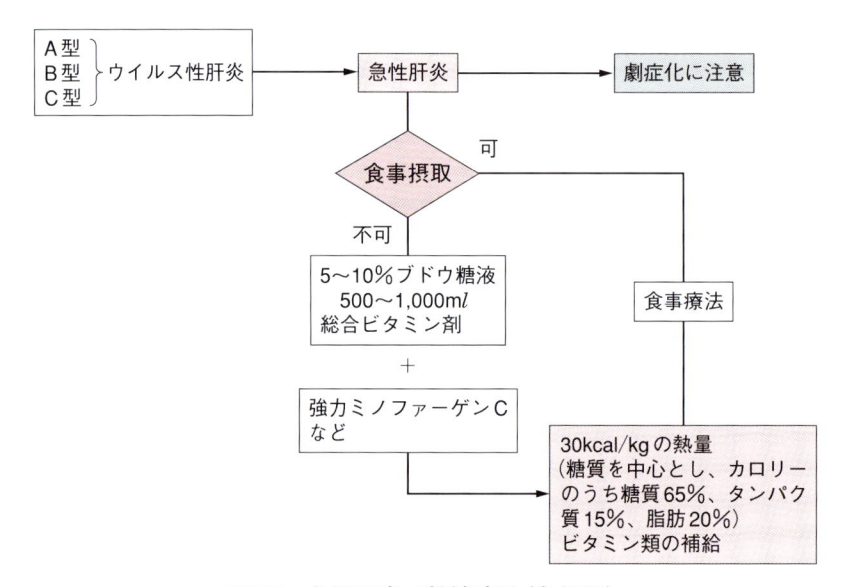

図27．急性肝炎の輸液療法（急性期）

が一時的に行われます。

　この場合は末梢からの栄養輸液もしくは5〜10%ブドウ糖液500〜1,000 m*l* に総合ビタミン剤などの投与が実施されます。経口摂取が可能になれば、輸液治療は不要といえます。食事は糖質を中心とし、脂肪を制限し、ビタミンの豊富な内容とします。食事摂取が可能になれば、高タンパク食にして、輸液は中止していきます。カロリーをあまりにも投与し過ぎると、脂肪肝を誘発してしまうこともあります。電解質の投与については、水・ナトリウムの貯留傾向があるため過剰に水分・ナトリウムの投与は避けることが必要です。カリウムは通常量の50 mEq程度の投与は可能です。

　急性肝炎の重症化した場合には肝不全に準じた輸液療法が行われます。

TRANSFUSION.4　低タンパク血症時の輸液

　低タンパク血症は一般的に栄養不良を意味します。血液の中のアルブミン濃度が低下すると、血漿膠質浸透圧の低下を意味し、血管内に水分を引き寄せる力が低下してくることになります。この結果、浮腫が出現しやすくなるのです。アルブミンは肝臓において合成されますが、食事のタンパク質の摂取低下、肝臓の障害、尿あるいは便中にアルブミンが喪失するなどが大きな原因になります。

　このため、アルブミンの原料になるアミノ酸を含む栄養物の供給が大切になります。チューブ栄養を含めて経口的な食事摂取が不可能であれば、経静脈的に補給する必要があります。輸液療法において、ごく数日の短期間であれば200 kcal以上あればタンパク節約効果があるとされますから、強いてアミノ酸などの投与はしなくてもよいかも知れません。しかし、1週間以上にわたって輸液療法のみで維持するのであれば、十分なカロリーとともにアミノ酸輸液を考慮しなければなりません。現在では末梢静脈から投与可能なアミノ酸を含有した輸液製剤が市販されており、便利になっています。食事と同等のカロリーを供給するのであれば高カロリー栄養輸液となります。しかし、腎不全であるとか肝不全のような特殊な病態では特別のアミノ酸製剤を使用すべきです。

　低アルブミン血症が高度で、循環血漿量の減少によるショック、胸水や腹水の存在など生命の危険が予想される場合には血漿製剤、凍結血漿あるいは高濃度アルブミン製剤が投与されます。単に低アルブミン血症という理由だけでは、これらの血漿製剤を安易に使用することは保険医療のもとでは認められていません。

TRANSFUSION.Q.5 肝硬変症の体液異常というのは

　肝硬変にはさまざまな体液・電解質異常が認められます。体液量の異常としては浮腫や腹水の存在があり、この原因は腎臓からの水・ナトリウムの排泄障害が関係しますが、肝硬変に特有の因子があります。低タンパク血症、門脈高血圧、肝臓の表面からリンパ液が漏出することなどから腹水が出現することになります。

　慢性肝疾患における酸塩基平衡異常はそれほど多いものではありませんが、肝硬変症では呼吸性アルカローシス、尿細管性アシドーシス、利尿薬使用による代謝性アルカローシスなどが一般的です。肝硬変では門脈-肺あるいは肺内動静脈シャントにより低酸素血症が出現することがあります。この低酸素血症は過換気を招き、呼吸性アルカローシスの原因となります。呼吸性アルカローシスにより酸素解離曲線への影響からオキシヘモグロビンの解離を障害することにより脳内へのアンモニアの進入を増し、肝性脳症を誘発することがあります。

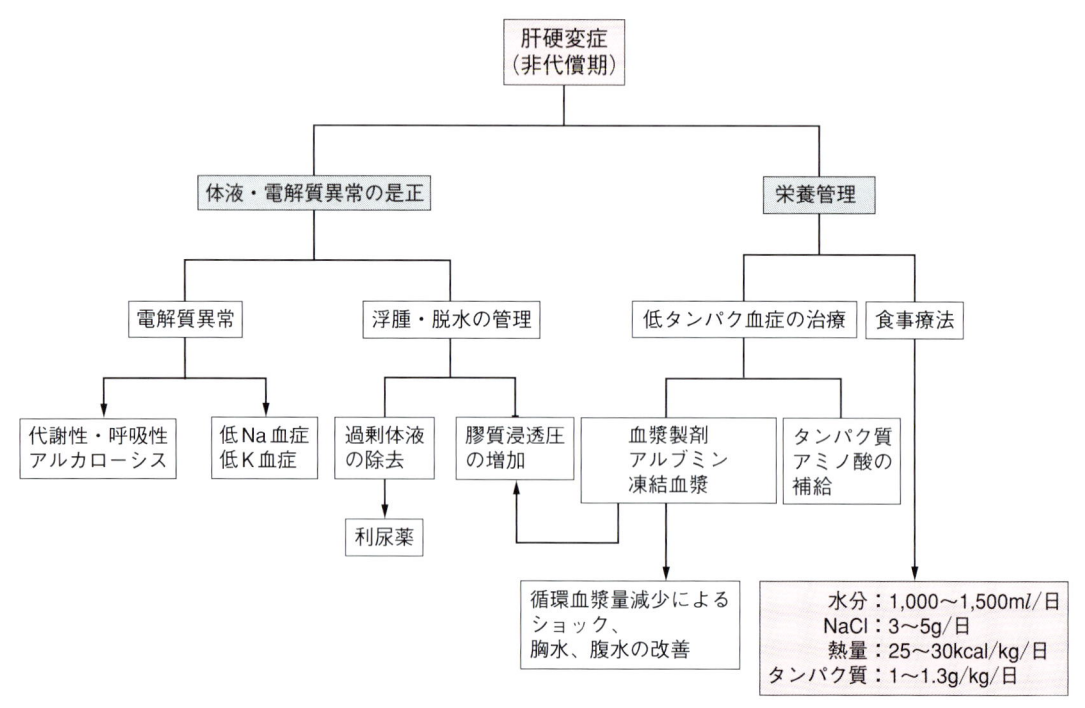

図28. 肝硬変症の治療方針

TRANSFUSION.6 腹水の成因というのは

　肝硬変においては腹水は臨床的にしばしば認められます。この腹水は体液の過剰を意味し、肝硬変の病態により出現しますが、そのメカニズムにはいくつかの学説があります。

　肝臓自体の影響として門脈圧の増加、肝リンパ生成の亢進、腹腔内の血管透過性の亢進および肝臓におけるアルブミン合成の障害が関係していると考えられます。腎性の因子には循環血漿量の減少、末梢血管の拡張による体液性・神経性の因子により体液の貯留が生じます。

　古典的な説では underfilling 説として有名で、門脈圧の亢進による肝類洞および消化管毛細血管の透過性亢進の結果、リンパ流の漏出が生じて腹水の形成が生じます。このため循環血漿量の減少により腎臓において水・ナトリウム再吸収が増加して腹水の形成が増すという説です。

　これに対して overflow 説というのは肝臓内の受容体からの反射(hepat-renal reflex)によりまず腎臓において水とナトリウムの再吸収亢進がみられ、これが循環血漿量の増加となり、門脈圧の亢進となり腹水が出現するという説です。

　さらに最近では末梢動脈拡張説が提唱され、腹水形成の最初の段階において内臓の動脈拡張が生じ、血管系容量が縮小し、圧受容器を介した内因性の血管収縮系(レニンアンギオテンシン系、交感神経系など)が作動します。このため腎臓において水・ナトリウムの再吸収が亢進して体液の貯留がみられるという説です。このように近年では古典的な underfilling 説に加えて末梢動脈拡張説が提唱されています。肝硬変において末梢血管の拡張により循環血液量と血管床との不均衡があり、相対的に有効循環血漿量の減少を生じ、このため腎において水・ナトリウム再吸収が亢進することになるということになります。

TRANSFUSION.7 肝硬変症に対する輸液療法

　肝硬変症の非代償期では体液・電解質異常、低タンパク血症、酸塩基平衡異常が認められます。このため輸液療法の目的は、それぞれの病態に対して試みられることになります。体液の異常として末梢性の浮腫、腹水など体液量の過剰が出現します。これに対しては塩分制限、輸液量の制限、利尿薬による過剰な体液の除去、および血漿膠質浸透圧の増加が必要になります。

　低アルブミン血症、低タンパク血症に対しては食事あるいは輸液療法からアミノ酸、タンパク質の補給を行うことになります。低タンパク血症というだけでアルブミン製剤や新鮮凍結血漿を投与することは保険医療の適応になっていません。低アルブミン血症による膠質浸透圧の低下により循環血漿量の急激な減少によるショックが出現するような場合にはアルブミンの補給は可能です。5〜25％ア

ルブミン製剤がありますが、急速に投与すると心不全を誘発することがあります。

　肝硬変では凝固因子の欠乏により出血傾向を示すようになります。このような場合には新鮮凍結血漿（FFP）を投与することがあります。肝硬変症の代謝異常に対しては糖質の補給、アミノ酸輸液の補給が試みられます。また肝性昏睡をきたす場合には分岐鎖アミノ酸製剤（アミノレバン®）を投与してアンモニア濃度を低下させることが試みられます。

TRANSFUSION.8　肝性昏睡の原因と治療は

　肝性脳症が出現する原因には血液中のアンモニア濃度の増加によるという考え方とオクトパミン（偽性神経伝達物質）説といわれる考え方があります。アンモニアの増加説は血中濃度の増加により脳細胞障害を招き、昏睡に至るというものです。オクトパミン説というのは分岐鎖アミノ酸が低下し、芳香族アミノ酸であるチロシンやメチオニンが増加するため、Fisher比の低下を生じ、脳内アミノ酸、モノアミン（セロトニン、ドパミン、ノルアドレナリン）代謝の障害から脳内神経伝達物質としてのドパミン、エピネフリンに代わりオクトパミンやチラミンが神経伝達を阻害する結果、昏睡を生じるというものです。このほか低級脂肪酸やメルカプタンなども惹起物質とされます。

　このようなアミノ酸代謝の異常に対して、Fisherらは分岐鎖アミノ酸を増加させ、芳香族アミノ酸を減少させたアミノ酸製剤を作製し、肝性昏睡の治療としたわけです。このようなアミノ酸製剤としてアミノレバン®という製剤があります。経口的な摂取が不可能な場合に、アミノレバン®500 mlを2～3時間で点滴1日1～2回投与する方法があります。これに高カロリー輸液を併用することにより昏睡の治療となります。経口的な摂取が可能であれば、食事とともに予防的にもアミノレバンEN®の服薬（150 g/日分3）あるいはBCAA顆粒（16 g/日）が行われます。

TRANSFUSION.9　肝不全というのは

　肝不全には急性の型と慢性の型に大別できます。急性の型は劇症肝炎といわれるものが代表ですが、亜急性肝炎などでも同様の病態を示します。また、敗血症などの高度の侵襲時に多臓器不全の型としてみられることがあります。慢性の型は肝硬変症の非代償期にみられる病態です。

　肝不全では水・電解質異常、糖代謝異常、アミノ酸異常、タンパク合成低下などから体液過剰（浮腫、腹水）、低ナトリウム血症、耐糖能異常、分岐鎖アミノ酸低下、芳香族アミノ酸増加、Fisher比低下、高アンモニア血症、肝性昏睡、血液凝固異常、低アルブミン血症などの異常が認められることになります。

10 特殊な病態・疾患における輸液療法

TRANSFUSION.10 急性肝不全の輸液療法

　急性肝不全は急激に肝実質の機能が低下する病態です。急性肝不全では発症後4週間以内に脳症が出現するもので、亜急性型は1〜6ヵ月に脳症あるいは腹水が出現するとされています。特に劇症型というのは急性肝炎の劇症肝炎として発現することが多いため初期の肝炎では注意する必要があります。

　劇症肝炎では急激な経過を呈し、全身的に重篤な合併症を示すことから専門家による治療が不可欠です。予後不良であるため全身管理が必要になります。

　治療の方針は絶対安静、絶食、中心静脈栄養法による栄養管理、急性肝不全の合併症の治療が必要になります。輸液治療は熱量1,200〜1,600 kcalを確保するためブドウ糖を中心とし、電解質、ビタミンを補給します。通常のアミノ酸輸液や脂肪製剤の投与は行いません。劇症肝炎では血漿アミノ酸濃度は上昇しており、肝臓でのアミノ酸の利用が低下しているためです。急性肝不全では肝臓における糖新生の低下により低血糖を出現するため血糖の検査を頻回にする必要があります。また肝不全では電解質異常を併発することが多いため、電解質の是正が必要になります。

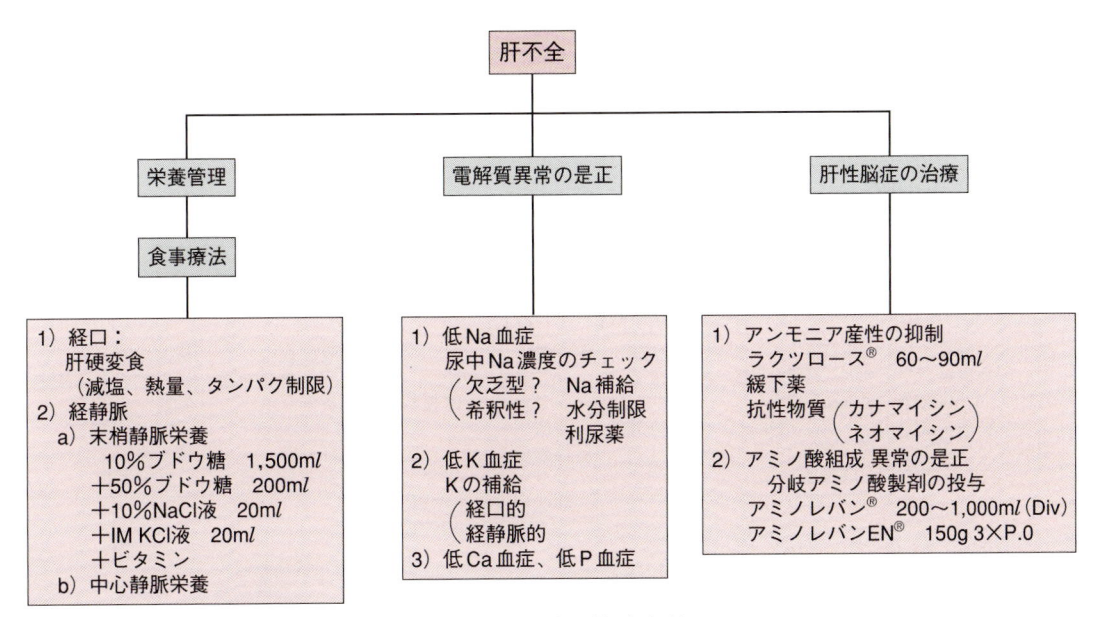

図29. 肝不全の治療方針

TRANSFUSION Q.11　急性肝不全の合併症とその対策

　急性肝不全の合併症には肝性脳症、脳浮腫、血液凝固線溶異常、消化管出血、腎不全、感染症などがあります。これらの合併症を早期に発見して、適切な治療を早急に実施することが大切といえます。

　肝性脳症の予防的な処置として便秘を避けることが重要です。ラクツロース®などの投与（30〜90 ml/日）、浣腸、非吸収性抗生物質（ネオマイシンまたはカナマイシン 2〜4 g/日経口）の投与が試みられます。アンモニア産生を抑制し、血液中のアンモニア濃度を低下させることになります。脳浮腫には10%グリセオール®または20%マンニトール 150〜200 mlを4〜6時間ごとに投与します。腎機能の障害のある場合には透析療法を併用することが必要です。特に劇症肝炎のような重度の高い場合には、特殊治療として血液透析濾過法が行われ、毒性物質の除去、体液・電解質の調節に有用であり、血漿交換療法は凝固因子の補給などに効果的です。血液凝固系障害には新鮮凍結血漿、アンチトロンビンIII（30単位/kg）、メシル酸ガベキサート（20〜30 mg/kg/日）またはメシル酸ナファモスタット（0.06〜0.2 mg/kg/時）の投与、消化管出血にはH_2ブロッカーの投与が行われます。腎不全には血液透析、感染症には感受性のある抗生物質、免疫グロブリン（γグロブリン）の投与が検討されます。

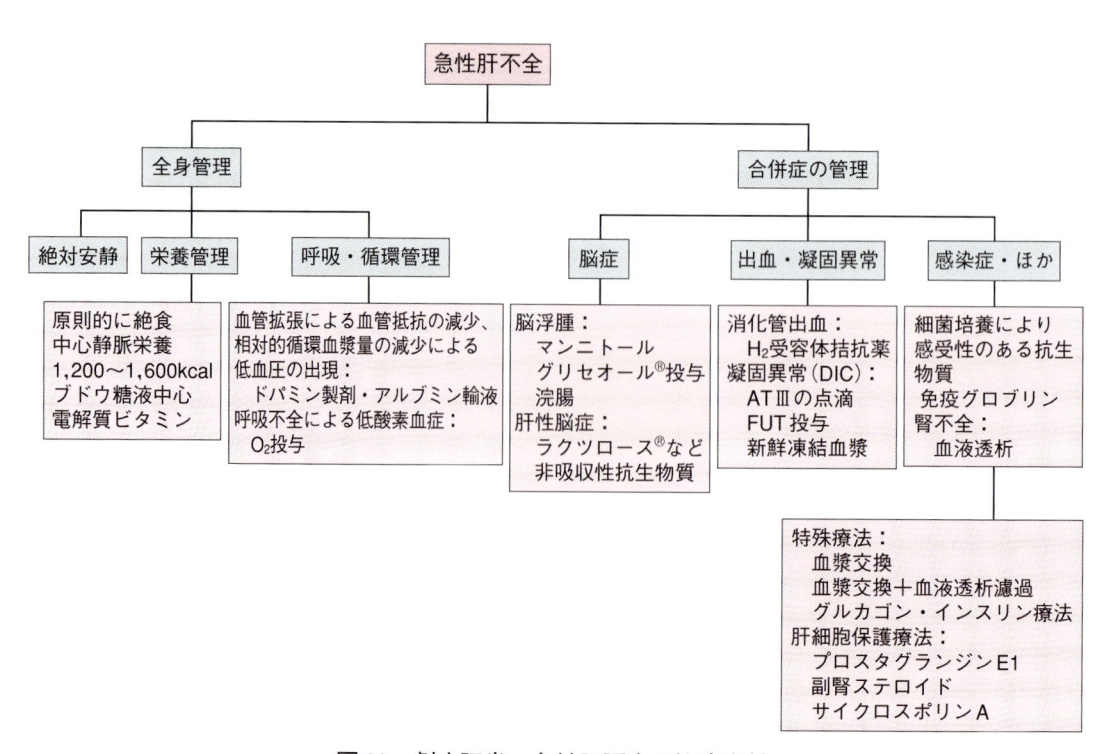

図30．劇症肝炎、急性肝不全の治療方針

9 嘔吐・下痢時の輸液療法

　脱水症は日常的に頻度の高い病態ですが、その原因はさまざまです。中でも、嘔吐や下痢はその中でも臨床的に頻度の高いものです。通常の状態においては消化管内に分泌された水・電解質を含む消化液は、大部分が再び再吸収され、体内における体液の交換が行われています。ところが、なんらかの病的な状態においては、この体液のバランスが崩れることになります。例えば、持続する大量の嘔吐、下痢、消化液の吸引操作などは体液の喪失を生じる原因です。この結果、体液量の欠乏、電解質異常、酸塩基平衡異常が出現することになります。

　嘔吐と下痢により生じる病態の大きな違いは、喪失する体液の組成の違いによります。嘔吐の場合は、胃液中の酸(H^+)を喪失するため体内は酸の相対的から絶対的な不足となります。このために体液はアルカローシスの状態を呈します。これに対して下痢の場合は腸液はアルカリ性であり、腸液の喪失はアルカリの喪失のため体内はアルカリ不足となります。このため体液はアシドーシスの状態を呈することになります。この場合にはアニオンギャップ(AG)の増加しない高クロール血症性代謝性アシドーシスを示すことになります(但し小児のクロール下痢症の場合は異なります)。

　このような消化器系の症状があるときには、経口的な水分・電解質、栄養素の補給は不可能なことが多く、日々の体液バランスの維持と栄養の補給は輸液療法に頼らざるを得なくなります。

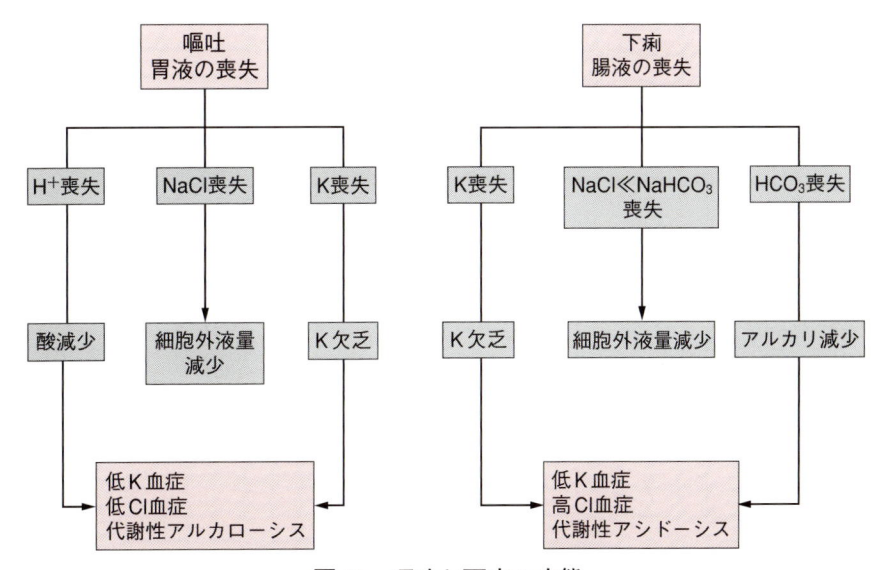

図 31. 嘔吐と下痢の病態

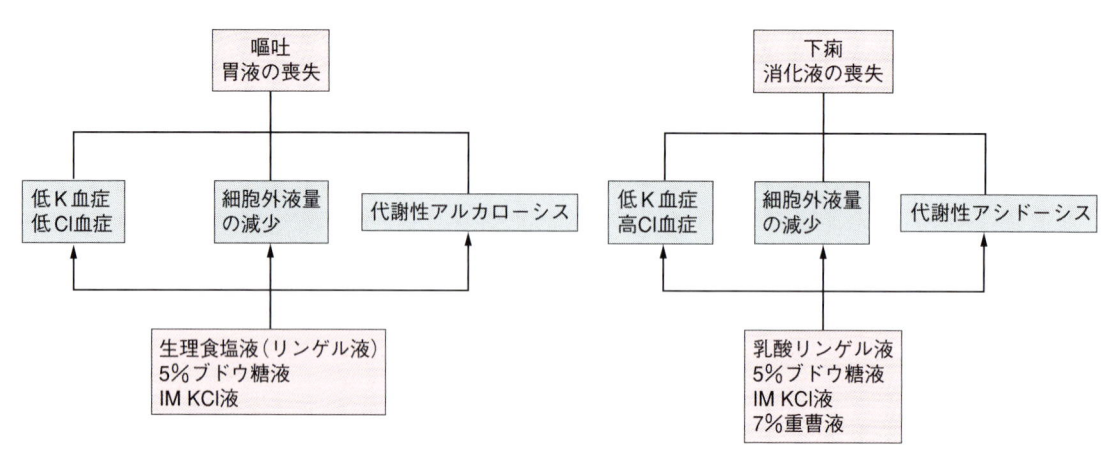

```
    ┌─────────────┐                              ┌─────────────┐
    │    嘔吐     │                              │    下痢     │
    │ 胃液の喪失  │                              │消化液の喪失 │
    └──────┬──────┘                              └──────┬──────┘
   ┌───────┼───────┐                          ┌─────────┼─────────┐
┌──┴──┐ ┌──┴──┐ ┌──┴──┐                    ┌──┴──┐ ┌───┴───┐ ┌───┴───┐
│低K血症│ │細胞外液量│ │代謝性アルカローシス│      │低K血症│ │細胞外液量│ │代謝性アシドーシス│
│低Cl血症│ │の減少│ │                    │      │高Cl血症│ │の減少  │ │                │
└─────┘ └─────┘ └─────┘                    └─────┘ └──────┘ └───────┘
```

図 32. 嘔吐と下痢に対する輸液療法

消化液の特徴

成人では1日に分泌される消化液の量は7 lにも達するといわれます。この量は経口的に摂取する水分量よりもはるかに多く、消化管における水分・電解質の輸送が極めて大量であり、重要であることを意味します。消化液の組成は表9として示しますが、健康人では大部分は再び吸収され、最終的に便中に排泄される量は極めて少ないものです。このことから表立って消化管系の重要性が目につかないことになるのですが、ひとたび病的状態により消化液を喪失することになれば、著しい体液異常が出現しうることは明白であるといえます。消化液の種類によりその組成に違いがあることがわかります。このことは喪失する消化液の種類により、出現する体液・酸塩基平衡異常は異なることを意味しています。

表9. 消化液中の電解質濃度

mEq/l	胃液	膵液	胆汁	小腸液	下痢便
Na	60 (10〜115)	141 (115〜150)	148 (130〜160)	129 (106〜143)	10〜90
K	10 (1〜35)	4.6 (2.5〜7.6)	5.0 (2.8〜12)	11.0 (6〜29)	10〜80
Cl	85 (8〜150)	76 (55〜95)	101 (90〜118)	116 (90〜139)	
HCO$_3$	—	121	40		

10 特殊な病態・疾患における輸液療法

TRANSFUSION.1 嘔吐あるいは胃液の持続的吸引の病態

　持続的な大量の嘔吐あるいは持続的な胃液の吸引があると、体液量の喪失に加えて電解質異常を生じることになります。胃液中にはナトリウムが 60 mEq/l、クロールが 85 mEq/l、カリウムが 10 mEq/l が含まれ、胃液の喪失はナトリウム、クロールの喪失による脱水症とカリウムの喪失による低カリウム血症の原因となります。脱水症は二次性アルドステロン症の原因となり、腎臓からカリウムを喪失し、低カリウム血症をさらに増悪する原因です。胃液中の電解質の組成からナトリウムよりもクロールの喪失が多くなり、低クロール血症を呈することになります。さらに低酸あるいは無酸でない限り塩酸が含まれます。この塩酸の喪失は代謝性アルカローシスの原因となります。低クロール血症が存在すると重炭酸イオンが相対的に増加することになり、さらにアルカローシスの傾向が増すことになります。アルカローシスの存在は低カリウム血症になりやすく、逆に低カリウム血症はアルカローシスの状態をさらに進展させることになるのです。

　さらにこの病態が続くと、脱水症は一層進行し、有効循環血漿量の減少から腎血漿量は低下します。さらに進行するといわゆる腎前性高窒素血症が出現するわけです。このような状態になると、腎臓からの酸の排泄が減少し、今までのアルカローシスの病態に酸の貯留が加わるため複雑な電解質異常の病態が出現するわけです。高度の脱水症になると、むしろ代謝性アシドーシスの傾向になります。

　純粋な胃液のみの嘔吐ではなく、膵液や胆汁あるいは小腸液などが加わると吐物の内容はむしろ血漿に類似した組成を呈することになります。この場合の体液の喪失は水分、ナトリウムの喪失が主になります。この結果、脱水症は進展し、腎機能の低下に加えて、消化液のアルカリ喪失も加わり体液は代謝性アシドーシスの型を取ることになります。このようなことから吐物の内容を知ることが大切であるといえます。吐物の pH が 4 以下であれば、胃液が中心であり、4 以上であれば腸液の混入があるものと考えられます。血液ガスの検査によりアシドーシスの存在を認めるか否かを検討することも必要です。輸液内容を決定するうえで、この吐物の検査は有用であるといえます。

TRANSFUSION.2　重症下痢の病態

　高度の下痢が続くときにも輸液治療が行われます。下痢が持続する状態では経口的に飲食物を摂取すると、さらに下痢を誘発してしまうことになります。下痢の場合には腸からの吸収が不良になり、体外に腸液が喪失することになります。喪失する腸液は原因となる疾病により内容が異なりますが、一般的に喪失する腸液は細胞外液に類似し、そのpHはアルカリ性を示すことです。この結果、細胞外液の喪失による脱水症とアルカリの喪失により代謝性アシドーシスの傾向（高クロール血症性）をとるわけです。腸液の喪失がさらに進行すると、有効循環血漿量の減少から等張性脱水症が著しくなり、さらに飢餓が加わると飢餓性ケトアシドーシスによりAG増加型の代謝性アシドーシスの傾向を示すようになります。

　有効循環血漿量の減少による抗利尿ホルモン（ADH）の増加により腎臓での水分再吸収が増し、腸からのナトリウム喪失が加わり低ナトリウム血症を呈することになります。カリウムの喪失も加わり、経口的な負荷が減ること、さらに二次性アルドステロン症の影響から腎臓においてカリウム排泄性に作用することなどから著しい低カリウム血症が出現します。アシドーシスの程度が強い場合には、細胞内からカリウムの移動があり、必ずしも低カリウム血症とはならない点に注意しなければなりません。

TRANSFUSION.3　嘔吐・下痢に対する輸液治療の方針

　嘔吐や下痢の治療の方針は、原病の治療が第一であるといえますが、対症的に輸液療法により有効循環血漿量の是正と電解質・酸塩基平衡異常を改善させることになります。嘔吐による場合と下痢による場合では喪失する体液の違いから酸塩基平衡異常の病態が異なるため、輸液内容について注意することが大切です。嘔吐による代謝性アルカローシスは一般的に生理食塩液に反応性の型を示すので、酸（酸性化剤）をわざわざ投与することはありません。もしも高度のアルカローシス場合にはアミノ酸液（カチオンギャップの大きなもの）を投与することによりアルカローシスを是正させることができます。

　治療の方針は原則として輸液開始6〜8時間で欠乏量の1/3を補給し、16〜24時間でさらに欠乏量の1/3を是正するくらいを目安とします。輸液速度は500 ml/時が一般的です。カリウムの補給も必要ですが、脱水症が著しいときには腎機能が障害され乏尿を呈していることが多いため、脱水症の原則にのっとって治療初期には投与を控えることになります。脱水症の治療が成功し、利尿の存在が確認されてからカリウムの補給を図るのが基本であるといえます。

10 特殊な病態・疾患における輸液療法

TRANSFUSION Q.4　嘔吐時の輸液製剤の投与量と投与速度

　大量嘔吐のような体液量の異常があるときには、一般的には欠乏量をそのまま投与することは避けなければなりません。この理由は、①輸液によりそれまでの体液の平衡状態を急速に崩してしまうこと、②循環器系への大量の負荷をかけることは危険であること、③求めた欠乏量はあくまで推定量に過ぎないこと、などからです。このようなことから 2～3 日で欠乏量を是正するというのが基本です。実際的には欠乏量を全量一時に投与するのではなく、欠乏量に安全係数として 1/3～1/2 の値をかけて投与するのが原則です。実際投与する輸液量は、生体が日々喪失する水・電解質の量（基礎排泄量）を考慮に入れて投与していくことになります。一般的に輸液で維持する水・電解質の 1 日量は水分 1,500～2,000 ml、ナトリウム 60～90 mEq 程度です。この維持量を同時に投与していかないと輸液量としては十分でなくなることになります。

　したがって、投与すべき輸液量は

　　　維持量＋欠乏量×1/2（または 1/3）＋（予測排泄量）

となるわけです。

　例えば持続的な大量嘔吐があり、胃液を 2 l 喪失した場合の具体的な輸液法の考え方は次のようになります。まず胃液の組成から喪失した量と成分を補充するため

　　　①生理食塩液 500 ml＋5％ ブドウ糖液 500 ml＋1 MKCl 液 20 ml

とすると、水分 1,020 ml、ナトリウム 77 mEq、カリウム 20 mEq、クロール 97 mEq となり、これは胃液 1 l 分の組成に相当します。胃液を約 2 l 喪失したのであればこの 2 倍が必要ですが、安全係数を考えて 1/2 とします。

　次に維持量としては水分 1,500 ml、ナトリウム 100 mEq、カリウム 40 mEq 程度とすれば

　　　② T_3G 液 1,000 ml＋リンゲル液 500 ml＋1 MKCl 液 20 ml

とすると、水分 1,520 ml、ナトリウム 10 mEq、カリウム 44 mEq となります。

　①や②を合計として 1 日かけて投与すればいいわけです。因みにこれらの輸液製剤により熱量は 300 kcal 投与したことになります。

　輸液製剤の投与速度は欠乏量の程度、患者の循環器系の機能、輸液製剤の内容、年齢などのさまざまな因子があり、一概には言えません。しかしながら、急速な輸液速度は循環血漿量を急激に増大させること、肺浮腫や心不全の誘発となること、尿中への糖質喪失を招くことになってしまうから危険なことになります。このため緊急時でない限り緩徐に投与するのが基本です。全量を 12～24 時間かけて投与するくらいでよいのです。輸液製剤の内容により、投与速度の原則があるので参考にします。例えば、糖液では 500 ml/時、低張性電解質輸液製剤であれば 250～500 ml/時、細胞外液類似液では 100～200 ml/時などという原則です。輸液が効果的に行われれば尿量は 30 ml/時以上みられ、全身状態は良好となり（脱水症の改善）、検査成績も改善すると予想されます。

10 副腎皮質不全の輸液

　副腎は生命の維持に必要なホルモンの産生・分泌臓器であり、副腎皮質からは糖質コルチコイドであるコルチゾールや鉱質コルチコイドであるアルドステロンが産生・分泌され、髄質からはアドレナリン、ノルアドレナリン、副腎アンドロゲンなどが産生・分泌されます。副腎不全というのはこのようなホルモンが欠乏する病態であり、生命の維持が危険になるわけです。特に急激に発症した急性副腎皮質不全ではショック、高熱、チアノーゼ、意識障害などを呈し、副腎クライシス(副腎クリーゼ)といわれる危険な状態がみられることになります。

TRANSFUSION.1　急性副腎不全の原因は

　副腎不全は大きく原発性の型と続発性の型に区別されます。原発性の型はいわゆるアジソン病といわれ、自己免疫性副腎炎、特発性の副腎萎縮、転移性副腎腫瘍、AIDS あるいは副腎結核などによります。続発性の型は下垂体腫瘍や転移性脳腫瘍による下垂体機能低下症あるいは ACTH 単独欠損症、膠原病やネフローゼ症候群などに投与されていた糖質コルチコイド剤を急激に中止した場合(withdrawal syndrome)、糖質コルチコイド補充療法中に感染、外傷、手術などのストレスが加わった場合などにみられます。

　急性副腎不全の発症は慢性副腎不全の診断が既に確定している場合になんらかのストレスにより急性副腎不全に陥るものと副腎不全が初めて急激に出現するものに区分されます。特に後者の場合には診断が難しく、治療が的確に行われる必要があります。

TRANSFUSION.2　副腎不全の症候は

　コルチゾールやアルドステロンが急激に欠乏するため体液量の減少、低ナトリウム血症、高カリウム血症、代謝性アシドーシスなどの異常、低血糖などがみられます。そのほかの検査成績では尿素窒素(BUN)の増加、好酸球増多症もみられ、時に播種性血管内凝固症候群(DIC)を併発することになります。全身倦怠感、食欲不振、悪心・嘔吐、腹痛などの前駆症状ののち、発熱、頻脈、ショック、意識障害などが出現します。このような急激にみられる症候は副腎クライシスといわれます。髄膜炎菌による重症感染症を伴った副腎クライシスは皮下出血や紫斑を示す重篤な急性副腎不全で Waterhouse-Friedrichsen 症候群といわれます。

10 特殊な病態・疾患における輸液療法

TRANSFUSION.3 副腎不全にみられる電解質異常

　副腎不全にみられる低ナトリウム血症はその成因から大きく2つの病態があります。糖質コルチコイド欠乏による自由水排泄障害のため体内に水分が貯留して生じる低ナトリウム血症と腎臓からナトリウムの排泄が持続するために生じる低ナトリウム血症です。また、副腎不全ではアルドステロンの分泌障害が存在するため遠位部尿細管でのナトリウム再吸収障害とカリウム/水素イオン分泌障害のため低ナトリウム血症と高カリウム血症、代謝性アシドーシスがみられることになります。

　このように低ナトリウム血症は希釈障害による希釈型の場合と腎からの喪失による欠乏型が混在することになり治療のうえで困難となります。ナトリウムを補充しながら糖質コルチコイドを投与してナトリウム濃度異常を是正していきます。この治療により高カリウム血症やアシドーシスも自然に改善されることになります。容易に改善がみられない場合には鉱質コルチコイドの補充を行います。鉱質コルチコイドは9-α フルオロコルチゾール（フロリネフ®）を経口投与することになります。

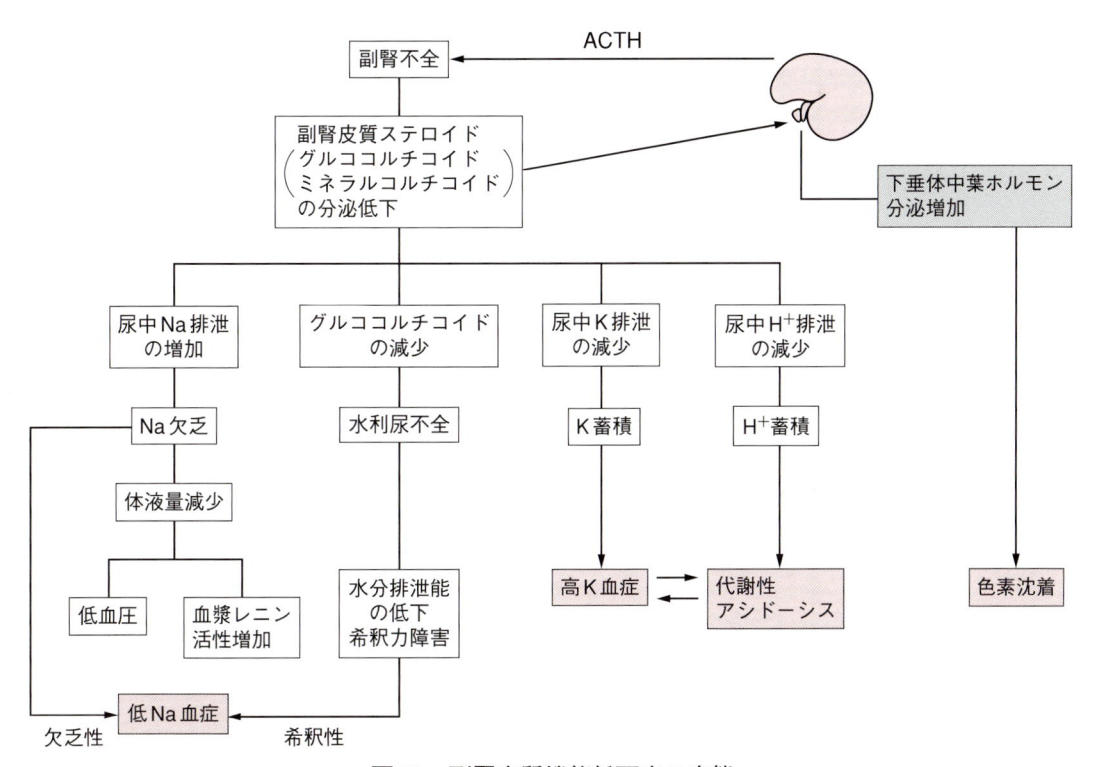

図33. 副腎皮質機能低下症の病態

TRANSFUSION Q.4　急性副腎皮質不全の治療方針

　急性副腎皮質不全が疑われた場合は直ちに、糖質コルチコイドの補充、細胞外液量の是正、電解質異常の是正を行い、基礎疾患の解明と治療を行うことにあります。ショックや脱水症の治療のために生理食塩液とブドウ糖液の投与が試みられます。1/2生理食塩液を1,000 m*l*/時の投与を行い、血圧の状態を参考にして投与量を維持しながら、糖質コルチコイドを投与します。輸液量は最初の24時間で2,000〜4,000 m*l*程度になり、血圧、尿量、身体所見などを参考にその後の投与量を検討します。

　急性副腎皮質不全の治療に用いられる糖質コルチコイドは水溶性ハイドロコルチゾンでコハク酸ハイドロコルチゾンナトリウムとリン酸ハイドロコルチゾンナトリウムの製品があります。いずれもプレドニン製剤に比べて鉱質コルチコイド作用が強いためです。

　水溶性ハイドロコルチゾン(ソル・コーテフ®など)100 mgを数分かけて静注し、その後6時間ごとに100 mgを24時間の間点滴静注あるいは1時間に10 mgの割合で持続注入します。改善傾向がみられれば、次の24時間は6時間ごとに50 mgを点滴静注または150〜200 mg/日を持続投与とします。その後は投与量を半減していき、4〜5日以内に15〜20 mg/日の維持量とします。

　原発性副腎皮質不全による低ナトリウム血症、高カリウム血症、代謝性アシドーシスなどの改善が不良な場合には鉱質コルチコイド作用の強い9α-フルオロコルチゾール(フロリネフ®)を経口的に投与することがあります。一般的にはハイドロコルチゾン輸液療法により改善するのが認められます。

　著しい低血糖がみられるときには20％以上のブドウ糖液の静注が試みられます。ショック、血圧の低下が著しいときには昇圧薬の投与を考慮します。ドパミンやドブタミンなどが使用されますが、ハイドロコルチゾンは昇圧薬に対する反応性を高めるため随時血圧を測定することにより投与量を調整していかなければなりません。

　さらに急性副腎不全をきたした原因を検討することが必要です。例えば、慢性副腎不全の患者がなんらかの理由で、長期服用しているステロイド薬を中断した場合とか、感染症により服薬中断した場合に発症することがあります。また急性副腎不全の原因として敗血症、血栓症、ワーファリン使用などによる副腎出血、あるいは分娩後の下垂体壊死(sheehan症候群)による二次性の急性副腎不全もあります。このような原因の鑑別診断を実施していき、根本的な治療法を検討することになります。

11 小児の輸液治療の特殊性

　小児科領域では脱水症の頻度が多いことが知られています。そもそも輸液治療が行われるきっかけとなったのが、小児下痢症に対する治療の必要性という問題があったためです。体液・電解質や輸液製剤の開発にあたって小児科医の貢献は大きく、現在でも輸液製剤に著名な小児科医の名前が付けられているのです。わが国において有名な輸液製剤も小児科領域の脱水症に対して、専門医でなくとも簡単に治療できるような方式ができているわけです。なぜ小児では脱水症が出現しやすいのか、治療はどのようにするのかを概論してみましょう。

TRANSFUSION.1　小児における体液の特殊性

　小児、特に乳幼児ではみずみずしい皮膚を有していることからわかるとおり、体内水分量の多いことが予想されます。成人と比べてみると、小児、特に乳幼児では総体液量は多く、80％程度とされています。このうち細胞外液（ECF）は体重の45％、細胞内液（ICF）は体重の35％程度になります。しかし、小児では嘔吐や下痢などを生じやすいとしても、なぜ脱水症が出現しやすいのかというのは次のような理由からです。1日に必要とする水分量が多く、水分代謝回転が成人の約3倍にもなることが知られています。尿を濃くする濃縮力が未発達であること、成人のように飲食物をコンスタントに摂取しにくいこと、あるいは体液を喪失する機会が多いことなどが考えられます。このような理由から脱水症を生じやすいといえるわけです。

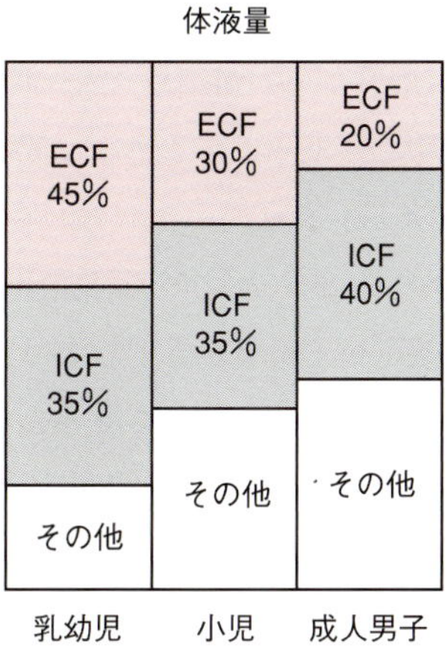

体液量

	乳幼児	小児	成人男子
ECF	45%	30%	20%
ICF	35%	35%	40%
その他			

脱水症に陥りやすい理由
1. 乳幼児では水分代謝の回転の速度が急速
2. 体液分布の特徴：ECFの占める割合が大
3. 腎機能の未発達：調節能力の未成熟
4. 感染症、嘔吐、下痢の機会が多い
5. 症状の訴えが伝わらない

図34．乳幼児の体液量と輸液の特殊性

Q TRANSFUSION.2 　脱水症となりやすいのは

　乳幼児では嘔吐や下痢がしばしば出現し、経口的な飲食物の摂取が不可能ないし不十分となると容易に脱水症を招きます。特に感冒、発熱、胃腸炎などが引き金になることが一般的です。乳児の1日必要水分量が体内水分量、特に細胞外液量の約50％近くにも及ぶからです。成人に比べると、この量は非常に大きな値です。水分摂取量の不足があると、脱水症に陥りやすいわけです。
　乳児ではウイルス性腸炎とかアセトン血性嘔吐症などが特徴的にみられることになります。乳児の場合、乳糖分解酵素が低下していることがあり、乳糖を消化できず下痢が続くことがあります。無乳糖乳として市販されているためラクトレスIIとか無乳糖乳MC-2などを利用します。乳糖分解酵素としてガラクターゼ1.5g分3の投与により乳糖の分解に効果があります。

Q TRANSFUSION.3 　乳幼児脱水症の治療方針

　なんらかの原因により脱水症が出現した場合の治療方針は、脱水症の程度により決まります。軽度の場合には、いわゆる経口補液剤といわれるものを服用させます。電解質とブドウ糖を含有する顆粒3gを100mlの水で溶解させて経口投与するわけです。腸からの吸収に問題がなければ、点滴の代わりになり、安全に脱水症を改善させることができます。しかし投与した量がどの程度体内に吸収されたかを確実に知ることはできません。嘔吐により服用したものを体外に排出してしまっては意味がありません。このような嘔吐の強いときには制吐薬としてプリンペラン®液あるいは座剤を併用するとよいでしょう。経口電解質補液剤というのは、ちょうど2号液とか3号液の内容組成になっています。
　100mlの水に3gの顆粒1包を溶解して、これを2～3時間ごとに投与することになります。1日150～200ml/kg/日の投与量とします。2号液はナトリウム濃度が60 mEq/lとなっており、脱水症が中程度のときに用いることができ、3号液はナトリウム濃度が35 mEq/lとなっており回復期とか軽度の脱水症に使用できます。カリウム濃度はいずれも20 mEq/lです。
　かなり高度の脱水症では経静脈的な投与が選択されます。しかし、成人と比べて静脈穿刺が難しいこと、ライン確保も困難になるため経口補液が不可能な症例に限定して行うべきでしょう。ショックを呈しているときには経静脈的な輸液治療が当然選択されます。循環動態を改善させるため急速に1号液を投与します。乳児では10～20ml/kg/時間、幼児以上では200～500ml/時間とします。循環動態、臨床症候などが改善傾向を示せば、次に2号液、3号液と継続投与して体液の是正を行います。この場合の輸液量は100～200ml/kg/日、輸液速度は比較的緩徐に50～70ml/時間とします。その後もまだ体液の是正が不十分とされれば3号液を継続投与して経過を観察していきます。

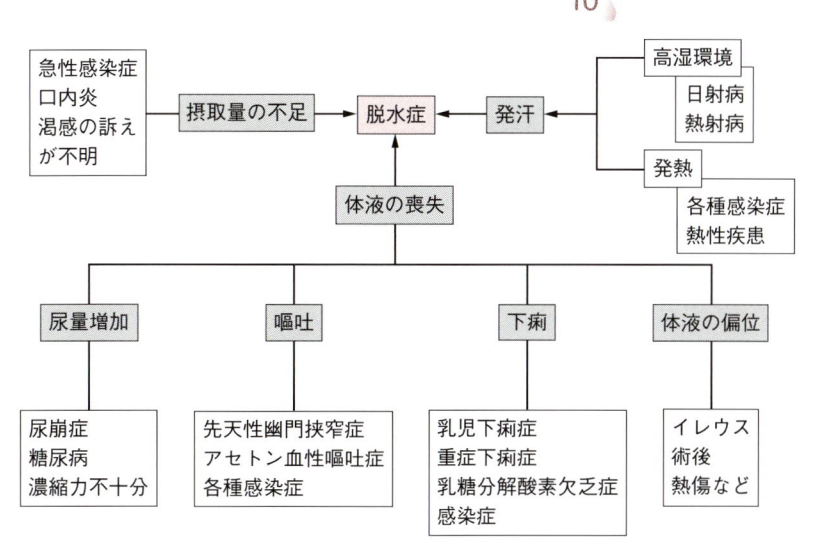

10 特殊な病態・疾患における輸液療法

```
急性感染症                                    高湿環境
口内炎   ─→ 摂取量の不足 ─→ 脱水症 ←─ 発汗 ←─  日射病
渇感の訴え                         ↑          熱射病
が不明                             │
                              体液の喪失  ←─ 発熱
                                   │           各種感染症
                                   │           熱性疾患
        ┌──────┬──────┼──────┬──────┐
      尿量増加   嘔吐          下痢     体液の偏位

     尿崩症    先天性幽門狭窄症  乳児下痢症    イレウス
     糖尿病    アセトン血性嘔吐症 重症下痢症    術後
     濃縮力不十分 各種感染症    乳糖分解酵素欠乏症 熱傷など
                              感染症
```

図35. 乳幼児の脱水症の原因

経口補液剤

乳児の軽度脱水症に経静脈的な輸液の代わりに経口的な電解質液を少量ずつ服用させていく方法があります。水分のほかにナトリウム、カリウム、マグネシウム、リンなどの電解質とブドウ糖が含まれます。腸から十分吸収されれば輸液と同じように体内に負荷されて効果を示すことになりますが、どの程度吸収され負荷されたかは未確実であるという欠点があります。

市販の経口補液剤として、ソリタT顆粒®があります。この製剤1包(3g)100mlの水分で溶解して経口摂取させることになります。1日に150〜200ml/kg体重投与します。服用しやすいように香りがつけられています。

表10. 市販の経口補液剤

	Na	K	Mg	Cl	P	ブドウ糖
ソリタT顆粒2号®	60	20	3	50	10	22 g
ソリタT顆粒3号®	35	20	3	30	5	23 g

注)100mlに溶解した組成の濃度(mEq/l)

12 高齢者への輸液療法

加齢に伴って身体的な変化が生じますが、老化という現象において輸液治療が問題になるのは腎臓や体液調節能力に変化が認められることです。このことを理解しておかないと、診断と治療において間違いを生じかねないことを知っておかなければなりません。

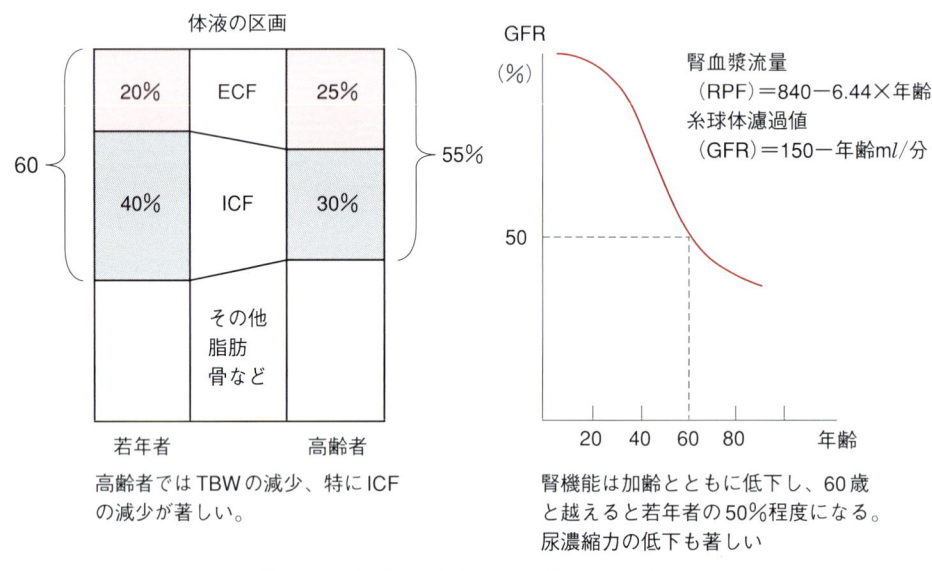

体液の区画

20%	ECF	25%
40%	ICF	30%
	その他 脂肪 骨など	

若年者 60 / 高齢者 55%

高齢者ではTBWの減少、特にICFの減少が著しい。

GFR(%)

腎血漿流量 (RPF)＝840－6.44×年齢
糸球体濾過値 (GFR)＝150－年齢 ml/分

腎機能は加齢とともに低下し、60歳を越えると若年者の50％程度になる。尿濃縮力の低下も著しい

図36. 高齢者の体液区画と腎機能の変化

TRANSFUSION.1 高齢者の調節機能の特殊性とは

体液の変化として、高齢者では総体液量は減少しますが、これは筋肉量の減少により主として細胞内液量が減少することによります。細胞外液量や循環血漿量は成人と大差はありませんが、細胞内液量の減少は水分予備量の低下をもたらし、脱水症には不利となります。高齢者では腎臓の予備力も低下することが知られています。特別の腎疾患などがなくても腎機能、特に糸球体濾過値の低下が認められ、しかも尿濃縮力も低下します。このことは水分欠乏傾向になると、体内に水分を保持する能力が低下することになり、容易に脱水症を招きやすくなるわけです。また、体液調節における防御機能である渇感が高齢者では低下していることが一般的で、たとえ体内水分の不足があっても水分を経口的に補給することが少なく、脱水症の改善を阻害する因子となるのです。

体液量の調節機構に重要なレニン・アルドステロン系についても高齢者では低レニンの傾向があ

り、アルドステロンの分泌の減少により腎尿細管でのナトリウム再吸収が低下することになります。この結果、低ナトリウム血症や高カリウム血症が出現しやすくなります。腎機能以外にも心肺機能の潜在的な機能低下がみられることが多いことが知られています。過剰な液量の負荷は尿希釈力の減少と相俟って体内に過剰水分が蓄積することになり、心肺機能の低下と合わせて心不全や肺水腫の原因となりうるのです。このため液量の過剰負荷や急激な負荷時には容易に心不全を招くことになるわけです。

　高齢者では加齢により、以上のような調節機構の予備力が低下しているのに加えて、さまざまな疾病を合併していることが少なくありません。特に脳血管障害による運動麻痺や言語障害などから苦痛や病歴の異常についても明確にを第三者に訴えることが難しく、治療の遅れを生じ、相当重症になって初めて異常に気がつくことがありうるのです。しかも客観的な脱水症の所見である皮膚・粘膜の乾燥は加齢により生じているため発見しにくいことになります。虚血性心疾患や閉塞性肺疾患などの合併にも注意する必要があります。

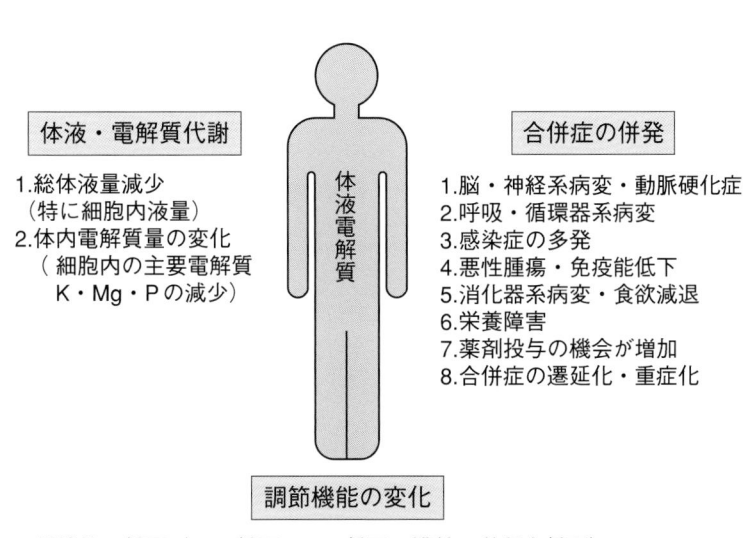

体液・電解質代謝
1. 総体液量減少
   （特に細胞内液量）
2. 体内電解質量の変化
   （細胞内の主要電解質
   K・Mg・Pの減少）

合併症の併発
1. 脳・神経系病変・動脈硬化症
2. 呼吸・循環器系病変
3. 感染症の多発
4. 悪性腫瘍・免疫能低下
5. 消化器系病変・食欲減退
6. 栄養障害
7. 薬剤投与の機会が増加
8. 合併症の遷延化・重症化

調節機能の変化
1. 腎機能の低下（GFR低下、RPF低下、濃縮・希釈力低下）
2. レニン・アルドステロン系の低下（低レニン・低アルドステロン傾向）
   → Na保持能低下、高K血症、アシドーシス
3. 抗利尿ホルモンの反応性低下（濃縮力障害）
4. 心・循環器系の機能低下 → 容量負荷で心不全
5. 換気量・肺機能低下 → PO_2低下、PCO_2上昇、肺浮腫
6. 渇感の低下 → 脱水症

図37. 高齢者の体液・電解質異常の出現理由

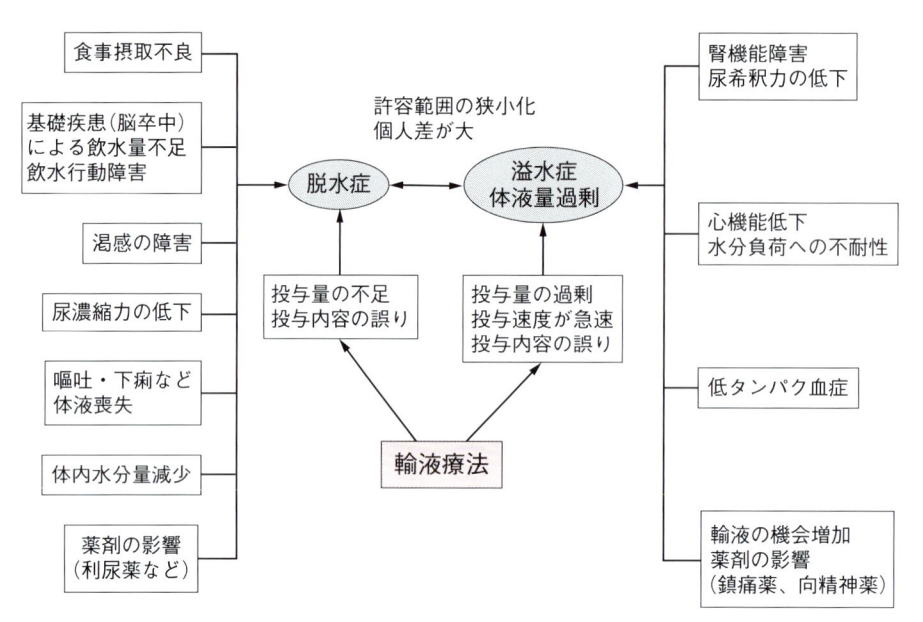

図38．高齢者への輸液療法の特殊性

TRANSFUSION MEMO ── 高齢者の体液・電解質異常の原因

　高齢者の腎臓の予備能が低下している点からなんらかの原因により容易に脱水症や薬剤による腎機能障害を招くことになります。例えば感冒に罹患した場合に嘔吐や下痢、食事摂取量の低下、飲水量の不足などから電解質異常や脱水症になり、同時に投与された鎮痛解熱薬や抗生物質などの腎機能を障害する薬剤の服用があると腎不全が生じることになります。多くの場合の腎前性の腎不全であるため、早期に発見し、輸液療法を行うことにより回復することが期待できます。

　高齢者では種々の疾患に罹患しやすいことが特徴になります。免疫力の低下による感染症、肺炎などの呼吸器疾患、脳血管系の障害、認知症などがあります。このような疾病においても体液・電解質異常をきたしやすいものです。食事摂取の低下から容易に低栄養状態に陥り、体液・電解質異常という面だけでなく栄養補給という点からも輸液治療が必要になることが少なくありません。

TRANSFUSION Q.2　高齢者における輸液にあたっての注意事項

　輸液療法を行うにあたり若年者との本質的な違いはありませんが、高齢者では以下の点に特に留意することが必要になります。高齢者では生理的にも体内臓器の機能や予備能の低下がみられ、しかも個人差が強く、加齢とともに増大することになります。特に心肺機能や腎機能は低下し、しばしばこれらの臓器に疾病を合併していることも少なくないことです。このような場合に、輸液治療を行うには一般状態の観察を念入りに行い、輸液内容の検討（組成と量）し、緩徐に投与することです。急速かつ大量の輸液は心不全や肺浮腫を生じやすいので血圧、脈拍、尿量、中心静脈圧などをモニターしながら注意深く行うことが必要であるといえます。

　高齢者の疾病の経過は非定型的なことが少なくなく、病態の把握が困難であるといえます。原因疾患の検索と全身状態の把握が大切になります。高齢者ではそれまでの病歴に関して不明のことが多く、動脈硬化や痴呆などから正確に聴取できない、あるいは家人からも有益な情報が得られないことも多いものです。食事摂取の状況や体重の変化、薬剤の服用状況などの情報も不確実なことが多いといえます。

　電解質異常などによる精神・神経症状が高齢者に特有の精神・神経症状によるものと誤って解釈されることもあります。体液・電解質の異常が慢性的に経過してくる場合には、自他覚症状に乏しく、定型的な症候を示さないこともあります。さらに心不全、動脈硬化、糖尿病、感染症などの疾患を合併することが多く、容易に諸臓器の機能低下を招き、病態を複雑化し、病像の把握が困難になることが多くなるという特徴があります。

　このように高齢者においては体液・電解質の異常に関しての診断および治療についての特殊性があり、綿密な診療に従って管理する必要があります。若年者に比べて高齢者では調節範囲の狭小化により、不適切な輸液療法では却って病態を悪化させることが起こりうるということを銘記すべきです。

　輸液療法が卓効を示すのはいわゆる腎前性の腎不全の場合です。これは脱水症、感染症などにより腎血流量が減少して高窒素血症を呈することによります。血管内の容量の不足を輸液により補うことで腎機能が改善することが期待できます。

　食事摂取の不良、低栄養状態に対して栄養輸液法を行う機会も多くなります。末梢静脈栄養法としても長時間カテーテル下に安静を強いられるのは苦痛ですし、あまりにも輸液によりコントロールし過ぎると食欲への意欲をなくしてしまうことがあります。完全な熱量補給が得られなくても、経口摂取の方を優先して不足分を補う程度と考えるくらいでよいのかも知れません。

　経静脈投与は多数の副作用や合併症を出現させることになるため、できる限り経管栄養を含めて経口的に摂取させる方法を試みたいものです。

TRANSFUSION Q.3　高齢者の脱水症に対する注意は

　高齢者といっても脱水症に対しての輸液療法には本質的な違いはありません。脱水症の存在やその病態の診断には綿密な病歴の聴取と身体所見から得られます。脱水症の存在は水分摂取の減少ないし停止、あるいは水分の異常喪失の有無から判断できます。病歴により脱水症の疑いが強ければ、身体所見により確認することになります。臨床的には、脱水症の大部分は水分とナトリウムをともに喪失する混合性の型であることが多いものですが、高齢者においては水分欠乏が主となる高張性の型が出現しやすくなります。

　脱水症の程度を判定して、輸液投与量を決めることになるわけですが、その量の推定は容易ではありません。病前の体重が判明していれば、健康時と疾病時の体重差により脱水の量を推測することができますが、多くの場合不明であることの方が一般的です。そのため体重差以外の臨床症状、血清タンパク、ヘマトクリット（Ht）値などから算定することが行われます。これについても病前の値が不明のことが多く、算定のうえで正確さに欠けることになります。臨床症状からは高齢者では渇感の訴えが少なく、意識障害時にはなんの役にも立ちません。しかも尿濃縮力の障害により水分欠乏時にも尿量が比較的保持されていることになり、脱水症の乏尿を発見するのが遅れることになってしまいます。臨床症候からの脱水症の程度の判断についても困難さが常に存在することになるわけです。

　実際の輸液の投与量は、通常の維持輸液量に加えて欠乏量の1/3あるいは1/2を加えた量となります。あまりにも急速に是正することは危険であり、数日かけて補正する方法が好ましいといえます。大量かつ急激な輸液は避けることが大切です。電解質異常を合併した場合には次のような注意事項を守る必要があります。一般的に高ナトリウム血症は低ナトリウム血症に比べて頻度は少ないのですが、高齢者では渇感の低下、尿濃縮力の低下のために水分欠乏性の型を呈することが多いといえます。この際には高ナトリウム血症が出現することになりますが、経口摂取が不可能であれば5%ブドウ糖液あるいは低張性電解質輸液製剤の投与が行われます。これに対して低ナトリウム血症の原因はさまざまであり、診断を確定することが困難です。特に浮腫や液量過剰による希釈性の低ナトリウム血症には液量負荷になる輸液療法の適応は本来ありません。体内のナトリウムが欠乏した欠乏性の低ナトリウム血症には、生理食塩液などの等張性電解質輸液製剤によるナトリウムの補給が必要です。カリウムの投与については利尿の有無をチェックすることが重要で、利尿が認められていなければカリウムの投与は避けることです。

　腎前性の高窒素血症のような病態でも長期間輸液量を継続することは比較的少なく、栄養という面に関してさほど留意しなくても可能です。主として体液・電解質の是正と循環器系の機能維持を試みることでよいといえます。

13 悪性腫瘍

悪性腫瘍の患者においては経口的な飲食物の摂取が不可能になることが多く、しばしば輸液療法が不可欠になります。悪液質の状態においては糖、脂質、タンパク質などの代謝の異常がみられ、異化亢進状態により悪液質、るいそうが著しくなります。このため多くは慢性的な栄養輸液療法が実施されることになります。栄養の改善、水・電解質の維持が必要になるわけです。癌の化学療法や放射線療法においては食欲不振を招き、病態によっては嘔吐、腸閉塞、下痢などの体液異常が出現し、悪循環的に一般状態を悪くしてしまうことになります。しかし漫然と輸液療法を実施していると、さまざまな体液・電解質異常を招き、その対応を誤ることになりかねません。

近年ではこのような悪性腫瘍の患者に対しても在宅療法として輸液療法が実施されることも多くなりました。

TRANSFUSION.1 悪性腫瘍にみられる電解質異常

悪性腫瘍ではさまざまな電解質異常が存在します。これは腫瘍そのものの影響から出現する場合と悪性腫瘍への治療の影響により出現する場合に分けられます。特に悪性腫瘍と高カルシウム血症の関係は有名です。ある報告では悪性腫瘍の5〜10%程度にみられるといわれます。この発生機序は、悪性腫瘍から産生される副甲状腺ホルモン関連タンパク (PTHrP) の関与があり、扁平上皮癌、腎癌、卵巣癌、血液疾患などにみられます。骨転移による局所的な骨破壊から高カルシウム血症を生じることもあり、これは骨に転移した癌細胞から局所的な骨吸収を促進する因子 (osteoclast activating factor；OAF) が分泌されて骨吸収を行うために高カルシウム血症が出現するとされます。この機序により生じるのは乳癌、多発性骨髄腫、悪性リンパ腫などが有名です。

血清ナトリウム濃度異常を生じることも多く、異所性 ADH 産生腫瘍による低ナトリウム血症いわゆる抗利尿ホルモン分泌異常症 (SIADH) がみられます。特に肺小細胞癌、消化器系腫瘍、乳癌、前立腺癌などから生じることがあります。脳腫瘍では視床下部障害から中枢性尿崩症、高ナトリウム血症がみられることがあります。異所性 ACTH 産生を行う肺癌、甲状腺髄様癌、胸腺腫では低カリウム血症が出現することがあります。腫瘍の治療薬による医原性の電解質異常にも注意する必要があります。

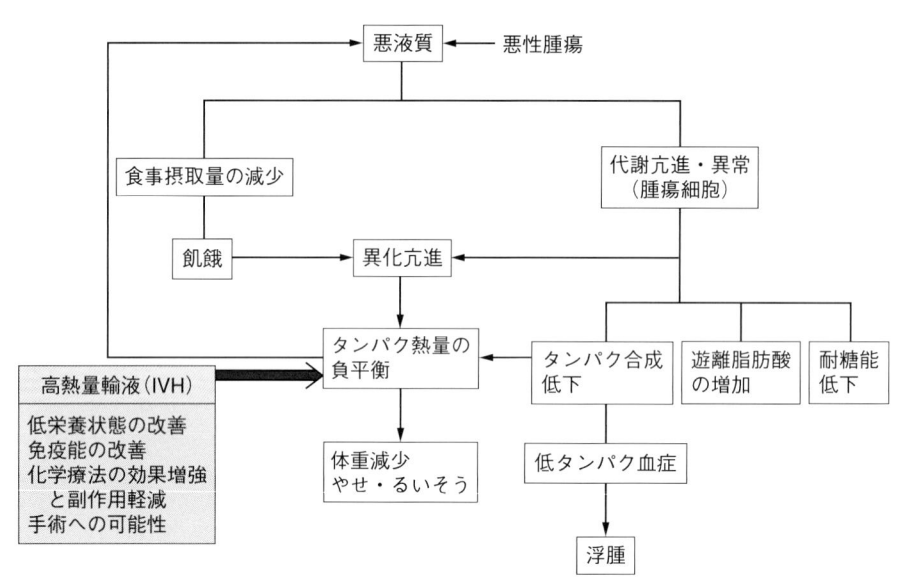

図39. 悪液質の対策

TRANSFUSION.Q.2　悪性腫瘍の患者の輸液療法

　悪性腫瘍の患者に輸液療法を行うとき、何を目的に輸液治療を行うのかをよく考える必要があります。輸液により身体的、精神的な拘束を強いるような輸液療法はQOLのうえからもできる限り最小限度とするべきですが、末期状態になり、まったく食事摂取ができず栄養不良、体液異常が出現するようでは輸液療法に頼らざるを得ません。しかし、状態のよいときには、経口的な飲食物の摂取が少しでも可能であれば、十分な栄養確保というよりは楽しみの一環として食事などを食べさせてあげることが必要です。このような場合は、輸液療法は完全さを求めるよりも、補助的な意味があってよいと思われます。

　持続する嘔吐、腸閉塞、下痢など体液の異常を示す場合には、一般的な脱水症や電解質異常に対する輸液療法が実施されます。なんらかの異常がみられる場合は即刻に急性期の輸液治療を実施しなければなりません。

　栄養と水・電解質の維持を輸液療法に依存してしまえば、慢性的に継続しなければならなくなります。これでは、いつまでも入院という制約が付いてしまうことになりかねません。可能な限り在宅での生活を目的とするのであれば、在宅の輸液療法という面にも努力する必要があります。

TRANSFUSION Q.3　長期輸液療法の管理について

　長期輸液療法ではいくつかの注意事項があります。体液バランス、輸液内容の問題、栄養バランス、カテーテルに関した副作用などを適宜チェックしていかなければなりません。
　感染症では発熱、CRP、白血球数などの異常の有無をチェックし、その原因が何によるのかを判断し、特にカテーテル感染症には注意しなければなりません。カテーテル先端部の培養、皮膚とカテーテル周辺部の状態などを十分観察し、疑われるときには抜去・交換しなければなりません。真菌症によることもあり、適切な抗菌薬の投与についても考慮します。

TRANSFUSION Q.4　在宅輸液療法とは

　慢性的な栄養維持を目的とする輸液療法は、長期間 IVH（高熱量輸液）を実施する必要があるため中心静脈カテーテル法か埋め込み式ポーターカテーテル法が用いられます。カテーテルを利用した輸液法では、その管理を在宅介護システムなどの専門家に任せる必要があります。素人がカテーテルと周囲の感染症あるいは輸液内容までチェック、管理するのは荷が重過ぎます。看護スタッフにより輸液ポンプの使用法などの指導教育も重要になります。カテーテルの目詰まり対策、カテーテル周囲の感染症とその消毒法などに簡便な方法が望まれます。近年では輸液バッグと血液回路をつなぐ点滴セットが一体型となった製品が開発されているので、感染症の予防の面からも好ましいといえます。
　輸液の内容については、栄養輸液法によるものであれば画一的な輸液内容となりますが、病態によりアミノ酸製剤の選択、必要カロリーなどを考慮しなければなりません。長期間の入院を余儀なくされていた悪性腫瘍患者の QOL 向上のためにできる限り在宅での生活の時間がもてることは好ましいことです。

TRANSFUSION MEMO ── protein calorie malnutrition（PCM）というのは

　悪性腫瘍などの場合に、食事摂取の不良からタンパクとカロリーの不足から低栄養状態に陥ることが少なくありません。このような病態を PCM といいます。末期状態になり、経口摂取が不可能な場合は輸液によりできる限り熱量とアミノ酸などの栄養状態を維持することが必要になります。しかしそれまでの栄養状態が不良である状態に、急激に栄養素を負荷すると（refeeding）、さまざまな体液・電解質異常を出現させることがあります。例えば、腎機能の低下、低ナトリウム血症、低カリウム血症、低リン血症などがみられることがあります。
　このような場合には、輸液治療の初期には必要とする熱量を完全に投与するのではなく、徐々にカロリーを上げて耐糖能を慣らしていくこと、電解質異常の出現を早期に発見して、きめ細かに電解質を是正していくことが大切です。

⑭ 熱傷

　広範囲の熱傷では熱傷ショックという病態がみられ、これは急性腎不全の原因になります。熱傷では血管壁からの透過性の亢進がみられ、血管外へ血漿成分である体液が漏出し、有効循環血漿量の減少がみられます。このように重症の熱傷ではショック、ショック離脱期、回復期という病期が区分されます。この初期にみられるショック期をどう乗り切るかがポイントになります。このためには熱傷の重症度を評価することが大切になるわけです。

TRANSFUSION.1　熱傷の重症度はどう評価する

　熱傷の受傷面積を評価するには9の法則というのがありますが、年齢を勘案したBlockerの法則が実用的かも知れません。成人では受傷面積が20%を超えると、小児では約10%を超えると血管壁からの透過性が亢進して、有効循環血漿量の減少が著しくなり、全身の諸臓器への虚血による影響およびショックを呈することが多くなるとされます。

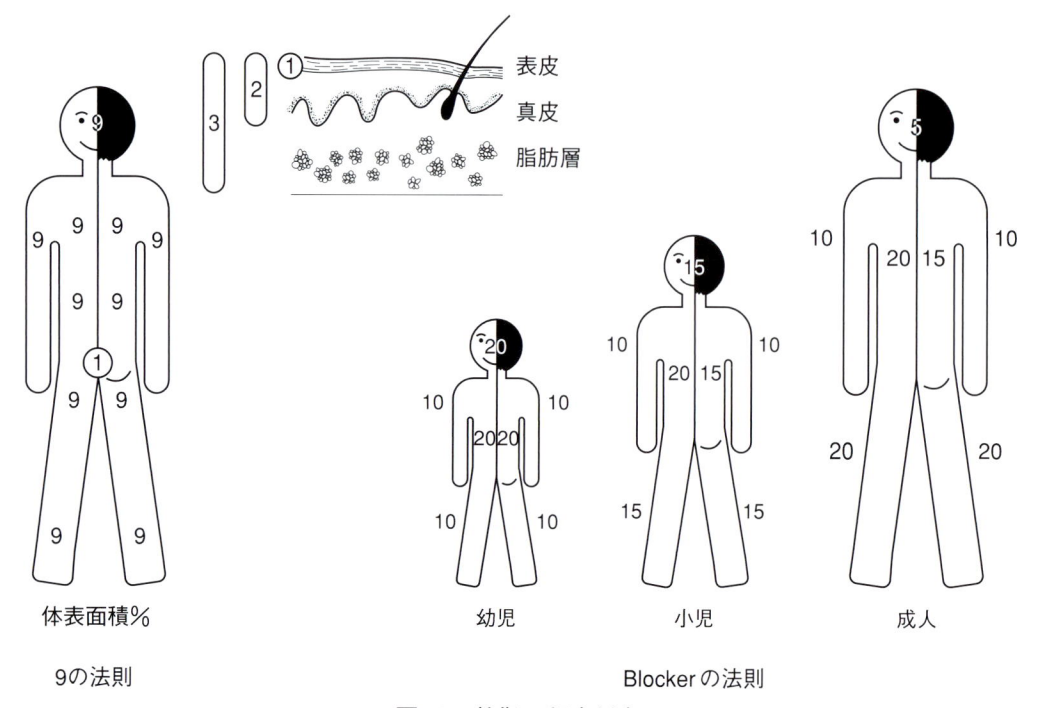

図40．熱傷の程度判定

特殊な病態・疾患における輸液療法

受傷面積だけでなく、火傷の深度も重要になります。これは1〜3度に区分され、1度は紅斑のみ、2度は水疱を伴うもの、3度は壊死を示すものをいいます。受傷面積だけで熱傷の程度を判断できません。面積が少なくても、深度が大きい場合にはより重症といえます。入院治療を必要とするほどの重症の熱傷は面積が成人では20%以上、小児では10%以上、深度が3度以上、顔面の火傷（気道の熱傷の可能性がある）、陰部の熱傷、手の2度以上の場合、高齢者または小児などの場合があります。

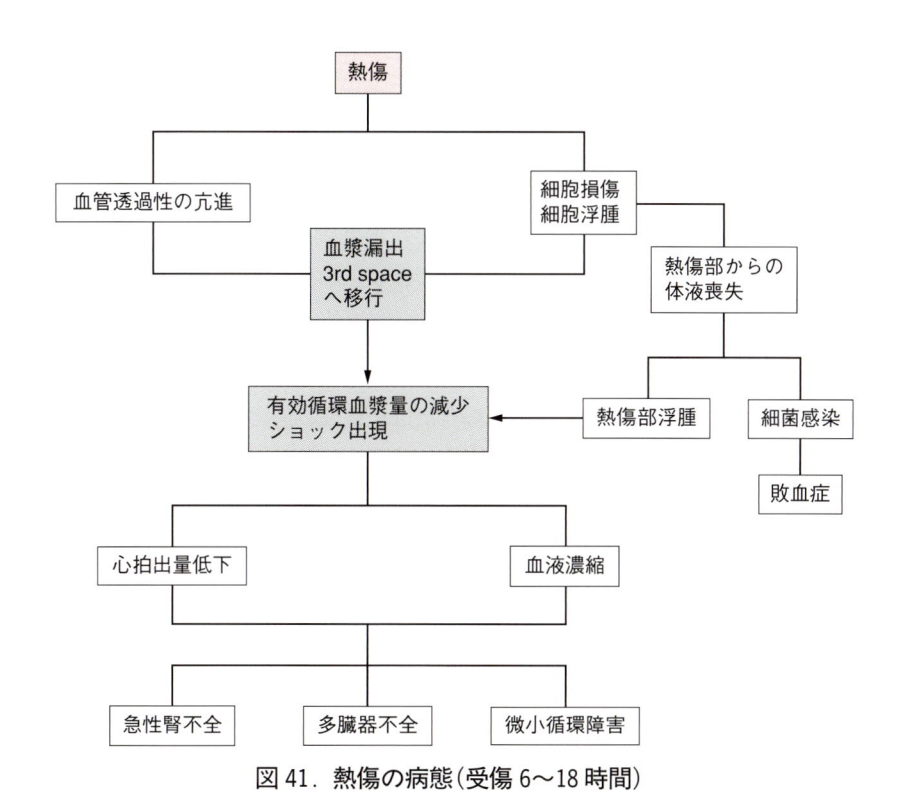

図41．熱傷の病態（受傷6〜18時間）

TRANSFUSION MEMO — 広範囲熱傷に投与する輸液製剤

広範囲の熱傷、特に体表面積の50%以上では熱傷部からの滲出液、水疱形成、血管透過性の亢進、間質液の増加から循環血漿量が著しく減少します。しかも血管壁よりタンパク成分が漏出するためさらに循環血漿量が減少することになります。このような状況では細胞外液類似液のような晶質輸液では血清タンパク濃度を低下させ間質へ漏れ出ることになってしまいます。膠質輸液製剤も血管透過性の高い受傷8〜12時間は、血管外に滲出してしまうとされます。このため膠質液の投与は受傷12時間後あるいは第2病日より使用するといわれてきました。血漿膠質浸透圧を上昇させるにはアルブミン製剤が最も効果的で、ショックや肺浮腫の出現前、血清総タンパク濃度が3.0 g/dl以下にならない前に投与するのが有用であると報告されます。

TRANSFUSION.2　熱傷の輸液療法

　熱傷初期の輸液療法については、いくつかの方式が報告されています。細胞外液量の欠乏を補充することがまず大切で、このため乳酸リンゲル液のような細胞外液類似液の輸液製剤が投与されます。これによりショックを回避し、循環血漿量を補充することになるからです。輸液量は尿量を 30 ml/時以上確保する程度が必要ですが、これは熱傷の重症度により異なります。

　熱傷の輸液法式として Parkland 法とか HLS(hypertonic lactated saline)法というのが有名です。前者の方式はハルトマン液という等張性輸液製剤を大量に投与するもので、図 42 のような投与量と投与法を試みることになります。後者はナトリウム濃度 200～300 mEq/l もの高張性の輸液製剤を投与して、細胞内の溢水も治療しようとする方式です。これは 50％以上もの広範囲熱傷や気道熱傷の場合に応用されます。しかし、大量輸液により肺水腫や心不全の原因となる危険性があり、必要最小限の量での初期治療が重要となります。

　初期のショック期を乗り越えれば、心機能や腎機能が正常に維持されている限り細胞外液の過剰量は腎臓から排泄されます。心機能に問題がある場合には、循環動態の改善、強心薬の使用を試み、腎機能に問題のある場合には利尿薬により尿量を維持します。熱傷においては感染症、敗血症などを合併することが多いことから抗生物質、栄養管理が重要になります。栄養に問題のあるときには高カロリー栄養輸液、血漿製剤などを併用し、全身管理を慎重に行うことが大切になります。

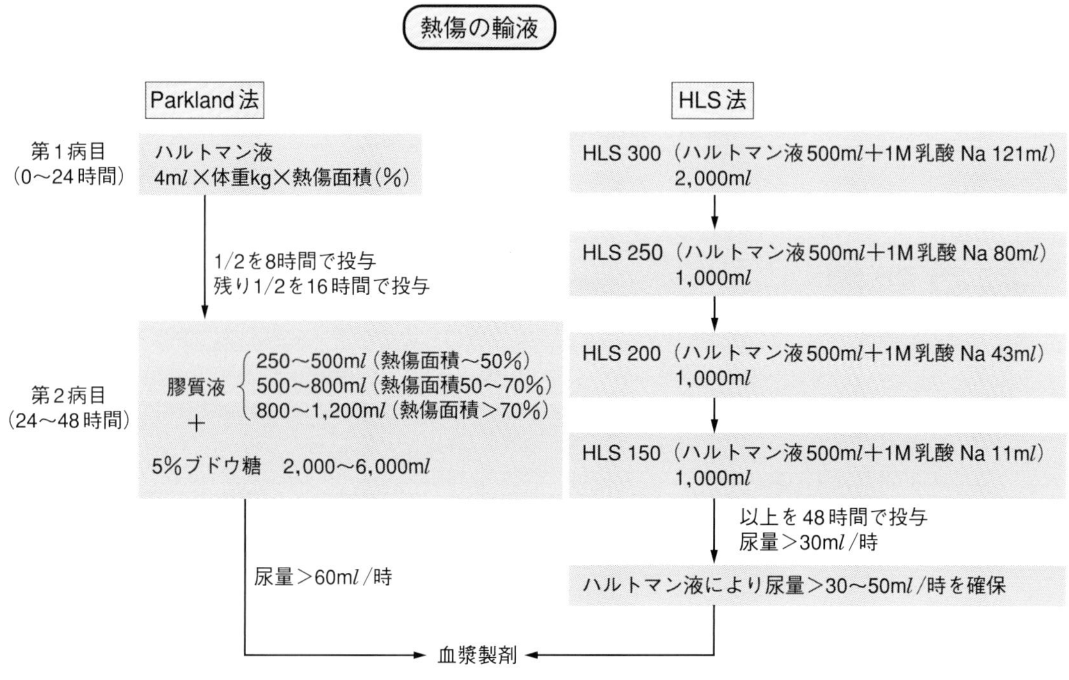

図 42．熱傷の輸液法

参考文献

　輸液に関する参考文献は過去に名著が多いが、現在でも十分に通用する内容が盛り込まれている。特に水・電解質に関する理論的な基礎知識はそれらの書籍に詳しい。その理由は、近年の輸液の解説書にあまりにも理論的な難解な内容を記載することができないことによる。輸液治療を難解な治療法とすることのないように、省略してしまっているからである。温故知新の言葉どおり、古い書籍を調べてみると、現在当たりまえとされている内容の基本的な説明が詳しく述べられていることを発見する。

　現在入手が困難かも知れないが、図書館で見つけてみるとよいであろう。

　定評のある書籍として次のようなものがある。

1) 越川昭三：輸液．中外医学社，東京，1993．
2) 越川昭三（監訳）：ゴールドバーガー；臨床家のための電解質と酸塩基平衡．廣川書店，東京，1983．
3) 越川昭三（編）：輸液療法のチェックポイント．日本メディカルセンター，東京，1987．
4) 越川昭三，薮田敬次郎，丸茂文昭，ほか（編）：輸液ハンドブック．中外医学社，東京，1994．
5) 飯田喜俊，椿原美治：輸液マニュアル．南江堂，東京，1987．
6) 和田孝雄，近藤和子：輸液を学ぶ人のために．医学書院，東京，1985．
7) 和田孝雄：電解質，輸液トレーニング．中外医学社，東京，1985．
8) 森岡恭彦，斎藤英昭：外科栄養・代謝管理ハンドブック．中外医学社，東京，1990．
9) 飯野靖彦：一目でわかる輸液．メディカルサイエンスインターナショナル，東京，1997．
10) 北岡建樹：イラストで学ぶ水・電解質の知識．南山堂，東京，1987．
11) 北岡建樹：チャートで学ぶ輸液療法の知識．南山堂，東京，1995．
12) 北岡建樹：図表輸液マニュアル．中外医学社，東京，1995．
13) 杉田　学（編）：輸液療法の進め方ノート．羊土社，東京，2003．
14) 北岡建樹（編）：ポケット輸液マニュアル．羊土社，東京，2003．
15) 北岡建樹，ほか（編）：輸液のすべて．腎と透析増刊号，東京医学社，東京，2007．
16) 飯野靖彦，ほか（編）：今すぐ役立つ輸液ガイドブック．総合臨牀増刊号，永井書店，大阪，2009．
17) 今井裕一：酸塩基平衡，水電解質が好きになる．羊土社，東京，2007．

雑誌の特集号として代表的なものを挙げることにする．

1) 輸液療法の実際．医学のあゆみ 140(5)，1987．
2) 輸液療法．医学のあゆみ 168(5)，1994．
3) 輸液実践ガイド．Medical Practice，17巻（臨時増刊号），2000．
4) 事故防止のための注射と輸液の知識．臨床看護 5（臨時増刊号），2002．
5) 飯野靖彦，ほか：水電解質と輸液．日本腎臓学会誌 50(2)，2008．
6) 内田俊也，ほか：水電解質；診断の実際とその進歩．日本内科学会雑誌 95(5)，2006．
7) 電解質異常への対応．腎と透析 60(1)，2006．
8) ここを理解すれば水電解質がわかる．腎と透析 65(1)，2008．

和文索引

あ

アクアポリン 16
アシデミア 205, 209
アシドーシス 203, 209
　——の治療 215
　——の病像 213
アセテート 65
アナフィラキシーショック 257
アニオンギャップ 21, 211, 213
　——の意義 22
　——，尿の 37
アミノ酸 86, 101, 102
　——プール 101
アミノ酸製剤 101
　——の組成 103
　——，腎不全用 290
　——，特殊 103
アルカリ化剤 74, 214, 215, 216, 238
　——の副作用 216
アルカリ血症 205, 221
アルカリ欠乏量 238
アルカレミア 205, 221
アルカローシス 203, 221
　——の症候 222
悪性腫瘍 325, 326
　——と高カルシウム血症 325

い

医療事故 248
胃液の吸引 311
異所性ADH産生腫瘍 325
意識障害 259, 294
　——時の輸液療法 260
　——の原因 259
　——の分類 259
維持液 69
維持輸液量 80
維持輸液療法 75, 82
溢水 140
　——，低張性 140

　——，高張性 140
陰イオン 17

え

栄養素 84
栄養必要量 76
栄養輸液製剤 91
栄養輸液法 47, 90
　——の選択 112
　——の適応 112
塩基 205

お

オスモラールギャップ 24, 213
嘔吐 309, 311
　——の病態 309

か

カチオンギャップ 106, 226
カテコラミン 268
カリウム 18, 163
　——欠乏量 237
　——代謝 164
　——の維持量 79
　——の調節 163
　——輸液剤 71
カルシウム 18, 179
　——代謝 180
　——の調節系 179
　——輸液剤 73
下大静脈径 247
果糖 96
開始液 68
解糖系 99
活性型ビタミンD 180
渇感 27
肝硬変症 305
　——の治療 304
肝障害 301
肝性昏睡 306
肝不全 306

　——の治療 307
間質液 12
緩衝系 207

き

キシリトール 96
気管支喘息 277
希釈型低ナトリウム血症 156, 157
希釈尿 35
偽性高カリウム血症 167, 168
偽性低ナトリウム血症 149
偽性バーター症候群 178
急性右心不全 273
急性肝炎 302
急性肝不全の合併症 308
急性心不全 271, 272, 273
　——の診断 272
　——の輸液治療 273
　——の臨床病型 271
急性腎不全 280, 281
　——の鑑別 283
　——の原因 282
　——の治療 280
　——の病期 284
　——の分類 280
　——乏尿期 284
　——利尿期 285
急性副腎皮質不全の治療 316
急性副腎不全 314
局所性因子 143
局所性浮腫 142
緊急輸液療法 253

く

クエン酸回路 87
クリアランスの式 30
クレブス回路 87
クロール 18, 176
　——抵抗性代謝性アルカローシス 222
　——反応性代謝性アルカローシ

ス　222
グラム濃度　19
グリセオール　264

け

ケトアシドーシス　298
ケトン体　88, 297
　　——の代謝　88
下痢　309
　　——の病態　309
　　——，重症　312
経口補液剤　319
欠乏型低ナトリウム血症　156, 157
欠乏量の推定法　233, 235
欠乏量輸液法　232, 241, 242
血管内脱水　137
血漿膠質浸透圧の求め方　26
血漿浸透圧　24
　　——の異常　148
　　——の調節機構　27
血漿水分　12
血漿増量薬　123, 125
　　——の特徴　123
血漿レニン活性　247
血清クロール濃度異常　176
血清電解質の正常値　147
血清マグネシウム濃度異常の原因　198
血清リン濃度　189
　　——異常　193

こ

呼吸性アシドーシス　208, 227, 275, 276
　　——の治療　228
呼吸性アルカローシス　208, 227
　　——の治療　229
呼吸性酸塩基平衡異常　227
呼吸不全の原因　275
抗血栓療法　265
抗利尿ホルモン　27, 41
　　——＝アルギニンバゾプレシン　41
　　——分泌異常症　161

高カリウム血症　166, 287
　　——の鑑別　168
　　——の緊急治療法　169
　　——の原因　166
　　——の症候　167
　　——をきたす薬剤　200
　　——，偽性　167, 168
　　——（の治療），重症　169
高カルシウム血症　181
　　——性クライシス　181
　　——の鑑別　182
　　——の原因　181
　　——の症候　182
　　——の治療　183
　　——をきたす薬剤　201
　　——，悪性腫瘍と　325
高カロリー栄養輸液法　116
高カロリー輸液の副作用　121
高クロール血症　176
　　——の鑑別法　177
高血糖高浸透圧症候群　296
　　——の輸液療法　297
高浸透圧血症　29, 147
高窒素血症　290
高張性溢水　140
高張性脱水症　136
高張尿　35
高ナトリウム血症　151, 287
　　——の鑑別法　153
　　——の原因　152
　　——の治療　154
　　——をきたす薬剤　199
　　——，中枢性　152
高濃度糖加電解質液製剤　95
高濃度ブドウ糖液　93
高マグネシウム血症　195, 198, 288
　　——の症候　195
高リン血症　190, 193, 288
　　——の症状　190
　　——の治療　191
　　——をきたす薬剤　201
高齢者　323
　　——の体液・電解質異常　321, 322
　　——の体液区画　320
　　——の脱水症　324

膠質浸透圧　26
混合性酸塩基平衡障害　208, 227
混合性脱水症　133

さ

細胞外液　12, 16
　　——類似液　64
細胞内液　12, 16
細胞内修復液　69
在宅輸液療法　327
酢酸　65
　　——リンゲル液　66
三大栄養素　85
酸　205
酸塩基調節系　206
酸塩基平衡　203
　　——異常の分類　208
　　——の概念　204
　　——の調節　206
　　——，呼吸性　227
　　——，混合性　208, 227
酸塩基平衡障害　203
　　——の種類　208
　　——をきたす薬剤　202
酸血症　205, 209

し

ショック　252
　　——の原因　253
　　——の種類　254
　　——の症候　255
　　——の病態　255
　　——，低容量性　256
糸球体濾過値　30
脂質　85
脂肪製剤　98, 100
脂肪組織　10
脂肪輸液製剤　98
脂溶性ビタミン　109
重症下痢　312
重症高カリウム血症の治療　169
重炭酸　18
　　——リンゲル液　66
重量濃度　19
術後回復液　69

循環血漿量　12, 247
循環動態　255
小児の輸液治療　317
消化液　310
静脈栄養法　111
静脈炎の原因　250
心エコー検査　247
心不全　266
　　──の治療方針　269
　　──の病態　270
　　──の輸液療法　266
　　──，慢性うっ血性　274
心房性ナトリウム利尿ペプチド
　　43, 44, 141, 247, 269
身体所見のみかた　231
浸透圧　23
　　──クリアランス　35
　　──の異常の原因　29
　　──の概念　23
　　──調節機構　27
　　──調節系　38, 41, 44
　　──輸液製剤　127
　　──利尿　263
　　──，尿　35, 36
真正低ナトリウム血症　149
腎機能の評価　30
腎血漿流量　30
腎不全　279
　　──の体液・電解質異常　289
　　──用アミノ酸製剤　290
　　──，慢性　286, 287

す

スターリングの法則　25
水分・電解質のバランス　77
水分維持量　78
水分過剰　130
　　──の原因　131
水分欠乏　130
　　──型脱水症　132, 234, 236
　　──の原因　131
　　──量　236
水分調節　38
水分バランス　39
水溶性ハイドロコルチゾン　316
水溶性ビタミン　109

せ

生理食塩液　58, 59, 64
穿刺の部位　51
線維芽細胞成長因子　189
全身性因子　143
全身性炎症反応症候群　258
全身性浮腫　142

そ

ソルビトール　96
組織間液　12
総合ビタミン製剤　110
総水分量　14
総体液量　16

た

タンパク質　85, 101, 102
多臓器不全　258
　　──の輸液　258
代謝性アシドーシス　208, 312
　　──の緊急輸液療法　217
　　──の原因　209, 210
　　──の原因物質　211
　　──の診断　213
　　──の治療　213, 214
　　──の分類　211
代謝性アルカローシス　208, 311
　　──の鑑別　225
　　──の原因　221
　　──の種類　222
　　──の診断　223
　　──の治療　224
　　──の病態　221
体液　10
　　──の過剰　139
体液区画　13
　　──の異常　13
　　──，高齢者の　320
体液区分　15
体液・電解質異常　128, 230
　　──，高齢者の　321, 322
　　──，腎不全の　289
　　──，糖尿病にみられる　293

　　──，乳幼児の　317
　　──，薬剤による　199
体液量
　　──過剰の症候　139
　　──の異常　130
　　──の区分　11
　　──の減少　132
　　──の測定法　14
　　──，総　16
体液量の欠乏　130
　　──の病態　133
　　──量評価　235
体液量の調節　38
　　──因子　42
体脂肪率　10
体重比　15
代償性変化　223
第三の区画　12
脱水症　132, 233, 234, 318
　　──の原因　134
　　──の治療　138
　　──の分類　136
　　──の輸液療法　239
　　──，高齢者の　324
　　──，混合性　133
　　──，水分欠乏型　132, 234, 236
　　──，低張性　136
　　──，等張性　136
　　──，ナトリウム欠乏型　132, 234, 236
　　──，乳幼児　318
単純電解質輸液製剤　63
単純輸液製剤　71
炭酸-重炭酸系　207
炭酸ランタン　191

ち

窒素係数　102
中心静脈圧　247
中心静脈栄養法　111
中心静脈栄養輸液の合併症　122
中心静脈栄養輸液の副作用　122
中心性橋髄鞘融解症　162
中枢性高ナトリウム血症　152
張度　28

て

デキストラン　126
低アルブミン血症　303
低栄養状態　88
低カリウム血症　171
　——の鑑別　173
　——の原因　171
　——の症候　172
　——の治療法　174
　——をきたす薬剤　200
低カルシウム血症　184,288
　——の原因　185
　——の症候　185
　——の治療　186
　——をきたす薬剤　201
低クロール血症　176
　——の鑑別法　177
低血糖性昏睡　295
低浸透圧血症　29,148
低タンパク血症　303
低張性溢水　140
低張性脱水症　136
低張性複合電解質液　67
低張尿　35
低ナトリウム血症　149,155,287,292,315
　——の鑑別法　156,158
　——の治療　159
　——の病態　156
　——をきたす薬剤 199
　——，希釈型　156,157
　——，偽性　149
　——，真正　149
　——，浮腫型　157
　——，見かけ上の　155
低マグネシウム血症　196,198
　——の症候　197
低容量性ショック　256
低リン血症　192,193
　——の治療　192
　——をきたす薬剤　201
低レニン・低アルドステロン症　168
滴下速度　245
適応　8

電解質　17
　——組成　20
　——と単位　19
　——の特徴　18
　——バランス　40
電解質輸液製剤　62
　——の組成　62
　——，単純　63

と

投与経路　51
透析期腎不全　290
等張性溢水　140
等張性脱水症　136
等張尿　35
等量　20
　——濃度　19
糖加アミノ酸輸液製剤　103
糖質　84
　——の種類　92
　——の代謝経路　97
　——輸液製剤　92,94
糖尿病　292
　——にみられる体液・電解質異常　293
糖尿病性ケトアシドーシス　296,297
　——の成因　298
　——の輸液療法　299
糖尿病性腎症　292
動的な平衡状態　16
特殊アミノ酸製剤　103
特発性浮腫　144

な

ナトリウム　18,150
　——欠乏量　236
　——代謝　150
　——の維持量　78
　——の排泄分画　31
　——排泄率　287
　——輸液剤　71
ナトリウム欠乏型脱水症　132,234,236
内部環境　12

に

二次性副甲状腺機能亢進症　288
乳酸　65,89,218
　——の代謝　89
乳酸性アシドーシス　218,300
　——の原因　219
　——の治療　218,219,220
　——の病態　219
乳酸リンゲル液　64,65
乳幼児の体液量　317
乳幼児の脱水症　318
　——の原因　319
尿検査　32
尿浸透圧　35,36
　——ギャップ　36
尿中電解質　32
　——の測定の意義　33
尿中ナトリウム/カリウム比　33
尿中ナトリウム濃度　32,247
尿のpH　34
尿のアニオンギャップ　37
尿濃縮力　30

ね

ネフローゼ症候群　278
　——の治療　278
熱傷　328
　——の程度判定　328
　——の病態　329
　——の輸液療法　330
熱中症　234
熱量　79

の

脳血管障害時の輸液療法　261,264
脳性塩分喪失症候群　161,262
脳浮腫　263
濃縮尿　35

は

ハイドロオキシエチルでんぷん

126
ハイドロキシアパタイト　187
ハルトマン液　64
バイカーボネイト　18
バランスシート　232
肺水腫　277
肺毛細血管楔入圧　247
配合変化と禁忌　251
排泄率　31
敗血症ショック　257
麦芽糖　96

ひ

ビタミンB_1欠乏症　110
ビタミン製剤　109
ビタミンの特徴　109
非電解質　17
非必須アミノ酸　102
微量元素　107
　——製剤　108
　——の生理作用　107
必須アミノ酸　102
　——と非必須アミノ酸の比　102
　——，非　102

ふ

フィッシャー比　106
フルクトース　96
ブドウ糖　95
不感蒸泄　39
浮腫　139,142
　——型低ナトリウム血症　157
　——の原因　142
　——の成因　143
　——の治療　145
　——，特発性　144
　——，脳　263
副甲状腺ホルモン　34,180
　——関連蛋白　181
副腎クライシス　314
副腎クリーゼ　314
副腎皮質機能低下症の病態　315
副腎不全　315
腹水の成因　305

複合電解質輸液製剤　63
分岐鎖アミノ酸　106

へ

平衡状態　40
　——，動的な　16

ま

マグネシウム　18,194
　——異常をきたす薬剤　201
　——欠乏　197
　——の代謝　194
　——の役割　194
　——輸液剤　73
マルトース　96
マンニトール負荷試験　282,283
末梢静脈栄養法　111,113
慢性うっ血性心不全　274
慢性心不全の病態　268
慢性腎臓病　286
慢性腎不全　286,287
　——の治療　291
慢性低リン血症症候群　193

み

見かけ上の低ナトリウム血症　155
水・電解質の維持輸液法　82
水・電解質輸液法　47
水チャネル　16

む

無機リン　18

も

モニター　52
モニタリング　230,246
モル濃度　19

や

薬剤による体液・電解質異常

199
薬剤による電解質異常　200

ゆ

輸液
　——器具　49
　——速度　245
　——の安全限界　243
　——の手技　48
　——の速度　244
　——の副作用　248
　——の目的　9
　——バッグ　50
　——法の変遷　5
　——量　240,244
輸液製剤　56,61
　——による合併症　249
　——の種類　57,61
　——，栄養　91
　——，カリウム　71
　——，脂肪　98,100
　——，浸透圧　127
　——，単純　71
　——，単純電解質　63
　——，糖加アミノ酸　103
　——，糖質　92,94
　——，ナトリウム　71
　——，マグネシウム　73
　——，リン　73
輸液治療　6
　——が必要な病態　8
　——の方針　55
　——，急性心不全の　273
　——，小児の　317
輸液療法　2
　——の意味　46
　——の計画　54
　——の分類　47
　——の歴史　4
　——，意識障害時の　260
　——，維持　75
　——，緊急　23
　——，欠乏量　232,241,242
　——，高血糖高浸透圧症候群の　297
　——，在宅　327

――，心不全の　266
　　――，多臓器不全の　258
　　――，代謝性アシドーシスの緊急　217
　　――，脱水症の　239
　　――，糖尿病性ケトアシドーシス　299
　　――，熱傷の　330
　　――，脳血管障害時の　261, 264

よ

容量調節系　38, 43, 44
陽イオン　17

り

リン　187
　　――吸着薬　191
　　――再吸収率　34
　　――酸　18
　　――の代謝　188
　　――のバランス　188
　　――の役割　187
　　――輸液剤　73
リンゲル液　64, 65
　　――，重炭酸　66
利尿薬の種類　146
両性イオン　17
臨床検査の手順　231

れ

レニン・アンギオテンシン・アルドステロン系　43

欧文索引

1号液　68
1,25(OH)$_2$D$_3$　180
2号液　69
3号液　69
4号液　69
5％ブドウ糖液　58, 60, 93
6％ HES　126
9α-フルオロコルチゾール　316

A

ADH　41
anion　17
anion gap(AG)　21, 211, 213
ANP　44, 141

B

Bartter 症候群　178
BCAA　106
body fluid　10
buffer　207

C

Ca　18, 179
cation　17
central pontine myelinolysis (CPM)　162
CKD　286
　　――の病期　286
Cl　18, 176
CO$_2$ ナルコーシス　275, 276
CSWS　161, 262
CVP　247

E

E/N 比　102
ECF　12
Embden-Meyerhof 経路　99
Eq　20
essential amino acid(E)　102

F

FE$_{Na}$　31, 247, 287
FGF-23　189
fibroblastic Growth Factor-23　189
Forrester 分類　270
FR　106

G

Gamble の柱　20
GFR　30
Gitelman 症候群　178

H

H$_2$PO$_4$　18
hANP　247
HCO$_3$　18
　　――欠乏量　217
Henderson-Hasselbalch の式　205, 207
HPO$_4$　18
hungry bone 症候群　192
hyperglycemic hyperosmolar syndrome(HHS)　296

I

ICF　12

J

japan coma scale(JCS)　259

K

K　18, 163

L

lean body mass(LBM)　11
Liddle 症候群　225

M

Marriottの判定法　235
Mg　18, 194
MOF　258

N

Na　18, 150
Nohriaの病型分類　271
nonessential amino acid(N)　102

O

osmolar gap(OG)　24, 213
osmolarity　23

P

P　187
PCWP　247
peripheral parenteral nutrition (PPN)　111
plasma　12
PRA　247
protein calorie malnutrition (PCM)　327
PTH　34, 180

R

RPF　30

S

SIADH　161
SIRS　258

T

TBW　14
TCAサイクル　87
third space　12
tonicity　28
total parenteral nutrition(TPN)　111

V

volume receptor　43

よくわかる**輸液療法のすべて**改訂第2版
ISBN978-4-8159-1853-8 C3047

平成15年2月5日	第1版発 行
平成18年2月5日	第1版第4刷
平成22年1月10日	第2版発 行

著 者 ─── 北　岡　建　樹
発行者 ─── 松　浦　三　男
印刷所 ─── 株式会社 真 興 社
発行所 ─── 株式会社 永 井 書 店

〒553-0003 大阪市福島区福島8丁目21番15号
電話(06)6452-1881(代表)/Fax(06)6452-1882
東京店
〒101-0062 東京都千代田区神田駿河台2-10-6(7F)
電話(03)3291-9717(代表)/Fax(03)3291-9710

Printed in Japan　　　　　　　　　　　Ⓒ KITAOKA Tateki, 2003

・本書の複製権・翻訳権・上映権・譲渡権・公衆送信権（送信可能化権を含む）は株式会社永井書店が保有します．
・JCOPY ＜(社)出版者著作権管理機構　委託出版物＞
本書の無断複写は著作権法上での例外を除き禁じられています．複写される場合には，その都度事前に(社)出版者著作権管理機構（電話03-3513-6969, FAX 03-3513-6979, e-mail:info@jcopy.or.jp）の許諾を得てください．